근육 성장의 과학 및 실용적 접근

Science and Development of Muscle Hypertrophy

제2판

브래드 쇤펠드 지음 | 대표역자 이호성

대성의학사

역자 서문

운동을 규칙적으로 했을 때 근육 안에서 일어나는 반응은 놀랍고 신기하다. 특히, 규칙적인 운동 후 가장 두드러지게 나타나는 적응 반응 중 하나는 근육 성장(또는 근비대)이다. 이러한 반응은 연구 영역에서 여전히 많은 운동과학자의 주요 관심사이자 논쟁거리이고, 현장에서는 운동선수 또는 일반인의 근육 성장을 극대화하기 위해 다양한 운동 방법을 적용하면서 시행착오를 겪고 있다.

하지만, 근육 성장에 대한 많은 노력에도 불구하고 실제로 실천되고 있는 운동이나 영양 지침 등은 과학적 사실을 기반으로 하기보다는 특정인의 의견이나 개인적 경험이 바탕이 되는 경우가 많아서 너무나 아쉬웠다. 그리고 지금까지 운동과 관련된 많은 책이 출판되었지만, 근육 성장에 초점을 맞춘 책은 없었고 이러한 이유로 근육 성장의 기전과 측정 방법, 근육 성장에 미치는 다양한 요인, 그리고 운동 프로그램의 구성 요인과 설계 등의 내용이 부족했던 것이 사실이다. 우리는 이러한 실정을 개선하고자 『근육 성장의 과학 및 실용적 접근』(제2판)을 기쁜 마음으로 번역하게 되었다.

우리는 이 책을 통해 두 가지 목적을 갖고 있다. 우선 현재 출판된 과학적 문헌의 폭넓은 검토를 통해 운동에 따른 근육 성장에 있어서 생리학적, 생화학적, 또는 분자생물학적 기전이 어떠한 영향을 미치는지, 그리고 근육 성장에 유전적 요인이나 연령, 성별 등이 잠재적으로 어떠한 차이를 만들어낼 수 있는지에 대한 이론적 배경을 근거 기반으로 제시하고자 했다. 그리고 근육 성장을 효과적으로 이끌어내기 위해 필요한 운동 프로그램의 설계 방법과 영양 섭취 가이드라인 등을 실용적인 관점에서 제공하자고 했다.

이 책이 갖고 있는 다양한 이론적 또는 실용적 내용은 분명 운동의 효과를 다르게 해줄 수 있을 것이다. 근육 성장에 관심을 갖고 있는 학교 또는 현장에서 이 책을 많이 읽고 사용하여 각자가 원하는 목표를 잘 달성할 수 있기를 진심으로 바란다.

머리말

이 책은 진심으로 사랑의 산물이었다.

나는 운동 과학을 전공하는 대학원생 시절부터 근비대에 대한 증거를 바탕으로 한 글을 쓰는 것을 상상했다. 당시 근육을 키우는 프로그램을 설명하는 소비자 중심의 서적들이 수두룩했다. 그러나 그들은 모두 추천을 하기 위해 주로 경험에 의존했다. 그 어떤 것도 그 주제에 대한 과학적인 근거를 광범위하게 탐구한 사람은 없었다. 대중을 위해서는 보다 과학적인 접근이 필요했다. 2016년 『근육 성장의 과학 및 실용적 접근』 초판이 출간되면서 내 비전은 현실이 되었다.

초판 출간 이후 많은 것이 바뀌었다. 우선 근비대에 대한 연구가 급증했다. 수천 개의 새로운 연구들이 발표되었고, 무엇이 근육을 자라게 하고 어떻게 하면 근육의 발달을 최적화시킬 수 있는지에 대한 우리의 이해를 증진시키는 데 도움을 주었다. 게다가, 피드백과 시간의 관점을 통해 내가 원문을 개선하고 보완할 수 있는 방법을 찾을 수 있게 해주었다. 궁극적으로, 나는 원문의 수정이 필요하다고 판단했다.

나는 근비대의 과학과 발달의 두 번째 판을 발표하게 되어 매우 기쁘다. 내용을 완전히 업데이트 했고 30% 이상의 새로운 내용이 포함되었다. 새로운 연구 결과와 근육 형성에 대한 실질적인 영향에 대한 광범위한 논의를 포함할 뿐만 아니라, 근육 성장을 측정하는 방법과 근비대를 강화하기 위해 일반적으로 사용되는 다양한 고급 훈련 방법을 평가하는 방법 등 두 가지 새로운 중요한 장을 추가했다. 또한, 10개의 새로운 사이드바는 제지방을 얻기 위한 관심 있는 특정 주제를 강조한다.

책에 대한 일반적인 조언: 이 책은 운동 관련 분야에서 석사 수준의 학생을 대상으로 하지만 대부분의 글은 운동 과학의 원리에 대한 근본적인 이해를 가진 사람이면 누구나 쉽게 접근할 수 있다. 처음 두 장은 근비대와 적응을 유도하는 기본적인 메커니즘에 대한 추론을 도출할 때 직면하는 복잡성과 도전을 충분히 이해하기 위해 운동생리학 및 생체역학에 대한 약간의 배경 지식이 필요할 것이다. 그러나 전문적인 배경 지식이 없더라도 이 장을 읽으면서 기본 개념과 용어에 관한 많은 정보를 얻을 수 있다.

과학적 근거에도 불구하고, 이 책의 전체적인 초점은 근육 발달의 적용 측면에 있다. 따라서 각 장에는 집으로 가져가는 메시지와 그 실제 응용 프로그램을 요약한 '핵심 사항'이 포함되어 있다. 또한, 근비대 위주의 맞춤형 프로그램을 만들기 위해 근거 기반의 방식으로 문헌을 조합하는 데 전념한 장(8장)이 있다.

요약하자면, 나는 이것이 근육의 발달을 최적화하는 과학과 연습 사이의 격차를 해소하려는 시장에서 가장 완벽한 자원이라는 것에 동의하기를 바란다.

아는 것이 힘이다. 배우고 즐기자.

감사의 글

무엇보다도, 이 계획을 구상하고 품질을 보증하기 위해 필요한 모든 자원을 제공하는 Roger Earle에게. 내가 이 책을 쓰는 것을 신뢰하고 출판 과정 내내 보여준 당신의 지속적인 지도에 감사한다. 당신의 노력이 없었다면 이 책은 결실을 맺지 못했을 것이다. 영원히 감사한다.

모든 것이 순조롭게 진행될 수 있도록 이 계획의 개발을 효과적이고 효율적으로 관리해준 Shawn Donnely에게도 깊은 감사를 드린다.

Grant Tinsley, Mike Israetel, Cody Haun, Henning Wackerhage, James Krieger, Adam Sharples, Alan Aragon, Bret Contreras, Mike Roberts, Andrew Vigotsky는 이 책에 대한 의견을 제공해 주었다. 당신들의 통찰력은 범위를 개선하고 정확성을 보장하는 데 도움이 되었다.

마지막으로, 내 과거와 현재의 학생들에게. 그들은 내가 배우고 성장하도록, 그리고 내가 내 분야에서 최선을 다할 수 있도록 끊임없이 격려해준다. 당신들의 개인적인 발전과 성공은 내가 하고 있는 일을 계속하도록 이끄는 힘이고 내 삶을 만족스럽게 만드는 것의 일부이다.

CONTENTS

chapter 1

근비대 관련 반응 및 운동에 대한 적응

근비대를 극대화하는 것과 관련된 많은 요인을 이해하려면 신체가 운동에 어떻게 반응하고 적응하는지에 대한 기초 지식을 갖추는 것이 필수적이다. 이 장에서는 신경근계 시스템의 구조와 기능, 그리고 신경근계, 내분비, 주변 분비 및 자가분비 시스템의 반응과 적응에 대해서 다룬다. 이러한 시스템은 별도로 논의되지만 통합적으로 연결되어 있다. 그들의 상호 작용은 궁극적으로는 제지방 조직의 성장을 조절한다.

근신경계

근비대의 복잡성에 대한 자세한 논의는 신경근 시스템, 특히 인간의 움직임을 수행하는 힘을 생성하는 신경과 근육 사이의 상호 작용에 대한 근본적인 이해가 필요하다. 이 주제의 자세한 설명은 이 책의 범위를 벗어나지만 이 장에서는 이후의 장에서 참조할 개념에 대한 일반적인 개요를 제공한다. 해당 주제에 대해 더 깊이 탐구하는 것에 관심이 있는 사람들은 운동생리학에 특화된 많은 교과서 중 하나를 찾는 것이 좋다.

구조와 기능

기능적 관점에서 개별 골격근은 일반적으로 단일 개체로 간주된다. 그러나 근육의 구조는 매우 복잡하다. 근육은 결합 조직 층으로 둘러싸여 있다. 전체 근육을 덮고 있는 바깥층을 근외막(epimysium)이라고 한다. 전체 근육 내에는 근막 주위에 싸여 있는 근막(fasciculi)이라고 불리는 작은 섬유 다발이 있다. 그리고 근막 내에는 근내막(endomysium)의 외피로 덮인 개별 근육 세포(즉, 근섬유)가 있다. 근섬유의 수는 고막(eardrum)의 작은 근육에 있는 수백 개에서 비복근과 같은 큰 근육에 있는 백만 개 이상에까지 이른다. 다른 세포 유형과 달리 골격근은 많은 핵이 포함된 다핵의 특성을 갖고 있어서 단백질을 생성하여 필요할 때 더 크게 성장할 수 있다. 개별 근육 섬유는 최대 약 600mm의 길이에 걸쳐 있을 수 있으며, 그 부피는 일반적인 단핵 세포의 부피를 10만 배 이상 초과할 수 있다.[202]

골격근은 전자 현미경으로 볼 때 줄무늬 또는 직선으로 나타난다. 직선 모양은 근섬유의 기본 기능 단위인 근절이 쌓여 있기 때문이다. 각 근섬유에는 수백에서 수천 개의 근원섬유가 포함되어 있으며, 이는 끝에서 끝까지 연결된 많은 근절로 구성된다. 근원섬유에는 근수축을 담당하는 두 가지 주요 단백질 필라멘트가 포함되어 있다. 액틴(얇은 필라멘트)과 마이오신(두꺼운 필라멘트)은 근육 세포 단백질 함량의 약 50%를 차지한다.[53] 각 마이오신 필라멘트는 6개의 액틴 필라멘트로 둘러싸여 있고 세 개의 마이오신 필라멘트가 각 액틴 필라멘트를 둘러싸고 있어 상호 작용 능력을 극대화한다. 티틴, 뉴블린 및 마이오틸린을 포함한 추가 단백질이 근육에 존재하여 근절의 구조적 안정성을 유지하거나 근수축 조절에 도움을 준다. 그림 1.1은 근육 조직의 전체적인 구조와 미세 구조를 순차적으로 보여준다.

운동 단위

근육은 신경계에 의해 자극을 받는다. 근육 활동과 관련된 개별 신경 세포를 운동 뉴런이라고 한다. 운동 뉴런은 세포체, 축삭, 수상 돌기의 세 영역으로 구성된다. 운동을

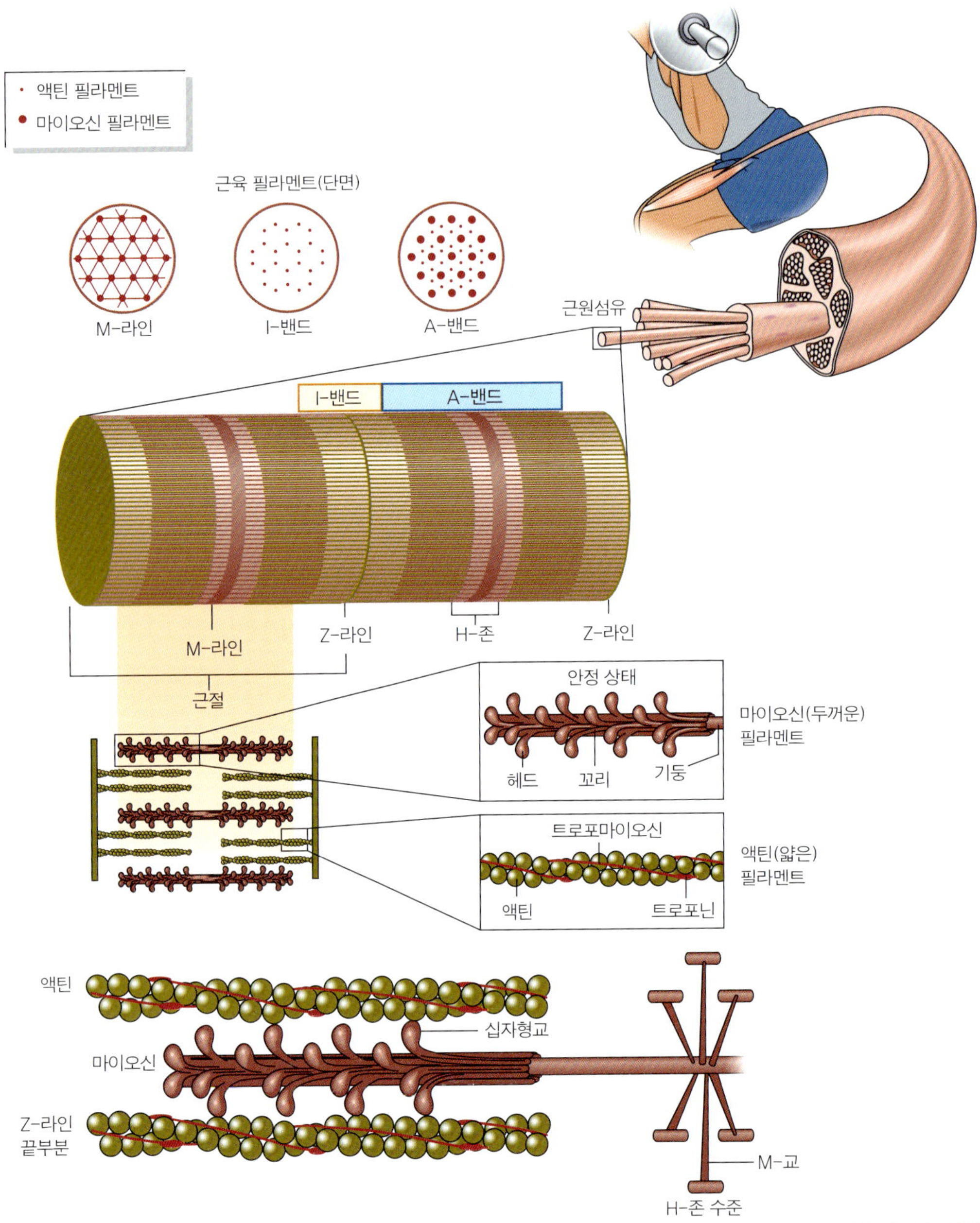

그림 1.1 근육의 전체적 구조와 미세 구조

수행하기로 결정하면 축삭이 신경 자극을 세포체에서 근육 섬유로 전달하여 궁극적으로 근수축으로 이어진다. 총체적으로, 단일 운동 뉴런과 그것이 자극하는 모든 근섬유를 '운동 단위'라고 한다(그림 1.2). 운동 단위가 자극을 받을 때, 연결된 모든 근섬유가 수축한다. 이것을 '실무율 법칙'이라고 한다.

근활주설

일반적으로 근수축의 움직임은 1950년대 초 Huxley가 제안한 '근활주설' 이론에 따라 일어난다는 것이 정설이다.[97] 힘을 가할 필요가 생기면 활동 전위가 신경 축삭을 따라 근신경 연접으로 이동하여 신경 전달 물질인 아세틸콜린이 시냅스 틈새를 통해 방출되어 궁극적으로는 근섬유의 원형질막에 결합한다. 이것은 근육 세포를 탈분극

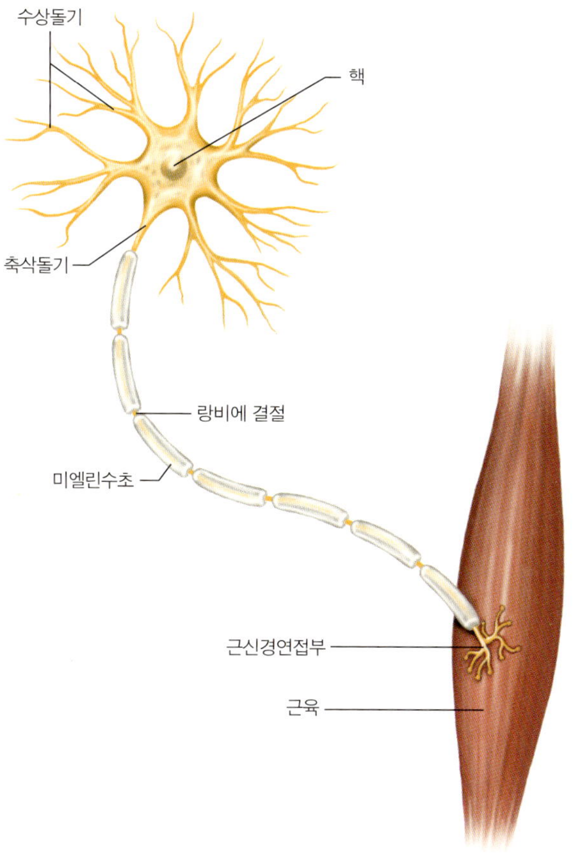

그림 1.2 운동 단위

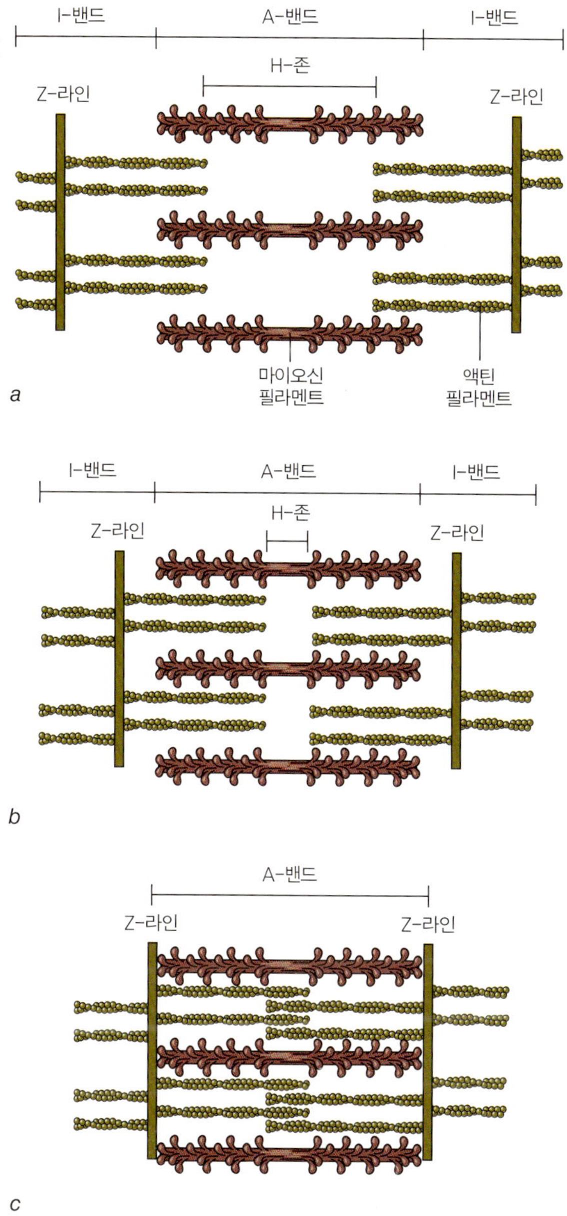

그림 1.3 근원섬유의 수축. (a) 늘어난 근육에서는 I-밴드 및 H-존이 길며, 십자형교-액틴 정렬 감소로 인해서 힘을 낼 수 있는 잠재력이 낮다. (b) 근육이 수축하면 I-밴드 및 H-존이 짧아진다. 최적의 십자형교-액틴 정렬 때문에 힘의 전위가 높다. (c) 수축이 일어난 근육에서는 액틴 간의 겹침으로 인해서 십자형교-액틴 정렬의 잠재력을 낮추기 때문에 힘의 전위가 낮다.

시켜서 칼슘이 '근형질세망'에서 방출되도록 한다. 칼슘은 트로포닌에 결합하여 액틴 결합 부위에서 트로포마이오신을 이동시켜 마이오신에 노출되도록 한다. 근수축을 유도하는 데 충분한 ATP가 있다고 가정하면 구형 마이오신 헤드는 노출된 액틴 부위에 결합하고 얇은 필라멘트를 인쪽으로 당겨놓은 다음, 액틴 필라멘트를 따라 더 멀리 있는 부위에 다시 부착하여 새로운 주기를 시작한다. 액틴과 마이오신 사이의 지속적인 당기고 떼는 것은 '십자형교 사이클링'으로 알려져 있으며, 반복되는 파워 스트로크는 궁극적으로 근절을 단축시킨다(그림 1.3).

근섬유 유형

근섬유는 크게 'Type I'과 'Type II'의 두 가지 유형으로 분류된다. 종종 지근섬유라고도 하는 Type I 섬유는 피로에 강하기 때문에 국소 근지구력이 필요한 활동에 적합하다. 그러나 이 섬유들은 최대 장력을 달성하는 데 약 110ms의 시간이 걸리므로 최대 근력을 생성하는 능력은 제한된다. 속근섬유라고도 하는 Type II 섬유는 Type I 섬유에 상응하는 역할을 한다. 이 섬유들은 절반도 안 되는 시간(50ms) 만에 최대 장력에 도달할 수 있으므로 근력 또는 파워 관련 작업에 더 적합하다. 그러나 빨리 피로를 느끼기 때문에 높은 수준의 근지구력이 필요한 활동

표 1.1 근섬유의 특성

	Type I	Type IIa	Type IIx
운동 단위의 크기	작음	중간	큼
수축 시간	느림	중간-빠름	빠름
힘 생성	작음	중간	큼
피로 저항성	큼	중간	작음
미토콘드리아 밀도	높음	중간	낮음
산화 능력	높음	높음	낮음
해당 능력	낮음	높음	높음
모세혈관 밀도	높음	중간	낮음
마이오글로빈 함량	높음	중간	낮음
글리코겐 저장	낮음	큼	높음
중성지방 저장	높음	중간	낮음

을 수행할 수 있는 능력은 제한되어 있다. 지근섬유에서 더 많은 마이오글로빈과 모세혈관 함량은 속근섬유에 비해 더 높은 산화 능력에 기여한다. 표 1.1은 근섬유 유형의 특성을 요약하여 제시하였다.

근섬유 유형은 우세하게 발현된 마이오신 중쇄의 동형단백질에 따라 더욱 구별된다. Type I, Type IIa 및 Type IIx라고 한다.[236] Ic, IIc, IIac 및 IIax를 포함하여 여러 다른 유사한 형태(일반적으로 동형단백질이라고 함)가 확인되었다(그림 1.4). 실제적인 관점에서 볼 때, c형 동형단백질은 일반적으로 인간 근육의 5% 미만을 구성하므로 전체 단면적에 미치는 영향이 극히 적다.

평균적으로 인간의 근육에는 거의 동일한 양의 I형 및 II형 섬유가 포함되어 있다. 그러나 근섬유 유형 비율과 관련하여 개체 간 큰 변동성이 존재한다. 엘리트 단거리 선수의 대퇴사두근은 Type II 섬유가 우세한 반면, 엘리트 유산소성 지구력 운동선수의 대퇴사두근은 주로 Type I 섬유로 구성된다. 즉, 이러한 비율의 광범위한 변동성은 스포츠의 최상위 수준에서도 존재한다. 세계 챔피언 허들 선수인 콜린 잭슨은 외측광근에서 71%의 속근섬유를 가지고 있으며 순수한 Type IIx 동형단백질도 매우 풍부한 것(24%)으로 확인되었다.[230] 이에 비해 연구에 의하면 덴마크의 엘리트 단거리 선수는 외측광근에서 57%의 속근섬유를 보유하고 있으며, Type IIx는 약 11%에 불과하였다.[14] 게다가, 특정 근육은 주어진 근섬유 유형에서 더 높은 비율을 차지하는 경향이 있다. 예를 들어, 지구력 지향성 가자미근은 평균 80% 이상의 Type I 섬유를 포함하고, 근력 중심의 삼두근은 약 60%의 Type II 섬유를 포함한다.[50]

많은 전문가들은 모든 Type II 섬유가 본질적으로 Type I 섬유보다 크다고 주장한다. 그러나 여성의 경우, 종종 IIa형 섬유보다 I형 섬유의 단면적이 더 큰 경우가 있다는 증거가 있다.[236] 연구에 의하면 근섬유 유형이 아닌 근섬유의 산화 특성이 근육 크기에 영향을 미칠 수 있다고 하였다. 구체적으로, 높은 해당 능력을 가진 유형 IIx 섬유의 단면적은 산화성이 더 높은 Type I 및 Type IIa 섬유의 단면적보다 훨씬 크다. 더 작은 크기의 높은 산화 능력을 가진 근섬유는 근비대와 동시에 산화 능력을 향상시킬 수 있는 능력이 제한된다는 전제를 바탕으로 한 진화적 설계의 한계라고 추측되었다.[236] 이것은 구조적(근원섬유) 단백질의 전환 비율과 대사(즉, 미토콘드리아 단백질)에 관련된 것들 사이에 경쟁이 존재한다는 가설과도 일치한다.[236]

자주 제시되는 또 다른 가정은 Type II 섬유가 주로 운동으로 인한 근육 크기의 증가를 담당한다는 것이다. 이것은 주로 저항성

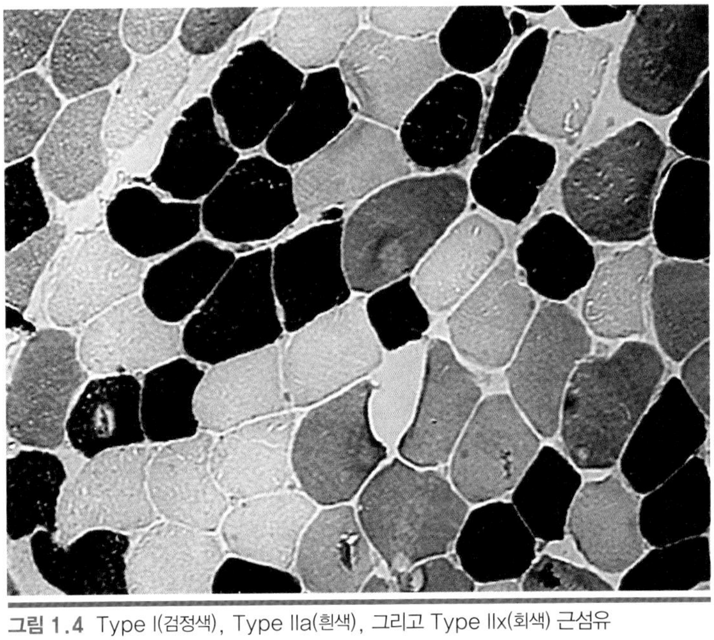

그림 1.4 Type I(검정색), Type IIa(흰색), 그리고 Type IIx(회색) 근섬유

Reprinted by permission from W.L. Kenney, J.H. Wilmore, and D.L. Costill, *Physiology of Sport and Exercise*, 5th ed. (Champaign, IL: Human Kinetics, 2012), 37.

훈련 후 Type II 섬유가 Type I 섬유에 비해 우수한 성장을 이끌어낸다는 연구를 기반으로 한다.[1,40,43,111,201,217] 전체적으로 고려할 때 연구들에서는 섬유 유형별 근비대 적응[111]의 정도에서 상당한 개체 간 변동성을 보여주고 있지만, Type II 섬유의 성장 능력이 Type I 섬유보다 약 50% 더 크다는 것을 나타냈다.[6] 또한, 고중량 저항성 운동 후, 근육 단백질 합성 속도가 주로 지근섬유로 이루어진 가자미근(~80%)에 비해 주로 속근섬유로 구성된 외측광근(약 50~60%의 Type II 섬유)에서 더 많이 증가한다는 증거가 있다.[231] 이러한 연구 결과를 해석하고자 할 때 주의해야 할 점은 해당 주제에 관한 대부분의 연구에서 상대적으로 높은 부하(1RM의 70% 이상)가 사용되어 잠재적으로는 속근섬유가 우세하게 사용되었다는 것이다. 따라서 이러한 특정 섬유 유형의 근비대에 대한 우수한 능력은 섬유 자체의 고유한 특성이 아니라 연구 모델의 영향일 수 있다는 점을 고려해야 한다.[158] 이 주제에 대한 실제적 의미는 이후의 장에서 논의된다.

반응과 적응

저항성 운동은 신경과 근육의 반응 및 적응의 조합을 이끌어낸다. 단 한 번의 저항성 훈련 후에 단백질 합성 반응은 증가했지만 몇 주 동안 지속적으로 운동하는 동안 근육 크기의 변화는 관찰되지 않았다.[207] 더욱이, 상당한 근육 단백질 축적(일반적으로 'accretion'이라는 표현을 사용함)은 일반적으로 눈에 띄게 분명해지기까지 몇 달이 걸린다.[141] 따라서 초기 단계의 근력 증가는 주로 신경 개선에 기인하여 나타난다.[141,173,196] 이러한 결과는 운동 학습의 원리를 따른다. 훈련의 초기 단계에서 신체는 운동 수행에 필요한 움직임 패턴에 익숙해진다. 일반적인 움직임 프로그램을 만든 다음 조정된 방식으로 운동을 수행하도록 미세하게 조절해야 한다. 궁극적으로 이것은 더 부드럽고 효율적인 움직임 패턴을 가져오므로 이동 중에 더 큰 힘을 가할 수 있다.

KEY POINT

저항성 훈련에 대한 초기 단계의 적응은 주로 더 큰 동원, 비율코딩, 동기화 및 이중 자극을 포함한 신경 개선과 관련이 있다.

신경 전달

저항성 훈련에 적응하는 동안에 일어나는 근력 증가를 설명하기 위해 몇 가지 신경 적응 이론이 제안되었다. 이러한 적응의 핵심은 신경 전달의 증가이다. 연구에 따르면 인간은 자발적으로 최대 근력을 발휘할 수 없지만,[55] 저항성 훈련에 반복적으로 노출되면 그 능력이 향상된다. 많은 연구에서 일정한 저항성 훈련을 한 후 표면 근전도(EMG) 진폭의 증가를 보고했으며, 이는 훈련된 근육에 대한 단축성 전달이 강화된 것과 일치한다.[2,3,80,150] 피험자가 자발적인 수축을 수행하는 동안 근위적 자극이 근육에 전달되는 경련 보간 기법을 사용한 연구에 따르면 운동 전 최대 무릎 신전 검사 중에 대퇴사두근의 5%가 활성화되지 않는 것으로 나타났다. 그러나 6주간의 훈련 후 피험자들은 활성화가 추가로 2% 증가되었다.[110] 유사하게 Pucci와 연구자들[174]은 대퇴사두근 훈련 3주 후에 자발적인 활성화가 96%에서 98%로 증가했다고 보고했다. 이러한 결과는 훈련된 운동선수가 비운동선수에 비해 고강도 저항성 운동 중에 더 큰 근육 활성화를 보인다는 연구 결과와 일치한다.

근육 활성

훈련으로 인한 활성화 증가의 발견은 대부분 더 큰 동원(근육 활동에 관여하는 섬유의 수)과 비율코딩(운동 단위가 자극되는 빈도)의 조합에 기인한다. 근섬유 동원이 크기의 원리[1,12,14,16~19,23,33,34]를 따른다는 것은 잘 알려져 있다. Henneman[90]에 의해 처음 설명된, 크기의 원리는 힘을 생성하는 운동 단위의 능력이 크기와 직접 관련이 있음을 나타낸다(그림 1.5). 따라서 더 작고, 낮은 역치, 지근 운동 단위는 초반 운동 중에 동원되고, 그다음에는 주어진 작업에 대한 힘의 요구가 증가함에 따라 점진적으로 더 크고 높은 역치의 속근 운동 단위가 추가된다. 이 순차적 활성화 패턴은 수행된 활동에 관계없이 힘의 부드러운 점진적 증가를 허용한다.

근육 동원의 정도를 결정하는 두 가지 주요 요인은 근력 수준과 힘의 발생 속도이다. 무거운 저항을 받는 훈련은 상당한 힘 생산이 필요하므로 힘을 최대화하기 위해 낮은 역치와 높은 역치의 운동 단위가 모두 필요하다. 무거운 부하를 빨리 들어 올리려는 의도가 있지만 실제 리프트 속도는 상대적으로 느리다. 부하의 강도가 감소함에 따라 근육에서 생성하도록 요구되는 힘도 감소하고

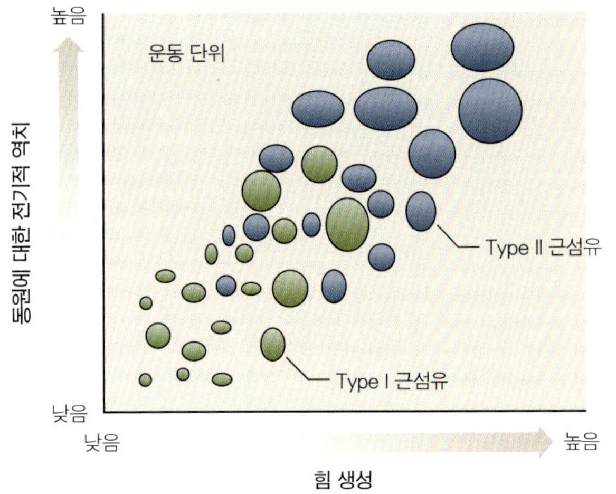

그림 1.5 Henneman이 제안한 크기의 원리

동일한 수축 속도에서 리프팅을 완료하는 데 필요한 운동 단위 수가 줄어든다. 그러나 더 가벼운 무게를 빠르게 들어 올리면 대부분의 운동 단위는 최대 부하의 33%에 해당하는 부하에서도 동원될 수 있다.[56] 음식을 씹는 데 관여하는 주요 근육 중 하나인 교근과 같이 빠르게 수축하는 근육에 비해 가자미근과 같이 느리게 수축하는 근육의 운동 단위에서 빠른 수축으로 인한 동원 역치의 감소 정도가 더 크다.[56] 동원과 관련하여 피로의 역할도 고려해야 한다. 저부하 수축 중에 피로가 증가함에 따라 더 높은 역치의 운동 단위의 동원은 다소 느린 속도에서도 점진적으로 감소한다.[95,195,242] 운동 단위 역치 동원의 피로 유발 감소는 반복되는 수축 동안 작업 출력을 계속하기 위해 필요한 수준의 힘 생성을 유지하려는 신경근 시스템의 시도라는 가설이 세워졌다.[38] 피로가 유발하는 운동 단위의 동원 역치의 감소는 반복되는 수축 동안 필요한 수준의 힘 생성을 유지하려는 신경근 시스템의 시도라는 가설이 세워졌다.[38]

운동 단위 동원의 상한은 적용되는 최대 등척성 수축력의 약 85%이다. 역동적 움직임 중 역치값은 훨씬 더 낮다.[56] 이것은 운동 단위 동원의 향상이 근력 관련 훈련 적응에서 제한된 역할을 할 가능성이 있음을 시사한다. 주어진 운동 단위 풀에서 사용 가능한 모든 섬유를 최대한으로 동원하는 능력은 저항성 훈련에 대한 근비대 반응을 최대화하는 데 필수적이다. 결국 근섬유가 적응하는 자극은 그것의 동원에 달려 있다. 그러나 단순히 근섬유를 동원하는 것이 반드시 근비대 반응을 촉진하는 것은 아니라는 점에 유의하는 것이 중요하다. 예를 들어, 고역치 운동 단위와 관련된 근섬유를 포함하여 전체 스펙트럼의 근섬유를 실질적으로 동원하려면 피로를 유발하기 위해 최대산소섭취량의 75% 강도로 사이클을 타야 한다.[195] 이 결과가 최대하 사이클 운동이 근섬유 유형에 상관없이 중요한 근비대를 촉진할 수 있다고 제시하고 있기는 하지만, 연구는 유산소성 운동과 관련한 근육 성장이 주로 Type Ⅰ 섬유로 인해 제한된다는 것을 보여준다.[87]

최대 자발적 수축의 85%를 초과하는 힘 생산의 증가는 더 빠른 수축 속도를 통해 발생하는 것으로 생각된다. 따라서 비율코딩의 증가가 신경 적응의 가장 가능성 있는 목표인 것처럼 보인다. 해당 주제에 대한 연구는 제한적이지만 Kamen과 Knight[101]의 연구는 훈련으로 인한 비율코딩 향상을 뒷받침하는 증거를 제공한다. 훈련되지 않은 15명의 청년 및 노인을 대상으로 6주간의 저항성 운동을 하면서 사전과 사후 모두 무릎 신장 시의 최대 자발적 수축에 대해 측정하였다. 연구가 끝날 무렵 젊은 피험자는 최대 수축 속도가 15% 증가되었고, 고령 피험자는 49% 증가했다. 유사하게, Van Cutsem과 연구자들[234]은 12주간의 저항성 배측 굴곡 훈련이 전경골근의 평균 자극 빈도를 초당 69에서 96 펄스로 증가시켰음을 보여주었다. 반면에 Pucci와 연구자들[174]은 3주간의 등척성 사두근 운동 후 최대 수축력의 약 3% 증가가 나타났지만 수축 속도에는 변화가 없었다. 결과의 차이는 분석에 사용된 방법과 관련이 있을 수 있다. 최근 Del Vecchio와 연구자들[51]은 경골 전방의 운동 단위 기능의 변화가 4주간의 등척성 근력 훈련 후 운동 단위 동원 및 속도 코딩의 적응에 의해 조절된다는 것을 입증했다.

운동 단위 동기화

저항성 운동 후 신경 개선을 설명하기 위해 몇 가지 다른 요인이 추측되었다. 가장 일반적으로 가정된 적응 중 하나는 운동 단위의 향상된 동기화로, 두 개 혹은 그 이상의 운동 단위에 의한 활동 전위의 탈분극이 동시에 발생한다. 운동 단위 사이의 더 큰 동기화는 필연적으로 더 강력한 근육 수축을 초래할 것이다. Semmler와 Nordstrom[204]은 숙련된 음악가(가장 높은 수준의 동기화), 올림픽 역도 선수 및 대조군(가장 낮은 수준의 동기화)을 비교할 때 운동 단위의 동기화가 다양하다는 것을 보여주었다. 그러나 다른 연구에서는 저항성 훈련이나 컴퓨터

시뮬레이션 후 증가된 동기화를 보여주지 못했다.[105,251] 이 발견은 동기화가 운동으로 유발된 초기 신경근 적응에서 의미 있는 역할을 하는지에 의문을 가져왔다. 만약 그렇다면 전반적인 영향은 미미한 것 같다.

길항근 공동 활성화

운동 유도 신경 강화에 대한 또 다른 가능한 설명은 길항근 공동 활성화의 감소이다. 길항근 활동의 감소는 주동근에 대한 반대를 감소시켜 주동근이 더 큰 힘을 생성할 수 있도록 한다. Carolan과 Cafarelli[41]는 최대 자발적인 등척성 무릎 신전 운동 일주일 후에 햄스트링 공동 활성화가 20% 감소한 반면, 대조군에서는 차이가 없었다고 보고했다. 이러한 결과는 숙련된 운동선수가 일반인에 비해 열린 사슬 무릎 신전 시, 반건양근의 공동 활성화가 감소했다는 관찰과 일치한다.[13] 이러한 적응이 근력이나 근비대에 긍정적인 영향을 미치는 정도는 불분명하다.

이중

저항성 훈련과 관련하여 자주 간과되는 신경 적응은 5ms 미만 간격으로 두 개의 근접 스파이크가 존재하는 것으로 정의되는 이중에 대한 효과이다. 이중은 종종 수축이 시작될 때 발생하며, 초기에 빠른 힘을 생성하여 의도된 움직임을 완료하기에 충분한 운동량을 생성한다. Van Cutsem과 연구자들[234]은 1RM의 30~40%의 부하에 대해 12주 동안 동적 저항성 배측 굴곡 훈련을 한 후 이중을 일으키는 운동 단위의 비율이 5.2%에서 32.7%로 증가했다고 보고했다. 흥미롭게도 이러한 이중의 발생은 힘 발생의 초기 단계뿐만 아니라 나중에 EMG 증폭 단계에서도 발견되었다. 이러한 발견들은 이중의 발생이 체계적인 저항성 훈련 후 자발적인 근육 수축의 속도를 향상시키는 데 기여한다는 것을 시사한다.

단백질 균형

골격근 조직의 유지는 근육 단백질 합성과 단백질 분해의 기능적 균형에 달려 있다. 인체는 지속적인 단백질 전환 상태에 있다. 체내 단백질은 매일 지속적으로 분해되고 재합성된다. 건강한 여가 활동을 하는 사람들의 골격근 단백질 회전율은 하루 평균 약 1.2%이며 기능적 평형 상태로 존재한다. 근육 단백질 분해는 공복 상태에서 근육 단백질 합성을 초과하고 근육 단백질 합성은 식후 근육 단백질 분해를 초과한다.[19]

단백질 합성에는 전사와 번역이라는 두 가지 기본 구성 요소가 있다(그림 1.6). 전사는 세 가지 별개의 단계로 분리되는 복잡한 과정(개시, 연장, 종결)을 통해 세포핵에서 발생한다. 이 과정은 게놈에서 특정 단백질의 서열을 암호화하는 mRNA 템플릿의 생성을 포함한다. 전사의 각 단계는 적절한 신호에 대한 반응으로 올바른 유전자가 전사되도록 보장하는 다양한 단백질(즉, 전사 인자, 공동 활성화 요소)에 의해 조절된다. 주어진 단백질에 대한 mRNA 농도는 궁극적으로 근핵 또는 미토콘드리아 밀도와 촉진자 활동에 필요한 전사 인자에 의해 조절된다.[236]

번역은 세포의 근형질에 위치한 리보솜이라고 불리는 세포 소기관에서 이루어지며, 이는 세포 부피의 약 20%를 차지하고 총 세포 RNA의 약 85%를 차지한다.[64,244] 리보솜은 mRNA 템플릿에 암호화된 유전 물질을 근육 단백질로 변환하는 것을 조절하는 대형 펩타이드 공장으로 생각할 수 있다. 각 리보솜은 mRNA에 결합하는 더 작은 아단위와 결합된 아미노산과 함께 특정 전달 RNA를 통합하는 더 큰 아단위로 구성된다.[44] mRNA와 결합한 후, 리보솜은 아미노산을 결합하여 사슬의 카르복실 말단에서 tRNA을 전달함으로써 해당 펩타이드 가닥을 합성한다.[44] 그 결과 번역 능력은 근세포의 리보솜 수에 크게 좌우된다.[5]

전사와 마찬가지로 반응은 개시, 연장, 종결의 세 단계로 분리된다. 각 단계에는 시작 인자, 신장 인자 및 방출 인자가 포함된다. 이러한 인자의 가용성과 활성화 상태는 mRNA가 근육 단백질로 번역되는 속도를 결정한다.[236] 번역 개시는 단백질 합성 반응에서 속도 제한 단계로 여겨진다.[130,180] 따라서 근육 단백질 합성을 조절하는 호르몬 및 기타 성장 인자는 번역 시작 속도를 높이거나 낮춤으로써 효과를 발휘한다.[44] 즉, 특정 상황에서 번역의 연장 조절은 단백질 합성 속도 조절에 중요할 수 있다.[226]

저항성 훈련을 하는 동안 근육 단백질 합성이 억제되고 단백질 분해(단백질이 아미노산으로 분해됨)가 높아져 단백질의 부적 균형 상태가 된다. 운동으로 인한 단백질 분해는 아미노산 재분배를 지원하고 잘못 접히거나 기능이 없는 단백질의 축적을 방지하는 데 도움이 되기 때문에 운동 유발성 근비대의 중요한 구성 요소로 간주된다.[133] 운동이 끝나면 근육 단백질 합성은 영양소 전달과 함께 2~5배 증가하며, 운동 후 48시간 이상 지속되는 효과가 있다.[168] 향상된 번역 효율은 운동으로 인한 근육 단백질 합성 증가에 기여할 가능성이 높다.[94,160] 따라서 시간

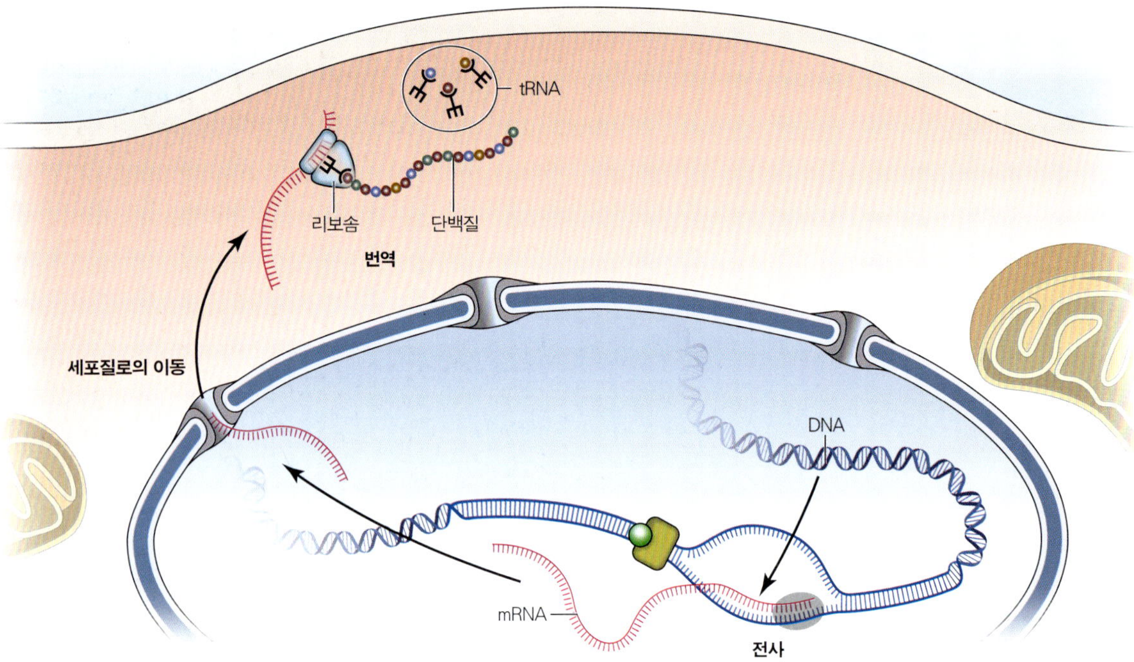

그림 1.6 단백질 번역 및 전사– DNA 시퀀스 정보를 읽고 단백질 분자를 만드는 데 사용되는 기본 과정. DNA 시퀀스는 상호 보완적인 RNA 가닥이 만들어진 세포의 핵에서 읽힌다. 그 mRNA 가닥은 세포질로 이동하고, 거기서 단백질의 아미노산 서열을 만드는 데 사용된다.

이 지남에 따라 반복된 시합이 수행되고 세션 사이에 충분한 회복이 제공될 때 합성 반응이 단백질 분해를 능가하여 근육 단백질의 증가를 초래한다.

새로운 증거는 리보솜 신생성이 근육량 증가에 중요하다는 것을 나타낸다. 번역 효율이 운동에 대한 근육 단백질 합성 반응의 주요 요인인 것처럼 보이지만, 총 리보솜의 수도 과정에서 중요한 역할을 한다.[35,244] 리보솜 풀은 제한적이며 주어진 리보솜이 제한된 양의 근육 단백질만을 번역할 수 있기 때문에 장기적인 성장을 지원하기 위해 확장되어야 한다.[183,244] 동물과 인간을 대상으로 한 수많은 연구에서 근비대와 리보솜 신생성 사이에 강한 상관관계가 있음이 입증되었다.[244] 또한, 설치류를 대상으로 한 연구에 따르면 협동근 절제 후 22%, 32% 및 45%의 다양한 근비대 증가는 리보솜 함량의 용량에 대한 의존적 증가(각각 1.8배, 2.2배 및 2.5배)와 유사하다.[149] 이러한 발견은 점진적으로 더 큰 성장 잠재력을 실현하기 위해 리보솜의 수를 확장하는 것의 중요성을 강조한다.

KEY POINT

근육 적응은 시간이 지남에 따라 순단백질 균형을 바탕으로 한다. 이 과정은 세포 내 단백 동화 및 이화 신호의 단계적 과정에 의해 매개된다. 리보솜 신생성은 시간이 지남에 따라 근비대를 극대화하는 데 중요하다.

근비대

정의하자면, 근비대는 근육 조직 크기의 증가이다. 근비대 과정에서 수축 요소가 커지고 세포외기질이 확장되어 성장을 지원한다.[198] 성장은 근절을 추가하고, 비수축 요소와 근형질 유체를 증가시키고, 위성세포 활동을 강화함으로써 발생한다.

병렬 및 직렬(연속) 근비대. 수축성 근비대는 근절을 병렬로 또는 직렬로 추가하여 발생할 수 있다(그림 1.7). 전통적인 운동 프로토콜의 맥락에서 근질량 증가의 대부분은

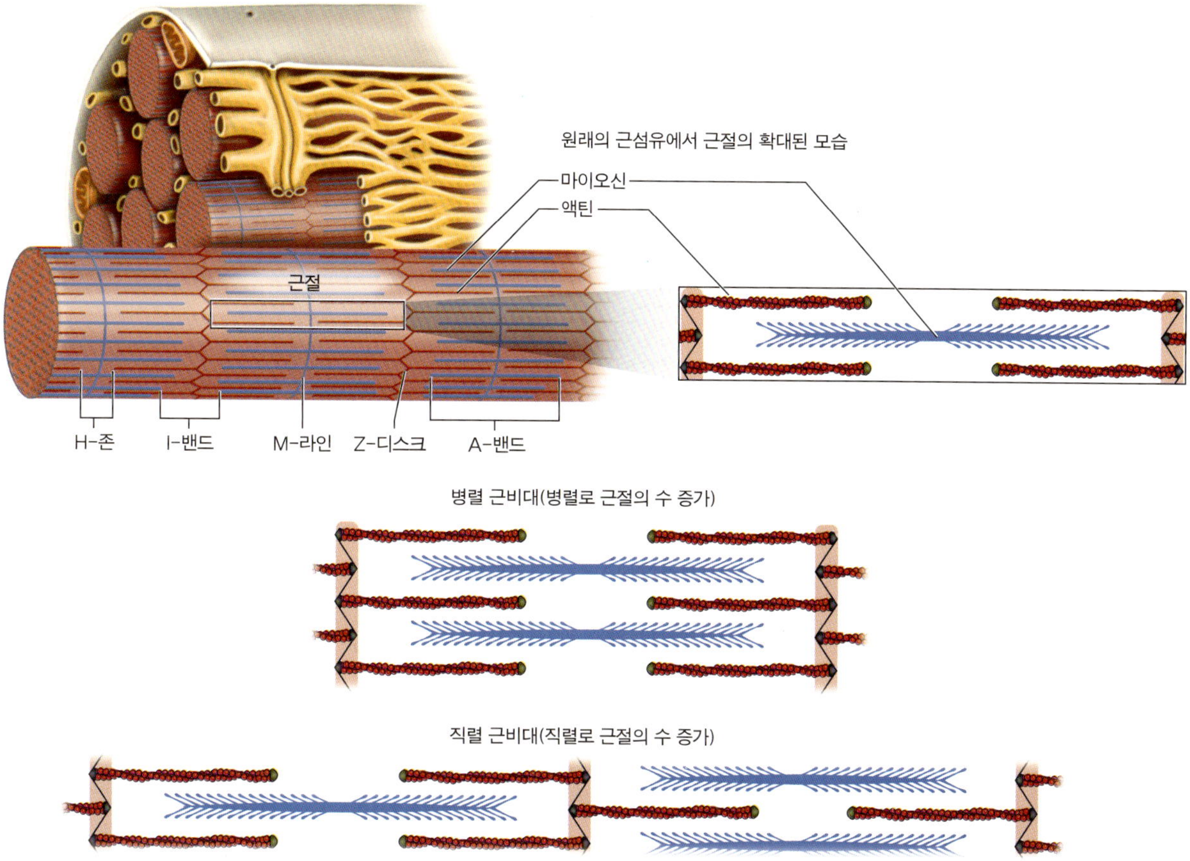

그림 1.7 병렬 및 직렬 근비대

병렬로 추가된 근절의 증가로 인해 발생한다.[161,224] 기계적 과부하는 근섬유의 미세 구조와 세포 내 신호 전달 캐스케이드를 시작하는 데 상응하는 세포외기질의 손상을 유발한다(전체 설명은 2장 참조). 유리한 단백 동화 환경에서 이 과정은 궁극적으로 근육의 수축 및 구조적 요소의 크기와 양뿐만 아니라 병렬상 근절의 수를 증가시킨다. 결과적으로 개별 섬유의 직경이 증가하여 전체 근육 단면적이 증가한다.[228]

반대로, 근절의 연속 증가는 더 짧은 근절 길이에 해당하는 주어진 근육 길이를 초래한다.[228] 근육이 새로운 길이에 기능적으로 적응해야 하는 경우 직렬 근비대가 증가하는 것이 관찰되었다. 이것은 팔다리가 깁스 처리되어 근육 길이가 길어진 상태에서 관절이 고정되어서 연속적으로 근절이 추가될 때 발생한다. 더 짧은 길이로 고정하면 근절이 감소한다.[228] 설치류 모델의 주기적 스트레칭은 일련의 근절 추가[235]의 강력한 자극제인 것으로 나타났다.

KEY POINT

근비대는 직렬 또는 병렬로 발생할 수 있다. 저항성 훈련 후 근육의 크기가 증가하는 주요 수단은 병렬 근비대이다.

연구에 따르면 특정 유형의 운동 수축이 근막 길이에 영향을 미칠 수 있다. 수축에는 단축성, 신장성, 등척성의 세 가지 유형이 있다. 단축성 수축은 근육이 짧아질 때 발생한다. 신장성 수축은 근육이 길어질 때 발생한다. 근육이 움직이지 않는 관절에서 힘을 생성할 때를 등척성 수축이라 한다. Lynn과 Morgan[123]은 쥐가 내려갈 때(예: 내리막 경사)에 비해 러닝머신을 올라갈 때(즉, 오르막 경사), 더 낮은 근절 수를 보여주었다. 이것은 반복되는 신장성 수축에 직렬상 더 많은 수의 근절이 동원된다는 것을 보여준 반면, 단축성 수축만으로 구성된 운동은 적어도 익숙하지 않은 유산소성 운동 중에 근절 길이의 직렬상 감소를 초래한다는 것을 나타낸다.

전통적인 저항성 운동과 관련하여, 참여 초기 단계에서 어느 정도 직렬적 근비대가 발생한다는 증거가 있다. Seynnes와 연구자들[207]은 35일간의 고강도 저항성 훈련 프로그램을 마친 후 여가 활동을 하는 남성과 여성 집단에서 근막의 길이가 9.9% 증가했다고 보고했다. 그러나 Blazevich와 연구자들의 장기적인 연구[30]에서는 근막 길이 변화가 저항성 훈련의 초기 5주에 특정적이며, 이 적응 현상은 이 기간 이후에는 지속되지 않는다는 것을 발견했다. 연구 결과들에 의하면 훈련 방식의 변화는 직렬 근비대 변화에 영향을 미칠 수 있다. 고강도 저항성 훈련을 고속 훈련으로 대체한 운동선수의 경우 근막 길이의 증가가 보고되었다.[11,29] 이러한 결과는 최대 속도로 단축성 수축을 수행하는 것이 상당한 훈련 경험이 있는 사람들에게도 직렬상 근절의 추가를 촉진할 수 있음을 시사한다.

근형질 근비대. 다양한 비수축성 요소(예: 콜라겐, 세포소기관) 및 체액의 훈련으로 인한 증가가 근육 크기를 증가시킬 수 있다는 가설이 제기되었다.[126,209] 종종 근형질 근비대로 불리는 이 현상은 힘은 증가시키지 않으면서 근육 부피를 향상시킬 수 있다.[209] 근육의 근형질 구성 요소는 그림 1.8에 나와 있다. 이 믿음에 대한 지지는 근비대가 보디빌더와 파워리프터 사이에 다르다는 연구 결과를 기반으로 한다.[224] 특히, 보디빌더는 아마도 훈련 방법의 차이로 인해 파워리프터[125,225]에 비해 더 많은 글리코겐 함량뿐만 아니라 더 많은 양의 섬유질 내 근육 결합 조직을 나타내는 경향이 있다.

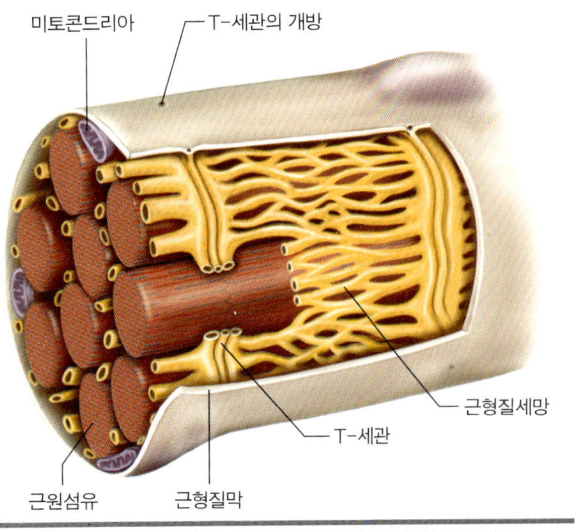

그림 1.8 근육 내 근형질 구성 요소를 보여주는 근섬유의 단면도

근육 내 체액의 만성적인 변화는 흥미로운 논의 영역이다. 의심할 여지없이 훈련은 글리코겐 저장량을 증가시킬 수 있다. MacDougall과 연구자들[124]은 5개월간의 저항성 훈련 후, 안정 시 글리코겐 농도가 66% 증가했다고 보고했다. 또한, 보디빌더는 규칙적인 운동에 참여하지 않는 사람들보다 두 배 정도 높은 글리코겐 함량을 보인다.[4] 근형질 변화와의 관련성은 1g의 글리코겐이 약 3~4g의 물을 끌어당긴다는 것이다.[42,159]

16주간의 점진적 저항성 훈련 후에 훈련으로 인한 세포 내 수분 공급의 증가가 입증되었다.[185] 피험자들은 세트당 8~12회 반복, 총 3세트로 구성된 보디빌딩 유형의 방법을 수행하고 세트 사이에 60~90초의 휴식을 취했다. 세션당 총 11개의 운동이 수행되었으며 맨몸 운동, 케이블 및 웨이트 트레이닝 머신을 사용하였다. 모든 세트는 실패 지점까지 진행되었다. 생체 전기 임피던스 방법으로 분석한 결과, 연구 중간 지점과 연구 종료 시점 모두에서 세포 내 수분 함량이 크게 증가했다. 결과는 적당한 효과 크기를 보여주었다. 짐작할 수 있듯이, 이러한 변화는 글리코겐 함량의 증가에 의해 매개되었다. 왜냐하면 삼투를 촉진하는 특성이 단백질과 액체의 비율을 유지하고 따라서 세포 신호의 무결성을 보존하는 데 필요하기 때문이다. 이 연구는 훈련이 실제로 세포 내 수분 공급의 증가(그리고 그로 인해 글리코겐 저장량의 증가)를 촉진한다는 증거를 제공하지만, 아직 명확하지 않은 것은 훈련으로 인한 세포 내 수분 증가가 보디빌딩 유형의 훈련에만 해당되는지 모든 유형의 저항성 훈련에 내재되어 있는지에 대한 여부이다. 보디빌딩 유형의 훈련은 주로 빠른 해당 과정에 의존하여 에너지 공급을 높이고 포도당이 주요 에너지원이다. 따라서 신체는 글리코겐을 저장하는 능력을 증가시킴으로써 필연적으로 적응하여 미래의 수행력에 대한 요구를 충족시킨다. 반면, 파워리프팅 유형의 짧은 훈련 지속 시간은 즉시 사용 가능한 ATP 및 PC 시스템에서 연료를 공급해야 한다. 이러한 시합 동안에는 포도당을 실질적으로 사용할 요구가 크지 않기 때문에 글리코겐 저장 용량을 늘릴 필요성이 줄어들어 국소적인 체액 축적이 감소한다.

이러한 추론은 근형질 크기가 훈련에 의해 변화할 수 있다는 논리적 기반을 제공하지만 실제로 이것이 발생한

다는 증거는 모호하다. Burd와 연구자들[37]은 1RM의 90%에서 훈련하면 1RM의 30%에서 훈련하는 것에 비해 운동 후 초기 단계(~4시간)에 근형질의 단백질 합성이 더 많이 증가했지만, 낮은 부하 조건에서는 운동 후 24시간에 더 크게 증가하는 것을 발견하였다. 비록 이러한 연구 결과가 근세포 단백질 합성의 비율에만 국한되어 있기 때문에, 저항성 훈련과 관련된 장기적인 수화 상태 변화를 반영할 수 있는가에 대해서는 알 수 없지만, 근세포 단백질 합성의 비율과 수화 상태 두 가지는 관련성이 있다. 그러나 운동에 의해 나타난 급성 결과가 시간이 지남에 따라 지속되어 나타날지는 아직 알 수 없다.

최근 Haun과 연구자들[89]은 특정 맥락에서 근섬유의 성장이 없을 때 근형질의 크기 변화가 나타날 수 있다는 흥미로운 결과를 장기적인 연구를 통해 제시하였다. 과거 저항성 훈련을 받은 경험을 가진 31명의 대학생들은 6주간의 훈련 기간 동안 매주 10세트에서 32세트로 점차적으로 훈련량을 늘리는 저항성 훈련을 연속적으로 실시하였다. 근생검을 통해 외측광근에서 주목할 만한 근섬유 단면적 증가를 보인 15명의 피험자를 대상으로 근비대가 발생한 특정 형태를 좀 더 잘 이해하기 위해 추가 조사를 하였다. 그 결과, 미토콘드리아 부피가 감소하고 글리코겐 농도가 잘 유지되었으며, 놀랍게도 액틴과 마이오신 농도는 유의하게 감소된 반면, 근형질 단백질 농도는 증가하는 경향을 나타냈다. 그리고 프로테오믹 분석 결과, 무산소성 대사에 관여하는 단백질의 발현량이 증가한 것으로 나타났다. 이러한 연구 결과를 종합해보면 단기간 높은 훈련량으로 수행된 저항성 훈련을 통해 수축성 요소의 근비대가 아닌 근형질 크기의 불균형적 증가를 이끌어낼 수 있음을 시사하고 있다. 이 주제와 관련하여 아직 증거기 제한되어 있다는 현실을 고려할 때, 연구 결과에 대한 확인 또는 반박을 하기 위해서는 더 많은 연구가 이루어져야 한다.

위성세포. 골격근은 분열 후(postmitotic) 조직이며, 이는 일생 동안 중대한 세포 대체가 발생하지 않는다는 것을 의미한다. 따라서 섬유를 재생하는 효율적인 방법으로 건강한 조직을 유지하고 세포의 죽음을 피하는 것이다. 위성세포가 이러한 과정에 필수적이라는 것은 널리 받아들여지고 있다. 골격근과 근섬유막 사이에 있는 이 근육 줄기 세포들은 골격근에 충분한 기계적 자극이 가해질 때까지 비활성 상태로 남아 있다.[239] 일단 자극을 받으면, 그들은 위성세포를 보존하기 위해 스스로 재생하거나 혹은 기존의 섬유에 증식하고 궁극적으로 융합하기 위해서 구별되는 딸세포를 생산하며, 근육의 재생 및 리모델링에 필요한 요소를 제공한다.[228,254] 이 과정은 Notch 신호전달경로[208]와 혈청 반응인자[178]로 알려진 전사인자에 의해 조절된다. 위성세포 반응에는 근육 유전자의 프로모터에 존재하는 서열 특이적인 DNA 요소에 결합하는 Myf5, MyoD, myogenin 및 MRF4[47]와 같은 근성 조절인자의 동시발현이 포함될 수 있다. 이들 각각은 성장 관련 프로세스에서 다른 역할을 한다.[193,210] 위성세포의 하위집단은 적응적인 촉매반응에 관여하지 않으며, 대신 위성세포의 풀을 유지하기 위해 자가재생(self renewal)을 하게 된다.[57]

저항성 운동에 대한 위성세포의 반응은 수일 동안 지속되며, 운동 후 약 72~96시간(23시간)에 효과가 최고조에 달한다. 대부분의 연구 결과에 따르면, Type I 섬유가 Type II 섬유에 비해 더 많은 위성세포를 가지고 있지만, 저항성 훈련[23]을 받은 후 Type II 섬유에서 더 많이 증가한 것으로 나타났다. 이와 관련해서는 그림 1.9를 참조하면 된다.

이론적으로, 위성세포의 가장 중요한 근비대 역할은 기존 근섬유에 핵을 기증하여(그림 1.10 참조), 새로운 수축 단백질을 합성하는 근육의 능력을 증가시킴으로써 근육의 유사 분열 능력을 유지하는 것이다.[22,144] 이러한 현상은 일반적으로 과부하 유발 근비대를 최대화하기 위해서 필수적이다.[60]

근육의 핵 함량과 섬유 질량의 비율이 성장 중에 비교적 일정하게 유지된다는 것을 고려하면, 위성세포에서 유도하는 근핵 증가는 장기적으로 근육의 적응을 유지하는 데 필수적인 것으로 보인다. 이는 근핵이 유한한 근형질 부피에 대한 mRNA 생산을 조절하고, 이에 따라서 근섬유 크기의 증가는 근핵에 비례하여 증가를 해야 한다는 근핵 영역의 개념과 상통하는 것이다.[167] 골격근에 여러 개의 근핵 영역이 있다는 것을 고려하면, 영역의 수가 증가하거나(점막수가 증가하여) 기존 영역의 크기가 증가함에 따라 성장이 발생한다. 요약하자면, 두 프로세스 모두 운동에 의한 적극적인 반응 중에 발생하는 것으로 생각되며, 위성세포는 운동에 크게 기여하는 것으로 여겨진다.[228] 위성세포는 세포 성분의 재구축을 조절함으로써 근핵 성장과 무관하게 근육 크기의 증가에 기여할 수 있다.[96]

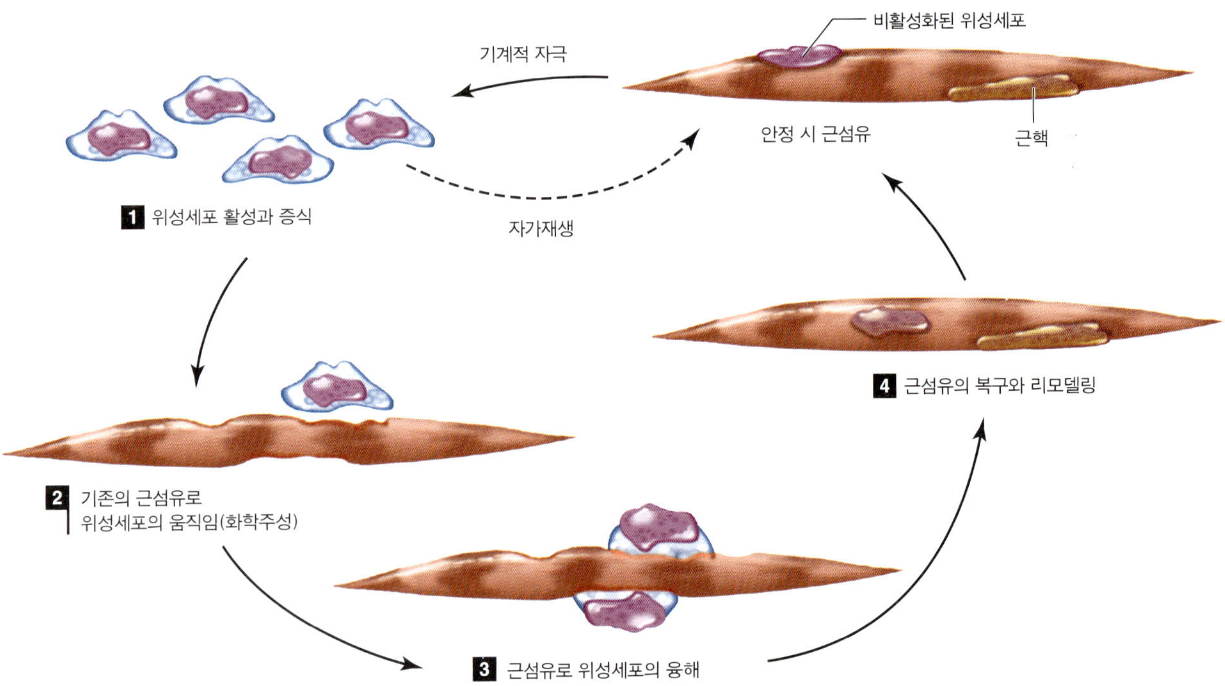

그림 1.9 충분한 기계적 자극에 의한 위성세포의 활성, 분화, 융해 및 복구, 그리고 리모델링 사이클

Adapted by permission from W.L. Kenney, J.H. Wilmore, and D.L. Costill, *Physiology of Sport and Exercise*, 6th ed. (Champaign, IL: Human Kinetics, 2015), 249.

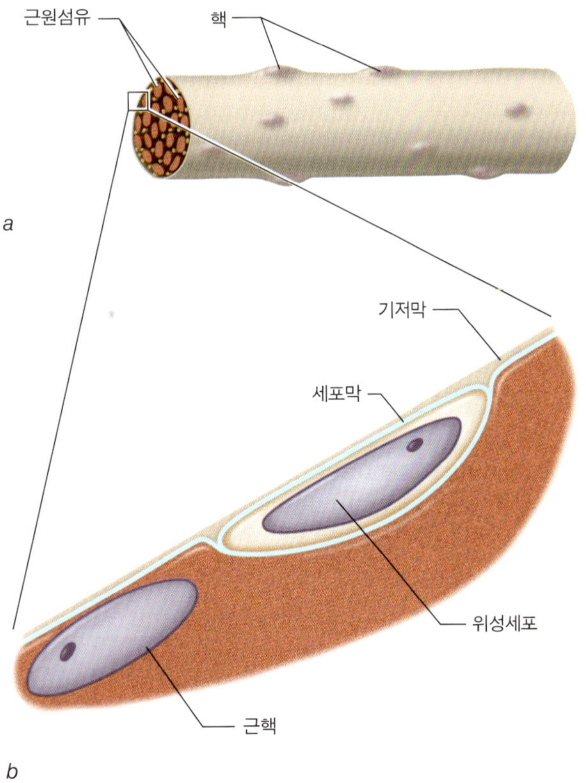

그림 1.10 (a) 주변부에 근핵을 가진 단일 근섬유. (b) 근핵과 위성세포. 위성세포는 그 자체의 세포막과 근섬유로부터 분리되지만, 골격근의 기저막 안에 있다.

KEY POINT

위성세포는 저항성 훈련에 대한 근비대 반응을 최대화하는 데 매우 중요한 것으로 보인다. 위성세포의 주요 역할은 기존 근섬유에 핵을 기증하여 새로운 수축 단백질을 합성하는 근육의 능력을 증가시킴으로써 근육의 유사 분열 능력을 유지하는 것이다.

위성세포의 정확한 근비대적 역할[132]에 대한 논란이 있지만, 연구진은 이를 부하-유발 근육 성장[6, 157]의 조절에 꼭 필요하다고 주장한다. 이러한 주장에 대한 강력한 지지는 Petrella와 연구자들[167]에 의한 집단 분석에서 증명되었는데, 저항성 훈련에서 극도로 민감한 근비대 반응자들(16주 연구 기간 동안 외측광근의 평균 근섬유 교차 영역이 50% 이상 증가)은 성장이 별로 없었던 사람들에 비해 위성세포 풀을 확장할 수 있는 훨씬 더 큰 능력을 보였다. 보다 최근에 Bellamy와 연구자들[24]은 16주간의 저항성 훈련에 대한 일시적인 급성 위성세포 반응과 그에 따른 근육 단백질 축적 사이에 강한 정적인 관계가 있었음을 밝혔다. 이는 모든 근섬유 유형에 대하여 상관관계가 나타났으며, 위성세포 풀의 확장은 Type II 섬유에서 가장 큰 근비대 증가를 보여주었다. 또한, 위성세포는 운동으로 인한 근비대 적응[67,146] 및 위성세포 풀의 보충[181]에도 영향을 미치고 통합적으로 관여하는 것으로 밝혀졌다. 이러한 발견은 감마선 조사에 의해 위성세포가 제거되면 근비대가 상당히 손상된다는 연구 결과와 일치한다.[238]

위성세포는 근육 성장이 특정 임계값에 도달할 때만 효과가 있는 것으로 보인다. Kadi와 연구자들[100]은 새로운 근핵이 생성되지 않더라도 최대 15%까지 근비대를 증가시킬 수 있음을 발견했다. 하지만, 근비대가 26%에 도달했을 때 근핵 영역을 더 확장하지 못했기 때문에, 그 이후에는 추가적인 근핵이 필요한 것으로 나타났다. 이러한 결과에 따르면, 근육 성장이 특정 임계값에 도달한 잘 훈련된 사람들에게 위성세포의 기능이 특히 중요할지도 모른다고 시사한다. 근섬유의 크기가 약 26%에 이를 때 미세섬유 증가의 한계점이 발생한다는 추측에도 불구하고, 이것이 반드시 실제로 일어나지는 않을 수 있다.[146] 따라서 근핵 영역이 경직적인 것보다는, 섬유의 성장을 지속하기 위해 핵에 대한 임계치는 유연하게 변하는 것으로 보인다.[146]

흥미로운 점은, 근핵은 오랜 기간 동안 운동을 쉬게 되어 근육이 위축이 된 상태에도 유지되는 것처럼 보인다. 동물을 연구한 모형에서는,'협력근 제거'라고 불리는 기법이 종종 근육조직을 연구하는 데 사용된다. 이 과정에서는 근육을 외과적으로 제거하여 다른 근육들을 움직일 수밖에 없도록 만든다(4장 참조). Bruusgaard와 연구자들[36]은 협력근 절제 기법을 이용하여 설치류의 지신근 근육에 상당한 근비대를 유발하였는데, 근핵 수가 약 37% 증가했다. 이들에 대한 연구를 진행하면서 상당한 근위축이 발생하였지만, 근핵의 수는 일정하게 유지되었다.[36] 같은 실험실의 연구에 따르면 14일 동안 테스토스테론 프로피온을 투여 받은 쥐는 근비대가 77% 증가하고 근핵 수가 66% 증가했다.[59] 근육 섬유 크기는 스테로이드 투여 중단 3주 후 원래 수준으로 돌아왔다. 그러나 근핵 수는 최소 3개월 동안 계속 증가하였으며, 이는 전체 수명에서 약 10% 이상에 해당되는 것이다. 이러한 발견은 근비대 적응과 관련된 위성세포의 보유가 골격근의 향후 단백질 동화 잠재력을 보존하는 데 도움이 되며, 세포 기억 메커니즘 역할을 한다는 것을 나타낸다.[59] 하지만 최근 연구에 따르면, 8주 동안 저항성 운동을 한 생쥐의 위성세포 축적이 12주 근위축 이후 기본 수준으로 돌아왔다고 한다.[58] 현재 좀 더 많은 연구에 근거하면, 근핵의 수는 과부하의 초기 단계에서 근육을 생성할 수 있는 능력에 의해 제한될 수 있지만, 후속적으로 운동을 하면서 근육 단백질 축적과 관련된 위성세포 핵의 추가를 통해 합성 증가를 촉진할 수 있다.[77,202]

근증식

운동으로 인한 근육 성장은 부분적으로 섬유 수의 증가(그림 1.11)와 관련이 있다는 이론이 제기되었다. 근증식을 통한 근비대를 뒷받침하는 증거는 주로 동물 연구에

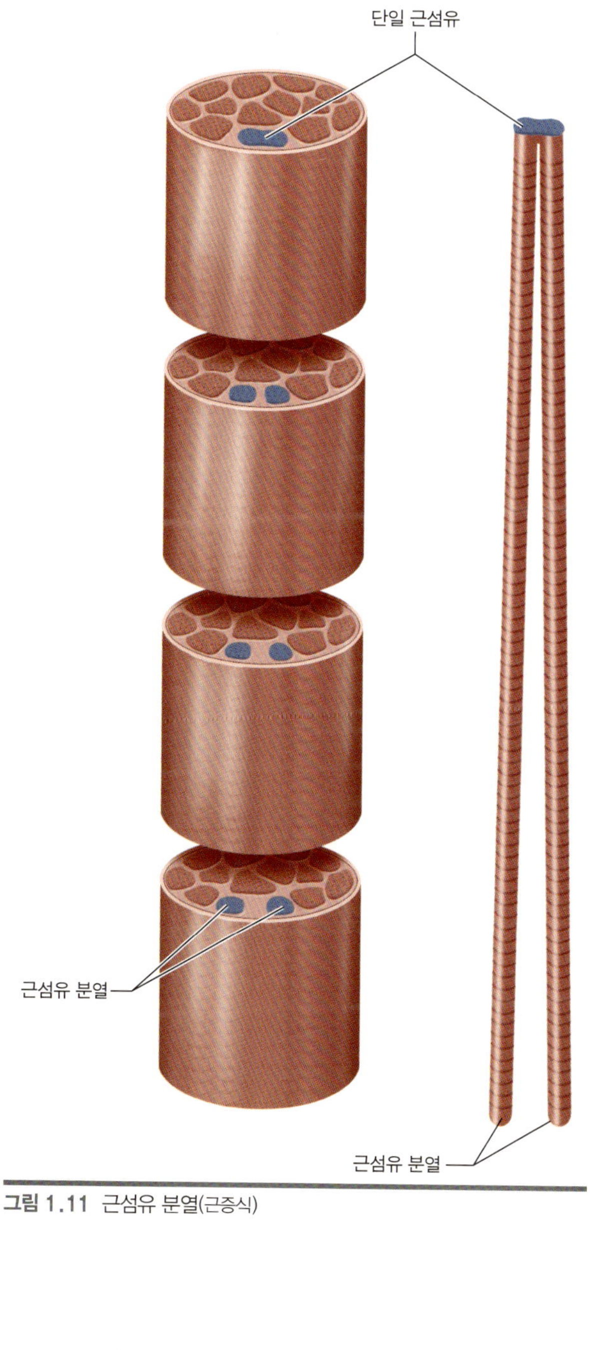

그림 1.11 근섬유 분열(근증식)

서 파생되었다. Alway와 연구자들[12]은 일본 메추라기의 오른쪽 날개에 몸무게의 10%를 차지하는 무게를 부착하였다. 이에 따라 반대쪽 팔다리를 통해 몸을 조절하기 시작했다. 5~7일 동안 꾸준히 근육 성장을 했으며, 섬유 수는 날개에 부착하지 않은 대조군과 비교하여 약 27% 더 컸다. 이러한 발견은 근증식은 질량이 낮은 부위의 근육 성장에 상당한 기여를 한다는 것을 보여준다. 같은 실험실의 후속 연구는 48시간에서 72시간의 휴식 기간[16]과 함께 24시간 간격으로 무게를 들게 했다는 점을 제외하고는 이전 연구와 유사한 연구를 진행하였다. 늘어난 사지에서 평균 단면 섬유 면적이 크게 증가했지만 섬유 수는 연구 과정에서 변하지 않았다. 실험실의 후속 작업은 점진적 과부하를 사용하기 위해 이 연구를 확장했다.[17] 무게는 28일 동안 새 몸무게의 10~35%로 증가했으며, 산발적으로 짧은 시간 동안은 무게를 풀어줬다. 이러한 조직학적 분석을 통해 연구가 끝날 때 섬유 수가 82% 증가한 것으로 나타났다. 이러한 결과는 극심한 부하 조건이 적어도 조류에게 근증식을 유발할 수 있음을 나타내는 것으로 보인다. 일단 섬유가 임계값에 도달하면 더 이상 확장할 수 없으므로, 추가 근비대가 발생할 수 있도록 분열된다는 가설이 세워졌다.

이러한 오래된 방식을 이용하여 인간에게서도 근증식이 일어나는지 확인하는 것이 효과적인지에 대해서는 여전히 논란의 여지가 있다. 17개의 연구 주제에 대한 메타 분석에 따르면, 스트레치 과부하가 지속적으로 더 큰 섬유 수를 만들어내며, 운동 기반 근섬유 증가에 대해서는 일관성 없는 결과가 있었다고 결론을 지었다.[103] 또한, 조류(~21%)와 포유류(~8%) 모델을 사용하는 연구에서 근섬유 수의 증가가 상당히 크게 나왔다. MacDougall과 연구자들[126]은 엘리트 남성 보디빌더 5명, 중간 크기의 보디빌더 7명, 연령 일치 대조군 13명에서 이두근의 근섬유 수를 평가했다. 보디빌더에서 현저하게 큰 근비대에도 불구하고, 그룹의 섬유수는 유사하여 일관된 고강도 저항성 훈련은 근증식에 영향을 미치지 않았음을 나타냈다. Paul과 Rosenthal[161]은 근증식의 증거를 보여주는 연구자들이 섬유수가 증가함에 따라 섬유의 복잡한 배열을 잘못 해석했을 수도 있다고 제안했다. 이 연구자들은 섬유수를 분석하는 데 어려움을 지적했는데, 특히 섬유가 모든 단면에 존재하지 않는 날개 쪽 근육이나 여러 단판으로 연결된 동물의 근육 연구는 어렵다고 지적하였다. 이러한 증거들은 새로운 근섬유 형성이 인간의 부하 유도 근비대에 기여한다는 개념이 다소 의심스럽다는 것을 암시한다. 기여가 존재할지라도 근육 단면적 증가에 미치는 영향은 미미한 것으로 보인다.[6] 대부분의 경우 인간은 자연적으로 근육 크기를 늘려 섬유 분열을 보장하는 임계값에 도달할 수 없다. 불법적인 동화 약물 등 초생리학적 용량을 투여하면 개인이 가진 근비대 능력의 한계를 초과하여 증식을 촉진하는 아주 큰 근비대를 초래할 수 있다.[147]

내분비, 측분비 및 자가분비계

근육 단백질 균형은 부분적으로 신경 내분비계에 의해 영향을 받다. 근육의 단백 동화 자극과 이화 자극 사이의 동적 균형을 통제하는 여러 호르몬이 근육 단백질 축적의 증가 또는 감소에 영향을 미치는 것으로 나타났다.[212] 더욱이 특정 물질(호르몬 및 근운동)은 특정 적응을 유발하는 운동에 대한 반응으로 측분비(인접세포 사이) 혹은 자가분비(세포 자체 내)를 통해 국소적으로 분비된다.

호르몬의 반응과 적응

내분비 호르몬은 분비선 내에서 생성되어 혈액으로 방출된 다음 표적 조직으로 운반되며, 궁극적으로 근섬유막 또는 근형질 수용체에 결합한다. 표 1.2는 일차성 단백 동화 호르몬과 그 작용에 대한 요약을 제공한다. 단백 동화 호르몬의 기초 농도가 골격근의 성장과 재생 능력에 영향을 미친다는 명확하고 설득력 있는 증거가 있다. 단백 동화 호르몬 농도가 만성적으로 억제되면 근육 적응이 느려진다. 뒤에 서술할 장에서는 일차성 단백 동화 호르몬(인슐린 유사 성장 인자-1, 성장호르몬, 테스토스테론, 인슐린)의 중요한 역할과 이러한 호르몬이 저항성 훈련에 따라 미치는 영향을 다룬다.

인슐린 유사 성장 인자-1

인슐린 유사 성장 인자-1(IGF-1)은 이름이 암시하는 것처럼 인슐린과 구조적 유사성을 갖는 상동 펩타이드이다. IGF-1은 여러 경로를 통해 세포 내 신호를 수행한다(제2장 참조).[78, 189, 205] 이러한 신호 캐스케이드는 근육에 단백 동화 및 항이화작용 효과를 모두 가지고 있으므로 조직 성장을 증가시킨다.[197] 체외 연구(체내가 아닌 추출된 세포에 대한 실험실 환경에서 수행된 연구)는 지속적으로 IGF-1이 단백질 합성을 유도하고 단백질 분해를 억제하며 근

표 1.2 주요 호르몬 및 역할

호르몬	영향
인슐린유사성장인자-1(IGF-1)	전신 동형단백질의 주요 근비대 효과는 근육 손상 후 분화와 융합을 촉진하며, 근섬유에 대한 근핵을 기증하며 이온을 촉진하는 것이다. IGF-1은 동화작용 세포 내 신호 전달에 직접적인 영향을 미치지만 이러한 효과가 운동에 의한 근육 성장에 시너지 효과가 있는지에 대해서는 아직 분명하지 않다.
성장호르몬(GH)	근육 조직에 대한 GH의 동화작용 효과는 주로 IGF-1에 대한 연장선의 효과 분석을 통해 수행된다. 일부 증거에 따르면 GH가 IGF-1과 독립적으로 단백질 동화작용을 촉진한다는 것을 뒷받침하지만, 이러한 효과가 생후 근육 발달에 현저한 영향을 미치는지는 여전히 의문의 여지가 있다.
테스토스테론	근육 단백질 합성을 직접 증가시키고 단백질 분해를 감소시킨다. IGBP-4의 활성을 억제하면서 GH와 IGF-1의 방출을 억제한다. 근육의 재생을 위해 위성세포의 수를 증가시킨다.
인슐린	운동으로 인한 근비대 적응에 대한 1차 효과는 근육 단백질 합성의 증가와는 달리 단백질 분해의 감소로 이어진다고 알려져 있다.

관 직경과 근관당 핵 수를 증가시킨다는 것을 보여준다.[88] 그러나 알려진 단백 동화 특성에도 불구하고 기능적 IGF-1 수용체가 운동으로 인한 근비대에 필수적이지 않다는 증거가 있다.[214]

인간 신체에서 IGF-1Ea, IGF-1Eb 및 IGF-1Ec의 세 가지 별개의 IGF-1 동형단백질이 확인되었다. IGF-1Ea와 IGF-1Eb는 모두 간에서 주로 생산된 다음 전신으로 순환하여 방출된다. 하지만, 다른 조직 역시도 이러한 동형단백질을 발현하고 신체 활동에 반응하며, 이에 따라 비간합성(nonhepatic synthesis)의 정도를 증가시킨다. 실제로 근육 수축은 강렬한 운동 중에 전신 IGF-1의 대부분을 생산하며, 순환하는 IGF-1의 대부분은 활성 근섬유[33,71]에 의해 흡수될 수 있다. 반면에 IGF-1Ec는 근육 조직에 특이한 IGF-1 유전자의 접합 변이체이다. 이는 기계적 부하에 반응하여 발현되며, 자가분비/측분비 방식으로 작용한다.[71] IGF-1Ec는 기계적으로 자극을 받고 카르복시 펩타이드 시열이 전신 동형과 다르다는 점을 감안하여 메카노 성장 인자(MGF)라고 부르기도 한다(MGF는 체계적으로 영향을 미치는 것이 아니라 국소적으로 효과를 미치기 때문에, 마이오카인에 관한 장에서 구체적으로 논의되며, 이 장에서는 간단히 다루어진다).

노화와 관련된 혈청 IGF-1 수준의 감소는 근위축과 관련이 있다.[84] 이것은 이 호르몬의 순환에 있어서 근육량 저하에 대해 최소 임계값이 존재함을 시사한다. IGF-1은 PI3K/Akt 경로에 잠재적으로 영향을 주는 요인이며(2장 참조), 기계적 부하[215] 이후 단백질 변환 개시에 필요한 신호 전달을 활성화하는 데 필요한 것으로 널리 알려져 있다. 그러나 전신 IGF-1이 보상성 근비대에 어느 정도 관여하는지는 논란의 여지가 있고, 일부 연구원들은 이것이 운동에 대한 동화작용에 주된 역할을 하는지에 대한 여부에 대해서 논쟁을 벌이고 있다. IGF-1의 혈청 농도는 근육 단백질 합성의 운동 후 증가와 반드시 관련이 없다. 또한, 순환 IGF-1 수치가 80% 감소한 IGF-1 결핍 생쥐는 저항성 운동에 대한 과잉 영양 반응 장애를 나타내지 않았다.[128] 이 주제에 대한 연구의 불일치는 아직 합의에 이르지 않게 하고 있다.

전신 IGF-1의 상향 조절은 운동 후에 지연되며, 이러한 방출 패턴은 위성세포의 조절 패턴과도 일치한다.[166] 따라서 전신 IGF-1의 1차적인 근비대 효과는 근막에 따른 분화와 융합을 촉진하는 능력에서 나타날 수 있으므로, 근섬유에 근핵을 기증하여 최적의 DNA와 단백질 비율을 유지할 수 있다. 전신 IGF-1 동형이 저항성 훈련의 결과로 추가 근비대 작용을 갖는지에 대해서는 아직 확립되지 않았다.

성장호르몬

성장호르몬(GH)은 뇌하수체 전엽에서 방출되는 폴리펩타이드 호르몬의 상과(superfamily)이다. GH는 맥동성 방식으로 분비되며, 가장 많은 비운동 방출은 수면 중에 발생한다. GH는 동화적 특징과 이화적 특성을 모두 가지고 있다. 한편으로는 지방 분해(지질 분해)를 자극하고 다른 한편으로는 세포 흡수와 다양한 단백질에 아미노산의 통합을 촉진한다.[239] 내인성 GH가 골격근 질량의 조절에 역할을 한다는 증거가 있지만,[238] 생리학적 수준에서 1차 단백 동화작용은 근섬유 단백질의 증가와 대조적으로 콜라겐 합성에 더 큰 영향을 미치는 것으로 보인다.[54]

근육 조직에 대한 GH의 동화작용은 주로 IGF-1에 대한 강력한 효과를 통해 발생한다.[238] 동물 연구에 따르면 GH와 관련된 골격근 질량의 증가는 손상되지 않은 IGF-1 수용체[106]를 필요로 한다. 이러한 결과는 GH 투여[18, 83, 188]에 따라 혈액을 순환하는 IGF-1 수치가 크게 증가한 연구와 일치한다. GH는 전신 IGF-1 동형단백질 형태의 방출을 중재하는 것 외에도 MGF의 작용을 증가시키는 것으로 보인다. Klover와 Hennighausen[109]은 IGF-1 유전자의 GH- 유도전사의 필수 조절 인자로 간주되는 신호 변환기 및 전사 활성화제(STAT)에 대한 유전자를 제거하면, 골격근 STAT5 단백질이 선택적으로 손실된다는 사실을 발견했다. 하지만, 간에서의 발현은 바뀌지 않았다.[109] 이러한 결과는 IGF-1Ea[99]의 세포 내 근모세포 C2C12 세포를 재조합 GH로 처리하면 MGF 발현이 직접적으로 촉진된다는 체외 연구와 일치한다.[99] 또한, 생쥐에서 GH를 투여하면 MGF가 상당히 증가하였으며, MGF mRNA 발현이 GH 방출과 병행하여 발생하였음을 알 수 있다.[98] 또한, IGF-1Ea와 MGF의 GH-독립 발현은 상승 작용을 억제한 후 뇌하수체 절제를 한 쥐에서 관찰되었으며, 이는 GH가 IGF-1 기능을 조절하기보다는 전위 작용을 수행하는 역할을 한다는 것을 의미한다. 흥미롭게도, 노인 남성의 저항성 훈련과 재조합 GH 치료[83]를 병행할 때 MGF의 mRNA 수치가 크게 증가한다는 증거가 있지만, 젊은 성인 남성[18]에서는 비슷한 결과가 나타나지 않았다. 결과의 불일치가 발생한 이유는 분명하지 않지만 MGF 생산을 중재하는 데 필요한 최소 수준의 GH가 있을 수 있음을 시사한다.

연령이 증가함에 따라 호르몬이 감소하는 현상으로 인해 결핍으로 이어졌고, 외부에서 GH 투여가 필요했다고 해석할 수도 있다. GH가 IGF-1 방출을 강화하는 것만으로 근비대를 중재한다는 주장은 여전히 논란의 여지가 있다. 일부 연구자들은 두 호르몬이 추가 효과를 낼 수 있다고 말했다. GH의 IGF-1 독립적인 동화작용 효과의 가능성은 IGF-1과 GH 수용체가 없는 쥐에 비해 IGF-1만 없는 쥐에서 성장 지연이 감소했다는 연구에 의해 나타났다.[122] 또한, 기능적 GH 수용체[213]가 부족한 골격근에서 근섬유 크기의 감소가 나타났다. 이러한 효과는 적어도 부분적으로는 근관당 핵의 수를 증가시키는 GH 조절 세포 융합에 의해 발생하는 것으로 생각된다. GH의 작용은 또한, 테스토스테론 매개에 대해서도 상승 효과를 일으키는 것으로 보인다. 이러한 효과가 정상적인 생리학적 수준 내에서 GH가 생산이 되어 나타난 결과인지는 여전히 명확하지 않다.

테스토스테론

테스토스테론은 시상하부 뇌하수체 생식선 축을 통해 고환의 라이디히 세포에서 콜레스테롤로부터 유도된 스테로이드 호르몬으로 부신과 난소[39]에서 소량 합성된다. 남성은 여성보다 10배 정도 혈액을 순환하는 테스토스테론이 더 많고, 성별 간에 이런 호르몬 불일치는 사춘기 이후 남성에서 보이는 남성성의 원인으로 꼽힌다.[88] 혈액을 순환하는 테스토스테론의 압도적 다수는 성 호르몬 결합 글로불린(60%) 또는 알부민(38%)에 결합되어 있다. 약 2%의 잔여량은 미결합 상태로 순환한다. 결합되지 않은 테스토스테론은 생물학적으로 활성화되어 있으며, 신체 조직에 흡수될 수 있다. 약하게 결합된 테스토스테론은 알부민에서 빠르게 분리되어 활성화될 수 있다.[119] 결합되지 않은 형태인 테스토스테론은 표적 조직의 세포질에서 안드로겐 수용체에 결합한다. 이를 통해 테스토스테론-안드로겐 수용 복합체를 세포핵으로 이동시키며, 유전자 전사를 조절하는 형태적 변화를 일으킨다.[240]

테스토스테론의 동화적 작용은 거스를 수 없다. 외부 테스토스테론 투여는 나이에 관계없이 남녀 모두에서 근육량을 크게 증가시키며, 이러한 효과는 저항성 훈련과 결합될 때 증폭된다.[25, 27, 210] 테스토스테론 농도가 만성적으로 높은 비율인 노년층에서도 운동으로 인한 성장이 현저히 크다.[81, 82] Kvorning과 연구자들[116]은 성선 자극 호르몬 방출 호르몬 유사체인 고세렐린을 투여함으로써 젊은 남성의 테스토스테론 생성을 둔화시키면, 8주간의 저항성 훈련 후 근육 적응이 상당히 손상되었다고 하였다.

테스토스테론의 동화적 작용은 부분적으로 단백질 합성을 증가시키고 단백질 분해를 감소시키는 능력에 기인한다.[233, 256] 또한, 테스토스테론은 IGF-1 길항제[233]인 IGFBP-4의 활성을 억제하면서 GH[237]와 IGF-1/MGF[203]를 포함한 다른 동화적 작용제의 방출을 증가시키는 것으로 알려져 있다. 다른 연구 결과에 따르면, 테스토스테론과 GH의 결합이 IGF-1을 증가시키는 상승 작용을 한다는 것을 보여준다.[240] 더욱이, 근모세포는 안드로겐 수용체를 포함하는 것으로 나타났다. 따라서 연구 결과들은 테스토스테론이 위성세포 증식 및 분화에 미치는 호르몬 용량에 따라 상승적인 효과를 보여주며, 테스토스테론 농도가 높을수록 근육 성장 전용 세포의 수가 증가한다는 것을 시사한다.[88,210] 근육량에 대한 낮은 테스토스테론 수치의 해로운 영향은 주로 근육 단백질 합성의 감소[191] 보다는 단백질 분해의 가속도와 더 관련이 있는 것으로 보인다.

건강한 젊은 남성의 테스토스테론 총 수치의 정상 범위는 264~916 ng/dL[232]이다. 연구에 따르면 생식기능저하증(건강한 젊은이들의 평균보다 낮은 수준의 테스토스테론으로 정의됨)은 근육을 만드는 능력[32,116]을 저하시키지만, 정상적인 생리학적 범위 내에서 테스토스테론 변동이 근비대에 영향을 미치는지는 분명하지 않다. 일부 연구는 이질적인 효과들은 테스토스테론 범위의 극단에서만 나타나고 있으며, 상위권의 효과는 하위권의 효과보다 근육량이 유의미하게 큼을 보여준다. 그러나 근육 형성 차이가 정상값 범위(즉, 약 400~700ng/dL)에서도 존재하는지에 대한 증거는 불확실하다. 일부 연구에 따르면 저항성 훈련을 장기적으로 진행하는 경우 기초 테스토스테론 수치를 증가시킬 수 있다고 했지만, 이러한 발견은 일반적이지 않다.[93]

안드로겐 수용체의 양이 운동 시의 동화적 반응에 역할을 할 수 있다는 증거가 있다.[10] 안드로겐 수용체 농도는 저항성 훈련 직후 감소하지만, 그 후 몇 시간 동안 현저하게 상승한다.[240] 실제로, 연구에 따르면, 운동 후 안드로겐 수용체 함량과 근비대 사이의 연관성을 암시한다.[142] 일부 연구에 따르면, 운동 후 안드로겐 수용체 상승은 테스토스테론 수준에 의존하지만, 또 다른 연구들에 따르면 그러한 관계가 나타나지 않는다고 한 경우도 있었다.[142] 운동 후 테스토스테론 수치의 즉각적인 급성 상승, 그리고 이어지는 급격한 감소(1시간 이내)와 근육 안드로겐 수용체의 상승의 조합은 테스토스테론의 움직임에 대하여 시사점을 준다.

전반적으로 테스토스테론의 급상승이 운동으로 인한 근비대에 미치는 영향은 안드로겐 수용체에 미치는 영향에 대한 발견과 상충된다. 더 중요한 것은, 실제로 그러한 효과가 발생할 때 실질적으로 근육 성장에 영향을 미치는지는 여전히 의문의 여지가 있다(이 장의 후반부인 급성과 만성 호르몬 반응에 대한 토론 참조).

인슐린

인슐린은 췌장의 베타세포에 의해 분비되는 펩타이드 호르몬이다. 건강한 사람들에게 인슐린은 근육과 간 조직에서 글리코겐으로 저장을 용이하게 하면서 포도당 대사를 조절한다. 인슐린의 다른 2차 역할 중에는 근육 동화작용에 관여하며 다양한 시작인자와 신장인자를 조절함으로써 단백질 전사의 시작 단계와 신장 단계를 촉진한다. 인슐린은 또한, mTOR로 보편적으로 약칭되는 라파마이신의 포유류 표적의 활성화를 통해 동화작용 효과를 발휘한다. 세린/트레오닌 단백질 키나제 mTOR은 세포 성장을 조절하고 세포 영양소, 산소 및 에너지 수준을 모니터링하는 데 있어서 중요한 역할을 한다(세부 사항은 2장에서 PI3K/Akt 경로 토론 참조).

단백 동화 특성에도 불구하고,[28,65] 운동 유발 근비대 적응에 대한 인슐린의 주된 역할은 근육 단백질 합성의 증가를 촉진하는 것과는 반대로 단백질 분해의 감소와 관련이 있다.[52,69,91,104] 인슐린이 단백질 분해를 감소시키는 메커니즘은 현재로서는 잘 알려져 있지 않다. 근비대가 근육 단백질 합성과 단백질 분해의 차이를 나타내는 것을 감안할 때, 단백질 분해의 감소는 수축성 단백질의 축적을 향상시키고 따라서 더 큰 근비대를 촉진할 것이다.

비당뇨병 환자의 경우 운동은 인슐린 수치에 거의 영향을 미치지 않으며 강도, 지속 시간 및 운동 전 영양소 비율에 따라 실제로 인슐린 방출을 둔화시킬 수 있다.[115] 오히려 인슐린을 조작하는 주요 메커니즘은 영양 공급을 통해 이루어진다. 따라서 영양 섭취 타이밍 전략에 대한 논의는 9장에서 더 자세히 하도록 한다.

급성과 만성 호르몬 반응

연구 결과에 따르면 운동 후에 즉각적으로 단백 동화 호르몬의 방출을 크게 증가시키는 것으로 나타났다. 근비대 형성 훈련과 급성 GH 분비[74~76,79,170,219,220] 사이에 강한 상관관계가 나타났으며, 이러한 증가의 크기는 상당하다. Fujita와 연구자들[68]은 혈류제한 운동(2장 참조) 후 GH 수치가 10배 증가했다고 보고하였다. 반면 Takarada와 연구자들[220]은 기준선보다 290배 높은 증가를 발견했다. 이러한 증가는 적어도 부분적으로 대사적인 부산물[74,79] 생산에 의해 발생하는 것으로 생각된다. H+ 축적으로 인한 산증 증가는 또한, 근육 내 대사 수용체와 그룹 III 및 IV 단축성[120,241]에 의해 조절되는 화학 굴절 자극을 통해 GH 생산을 강화시킬 수 있다.

근비대 훈련의 성과는 혈액 내 IGF-1 수준[112,113,192]을 상당히 증가시키는 것으로 나타났지만, 이러한 결과가 모든 실험에서 일관되게 나타난 것은 아니다.[114] 그러한 상승이 주로 GH 방출의 증가에 의해 매개되는지 또는 운동 자체가 급성 생산을 향상시키는지에 대해서는 명확하지 않다. 저항성 훈련에 대한 급성 테스토스테론 반응에 대한 연구는 다소 일관성이 없다. 여러 연구에서 근력 유형 운동에 비해 저항성 훈련에서 테스토스테론이 더 많이 증가한 반면,[39,76,79,134,211] 다른 연구에서는 유의한 차이를 나타내지 못했다.[112,182,218] 성별, 나이 및 현재의 훈련 상태는 테스토스테론 합성에 큰 영향을 미치며,[115] 이러한 요인이 상충되는 결과를 설명할 수 있다.

동화작용 호르몬과 근비대 훈련 사이의 긍정적인 관계를 고려할 때, 연구자들은 운동 후 호르몬 증가가 근육 크기[75,85]의 장기 증가에 중심적이라고 제안하는 호르몬 가설을 공식화했다. 이러한 급성 호르몬 증가는 만성적인 휴식 상태의 호르몬 농도[115]보다 근육 성장 관련 반응에 더 중요할 수 있다고 제안되었다. 이론적으로 호르몬 증가는 분비된 호르몬이 표적 조직수용체[48]와 상호 작용할 가능성을 증가시키며, 이는 근육 조직 동화작용에 영향을 미치며, 운동 후에 특히 유익할 수 있다. 또한, 가파른 호르몬 상승은 운동 후 단백질 분해를 빠르게 줄이고 동화작용 과정을 증가시켜 더 빠른 반응을 달성하기 위한 세포 내 신호 전달에 긍정적인 영향을 미칠 수 있다.

하지만 겉으로 보기에는 이러한 논리적인 근거에도 불구하고 많은 연구자들은 호르몬 가설의 정당성에 의문을 제기했으며,[121,169] 이는 조직의 동화작용을 촉진하기보다는 에너지 저장소를 동원하기 위한 것이라는 대체 가설을 제안했다.[247] 특히, 급성 GH 생산의 단백 동화 역할은 유전자 조작된 GH 주사가 근육 성장의 더 큰 증가를 촉진하지 않는다는 연구에 근거하여 대부분 무시되었다.[118,252,253] 위와 같은 논거는 분명 장점이 있지만, 외부 GH 투여로 인한 운동 유발 호르몬 상승이 생체 내 반응을 시간적으로 또는 규모적으로 증가시키지 못했음을 고려하지 못했다. 세포 내 환경은 강렬한 운동 이후 동화작용이 잘 되도록 조정이 되며, GH의 큰 일시적인 증가가 이러한 과정을 강화시키는 것으로 생각할 수 있다. 더욱이 재조합 GH는 22-kDa 동형으로만 구성되는 반면,[61] 인체 내에서 GH는 100개 이상의 분자 동형단백질로 생산된다.[154] 이러한 동형은 운동 후 초기에 최고조에 달하며 대부분의 동형단백질은 22kDa가 아닌 종류이다.[61] 초생리학적 투여량(즉, 신체에서 자연적으로 발생할 수 있는 것보다 크거나 강력한 투여)으로 투여되는 재조합 GH는 실제로 이러한 대체 동형단백질[61]의 운동 후 자극을 억제하기 때문에 동화작용을 감소시킬 수 있다. 이러한 요인들이 근비대 적응에 크게 영향을 미치는지는 아직 알려지지 않았다.

테스토스테론과 세포 수용체의 결합은 다운스트림 단백질 키나제 신호[49]에 관여하는 두 번째 메시지를 빠르게(수 초 이내에) 촉발시킬 수 있으므로 운동 후 상승과 근육 단백질 합성 사이의 연관성을 암시한다. Kvorning과 연구자들[117]은 MyoD, myogenin, myostatin, IGF-1Ea, IGF-1Eb, IGF-1Ec, 안드로겐 수용체의 급성 mRNA 발현에 변화가 없었음에도 불구하고 고세렐린을 이용하여 테스토스테론 수치를 억제한 결과, 운동으로 유도된 근육 성장을 억제한다는 것을 발견했다. 이러한 결과에 따르면, 테스토스테론이 이러한 요인과 세포 내 신호를 매개할 수 있음을 암시한다. 위약군의 전체 테스토스테론 및 자유 테스토스테론 수치는 운동 직후 약 15% 증가했고, 고세렐린을 투여받은 집단의 경우 테스토스테론은 운동 15분 뒤 전체 테스토스테론과 자유 테스토스테론이 감소하는 것으로 나타났으며, 이는 처음 수치가 상승으로 인한 동화작용 효과가 있음을 시사했다. 대조적으로 West와 연구자들[245]은 운동 후 동화작용 호르몬의 급성 상승이 호르몬을 크게 증가시키지 않는 프로토콜을 수행하는 것과 비교하여 젊은 남성에게는 운동 후 근육 단백질 합성에 아무런 영향을 미치지 않는다고 보고했다. 이러한 연구가 일반적인 근비대 반응에 대한 통찰력을 제공하지만, 훈련에 대한 급성 단백질 합성 반응은 만성적인 것이 아니라는 점을 인식하는 것이 중요하다. 이러한 단기적인 증가는 반드시 근육 성장의 장기적인 증가를 예측하지는 않는다. 이는 특히 이러한 연구에 참여하는 운동을 거의 하지 않았던 피험자들과 관련하여 분명히 나타난다. 왜냐하면 급성 반응은 운동 자체에 대한 익숙하지 않은 것, 그리고 이러한 사람들이 운동을 할 때 필연적으로 발생하는 관련 근육 손상과 더 관련이 있을 수 있기 때문이다.

일부 종단 연구는 운동 후 호르몬 반응과 근육 성장 사이에 상당한 연관성을 보여주었다. Mccall과 연구자들[131]은 12주간의 고중량 저항성 훈련 프로그램을 통해 11명의 젊은이들을 대상으로 이 주제를 조사했다. 급성 GH 증가와 Type I(r=.74)과 Type II(r=.71) 섬유 단면적의 정도 사이에 강한 상관관계가 발견되었다. 이와 마찬가지로 21주 동안 고강도 저항성 운동을 한 16명의 젊은 남성(8명의 운동선수와 8명의 신체 건강한 젊은이)을 연구한 Ahtiainen과 연구자들[9]은 급성 테스토스테론 상승과 사두근 면적 증가 사이에 강한 연관성을 보여주었다. 두 연구 모두 표본 크기가 작아 통계적 유의성이 제한되었다. 그 후 맥매스터 대학에서 실시한 몇 가지 더 큰 연구가 이러한 발견의 진실성에 의문을 제기했다. West와 Phillips[248]는 운동을 하지 않은 56명의 젊은이들을 대상으로 12주간의 저항성 훈련에 대한 운동 후 체계적인 반응을 연구했다. 일시적인 GH 상승과 Type II 섬유 영역의 증가(r=.28) 사이에 약한 상관관계가 발견되었는데, 이는 근육 단백질 증가의 약 8%를 설명하는 것으로 추정된다. 운동 후 테스토스테론 반응과 근육 성장 사이에는 연관성이 없었다. 흥미롭게도 근비대 반응자와 비반응자 사이의 호르몬 변이에 대한 분석(즉, 상위권과 하위권과의 차이 16% 이내)은 증가된 IGF-1 수준과 근육 적응 사이의 상관관계에 대한 강한 경향을 보여주었다(p=.053). 동일한 실험실의 후속 연구에서는 23명의 훈련되지 않은 젊은 남성 집단에서 16주 동안 저항성 훈련을 한 후, 테스토스테론, GH 또는 IGF-1의 급격한 상승과 평균 근섬유 단면적의 증가는 관계가 없음을 발견했다.[140] 결국, 앞서 언급한 연구가 상관관계가 존재할 수 있음을 보여줬지만, 후속 연구는 인과관계를 도출할 때 주의해야함을 보인다.

많은 연구가 운동 후 호르몬 방출이 근육 단백질 증가에 미치는 영향을 직접 평가하려고 시도했다. 이 실험의 결과는 상충하는 것이었다. Madarame과 연구자들[127]은 혈류제한 하체 훈련과 한쪽 팔의 상완 훈련을 결합하는 것이 같은 쪽 팔의 상완 훈련과 혈류제한이 없는 하체 훈련을 복합적으로 하는 것에 비하여 팔꿈치 굴곡근을 상당하게 굴곡 증가시켰다. 이때, 이들 간의 GH 수준 차이는 통계적 유의성이 있을 만큼으로 상승하지 않았지만, 연구자들은 이는 검정력 부족으로 인한 제2종 오류일 가능성 때문일 수 있다고 시사하였다. 운동 후 호르몬[74,75,79,170,219,220]의 현저한 증가를 가져왔음을 감안할 때, 연구 결과들은 호르몬에 대한 적응 반응에서 전신적 요인이 잠재적으로 역할이 있음을 시사한다. 또한, 훈련되지 않은 팔에서 근육 단면적이 변하지 않았으며, 이는 급성 전신 반응이 기계적 자극이 없을 때 근비대 효과가 없음을 나타낸다.

West와 연구자들[246]은 피험 집단 내 실험을 이용해 운동을 하지 않는 12명의 남성을 모집해 호르몬 분비량이 다른 날에 팔꿈치 굴곡 운동을 시켰다. 호르몬 분비가 적은 날에 한 팔의 팔꿈치 굴곡 운동만을 수행하게 했으며, 호르몬이 높은 날에 반대 팔에 똑같은 운동을 시켰고, 여러 세트의 하반신 저항성 훈련을 통해 강력한 전신 반응을 촉진하도록 설계되었다. 15주 후, 고호르몬 상태에서 순환하는 IGF-1, GH 및 테스토스테론의 운동 후 농도가 유의하게 높았음에도 불구하고, 근육 단면적의 증가는 두 상태에서 유사했다.

Ronnestad와 연구자들[190]은 팔꿈치 굴곡 운동 전에 하체 운동을 시켰다는 점을 제외하고는 West와 연구자들[246]과 비슷한 피험 집단 내 실험을 수행했다. West와 연구자들[246]의 발견과는 달리, 팔꿈치 굴곡근 단면적의 현저한 증가를 발견하여 급성 호르몬 상승과 근비대 사이의 인과관계를 암시하였다. 하지만 차이는 부위에 따라 달랐으며, 근 단면적의 증가는 근육 둘레가 가장 큰 팔꿈치 굴곡근의 두 중간 부분에서만 볼 수 있었다.

가장 최근에 Morton과 연구자들[142]은 12주간의 전신 근력 훈련 프로그램에 따른 근비대 증가가 급성 호르몬 상승과 관련이 없다고 보고했다. 중요한 점은, 이 연구는 저항성 훈련을 받은 경험이 있는 49명의 남성 집단을 사용하였으며, 이전 연구에서는 저항성 훈련 경험이 근육 적응에 대한 운동 후 전신 반응에 미치는 영향을 고려하지 않았음을 지적했다.

운동 후 동화작용으로 인한 호르몬 상승이 근육 성장의 증가와 관련이 있는지에 대한 연구 결과들은 여전히 모호하다. 잠재적인 역할을 완전히 무시하는 것은 시기상조이지만, 만약 이러한 효과가 존재한다고 해도, 그 효과의 전체 규모는 크지 않을 것이다.[199] 아마 더 가능성이 높은 설명 방식은, 이들이 허용 효과를 제공함으로써 근비대 반응은 동화작용 환경에 의해 촉진되는 것이다.

KEY POINT

근비대에서 급성 호르몬 상승의 정확한 역할은 불분명하며 효과가 크지 않을 가능성이 높지만, 내분비계는 근육량의 조절에 복잡하게 관여한다. 테스토스테론, 성장 호르몬, IGF-1 및 기타 이화작용 호르몬의 만성 생산은 단백질 균형에 영향을 미치고 저항성 훈련에 의한 근육 적응의 변화를 초래한다.

마이오카인의 반응 및 적응

마이오카인이라는 용어는 일반적으로 골격근에 의해 발현되며, 국부적으로 분비되어 자가분비/측분비 방식으로 상호 작용하며, 다른 조직[171, 172]에 영향을 미치기 위해 순환하는 사이토카인을 가리킨다. 훈련은 골격근 내에서 이러한 물질의 합성을 초래하며, 새로운 연구 결과에 따르면 동화 또는 이화작용을 촉진하기 위해 골격근에 특수한 효과를 미칠 수 있음을 보여준다(표 1.3).[153, 177, 206] 마이오카인의 작용은 두 단계를 통해 발생하며, 먼저 세포 수용체에 결합한 다음 세포 내 메신저와 전사 인자[162]의 배열을 통해 신호 전달을 조절한다. 마이오카인의 생산은 근육이 세포 내 및 기타 기관과 어떻게 의사소통하는지 개념적 기초를 제공한다. 알려진 마이오카인은 수십 개가 있으며, 새로운 변형은 계속 확인되고 있다. 본 절에서는 이러한 요소들에 대한 연구를 소개하고, 근비대에 대한 효과를 다루고 있다.

메카노 성장 인자

메카노 성장 인자(MGF)는 전신 IGF-1 동형체[88]보다 근육 성장에 훨씬 더 필수적인 것으로 널리 알려져 있다. 앞서 언급했듯이, 저항성 운동은 MGF mRNA의 발현을 급격히 증가시킨다.[107] 현재의 이론에 따르면, 운동은 근외막[71]에 따라 국부적인 세포의 복구와 재생을 촉진함으로써 운동 후 근육 회복에 도움이 된다고 알려져 있다. 이 견해를 뒷받침하기 위해 Bamman과 연구자들[20]은 66명을 대상으로 실험을 진행하였다. 다양한 연령대의 남녀가 16주간의 하체 저항성 훈련을 받았다. 이 프로그램에 대한 근비대 반응을 기반으로 피험자는 극단적인 효과를 보인 집단(평균 근비대 58%)과 중등도 효과 집단(평균 근비대 28%) 및 비효과집단(유의한 증가 없음)으로 분류되었다. 근생검 분석 결과 집단 간 MGF 발현이 다르게 나타났는데, 극단적인 반응자로 분류된 사람에서 MGF 수치가 126% 증가했지만, 비반응 집단에서는 농도가 사실상 변하지 않은 것으로 나타났다. 이러한 결과는 일시적인 운동으로 유도된 MGF 유전자 발현의 증가가 근육 재구축에 중요한 단서가 되며 최대 근비대 증가를 일으키는 데 필수적일 수 있음을 시사한다.

MGF는 여러 방법으로 근육 성장을 조절하는 것으로 알려져 있다. 첫째, p70S6 키나제의 인산화는 PI3K/Akt 경로를 통해 근육 단백질 합성을 직접 자극하는 것으로 보인다(p70S6는 S6 리보솜 단백질을 대상으로 하는 세린/트레오닌 키나제이며, S6의 인산화는 리보솜에서 단백질 합성을 유발한다. 또한, 이는 $p70^{S6K}$라고 불리기도 한다. 제2장 참조). MGF는 또한, 단백질 분해와 관련된 이화작용을 하향 조절함으로써 근육의 단백질 합성을 증가시킬 수 있다. MGF의 활성화는 FOXO 핵 위치 결정 및 전사 활성을 억제하여 단백질 분해를 억제하는 데 도움이 된다는 증거가 있다.[73] 이렇듯 동화작용과 항이화작용은 운동 후 근비대 반응을 증가시키는 것으로 생각된다.

그리고 MGF는 훈련에 위성세포 반응을 매개함으로써 근비대 적응에 영향을 미치는 것으로 알려져 있다. 전신 IGF-1은 위성세포 기능에 대한 사후 효과를 촉진하지만, 펩타이드의 국소 발현은 주로 초기 단계에 관여하는 것으로 나타났다. 이는 MGF가 세포 외 신호 조절 키나제(ERK1 및 ERK2, 또한, ERK1/2로 약칭됨)를 조절하는 반면, 전신 동형단백질은 조절하지 않는다는 연구와 상통한다. 또한, MGF가 운동[21, 72]에 따른 간(liver)형 IGF-1보다 일찍 발현된다는 연구 결과와 일치한다. 따라서 MGF는 위성세포 활성화 및 증식[92, 250]을 유도하는 데 관여하는 것으로 보이지만 분화[250]에는 관여하지 않는다. 이 관찰 결과에 따르면, MGF가 운동 후 재구축에 사용할 수 있는 근

표 1.3 주요 마이오카인과 각각의 기능

마이오카인	효과
메카노 성장 인자(MGF)	저항성 훈련에 이어 근육 성장 과정을 시작하며, 동화작용 과정을 상향 조정하고 이화작용 과정은 하향 조정한다. 또한, 기계적 자극에 대한 초기 위성세포의 반응에 관여한다.
인터류킨(ILs)	운동 후 면역 반응을 조정하기 위해 수많은 IL이 방출된다. IL-6은 위성세포 증식을 유도하고 위성세포 매개 근핵 증식에 영향을 미치며, IL 중 가장 많이 연구된 인터류킨이다. 이들은 근비대 형성에 역할을 수행하는 것으로 보인다. 최신 연구에 따르면, IL-15가 운동 유도 동화작용에 중요할 수 있음을 보여주지만 증거는 다소 모호하다. 그리고 다른 IL은 운동 유도 효과에 대한 증가는 모호하지만 IL-4, IL-7, IL-8 및 IL-10은 근비대에 영향을 미친다고 알려져 있다.
마이오스타틴	근육 성장에 음성 조절자로 역할을 한다. 또한, 근섬유 단백질 합성을 감소시키고 위성세포 활성화를 억제할 수 있다.
간세포 성장 인자(HGF)	질소산화물 합성 효소와 칼슘-칼모듈린에 의해 활성화된다. HGF는 휴면 위성세포의 활성화에 중요한 것으로 간주된다.
백혈병 억제 인자(LIF)	LIF는 저항성 운동과 관련된 칼슘 유출에 의해 상향 조절된다. 인접한 위성세포에 측분비 방식으로 작용하여 증식을 유도한다고 알려져 있다.

모세포 수를 증가시키고 위성세포 풀의 보충을 촉진한다는 것을 암시한다. 그러나 다른 연구들은 위성세포 기능에서 MGF의 역할에 의문을 제기한다, Fornaro와 연구자들[66]은 고농도의 MGF가 쥐의 C2C12 근모세포와 인간 골격근 근모세포뿐만 아니라 쥐 근육 줄기 세포 모두에서 증식 또는 분화를 향상시키는 데 실패했음을 입증했다. 흥미롭게도 성숙한 IGF-1은 모든 세포 유형에서 강력한 증식 반응을 촉진했다. 이 연구와 이전 연구 간의 불일치는 쉽게 해결되지 않고 있다.

인터류킨

인터류킨(IL)은 수많은 신체 조직에 의해 방출되는 일종의 사이토카인으로 면역 반응을 조절하고 조정한다. 가장 많이 연구된 것은 운동 유도 근육 성장에 중요하고 아마도 중요한 역할을 한다고 여겨지는 마이오카인인 IL-6이다. 이러한 주장은 IL-6 결핍 쥐가 근비대 반응[206]을 손상시키는 것을 보여주는 연구에 의해 뒷받침된다. IL-6은 또한, 건강한 건[15]에서 콜라겐 합성을 자극하는 연결 조직의 중요한 성장 인자로 간주된다. 이 요소는 근육 조직이 높은 수준의 기계적 스트레스를 견딜 수 있는 능력을 향상시킨다.

저항성 훈련에 따라 IL-6은 100배까지 급상승할 수 있으며, 운동으로 인한 대사 스트레스는 생산을 더욱 자극할 수 있다.[62] 또한, 운동 후 IL-6 발현의 크기는 근비대 적응과 중요한 상관관계가 있다.[140] 골격근의 수축은 순환하는 IL-6의 대부분을 차지한다. 추가적인 IL-6은 결합 조직, 지방 세포 및 뇌에 의해 합성된다. 전신 순환을 하는 IL-6은 다른 사이토카인보다 더 빨리 출현하며, 방출의 크기는 훨씬 더 두드러진다.

처음에는 근육 손상이 IL-6 반응의 주요 매개체로 생각되었다. 근육 조직의 손상이 염증을 유발한다는 점을 감안할 때 논리적인 것으로 보인다. 하지만, 새로운 연구에 따르면 근육 손상은 운동 유도 IL-6 방출에 필요하지 않다. 대신, 근육을 손상시키면 회복을 하는 과정에서 IL-6 농도가 최고점을 찍는 기간을 지연시키며, 보다 지연된 감소를 초래할 수 있다. IL-6의 1차 근비대 작용은 증식을 유도하고 위성세포에 미치는 영향과 관련이 있는 것으로 보이며,[102, 229] 위성세포 매개 근핵 증가에 영향을 미친다.[206] 또한, IL-6이 야누스 키나제/신호 변환기 및 전사 활성제(JAK/STAT), ERK1/2, PI3K/Akt 신호 전달 경로의 활성화를 통해 단백질 합성을 직접 매개할 수 있다는 증거가 있다(2장 참조).

IL-15는 근육 성장에 잠재적인 역할을 하는 것으로 밝혀져 상당한 관심을 받은 또 다른 마이오카인이다. 근육은 IL-15 발현의 주요 생산지이며, 운동을 통해 생산을 조절할 수 있다. 특히 저항성 훈련을 통해 생산이 급격히 상승하는 것으로 나타났다. IL-15 단백질 수준은 염증, 산화 스트레스 또는 둘 모두의 결과로 근섬유의 미세 분비를 통해 방출되는 것으로 보인다.[177, 186] IL-15 mRNA는 Type I 섬유보다 Type II 섬유에서 더 큰 증가를 보여준다.[152]

초기 동물 연구에 따르면, IL-15가 운동 후 근육 단백질 합성을 증가시키고 단백질 분해를 줄이기 위해 분화된 근관에 직접 작용함으로써 동화적 효과를 낸다고 알려져 있다. IL-15 수용체 유전자의 다형성은 근비대[186]의 상대적으로 큰 비율을 설명하는 것으로 밝혀졌다. 또한, 건강한 쥐에서 재조합 IL-15 투여로 단백질 분해 속도가 3배 이상 줄어 근육 중량과 수축성 단백질 증가[177]가 발생했다. 그러나 최근의 연구는 IL-15가 원래 생각했던 근비대 적응을 유발하는지 여부에 대해 상충된다. 첫째, IL-15 mRNA는 단백질 발현과 큰 관련이 없다. 또한, IL-15의 근비대 효과는 병든 설치류에서만 관찰되었다. Quinn과 연구자들[176]은 IL-15를 과분비하기 위해 형질을 바꾼 쥐는 체지방이 상당히 줄었지만, 근육 조직 질량은 조금만 증가했다는 것을 보여주었다. 근육의 증가는 느린/산화성 가자미근에 국한된 반면, 빠른/당분해성 장지신전근은 근비대가 약간 감소했다. 이러한 새로운 증거를 감안할 때, IL-15가 수축 단백질의 축적을 촉진하는 것과 반대로 골격근의 산화 및 피로 특성을 조절하는 역할을 한다는 가설이 세워졌다.[172] 반대로, Pérez-López와 연구자들[165]은 저항성 훈련 후 골격근 유전자 발현의 상향 조절을 보여주었고, 운동 후 IL-15 발현과 근섬유 단백질 합성의 상승 사이의 연관성을 보여주었다. 이렇듯, 마이오카인에 대한 연구가 급증하고 있음에도 불구하고, 이들이 저항성 훈련에 따른 근비대에 미치는 영향의 정도는 불분명하다.

현재로서 다른 IL에 대한 연구는 제한적이다. IL-10은 근모세포 증식과 근섬유 성장을 촉진하는 과정의 중요한 매체로 알려져 있다. 다른 결과에 따르면, IL-4가 근분화에 관여한다고 한다. IL-7은 근비대 형성과 근재생에 영향을 미치는 것으로 알려져 있으며,[164] IL-8은 골격근에 강력한 항이화 효과를 갖는 것으로 밝혀졌다. 운동으로 인한 근육 적응에 관한 이러한 IL 동형 요소들의 각 역할에 대한 완전한 이해를 하기 위해서는 더 많은 연구가 필요하다.

저항성 운동이 IL에 미치는 급성 영향은 이러한 사이토카인의 만성적인 상승 수준과 구별되어야 한다. 증거는 염증성 사이토카인의 순환 농도 증가에 의해 결정된 만성 저급 염증이 연령 관련 근육량 손실과 상관관계가 있음을 나타냈다.[137] 더욱이, 만성적으로 높은 수준의 염증을 보이는 입원 환자는 저항성 훈련 프로그램 수행을 통한 근육량 증가 능력이 감소하였다.[155] 이것은 IL-6의 급성 운동에 의한 증가가 근재생 진행을 유도하는 반면, 마이오카인의 지속적인 증가는 근육 단백질 합성을 억제한다는 증거와 일치한다.[151] 비스테로이드성 항염증제를 사용하여 만성적으로 증가된 염증 수준을 감소시키는 것은 근육의 단백질 동화작용을 회복하며, 노화된 쥐의 근육 손실을 현저하게 감소시키는 것으로 나타났다.[187] 더욱이 신체 활동은 저급 전신 염증과 역상관관계를 보인다.[163] 다시 말해, ILs의 급격한 상승은 동화작용을 향상시키는 반면, 만성 IL 생산의 억제는 이화작용 과정을 완화시킨다.

마이오스타틴

TGF-β 상과의 일원인 마이오스타틴(MSTN)은 근육량을 발달시키는 강력한 음성 조절자로 인식된다.[108] MSTN 유전자는 성체 동물뿐만 아니라 배아 발달 전반에 걸쳐 근섬유에서만 거의 독점적으로 발현된다.[200] MSTN 유전자의 돌연변이는 동물에서 현저한 근비대를 일으키는 것으로 나타났다. 벨기에 블루라고 불리는 MSTN 유전자가 없는 소 품종은 근육이 과도하게 보이는 모습을 보여, 챔피언 보디빌더의 이름을 따서 슈워제네거 소로 널리 불린다. 쥐에서 MSTN 유전자를 없앤 실험에 따르면, 표면적으로 근증식과 근비대의 조합으로 골격근 질량이 두 배로 증가한다.[136] 또한, MSTN 억제는 구조화된 운동을 수행하지 않고도 젊고 늙은 쥐에서 근비대를 20%에서 30% 증가시킨다.[129,175]

MSTN의 조절 효과는 출생 시 비정상적으로 근육이 튀어 나온 유아의 경우에서 볼 수 있듯, 인간에게 존재한다. 아이의 발달은 시간이 지나면서 더욱 이뤄졌고, 4.5세 때도 계속 우수한 수준의 근육 부피와 힘을 보여줬다. 후속 유전자 분석에 따르면, 그 아이는 MSTN 유전자가 없는 것으로 밝혀졌으며, 이를 통해 그의 증가된 근비대를 설명할 수 있다.

MSTN 결핍에서 근육 조직의 품질에 대한 상충되는 증거가 있다. MSTN 유전자가 없는 것으로 밝혀진 경주 개는 야생형 유전자형을 가진 개보다 현저하게 빠르며, 이는 명백한 성능 이점이 존재함을 보이고 있다.[143] 하지만 다른 연구에 따르면 쥐에서 MSTN 유전자의 돌연변이는 근소포체의 칼슘 방출 문제와 관련이 있다고 한다.[31] 그래서 이 쥐들은 외관상은 초근육질이지만, 근육량이 증가해서 힘을 증가시킬 수 있는 것은 아니다. 또한, MSTN 기능 장애가 주로 느린 경련 섬유로 구성된 근육의 근비대에 부정적인 영향을 미치며, 이는 근지구력에 다시 해로운 영향을 미칠 수 있다는 증거가 있다. 현재 시점에서는 MSTN의 기능적 함의는 결정되지 않았다.

MSTN은 전사 인자 SMAD2와 SMAD3의 하류 신호를 통해 효과를 내며, SMAD3는 이화 효소인 MuRF-1과 독립적으로 근비대를 음성으로 조절한다. 초기 연구에 따르면 MSTN의 위축은 위성세포 활성화를 억제하여 단백질 합성 용량[135]을 손상시키는 것으로 나타났다. 또한, 생체 내 실험에서 MSTN은 위성세포의 증식과 분화를 방해하는 것으로 나타났다. 그러나 후속 연구들은 이러한 발견을 반박하며, MSTN 억제가 주로 위성세포가 아닌 근섬유에 작용하여 근육량을 증가시켜 DNA 대비 세포질 부피를 증가시킨다는 것을 보여주었다. 현재 여러 연구 증거에 따르면, 출생 후 MSTN 작용의 주요 메커니즘이 근육 단백질 합성의 조절이라는 설명이 우세하며,[6] 위성세포 기능을 조절하는 효과는 미미하다는 것이다.[86] 근육 단백질 합성의 부정적 조절은 Akt/mTOR 경로(2장 참조)의 결합 억제와 칼시뉴린 신호 전달 및 전사 인자 MyoD 및 Myogenin[236]의 하향 조절을 통해 발생하는 것으로 알려져 있다. 마이오스타틴에 의해 유도된 mTOR의 억제에 따라 이러한 하향 조절은 MSTN 신호를 더욱 증폭시키기 때문에 효과가 더욱 증폭된다.[70]

저항성 훈련은 수많은 성장 관련 요인을 가파르게 조절하는 것 외에도 MSTN[107]을 포함한 억제 요인을 하향 조정한다. 저항성 훈련을 받지 않은 사람들은 저항성 운동을 한 이후에 MSTN이 감소하며, 이러한 감소는 꾸준한 훈련을 통해 3배 이상 증가시킬 수 있다.[148] 또한, 대퇴골 질량과 훈련 내성에 의한 마이오스타틴 mRNA 발현 감소는 역상관관계로 나타났으며, 보다 큰 근육일수록 MSTN[107]의 감소에 더 민감하게 반응한다는 것을 알 수 있었다. 다른 연구들도 MSTN의 하향 조절과 저항성 운동[179]에 따른 근단면적 증가 사이의 상관관계를 보여주지만, 모두 다 보편적으로 이러한 발견을 한 것은 아니다.[63]

따라서 저항성 훈련 중 근비대 효과와 관련하여 MSTN의 구체적인 역할은 향후 연구를 통해 충분히 설명되어야 한다.

기타 마이오카인

이밖에도 많은 마이오카인이 확인되었고 새로운 연구 결과들은 이러한 물질 중 많은 것들이 근비대 적응에 역할을 할 수 있음을 보여준다. 아마도 가장 흥미로운 것은 근육을 포함한 수많은 신체 조직에 유사 분열 작용을 하는 간세포 성장 인자(HGF)일 것이다. HGF는 휴면 위성세포의 활성화[5]에 매우 중요하다는 연구 결과가 있었다. 현재까지 HGF는 체외와 생체 내 모두에서 휴면 위성세포를 자극하는 것으로 알려진 유일한 마이오카인이다.[223]

HGF의 활성 형태는 손상되지 않은 골격근의 세포 외 구역에 존재하며,[221] 디스트로핀 관련 단백질 복합체를 통한 기계적 신호 전달에 의해 활성화된다.[5] 근육 수축은 이 복합체를 변화시켜 질소 산화물 합성 효소 활성화를 유도하며, 이는 세포외기질로부터 HGF의 방출을 자극하고 위성세포에서 수용체와의 상호 작용을 촉진한다.[5] 또한, 칼슘-칼모둘린 신호가 질소산화물 생산[222]과 독립적으로 기질로부터의 HGF 방출을 매개한다는 증거가 있다. HGF는 비활성 위성세포의 활성화에 매우 중요하다는 증거가 있다.[5] 흥미롭게도 만성적으로 높은 수준의 HGF는 MSTN mRNA의 상향 조절과 관련이 있으며, 이는 다시 근증식 반응에 부정적인 영향을 미치고 위성세포를 휴면 상태로 되돌릴 수 있다.[6] 이러한 결과는 HGF가 성장 과정에서 미치는 미세 규제 역할을 강조한다.

KEY POINT

마이오카인은 기계적 자극의 결과로 근육 조직에 직접 영향을 미치는 자가분비/측분비 물질이다. 수많은 마이오카인이 확인되었지만, 물질들의 특정 역할과 상호 작용 경로는 아직 밝혀지지 않았다.

백혈병 억제 인자(LIF)는 근비대에 역할을 하는 것으로 밝혀진 또 다른 마이오카인이다. 운동 중 골격근은 LIF mRNA의 발현을 현저하게 증가시키며, 이는 세포 내 칼슘 농도의 변동에 의한 결과일 가능성이 있다.[34] LIF 유전자를 없앤 생쥐는 근육 과부하 후 근육 크기를 늘릴 수 없었지만, 성장 반응은 재조합 LIF 투여 이후 회복되었다.[215] LIF는 주로 인접한 위성세포에 측분비 방식으로 작용하여 비후성 영향을 미치며, 분화를 조기에 방지한다는 가설[34]이 있다.

또 근비대 효과가 있는 것으로 추정되는 마이오카인이 많이 발견되었으며, 이 가운데는 FGF, BDNF, TNF, follistatin, PDGF-BB, VEGF, 그리고 CHI3Ll 등이 포함됐다. 이렇듯, 마이오카인은 상대적으로 새로운 연구 분야이며, 이들에 대한 연구는 지속적으로 진화하고 있다. 앞으로 몇 년 동안, 우리 연구자들은 그들의 범위와 근육 성장에 미치는 영향에 대해 훨씬 더 많이 연구를 진행해야 할 것이다.

중요 사항

- 저항성 훈련을 시작하고 적응의 초기 단계에서는 신경 세포의 더 많은 결집, 코딩 속도 증가, 동기화 및 이중 발사 속도 개선 등을 포함한 신경 개선과 관련이 있다. 신경 적응의 범위와 발전 과정은 움직임 패턴의 종류와 복잡성에 따라 달라진다.
- 근육 적응은 시간이 지남에 따라 순단백질 균형 수준에 따라 다르다. 이러한 과정은 세포 내 단백 동화 및 이화작용 신호 캐스케이드에 의해 매개된다.
- 근비대는 직렬 또는 병렬 또는 둘 다의 형태로 발생할 수 있다. 저항성 훈련 후 근육의 크기가 증가하는 주요 수단은 주로 병렬적인 근비대 증가이다. 저항성 훈련은 유육종 분획의 변화를 촉진하지만, 이러한 적응이 근비대적 관점에서 실질적으로 의미가 있는지는 분명하지 않으며, 다른 훈련 프로토콜이 이러한 변화의 정도에 차등 효과를 가져올지 알지 못한다. 전통적인 저항성 훈련의 결과로 근증식이 발생하는지에 대한 모순된 증

거가 있다. 섬유 분열이 발생하면 근육 크기에 대한 전반적인 영향은 상대적으로 미미한 것으로 보인다.

- 위성세포는 저항성 훈련에 대한 비대칭 반응을 극대화하는 데 중요한 역할을 하는 것으로 보인다. 위성세포의 주요 역할은 기존의 근섬유에 핵을 기증함으로써 근육의 유사분열 능력을 유지하는 능력인 것으로 보인다. 위성세포는 또한, 성장 관련 과정을 중재하는 근재생 조절 인자의 공동 발현을 포함하여 근육 조직의 회복 및 재구축에 관여한다. 위성세포의 추가 근비대 효과는 세포외기질 구성 요소의 재구축의 조절 역할에 있을 수 있다.
- 내분비계는 근육량 조절에 복잡하게 관여한다. 테스토스테론, 성장호르몬, IGF-1 및 기타 이화작용 호르몬의 만성 생산은 단백질 균형에 영향을 미치고 저항성 훈련에 의한 근육 적응의 변화를 초래한다. 저항성 훈련 후 즉시 전신 내분비 수준을 급격히 증가시킬 수 있지만, 이러한 일시적인 호르몬 증가가 근비대 반응에 역할을 하는지는 분명하지 않다. 그러한 효과가 있다면, 아마 상대적으로 작은 결과일 것이며, 허용 효과일 가능성이 가장 높다.
- 마이오카인은 운동으로 인한 근육 적응에 중요한 역할을 한다. 이러한 자가분비/측분비 물질은 기계적 자극으로 분비되어 근육 조직에 직접적으로 영향을 미친다. 아직 각 물질의 역할과 서로의 상호 작용 과정은 밝혀지지 않았지만, 수많은 마이오카인이 발견되었다.

chapter 2

근비대의 기전

저항성 운동 후 증가된 근육 단백질의 축적은 기계적 장력, 대사 스트레스, 근육 손상의 세 가지 주요 기전에 기인한다.[240] 이 장에서는 이러한 각 기전과 근비대 반응을 촉진하는 이론적 근거를 다룬다.

기계적 장력

골격근은 기계적 부하의 변화에 매우 민감하다. 따라서 많은 연구자들은 기계적 장력이 체계적인 저항성 훈련[77,88]에 의한 근비대 반응의 주요 원동력이며 저항성 운동 후 중요한 근비대 관련 세포 내 신호 전달을 시작한다고 추측하였다.[226] 간단히 말해서 기계적 장력은 그것이 작용하는 영역에 분포된 힘으로 정의할 수 있으며, 단위는 m^2 당 뉴턴 또는 파스칼로 표시된다.[31] 기계적 장력 단독으로 mTOR[113]를 직접 자극하는 것이 관찰되었으며, 아마도 ERK/TSC2 경로[188]의 활성화를 통해 일어나는 듯하다. 이러한 작용은 포스포리파제 D(phospholipase D)[113,206]에 의한 2차 신호 전달 물질인 포스파티드산(phosphatidic acid, PA) 합성을 통해 매개된다는 가설이 있다. 또한, 포스파티드산이 mTOR[151]와 무관하게 $p70^{S6K}$를 인산화할 수 있다는 증거가 있어 기계적 자극이 근육 단백질 합성에 직접 영향을 미칠 수 있는 또 다른 잠재적 경로를 제시하였다.

연구에 따르면 기계수용기는 부하의 크기와 시간적 측면 모두에 민감하다. in situ 모델(즉, 동물의 손상되지 않은 근육을 생체 내의 원위치에서 관찰)을 사용하여 Martineau와 Gardiner[167]는 쥐의 족저 근육에 최대 단축성, 신장성, 등척성, 그리고 수동적 수축을 가했다. 그 결과 c-JNK 및 ERK1/2이 장력에 비례해 인산화되었다. 이 중 신장성 수축이 가장 큰 효과를 내고 수동적인 스트레칭이 가장 적은 효과를 냈다. MAPK 인산화를 예측하는 데 있어서 최대 장력이 장력을 유지한 시간이나 발생 속도보다 더 연관성이 높은 예측 인자였다. 같은 실험실[168]의 후속 연구에서 쥐의 비복근 in situ 실험에서 수축 시간과 JNK 신호 사이는 비례 관계를 보였지만 수축 속도는 관계가 없었다. 이것은 긴장 상태의 시간이 근비대를 위한 중요한 변인임을 시사한다. 추가적인 근거로 Nader와 Esser[193]의 쥐 뒷다리 실험에서 고강도 및 저강도 전기자극이 둘 다 $p70^{S6K}$의 증가된 활성화를 가져왔지만 저강도 자극에서는 반응의 지속 시간이 짧았다. 유사한 실험으로 체외 쥐의 C2C12 근아세포가 두 축으로 압력을 받았을 때 압력의 강도는 $p70^{S6K}$ 신호와 비례했다.[74]

기계수용기는 또한 근육 조직에 부과되는 부하 유형에 민감한 것으로 보인다. 스트레치로 인한 기계적 하중은 종 방향으로(즉, 직렬로) 근절의 축적을 유도하는 반면 동적 근육 움직임은 축과 평행한 횡단면적을 증가시킨다.[74] 또한 근비대 반응은 근육 활동의 유형에 따라 다를 수 있다. 등척성 및 신장성 수축은 각기 다른 특이적 유전자의 발현을 자극하는데 이는 수축 강도의 차이로 설명될 수 없다.[74] 이러한 예시를 보면 기계수용기는 정교하고 복잡한 기전으로 기계적 자극을 구분하여 적절한 적응을 유발한다는 것을 알 수 있다. 이어지는 논의에서는 기계적 힘이 세포의 기계적 에너지 변환 및 관련 세포 내 신호 전달 경로를 통해 근비대를 조절하는 방법에 대한 내용을 다루고 있다.

세포의 기계적 에너지 변환

운동은 근육 단백질 균형에 중대한 영향을 미친다. 근육에 기계적으로 과부하가 걸린 다음 적절한 영양과 회복이 제공되면 신체는 적응 반응을 시작하여 근육 단백질이 축적된다. 근절에서 힘줄과 뼈로의 기계적 힘의 전달은 섬유의 길이를 따라 세로로 그리고 근막 조직의 매트릭스를 통해 가로로 발생한다.[259] 관련 반응은 세포의 기계적 에너지 변환이라고 불리는 현상을 통해 이루어지며, 근육의 기계적 힘이 세포 내 동화 및 이화 경로를 매개하는 분자생물학적 반응으로 전달된다(그림 2.1 참조).[308]

세포의 기계적 에너지 변환이 일어나기 위해서는 다양한 조직과 성분이 동원된다. 스트레치 활성화 이온 채널, 카베올레, 인테그린, 카데린, 성장 인자 수용체, 마이오신 모터, 세포골격 단백질, 핵 및 세포외기질이 포함된다.[74] 이러한 기계반응 요소는 독립적으로 기능하지 않고 세포골격과 같은 구조적 구성 요소와 함께 작용하여 세포 내 반응을 유도한다.[74] 이 과정의 핵심은 기계적 장력을 감지하고 자극을 근섬유 내의 화학적 신호로 변환하는 기계수용기이다. 인테그린은 일차 기계 센서로 확인되었다. 이 수용체는 세포 표면에 상주하고 세포외기질과 상호 작용하여 외부에서 세포 내부로 기계적 및 화학적 정보의 전달을 촉진한다.[307,308] 인테그린은 세포외기질과 세포골격 사이의 연결을 연결하는 근형질막 단백질의

KEY POINT

기계적 수축은 훈련으로 유발되는 근비대에 있어 가장 중요한 요소이다. 기계수용기는 부하의 크기와 지속 시간 모두에 민감하며 이러한 자극은 세포 내 신호 전달을 직접 매개하여 환경에 대한 적응으로 근비대를 유발할 수 있다.

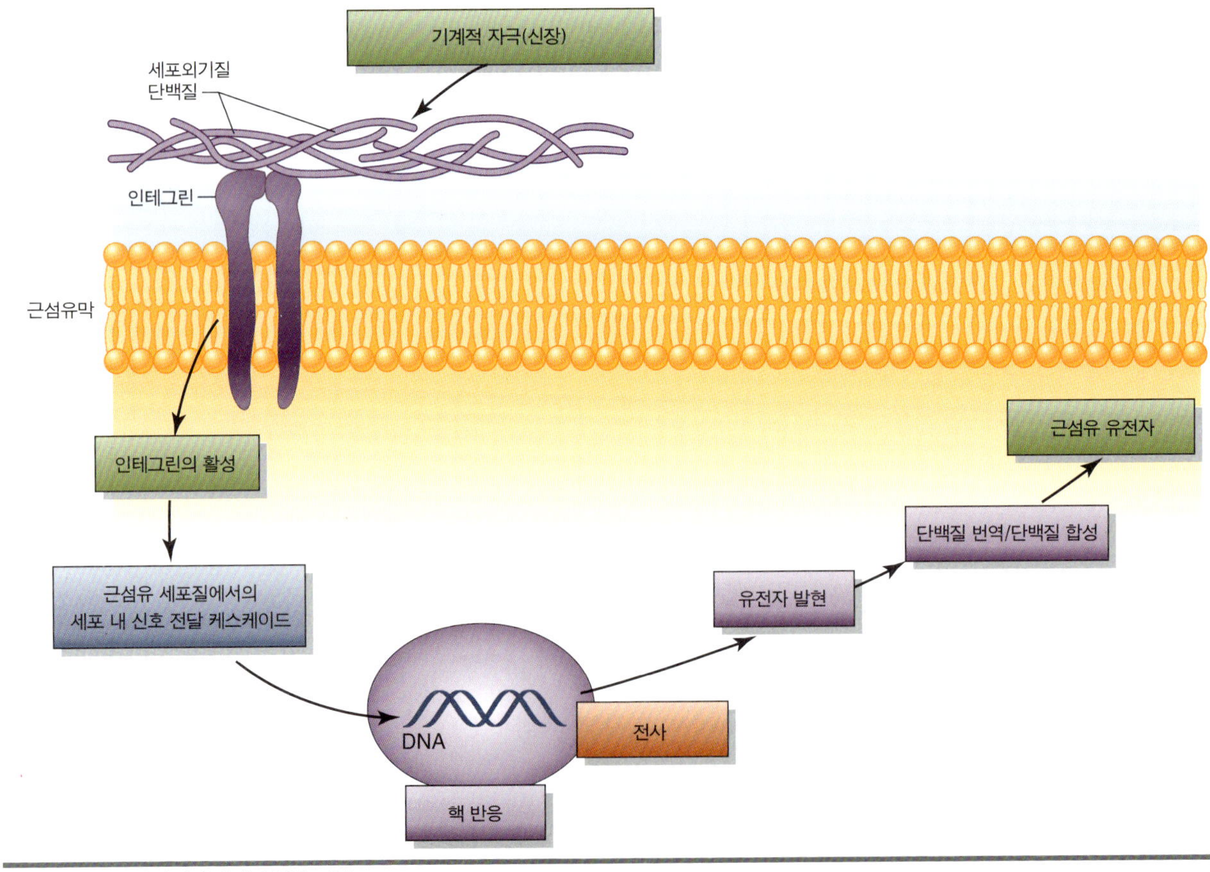

그림 2.1 세포의 기계적 에너지 변환 과정

Adapted from P.G. De Deyne, "Application of Passive Stretch and Its Implications for Muscle Fibers," *Physical Therapy* 81, no. 2 (2001): 819–827.

일부로 국소 접착 복합체(예: 코스타미어)로 세포 내 신호 전달을 매개한다. 국소 접착 복합체는 리보솜 단백질의 활성화를 통해 단백질 번역을 직접적으로 향상시킬 수 있으며, 이들의 파괴는 세포 내 동화 신호 전달을 저해한다.[173] 최신 연구에 의하면 국소 접착 키나제(FAK)라는 효소가 신호 개시의 핵심 역할을 한다.[48] FAK의 발현은 하중 의존적 특성을 나타내어 기계적 과부하에 의해 활성화가 되고 무부하(unloading)에 의해 억제되어 운동으로 인한 근비대에서 FAK의 기계적 자극 수용체로서 역할을 한다.[9]

이외 다른 자극과 센서도 근비대 적응에 역할을 하는 것으로 보인다. 예를 들어, 최근 연구에 따르면 티틴이 일차적 기계 센서로 작용하는데 그 효과는 높은 근긴장에 따라 달라진다. 높은 근긴장은 더 강한 동화 반응을 매개하는 반면 낮은 근긴장은 반응을 조절한다.[285] 더욱이, 인테그린 수용체와 구조적 유사성을 보이는 G 단백질 결합 수용체(GPCR)는 기계적 힘 전달과 세포 내 동화 경로의 상향 조절 사이의 잠재적인 연결 고리로 추정된다.[301] 또한 기계적 부하 동안 근핵의 '편평화(flattening)'가 다양한 성장 관련 단백질(예: YAP)에 대한 신호로 작용하여 세포질에서 핵으로 전환되어 동화작용을 시작할 수 있다는 가설이 세워졌다.[294] 전반적으로, 세포의 기계적 변환과 관련된 자극과 센서에 대한 우리의 이해는 아직 빈약하고 향후 중요한 연구 과제이다.

힘이 전달되면 세포 내 효소 캐스케이드가 하류 표적으로 신호를 보내 궁극적으로 근육 단백질 균형을 분해보다 합성 쪽으로 전환시킨다. 특정 경로는 허용 역할로 작용하는 반면 다른 경로는 mRNA 번역과 근섬유 성장에 영향을 미치는 세포 반응을 직접 매개한다.[172] PI3K/Akt 경로, MAPK 경로, 칼슘 의존적 경로 및 포스파티드산 경로를 포함하여 다수의 1차 동화 신호 경로가 확인되었다. 이러한 경로가 주요 조절 단계에서 겹칠 수 있지만 중복보다는 상호 작용할 수 있다는 증거가 있다.[276]

한편 근육 이화작용은 자가포식-리소좀, 칼슘 의존성 칼페인, 시스테인 프로테아제 카스페이스 효소, 유비퀴틴 프로테아솜 시스템의 네 가지 단백질 분해 시스템에 의해 조절된다.[211] 5'- AMPK 경로는 이 시스템에서 대사 마스터 스위치로 작용하는 것으로 알려져 있다. 이는 환경적 스트레스(예: 운동)에 의해 활성화되어 이화 과정의 증가와 동화 과정의 억제를 통해 세포 에너지 균형을 회복한다. MSTN-SMAD 경로 또한 근육 단백질 축적에 있어 강력한 이화작용을 조절한다.

신호 전달 경로

이 장에서는 기본 단백 동화 세포 내 신호 전달 경로 및 골격근 근비대에 대한 중요성에 대한 일반적인 개요를 제공한다. 이러한 경로를 설명하기 위해 큰 진전이 있었지만 현재로서는 그 상대적 중요성에 대한 이해가 제한적이다.

PI3K/Akt 경로

PI3K/Akt 경로는 근육 성장을 조절하는 마스터 네트워크로 간주된다.[20,125,274] 단백질 키나제 B(PKB)라고도 알려진 Akt는 단백 동화 신호의 효과와 이화 신호의 주억제제 역할을 한다.[279] Akt의 여러 동형이 골격근(Akt1, Akt2, Akt3)에서 확인되었으며 각각은 뚜렷한 생리학적 역할을 한다. 이러한 동형 중 Akt1은 기계적 자극에 가장 잘 반응하는 것으로 보인다.[307] 초기 연구에 따르면 Akt를 활성화하려면 높은 기계적 강도가 필요했다. 그러나 후속 연구는 그 반대의 증거를 보여주었다.[307]

Akt가 활동을 수행하는 주요 수단은 mTOR에 신호를 보내는 것인데, 이는 기계적 부하에 의해 유도된 근비대 적응에 중요한 것으로 나타났다. 약리학적 약물인 라파마이신(rapamycin)이 성장 촉진 효과에 길항하기 때문에 명명된 mTOR는 기능적으로 구별되는 두 가지 신호 복합물인 mTORC1과 mTORC2에 존재한다. mTORC1만이 라파마이신에 의해 억제되며,[203] 이 복합체는 원래 mTOR의 근비대 조절 작용을 담당하는 것으로 생각되었다. 그러나 최근 연구에 따르면 라파마이신에 민감하지 않은 mTORC2는 부하 유도 동화작용에도 역할을 한다.[202] 일부 증거에 의하면 근육 단백질 합성의 초기 증가는 mTORC1에 의해 조절되는 반면, 이후 시점에서 지속적인 상승은 라파마이신 민감 또는 mTOR 독립적인 메

KEY POINT

PI3K/Akt, MAPK, 포스파티드산, AMPK 및 칼슘 의존적 경로를 포함하여 골격근에서 수많은 세포 내 신호 전달 경로가 확인되었다. 세린/트레오닌 키나제 mTOR는 저항성 훈련에 의한 근비대 적응에 중요한 것으로 나타났다.

커니즘을 수반한다는 사실을 보여준다.[92] mTOR는 에너지 및 영양 센서로서의 다양한 입력 및 기능에 의해 조절된다는 점에 유의해야 한다. 상승된 에너지 수준은 활성화를 촉진하는 반면, 에너지 수준 및 영양 가용성의 감소는 억제를 초래한다.[19]

일단 활성화되면, mTOR는 다양한 다운 스트림 단백 동화 효과기를 켜서 그 효과를 발휘한다. mTOR의 주요 표적은 $p70^{S6K}$로 mRNA 번역의 시작에 중요한 역할을 한다.[90] mTOR는 또한 단백질 번역의 강력한 매개자 인 eIF4E 단백질의 음성 조절제인 eIF4EB1을 억제함으로써 동화작용 효과를 발휘한다.[86] 흥미롭게도, mTOR의 기저 수준이 지속적으로 증가되면 생쥐의 FT 근섬유 성장을 방해하고, 노인의 동화 저항성에 기여하는 것으로 나타났다. 따라서 mTOR는 주어진 범위 내에서 근비대를 조절하고 이 범위를 벗어난 편차는 성장 과정에 해로울 수 있다고 가정되었다.[56,92]

PI3K/Akt를 통한 신호 전달은 또한 이화 과정을 직접 억제하기 위해 mTOR 독립적인 성장 조절 분자를 조절한다. 하나의 경우, Akt는 FOXO 단백질을 인산화하여 핵에서 세포질로의 전위를 유도한다.[90,106] FOXO 단백질의 세포질 격리는 차례로 유비퀴틴 리가제 MuRF-1 및 atrogin-1(MAFbx라고도 함)의 상향 조절을 차단하여 근육 단백질 분해 정도를 줄이는 데 도움이 된다. 실제로, Akt의 활성화는 FOXO 인산화를 통한 위축 관련 효소인 MuRF-1 및 atrogin-1 전사의 증가를 손상시키기에 충분한 것으로 밝혀졌다.[86] Akt는 또한 글리코겐 합성 효소 키나제(GSK3β)의 활성화를 억제하여 eIF2B 단백질에 의해 시작된 단백질 번역을 차단한다.[86,206] mRNA의 작은 부분 집합의 번역을 조절하는 mTORC1과는 달리, eIF2B는 사실상 모든 mRNA의 번역 시작을 조절하는 것으로 믿어지며, 따라서 단백질 합성의 전체 속도를 조절하는 역할을 한다.[90] 따라서 PI3K/Akt의 항이화작용은 단백 동화 효과보다 성장을 위한 훨씬 더 강력한 자극을 간접적으로 제공할 수 있다.

PI3K/Akt의 근비대 특성은 논란의 여지가 없다. 경로의 유도는 시험관 내 및 생체 내 모두에서 단백질 번역을 매개하고 근모세포 분화를 촉진하는 것으로 나타났다.[86] 그러나 최근 연구에 따르면 PI3K/Akt 활성화는 근비대의 증가에 필수적이지는 않다.[292] 저항성 운동은 Akt 독립 경로를 통해 인간의 $p70^{S6K}$를 활성화한다.[60,170,271] 더욱이, mTOR는 PI3K/Akt 이외의 다양한 세포 내 신호를 통해 활성화될 수 있으며, 이는 성장에 영향을 미치는 경로가 복잡하고 다양함을 나타낸다. 부하로 유발된 근비대 동안 Akt1의 주요 단백 동화 특성은 위성세포 증식을 조절하는 능력일 수 있다.[189]

MAPK 경로

MAPK는 유전자 발현, 산화 환원 상태 및 신진 대사의 주요 조절자이다.[141] 운동으로 인한 근육 성장과 관련하여 MAPK는 세포 스트레스를 근섬유의 적응 반응과 연결하여 성장과 분화를 조절하는 것으로 믿어져 왔다.[231] 저항성 운동에 대한 최대 단백 동화 반응은 적어도 부분적으로 MAPK 및 mTORC1 신호 전달 캐스케이드의 공동 활성화에 의존한다는 이론이 있다.[210] 더욱이 MAPK는 근육 성장의 지속적인 증가에 중요한 리보솜 생성의 조절과 관련이 있다.[67] ERK1/2, p38 MAPK 및 JNK의 세 가지 별개의 MAPK 신호 모듈이 기계적으로 자극된 근비대 적응과 관련된다. 이러한 모듈의 활성화는 자극의 유형, 기간 및 강도에 따라 다르다.

ERK1/2는 유산소성 지구력과 저항성 훈련에 의해 상향 조절되며 인산화의 크기는 운동 강도와 관련이 있다.[141] 근육량 조절에서 ERK1/2의 역할을 조사하는 연구는 다소 상충되어 있다. 위성세포의 증식을 매개하고 근육 단백질 합성을 유도한다는 증거가 있는 반면에 일부 연구에서는 그 반대 효과를 보여주었다.[61] 즉, mTORC1의 초기 신호는 ERK/TSC2 경로의 활성화를 통해 발생할 가능성이 높다.[188] Akt와 ERK1/2는 둘 다 mTOR를 비슷한 정도로 자극하는 반면, 이들의 결합된 효과는 둘 중 하나에 비해 훨씬 더 큰 자극을 유발한다.[305] 더욱이, 두 경로는 위성세포 기능에 시너지 효과가 있는 것으로 보인다. ERK1/2는 세포 증식을 자극하고 PI3K는 분화를 촉진한다.[101]

p38 MAPK의 활성화는 주로 유산소성 지구력 운동 후에 발생한다. 4개의 p38 동형단백질이 확인되었다(p38α, p38β, p38δ 및 p38γ). 이 동형단백질 중 p38γ는 근육 조직에 특이적인 반면 p38α와 p38β는 몸 전체에서 발현된다. p38δ는 근육 활동에 관여하지 않는 것으로 보인다. p38γ는 ST 근섬유에서 우선적으로 상향 조절되는 반면 FT 근섬유에서는 대부분 비활성 상태를 유지한다.[73] 또한, 쥐의 실험에서 p38γ의 손실은 ST 근섬유 크기의 감소와 관련이 있으며 FT 근섬유에서는 변화가 없었다.[73] DNA에 직접 결합하는 것과는 반대로 p38 MAPK는 다른

전사 인자를 활성화하여 표적 유전자의 전사를 매개한다.[96] p38이 Notch 신호를 자극하여 근비대를 조절할 수 있다는 증거가 있는데, 이는 근육 재생 및 복구에 필요한 근육 위성세포의 활성화, 증식 및 진행에 필수적인 것으로 간주되었다.[25]

모든 MAPK 모듈 중에서 JNK는 기계적 장력에 가장 민감한 것으로 보이며 특히 신장성 동작에 반응한다. JNK의 수축 유도 인산화는 세포 증식 및 DNA 복구를 매개하는 전사 인자의 mRNA의 급속한 증가와 관련이 있으며,[7,8] 격렬한 운동 후 근육 재생의 역할을 나타낸다. 더욱이 JNK 인산화는 수축력의 수준이 높아짐에 따라 선형적으로 증가한다.[141] 그러나 운동 유발성 근비대에서 JNK의 특정 역할은 아직 밝혀지지 않았나. 일부 연구자들은 JNK가 활성화되면 근비대 반응을 자극하고, 억제되면 더 작고 더 산화적인 근섬유를 유도하는 분자 스위치로 간주하였다. 이러한 효과는 마이오스타틴 억제에 의해 적어도 부분적으로 조절되는 것으로 밝혀졌다.[152] 그러나 다른 연구에서는 JNK의 억제가 실제로 근육 단백질 축적을 향상시킨다는 제안을 하고 있으므로,[25] 근육 동화작용에서의 정확한 역할은 다소 불분명하다.

MAPK 모듈과 서로 잠재적인 근비대 시너지 사이의 상호 작용은 아직 확립되지 않았다. 쥐의 비복근의 시너지 절제에 대한 반응으로 p38α MAPK 인산화는 과부하 후 초기에 발생했으며, 이후 24시간 동안 ST 가자미근과 FT 족척근 모두에서 상승된 상태로 유지되었다. 반면에, ERK2 및 JNK 인산화는 절제 후 일시적으로 증가했다. 수치는 24시간까지 가짜 수술 대조군(위약 제어 수술 중재)의 수치로 돌아왔다. 이러한 발견의 의미는 아직 명확하지 않다.

칼슘 의존 경로

세포 내 칼슘은 골격근을 포함한 다양한 세포 유형에서 신호 전달에 중요한 역할을 한다.[38] 근육의 전기적 활동의 증가는 근섬유 내의 칼슘 수준을 실질적으로 상승시키며, 이러한 변화는 골격근 유전자 발현의 주요 매개체로 간주된다.[38] 증가된 세포 내 칼슘 수치는 TORC1 신호화를 통해 단백질 합성을 증폭시키는 것으로 나타났지만, 작용 기전에 대해서는 아직 알려지지 않았다.[173] 더욱이, 세포 외 ATP의 상승은 세포 내 칼슘 수치의 증가를 통해 근비대를 촉진하여 설치류에서 후속적인 단백 동화 신호를 유도하였다.[124] 흥미롭게도 근비대는 가자미근에서 발생했지만 족저근에서는 발생하지 않았는데, 이는 칼슘 의존적 효과가 ST 근섬유에만 해당된다는 것을 시사한다.

다양한 칼슘 의존적 경로가 골격근 질량의 제어와 관련이 있다. 칼슘 조절 포스파타제인 칼시뉴린은 근육 적응에 특히 중요한 역할을 하는 것으로 여겨진다. 칼시뉴린은 세포 내 칼슘 수치의 지속적인 증가에 의해 활성화된다. 일단 각성되면, 그것은 MEF2, GATA 전사 인자 및 NFAT[183]를 포함하는 다양한 다운 스트림 단백 동화 효과기에 작용한다. 칼시뉴린은 모든 섬유 유형에서 근비대를 촉진하는 것으로 나타났지만, 그 억제는 근육에 과부하가 걸린 경우에도 성장을 방지한다.[57,58] 초기 증거는 PI3K/Akt 신호와 함께 칼시뉴린의 활성화가 IGF-1 조절에 의한 근비대 적응에 필요하다는 것을 시사하였다.[119] 이러한 효과는 NFAT의 활성화를 통해 발현되었으며, 이는 차례로 PGC1α 및 STARS와 같은 전사 조절제의 신호 전달을 매개한다고 가정했다.[169] 그러나 후속 연구는 이러한 발견에 도전하여 근육의 칼시뉴린이 주로 더 느린 표현형으로의 전환을 일으킨다는 것을 나타냈다.[195,267] 문헌 전체를 고려할 때, 증거는 칼시뉴린과 근섬유 크기, 특히 ST 근섬유 사이의 상관관계와 인과관계를 모두 제시하였다.[119] 즉, 근육 성장은 칼시뉴린 활동에 의존하지 않는 것으로 보이며,[14] 운동 과부하에 대한 근비대 반응에서 효소가 하는 역할(있는 경우)은 불분명하다.

칼슘-칼모듈린-의존성 키나제(즉, CaMKII 및 CaMKIV)는 또한 근육 가소성에 있어 역할을 한다. CaMKII 및 CaMKIV는 여러 다운 스트림 표적을 통해 칼슘 신호를 감지하고 이에 반응하는 여러 동형을 가지고 있다.[38] CaMKII는 급성 및 장기간의 운동에 의해 활성화되며, 이는 근육 성장과 미토콘드리아 생합성을 매개한다는 것을 나타낸다.[38] 흥미롭게도 CaMKII 동형(CaM-KIIγ) 중 하나의 증가는 근위축 중에 발생하여 낭비 과정에 대응하기 위한 보상 반응으로 상향 조절될 가능성이 있다.[38]

포스파티드산 경로

포스파티드산(PA)은 기계적 부하에 대한 반응으로 근육 성장을 포함하여 다양한 세포 과정을 조절하는 지질 2차 메시지이다. PA의 활성화는 여러 종류의 효소를 통해 매개된다. 특히 포스파티딜콜린을 PA와 콜린으로 가수 분해하는 포스포리파제 D1(PLD1)에 의해 합성된다. 활성화되면 PA는 단백질 합성과 단백질 분해 모두에 영향을 미친다. 이것은 주로 mTOR에 직접 결합한 다음 $p70^{S6K}$

활성을 활성화함으로써 수행된다.[248,307] PA는 또한 mTOR와는 독립적인 방식으로 p70[S6K]를 인산화할 수 있으며, 기계적 자극이 단백 동화 과정을 직접 구동할 수 있는 또 다른 경로를 미리 감지한다.[151] 또한 PLD1의 과발현은 FOXO3, atrogin-1 및 MuRF-1과 같은 이화 인자의 감소와 관련이 있다.[91] 이러한 위축 관련 유전자의 억제는 Akt 인산화 및 mTORC2의 후속 활성화로 인한 것으로 생각된다. 따라서 PLD1은 다양한 세포 내 기전을 통해 단백 동화 및 항이화작용을 수행한다.

PA는 기계적 자극에 매우 민감하다. 생체 외 수동적 스트레칭(즉, 신체로부터 뜯어낸 근육에 수행되는 스트레칭)과 생체 내 신장성 동작(즉, 신체에 있는 근육의 움직임) 모두 PA 및 mTOR 신호 전달을 증가시키는 것으로 밝혀졌다.[91] 더욱이, PLD 길항제인 1- 부탄올의 투여는 PA 합성과 mTOR 신호 전달을 모두 둔화시킨다.[114] 이러한 데이터는 PLD에서 파생된 PA가 mTOR의 기계적 활성화에 통합적으로 관련되어 있음을 나타낸다.[91] PA는 대체 효소에 의해 합성될 수 있으며, DGK에 의한 활성화가 근비대 효과에도 역할을 할 수 있다는 증거가 있다.

AMPK 경로

AMPK는 세포 에너지 항상성의 조절에 중요한 역할을 한다. AMPK는 세포 에너지 센서 역할을 한다. 그 활성화는 AMP/ATP 비율의 증가에 의해 자극된다.[90] 따라서 운동을 포함한 상당한 세포 내 에너지 스트레스를 유발하는 조건은 AMPK를 활성화할 수 있다. 활성화되면 AMPK는 단백질 합성과 같은 에너지 집약적 동화 과정을 억제하고 단백질 분해를 포함한 이화 과정을 증폭시킨다.[90]

고유한 작용으로 인해 AMPK는 골격근 질량 유지에 관여하는 것으로 이론화되어 있다. 이 논쟁은 동물 모델에서 AMPK의 녹아웃(불활성화)이 시험관 내 및 생체 내 모두에서 근비대를 유발한다는 증거에 의해 뒷받침되었다.[90] 또는 AICAR(AMPK 작용제)에 의한 AMPK의 활성화는 근관 위축을 촉진하는 반면, 그 억제는 위축 반응을 방해한다.[90] 종합하면, 이러한 발견은 AMPK가 단백질 합성을 억제하고 단백질 분해를 자극하여 근비대를 손상시킨다는 것을 나타낸다.

AMPK가 작업을 수행하는 정확한 기전에 대해서는 여전히 설명이 이루어지고 있다. AMPK의 단백질 분해 효과는 적어도 부분적으로 atrogin-1에 대한 영향과 관련이 있는 것으로 보인다. AMPK 작용제(AICAR 및 메트포민)에 의해 유도된 단백질 분해는 atrogin-1 발현과 상관관계가 있는 것으로 밝혀진 반면, 다른 AMPK 길항제(화합물 C)는 이러한 발현을 차단한다. 증거는 이러한 작용이 FOXO 전사 인자의 AMPK 유도 증가를 수반하여 atrogin-1 발현을 통해 근섬유 단백질 분해를 자극할 수 있다는 것을 보여주었다.[194] AMPK는 또한 자가포식(autophagy, 리소좀이라고 하는 세포 기관에 의해 조절되는 세포 분해)의 활성화를 통해 단백질 분해를 유도하는 것으로 나타났다.[90] 다른 연구에 따르면 AMPK는 근모세포의 세포 분화를 감소시켜 단백질 분해를 반드시 가속화하지 않고도 근비대 적응에 부정적인 영향을 미친다.[286]

AMPK는 이화작용 외에도 단백질 합성 속도를 억제한다는 강력한 증거가 있다. 이러한 부정적인 영향은 mTOR의 직접적인 인산화, TSC의 간접적 인산화, 또는 둘 다에 의해 mTOR의 동화 효과를 길항함으로써 부분적으로 뇌에 풍부한 RHEB를 억제하는 효과가 있다.[187,258] 결과적으로 근육 단백질 합성의 속도 제한 단계인 번역 개시 억제이다.[19]

AMPK가 근육 단백질 합성에 부정적인 영향을 미친다는 또 다른 잠재적 수단은 번역 연장의 억제와 동화작용기 eIF3F의 간접적 억제이다.[90] 따라서 단백질 합성의 AMPK 매개 조절에 대한 여러 잠재적 메커니즘이 존재한다.

많은 연구에서 AMPK가 운동의 경험에 대한 반응으로 근육 적응에 역할을 한다는 이론을 뒷받침한다. AMPK 활성화는 만성 과부하 후 근비대의 크기와 강한 역상관관계를 보여준다.[275] 또한 AMPK 억제는 기계적 과부하에 대한 성장 반응을 가속화하는 반면, 활성화는 근비대를 약화시킨다.[90] 그러나 다른 연구에서는 AMPK가 운동 유발성 근비대를 조절하는 정도에 대해 의문을 제기하였다. 인간의 경우, AMPK의 수반되는 활성화에도 불구하고 저항성 운동 후 mTOR 신호 전달 및 근육 단백질 합성 속도가 증가한다.[54] 이것은 적어도 AMPK의 활성화가 성장을 완전히 무디게 하기에는 충분하지 않다는 것을 나타낸다. 더욱이, AMPK에 대한 1차 업스트림 키나제가 부족한 쥐의 성장은 기능적 과부하 후 향상되지 않았으며, 기계적 부하에 대한 근육 적응에서 AMPK의 중요성에 대한 불확실성을 던졌다.[175]

MSTN-SMAD 경로

근비대에서 마이오스타틴(MSTN)의 역할은 1장에 요약되어 있으므로 여기서는 간단히 설명한다. TFG-β 상과(superfamily) 중 하나인 마이오스타틴은 근육 성장의 강력한 음성 조절제이다. 마이오스타틴 유전자의 결핍은 근육의 과성장을 유발하는 반면 과발현은 위축을 일으킨다. 마이오스타틴은 SMAD2 및 SMAD3의 활성화(activin Type I receptors의 인산화를 통해)를 통해 그 효과를 수행하며, 이는 차례로 세포핵으로 전위되고 DNA 및 기타 핵인자와의 상호 작용을 통해 표적 유전자의 전사를 조절한다.[229]

마이오스타틴은 근육량 유지에 중요한 역할을 하며 거의 모든 저항성 운동 연구에서 그 발현이 감소하였다. 흥미롭게도 일부 연구는 저항성 훈련으로 인한 마이오스타틴 감소와 이후의 근육 성장 증가[222] 사이의 상관관계를 보여주지만 다른 연구에서는 그러한 연관성을 입증하지 못했다.[66] 따라서 저항성 훈련 중 근비대 효과와 관련하여 마이오스타틴의 특정 역할은 완전히 설명되어야 한다. 주제에 대한 자세한 내용은 1장에서 마이오스타틴을 다루는 마이오카인 장을 참조해라.

대사 스트레스

근육 성장을 촉진하는 데 있어 기계적 장력의 중요성은 논쟁의 여지가 없지만 다른 요인들도 근비대 과정에서 역할을 한다는 증거가 있다. 운동으로 인한 동화작용과 특히 관련이 있다고 제안된 그러한 요인 중 하나는 대사 스트레스이다.[230,244,255] 간단히 말해서, 대사 스트레스는 운동으로 인한 대사산물, 특히 젖산, 무기 인산염 및 H+의 축적이다.[261,272] 그러나 인간 혈청에서 약 4,000개의 대사산물이 검출되었으므로,[294] 다른 대사 부산물도 훈련 관련 적응과 관련이 있을 수 있다. 몇몇 연구자들은 대사산물 축적이 근력의 발달[250]보다 근비대에 훨씬 더 큰 영향을 미칠 수 있다고 추측했지만, 다른 연구자들은 이러한 주장에 이의를 제기했다.[71]

에너지 생산을 위해 무산소성 해당 과정에 크게 의존하는 운동 중에는 대사 스트레스가 극대화되는데, 이는 PCr 농도 감소, 젖산 수치 상승 및 낮은 pH를 특징으로 한다. 혐기성 해당 작용은 15~120초 동안 지속되는 운동 중에 우세하며, 해당 대사산물의 축적은 말초(중심이 아닌) 유도 피로를 유발한다(즉, 신경 드라이브의 감소와 반대로 대사 또는 생화학적 변화와 관련된 피로 또는 둘 다).[227] 연구에 의하면 실패할 때까지 12회의 반복을 1세트(총 34~40초의 긴장 상태에서) 하면 근육의 젖산 수치가 91mmol/kg(건조 중량)으로 상승하고 값은 3세트 후에 118mmol/kg으로 증가한다.[160] 대조적으로, 짧은 훈련 기간(일반적으로 세트당 10초 미만)은 주로 에너지 공급을 위해 포스파겐 시스템을 사용하기 때문에 매우 무거운 부하(1RM의 90% 이상)를 포함하는 프로토콜에서는 최소한의 대사산물 축적이 나타난다. 또한, 빠른 해당 과정에 의존하는 저항성 훈련 중에 근육 산소화가 손상된다. 더 긴 기간 동안 순환 흐름의 지속적인 압축은 급성 저산소증을 유발하여 대사산물 축적을 증가시킨다.[268] 이러한 요인들의 조합은 pH 수준의 수반되는 감소와 함께 근육 내 대사 물질의 급속한 축적을 유발한다.[260]

일반적인 보디빌딩 루틴은 부하의 강도를 높이는 대신 대사 스트레스의 성장 촉진 효과를 활용하기 위한 것이다.[77,240] 비교적 짧은 세트 간 휴식 간격[145]으로 세트당 8~12회 반복의 여러 세트를 수행하는 이러한 루틴은 파워리프터가 일반적으로 사용하는 고강도 방법보다 대사 스트레스를 더 많이 증가시키는 것으로 밝혀졌다.[135~137] 규칙적인 훈련에도 불구하고 적당한 강도의 부하에서 보디빌더는 근력이 강한 체격과 제지방량 수준이 파워리프터가 달성한 것보다 크지는 않더라도 그 이상을 나타낸다는 것이 잘 기록되어 있다.[77,128] 실제로 보디빌딩 유형의 루틴이 고부하 파워리프팅 스타일 루틴[39,171,238]에 비해 더 높은 근비대 증가를 일으킨다는 증거가 있지만, 결과가 체적 부하와 동일할 때 모든 실험에서 일치하지는 않았다.[32,243]

증거는 다양한 대사산물이 근비대 자극으로 직접 작용할 수 있음을 시사한다. 특히 관련성이 높은 여러 연구에서 젖산을 사용하여 시험관 내에서 근육 세포를 배양하면 단백 동화 신호 전달 및 근육 생성이 향상되었고,[204,205,282,303] 생체 내 쥐 모델을 사용했을 때도 유사한 결과가 나타났다.[34] Oishi와 연구자들의 생체 내 연구[205]는 트레드밀 운동과 함께 젖산 및 카페인 보충제를 매일 경구 투여

KEY POINT

증거에 의하면 저항성 훈련과 관련된 대사 스트레스는 근비대 증가를 촉진할 수 있지만, 이러한 효과가 기계적 장력과 시너지 관계가 있는지 아니면 더 이상 중첩 효과가 나타나지 않는지는 분명하지 않다.

하면 수컷 쥐의 비복근과 경골근의 근비대가 운동군 및 좌식 대조군보다 훨씬 더 크게 증가하는 것으로 나타났다. 동일한 연구의 급성 결과를 봤을 때 젖산 및 카페인의 혼합과 젖산 단독 투여는 세포 내 단백 동화 신호의 지표에서 작은 이점만을 보여주었고, 보충제에 카페인을 포함시키는 것은 이러한 결과를 혼란스럽게 했다. 유사하게, Ohno와 연구자들은 쥐의 경구 젖산 투여가 근육의 Pax7 양성 핵의 증가와 함께 앞쪽 경골의 섬유 단면적을 증가시킨 것을 발견했다. 가장 최근 Tsukamoto와 연구자들[282]은 저항성 운동 후에 보이는 것과 유사한 수준으로 설치류에 젖산을 복강 내 주사하면 식염수 주사에 비해 경골 전방 근육의 근비대가 상당히 더 많이 발생한다는 것을 입증했다. 젖산의 잠재적인 근비대 효과의 기전은 밝혀지지 않았지만, 칼슘 의존적 신호 경로를 통해 조절될 수 있다는 가설이 세워졌다.[205] 하지만, 이러한 동물 연구의 결과는 인간에게 운동 중 나타나는 생체 내 반응과 똑같지 않으므로 결과가 실제로 의미하는 것을 신중하게 해석할 수 있어야 한다. 흥미롭게도 젖산 생산은 근육 성장의 부정적인 조절 인자인 히스톤 디아세틸레이즈[149]의 활성을 억제하는 역할을 하여,[179] 근비대 효과를 유도하는 또 다른 잠재적인 루트를 제공한다.

H+가 근비대 적응을 바꿀 수 있다는 증거도 있다. Type II 근섬유는 특히 산증(acidosis)에 민감하다. H+의 근육 내 축적은 이러한 섬유질의 칼슘 결합을 손상시켜 신진 대사에 부담을 주는 운동이 계속됨에 따라 힘을 생성하는 능력을 점진적으로 감소시킨다는 이론이 있다.[97] 따라서 이러한 변화는 힘 생성을 유지하고 발달을 향상시키기 위해 Type I 섬유에 대한 부담을 증가시킨다. 근섬유 동원 증가, 마이오카인 생성 변화, 세포 부종, 대사산물 축적 및 전신 호르몬 생산 증가를 포함하여 운동 유발 대사 스트레스로부터 근비대 적응을 매개하기 위해 몇 가지 추가 요인이 이론화되었다.[93, 94, 198, 265] 다음은 이러한 요인들이 동화작용을 유도하는 것으로 어떻게 생각되는지에 대한 논의이다.

근섬유 동원

1장에서 논의한 바와 같이, 근섬유 동원은 질서 정연한 방식으로 수행되며, 그에 따라 낮은 역치 운동 단위가 먼저 동원되고 그 후 높은 역치 운동 단위가 점진적으로 동원되어 힘 요구에 따라 근수축을 유지한다.[110] 무거운 부하가 섬유 유형의 전체 스펙트럼을 빠르게 활성화하지만, 연구에 따르면 가벼운 부하를 들어 올릴 때에도 대사 스트레스가 더 높은 임계값을 가진 운동 단위의 동원을 증가시킨다는 사실이 밝혀졌다. 연구에 따르면 지속적으로 최대하 운동을 하는 동안 피로가 증가하면 동원 임계값도 그에 따라 감소한다.[116, 234, 293] 따라서 근육 실패 지점까지 세트가 수행되는 경우에는 FT 근섬유의 활성이 높다. 근전도 검사,[265, 266] 글리코겐 고갈[123] 및 유기 인산염 분할[260, 261]을 사용한 연구는 모두 혈류제한 훈련에서 FT 근섬유의 활성화가 증가한 것으로 나타났으며, 일부 연구자들은 이러한 결과를 가지고 혈류제한이 동화작용을 매개하는 주요 요인이라고 추측하였다.[155, 182]

신진 대사 스트레스가 FT 근섬유 동원을 증가시키는 정확한 기전은 아직 명확하지 않다. H+ 축적이 움직이는 근섬유의 수축을 억제하여 추가적으로 고역치 운동 단위의 동원을 촉진함으로써 중요한 역할을 할 수 있다는 가설이 세워졌다.[51, 186, 266] MacDougall과 연구자들[160]은 단일 세트 훈련 중 피로는 산증과 PCr 고갈의 조합으로 나타난 반면 산증은 복수 세트의 저항성 운동이 원인일 가능성이 더 높다고 제안하였다.

증가된 근섬유 동원이 대사 스트레스와 관련된 근비대의 증가에 적어도 부분적으로 책임이 있는 것처럼 보이지만 다른 요인들도 역할을 하는 것으로 보인다. Suga와 연구자들[261]은 1RM의 20% 강도로 혈류제한 훈련 시 FT 근섬유 동원을 일으킨 연구 대상자가 1RM의 65~70%에 비해 31%에 불과한 것으로 나타났다. 이 강도(1RM의 20%)에서 혈류제한 훈련이 고강도 저항성 훈련[150, 306]과 비슷하거나 그 이상으로 근육 성장을 증가시킨 결과를 고려했을 때, 동화작용 효과가 단지 섬유 동원의 기능에 의한 것만은 아닐 수 있다. 이러한 발견은 1RM의 20% 강도로 수행된 혈류제한 훈련과 비교하여 1RM의 80%에서 전통적인 훈련을 수행할 때 표면 근전도 진폭이 상당히 높았다는 연구 결과를 통해 더욱 뒷받침되며, 이는 낮은 강도에서는 근육의 활성이 감소했음을 나타낸다.[165] 고강도와 낮은 강도의 훈련을 비교하여 조사한 최근 연구는 낮은 강도의 훈련에서 훨씬 더 많은 대사산물이 축적되었음에도 불구하고 고강도 훈련 중에 근육의 활성화가 훨씬 더 높았음을 보여줬다.[5, 46, 242] 그러나 표면 근전도는 동원뿐만 아니라 속도 코딩, 동기화, 근육 섬유 전파 속도 및 세포 내 활동 전위를 포함하는 신경 전도에 대한 결과만 제공한다.[16, 53]

Muddle과 연구자들[191]은 근수축 실패에 도달할 목적

연구 결과

혈류제한

대사 스트레스가 근비대 적응에 미치는 영향은 혈류제한 훈련 연구를 통해 보여주고 있다. 혈류제한 훈련은 가벼운 무게(일반적으로 1RM의 40% 미만)로 훈련하는 동안 압력 커프(그림 2.2)를 사용하여 정맥 유입을 제한시켜 근수축 시 허혈을 높이는 것을 포함하고 있다.

잘 알려진 문헌에서는 혈류제한 훈련이 높은 수준의 근비대를 촉진하기에는 너무 낮다고 여겨지는 부하에도 불구하고,[32,140] 단백 동화 신호 전달과 근육 단백질 합성을 자극하고,[78] 근육 성장을 현저하게 증가시킬 수 있다는 결과를 보여줬다.[156]

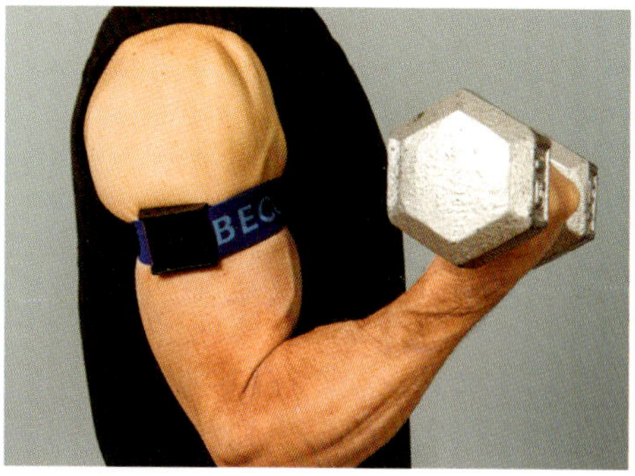

그림 2.2 팔에서의 혈류제한

대사 스트레스가 혈류제한으로 인한 근비대를 유발하는 원동력이라고 추측되었다. 그러한 훈련 중에 상당한 대사산물의 축적이 관찰되면서,[154] 대사 스트레스와 근육 성장 사이의 연관성을 나타냈다. 이 결합을 더욱 뒷받침하기 위한 연구에서는 다리에서의 혈류제한을 사용하여 3주 동안 걷기를 한 남자 대학생 집단에서 허벅지 근육의 단면적이 크게 증가한 것으로 나타났다.[3] 일반적으로 젊고 건강한 연구 대상자들은 저강도 유산소성 운동을 통해 근육을 얻지 못한다는 점을 감안할 때, 이 연구는 기계적 장력 이외의 요인이 근비대 적응의 원인이 될 수 있다는 강력한 증거를 제공하였다. 실제로 근육 단면적의 증가는 1RM의 20%에서 수행된 혈류제한 훈련 동안 무기 인산염(r=.876) 및 근육 내 pH(r=.601)의 변화와 유의한 상관관계가 있는 것으로 나타났다. 연구 결과는 운동 중에 발생하는 대사 스트레스가 근육 성장의 주요 조절자일 수 있음을 시사한다.[263] 허혈(대사 스트레스의 강력한 매개자)이 운동 수행 중 단백 동화 마이오카인을 상향 조절하는 것으로 나타난 증거는 이러한 가설을 더욱 뒷받침하고 있다.

저산소 조건에서 저항성 훈련의 효과를 조사한 연구는 대사 스트레스와 근육 성장 사이의 연관성에 대한 추가적인 증거를 제공하였다. Kon과 연구자들[133]은 상당히 짧은 세트 간 휴식 간격(1분 정도)으로 다중 세트, 저부하(1RM의 50%) 프로토콜에서는 호흡하는 산소량이 13% 정도였으며, 정상 산소 조건에서 동일한 루틴으로 수행하는 것에 비해 혈중 젖산 수치가 상당히 높아진 것을 발견하면서 저산소증이 대사산물을 축적시킨다는 원리를 입증하였다. 몇몇의 연구에 의하면 저산소증은 저항성 훈련으로 인한 근비대 반응을 향상시키는 것으로 나타났다. Nishimura와 연구자들[198]은 급성 저산소증과 정상 산소 조건에서 1RM의 70%로 세트당 10회 반복, 총 4 세트를 수행하게 했을 때 팔꿈치 굴곡근 단면적이 크게 증가했다고 보고하였다. 유사한 결과가 다른 연구에서도 보고되었다.[19] 이러한 결과는 근비대와 대사 스트레스 사이의 인과관계를 제공하지는 않았지만 증가된 대사산물 축적이 그 과정에서 역할을 할 가능성을 보여주었다.[247] 저산소증 조건에서 방출된 활성산소종(ROS)은 다양한 신호 전달 반응을 수행하게 하는 것과 관련이 있어서 저산소증으로 인한 근비대를 설명하는 또 다른 잠재적인 기전을 제공하고 있으며, 이것은 HIF-1α의 활성을 통한 근재생의 직접적인 유도로 매개될 수 있다. 하지만 저산소 조건과 정상 산소 조건에서의 훈련 시 변화를 조사한 모든 연구에서 저산소 조건이 더 큰 근비대를 나타내지 않았으며,[75] 저산소증이 전달되는 방법과 노출 기간의 차이가 근육 적응에 다른 영향을 미칠 수 있음을 보여주었다. 대사 스트레스 요인이 근비대 반응에 미치는 영향은 여전히 추측에 불과하다.

으로 수행된 고부하(최대 70% 자발적 등척성 수축) 훈련과 저부하(최대 30% 자발적 등척성 수축) 훈련 동안 나타난 운동 단위 동원에 대한 보다 정확한 결과를 제공하기 위해 근전도 신호를 분석하였다. 연구 결과, 피로도가 저부하 훈련 중에 고역치 운동 단위의 동원을 점진적으로 증가시켰지만, 고역치 동원의 범위는 고부하 훈련 동안 더 큰 것으로 나타났다. 최근에 Morton과 연구자들[190]은 고부하 및 저부하 훈련 세트 수행 시 일시적인 근육 기능 저하가 나타날 때, type I과 type II 근섬유의 글리코겐 고갈이 비슷하게 나타났다고 보고하였다. 비록 이 연구에서 대사 스트레스는 측정되지 않았지만, 대사산물의 축적이 근섬유 동원에 기여했을 수 있음을 시사하고 있다. 중요한 것은 근육 성장이 일어나기 위해 운동 단위의 동원이 필요하지만, 동원만으로 반드시 근비대 촉진이 일어나는 것은 아니다. 근섬유 또한 적응 반응을 일으키기 위해 적절하게 자극되어야 한다.

마이오카인 생산

대사 스트레스는 단백 동화 마이오카인을 상향 조절하거나 이화작용 마이오카인을 하향 조절하거나 둘 다에 의해 성장에 영향을 줄 수 있다.[239] 이 주장에 대한 논리적 근거가 있지만 주제에 대한 연구는 아직 모호하다. Takarada와 연구자들[265]은 혈류제한 없이 일정한 부하를 가진 운동과 비교하여 혈류제한을 사용한 무릎 신전근 운동의 여러 세트 후에 IL-6가 점진적으로 증가되는 것을 확인했다. 이러한 수치는 운동 후 24시간 동안 증가했다. 그러나 효과 크기는 작았고 절대적인 증가량은 높은 부하의 신장성 운동에 비해 1/4 수준에 불과했다. Fujita와 연구자들[80]은 6일 동안의 하지 신전근 혈류제한 훈련이 IL-6 수준의 변화 없이 허벅지의 단면적을 약 2.4% 증가시킨 것을 발견했다. 이와 유사하게 다른 연구에서도 대사 스트레스를 증가시키는 혈류제한 훈련 프로토콜에 의해 IL-6 수준이 변화하지 않은 것으로 나타났다.[1,78] 이러한 결과들은 대사 스트레스에 의해 유발된 근비대에서 IL-6의 역할을 반박하는 것으로 보인다. 대사 스트레스와 다른 국소 조직에서의 성장 인자 간의 상관관계는 잘 연구되어 있지 않기 때문에 잠재적인 관련성에 대한 결론을 명확하게 도출하기는 아직 어렵다.

증거에 의하면 대사 스트레스는 국소 이화 인자를 감소시켜서 근육 성장에 영향을 미칠 수 있다. Kawada와 Ishii[129]는 혈류제한 운동 후 쥐의 족저근에서 마이오스타틴 수준이 대조군에 비해 상당히 감소했다고 보고했다. 반대로 저강도 운동 3시간 후 폐색 유무에 관계없이 마이오스타틴 유전자 발현의 차이는 관찰되지 않았다.[55] 또 다른 인간 대상 실험에서는 혈류제한이 마이오스타틴에 영향을 미치지 않았지만, 대조군에 비해 운동 8시간 후 몇 가지 중요한 단백질 분해 전사체(FOXO3A, atrogin-1 및 MuRF-1)를 하향 조절시킨 것으로 나타났다.[166] 신체적으로 활동적인 남성을 대상으로 한 연구에서 Laurentino와 연구자들[150]은 8주간의 훈련 후 만성 마이오스타틴 수준에 대한 혈류제한의 영향을 조사했다. 연구 결과, 혈류제한 없이 저강도 운동을 수행할 때 유의미하지 않은 감소가 나타난 반면에 혈류제한을 사용했을 때에는 마이오스타틴 유전자 발현이 45% 감소되면서 유의한 변화를 보여줬다. 연구마다 상반된 결과는 대사 스트레스로 인한 근비대 적응이 마이오카인 생산의 변화와 관련이 있는지에 대한 결론을 공식적으로 내리기 어렵게 만든다. 게다가 어떤 실험에서도 고부하 조건과 직접적으로 비교하지 않았기 때문에 주제에 대한 인과적 추론을 더욱 힘들게 하고 있다.

세포 부종

대사 스트레스를 통해 근비대를 매개하는 것으로 알려진 또 다른 기전은 세포 내 수화(즉, 세포 부종)의 증가이다. 세포 부종은 세포 기능의 생리학적 조절자 역할을 하는 것으로 생각된다.[107,108] 많은 증거는 세포 수화 상태의 증가가 동시에 단백질 합성을 증가시키고 단백질 분해를 감소시킨다는 것을 보여준다. 이러한 결과는 골세포, 유방세포, 간세포 및 근섬유를 포함한 다양한 세포 유형에서 나타났다.[147]

현재의 이론에 의하면 세포 수화의 증가는 세포골격과 세포막에 압력을 가해 세포의 완전성을 위협하는 것으로 인식된다. 이에 대응하여 세포는 궁극적으로 미세 구조의 강화로 이어지는 단백 동화 신호 전달 캐스케이드를 상향 조절한다.[148,240] 신호 전달은 세포 내 인테그린 관련 부피 삼투압 센서를 통해 조절되는 것으로 보인다.[158] 이 센서는 단백 동화 단백질 키나제 전달 경로를 켠다. 이는 국소 성장 인자에 의해 매개되는 것으로 생각된다.[41,146] PI3K는 증가된 세포 수화의 결과로 근육의 아미노산 수송을 조절하는 중요한 신호인 것으로 보인다.[158] 연구에 의하면 동화 효과는 mTOR와는 독립적인 방식으로 일어나며, MAPK 모듈[68,236]에 의한 직접적 조절의 증거가 있다.[237] 게다가, 근섬유의 부종은 위성세포의 증식을 촉진하고 영향을 받은 근섬유와의 융합을 촉진하여 성장을 위한 추가 자극을 제공한다.

운동에 따른 대사 스트레스로 인한 세포 부종이 근비대를 촉진하는지에 대한 증거는 부족하다. 그러나 그러한 효과에 대한 타당한 근거가 제시될 수 있다. 저항성 운동은 세포 내 및 세포 외 수분 균형을 급격히 변화시키며,[253] 변화의 정도는 운동 유형과 훈련 강도에 따라 달라진다. 세포 부종은 젖산의 삼투압 특성을 통해 다량의 젖산을 생성하는 저항성 훈련[76,252]에 의해 증가하는 것으로 생각되지만 일부 연구에서는 이 가설을 반박하였다.[284] 근육 내 젖산 축적은 관련된 산증 증가에 의해 증폭되는 효과로 부피 조절 메커니즘을 활성화한다.[147] FT 근섬유는 삼투 변화에 특히 민감한 것으로 생각되는데, 아마도 고농도의 아쿠아포린-4(aquaporin-4, AQP4) 물 수송 채널을 포함하고 있기 때문일 것이다.[76] FT 근섬유가 가장 큰 성장 잠재력을 가진 것으로 나타난 점으로 미루어볼 때,[134] 이러한 섬유의 팽창이 증가하면 적응력이 의미 있게 높아질 수 있을 것으로 보인다.

세포 부종이 근비대 적응을 매개하는지를 확인하기 위해 Gundermann과 연구자들[98]은 6명의 젊은 남성을 대상으로 1RM의 20%, 총 4세트의 다리 신전으로 구성된 혈류제한 저강도 저항성 운동과 혈류제한 없이 비슷한 강도로 실시되는 저강도 운동에 대한 무작위 교차 연구를 수행하였다. 두 실험은 최소 3주 동안 분리되었다. 혈류제한을 하지 않은 실험 기간 동안, 혈류제한 운동에 의해 유도된 세포 팽창 반응을 시뮬레이션하기 위해 운동 후 즉시 혈관 확장 약물인 니트로글리세린을 대퇴 동맥에 주입하였다. 운동 후 3시간에 측정된 근육 단백질 합성 반응은 혈류제한 조건에서만 증가되었다. 약물에 의한 혈관 확장은 동화 반응을 촉진하기에는 충분하지 않았다. 이러한 결과는 근비대에서 세포 부종의 역할을 약하게 하는 것으로 보이지만, 운동 직후의 혈류 반응은 비혈류제한 조건보다 혈류제한 조건에서 거의 두 배나 컸다는 점에 주목해야 한다. 더욱이 비혈류제한 프로토콜은 혈류제한 조건과 동일한 부하와 횟수로 수행되었다. 따라서 비혈류제한 상태에서 노력의 강도는 매우 낮았고, 세트 또한 근육 피로를 일으킬 정도가 아니어서 근섬유의 자극이 최적화되지 않았다. 종합하면, 운동 유발성 근육 적응에서 세포 부종이 어떠한 역할을 하는가를 조사한 연구 결과로부터 실질적인 의미를 도출하는 것은 아직 어렵다.

전신 호르몬 분비

저항성 훈련 중 대사산물 축적으로 인한 급성 운동 후 단백 동화 호르몬의 상승은 근비대 반응을 증가시킬 수 있다는 주장이 제기되었다. 특히 운동으로 인한 대사 스트레스는 운동 후 성장호르몬 수치의 상승과 밀접한 관련이 있다.[93~95,102,218,264,265] 비록 일시적이지만 이러한 상승의 크기는 상당하다. 한 연구에서는 혈류제한 훈련을 통해 성장호르몬 수치가 유사한 강도의 비혈류제한 운동에서 보이는 것보다 10배 이상 증가했다고 보고했다.[81] 또 다른 연구에서는 운동 이후의 증가가 기준선에 비하여 290배에 이르렀다는 것을 보여주기도 하였다.[265] 운동 후 증가는 젖산이나 수소이온, 또는 둘 다의 높은 축적을 통해 매개되는 것으로 생각된다.[93,102] 글리코겐을 분해하여 젖산 생성을 유도하는 해당 효소인 근육 인산화 효소가 부족한 사람들은 운동 후 감소된 성장호르몬 반응을 보여주면서 젖산의 생성과 성장호르몬 분비 사이의 관련성에 대해 강력한 증거를 제공하였다. 대사산물에 의해 일어난 pH 감소는 근육 내 대사 수용체 및 그룹 III 및 IV 단축성에 의해 조절된 화학 반사(chemoreflex)를 통해 성장호르몬 분비를 증가시킬 수도 있다.[154,291]

성장호르몬이 IGF-1 분비를 촉진시키는 것으로 알려져 있다는 점을 감안할 때, 대사산물 축적이 운동 후 IGF-1 수준의 증가와 관련이 있을 것이라는 것은 논리적으로 보인다. 이것은 대사적으로 피로를 유발하는 루틴을 수행한 후 IGF-1이 상당히 더 많이 증가했다는 연구[135,136,232]에 의해 어느 정도 입증되었지만, 다른 연구에서는 그러한 연관성을 찾지 못하기도 하였다.[138] 더욱이, 전부는 아니지만 몇몇 연구[2,81,264]에서 혈류제한 훈련 후 IGF-1 수준의 급격한 증가를 보고하였으며, 이러한 결과는 대사 스트레스에 의해 매개되었음을 시사하고 있다. 중요한 점은 연구 대상이 순환하는 IGF-1 동형단백질에 특정된다는 것이며, 결과가 반드시 근육 내 효과로 추정될 수 없다는 것이다.

급성 테스토스테론 상승에 대한 대사 스트레스의 영향은 아직 알려지지 않았다. Lu와 연구자들[159]은 운동으로 유발된 젖산 생성이 Sprague-Dawley 쥐에서 고강도 수영을 하는 동안 테스토스테론의 증가와 상관관계가 있었다고 보고하였다. 연구의 두 번째 구성 요소에서 쥐의 고환에 젖산을 직접 주입하면 테스토스테론 수치가 용량에 따라 증가되는 것으로 나타났다. 반면에 인간을 대상으로 한 통제된 연구는 상반된 결과를 보여주었다. 이후 연구는 대사적으로 피로를 유발하는 프로토콜 이후 더 높은 테스토스테론 분비를 나타냈지만,[29,95,102,174,254] 다른 연구에서는 유의미한 차이가 없는 것으로 나타났다.[135,223,260] 또한 대부분의 혈류제한 연구에서 높은 대사산물 수준에도 불구하고,[81,223,291] 훨씬 더 높은 급성 테스토스테론 증가를 발견하지 못하면서 호르몬이 대사산물 축적의 영향을 받는지에 대해서 의문을 제기하게 하였다. 연구 간의 불일치는 성별, 연령 및 훈련 경험과 같은 인구 통계학적 요인과 관련이 있을 수 있으며 영양 상태도 테스토스테론 분비에 영향을 미치는 것으로 나타났다.[139] 1장에서 언급한 바와 같이, 일시적인 운동 후 호르몬 스파이크가 근비대 적응에 영향을 미치는지에 대해서는 여전히 의문이다. 만약 그러한 효과가 존재한다면, 그것은 작은 결과로 보이며 대사산물에 의한 동화작용에 의미 있는 기여로 나타난 결과는 아닐 가능성이 높다.

근육 손상

특히 익숙하지 않은 격렬한 운동은 골격근에 손상을 일으킨다.[45,59,144] 일반적으로 운동유발성 근육 손상으로 알려진 이 현상은 근형질막, 기저층 및 지지하는 결합조직의 큰 파열뿐만 아니라 수축 요소 및 세포 골격의 손상을 일으키며 이러한 손상은 조직 전체 또는 조직의 고분자 몇 개에만 한정될 수 있다.[289] 운동유발성 근육 손상은 일반적으로 국소 부위 염증, 칼슘 이온 조절 장애, 단백질 분해 활성, 크레아틴 키나제와 같은 단백질의 혈중 수준을 증가시키는 손상된 근섬유로부터의 기질 분비가 포함된 일련의 후속 반응을 일으킨다. 운동유발성 근육 손상

연구 결과

대사 스트레스의 근비대 역할에 대한 결론

운동으로 인한 대사 스트레스가 근비대 반응에 기여한다는 강력한 증거가 있다. 이러한 효과가 기계적 힘의 자극에 더해지는지 아니면 주어진 부하의 한계값이 도달한다면 커지는지를 결정해야 한다. 실험에 의한 저항성 훈련에서 추론을 도출하기 어려운 점은 기계적 장력과 대사적 스트레스가 동시에 발생하여 서로의 영향을 파악하기 어렵게 교란시킨다는 것이다. 이것은 기계적 요인이 실제로 영향을 주거나 혹은 그 반대일 때 성장을 대사 요인에 의한 결과로 잘못 판단하는 결과를 초래할 수 있다.

대사 스트레스와 근비대 사이의 인과관계 도출은 대사산물 축적이 일반적으로 근섬유 손상과 함께 발생한다는 사실에 의해 더욱 혼란스러워진다. 운동에 의한 근육 손상이 동화작용을 일으킨다는 일반적인 믿음을 감안할 때[241], 근비대 적응과 관련하여 한 변인의 효과를 다른 변인과 구별하기는 어렵다. 아직 주제에 대한 상반된 증거가 결론을 확실하게 내리기 어렵게 하고 있지만,[299] 혈류제한 훈련이 근섬유에 대한 심각한 손상 없이 근육 성장을 증가시킨다는 연구 결과는 대사산물 축적의 근비대 효과가 근육 손상과는 분리되어 있음을 시사하고 있다.[157] 일부 증거에 따르면 대사 스트레스는 저부하 저항성 훈련을 수행하는 동안에만 근육 성장에 기여하며, 무거운 하중(1RM의 80%)으로 훈련할 때 적어도 전체적인 근육 수준에서는 추가적인 근비대 효과가 나타나지 않는다고 하였다.[18]

마지막으로 중요한 것은 대사 스트레스에 의한 동화 효과를 일으키는 기전이 완전히 밝혀지지 않았다는 것이다. 증가된 근섬유 동원이 대사산물 축적에 의해 근비대 적응을 유도하는 첫 번째 기전이라고 생각할 수 있지만, 이러한 현상이 연구에 의해 관찰된 효과의 일부 또는 전체를 설명할 수 있지는 않아 보인다. 오히려 증거는 여러 국소적 요인과 전체적 요인의 결합이 직접적 또는 간접적 방식으로 또는 둘 다가 근육 성장에 기여한다는 것을 시사하고 있다.[302] 현재까지 인간 연구가 주로 훈련되지 않은 사람들을 대상으로 수행되었다는 사실은 훈련 경험에 따라 기전이 다를 수 있다는 가능성을 열어주고 있다.

의 정도는 유형, 강도 및 총 훈련 기간과 같은 요인에 따라 달라진다.[164] 최근 리뷰에서 Hyldahl과 Hubal[121]은 운동유발성 근육 손상이 세포막 손상 및 심각한 근세포 파괴를 동반한 조직 괴사 같은 부적응 반응과 약한 손상을 가진 적응성 세포 신호로부터 광범위한 연속체에 존재한다고 제시하였다.

운동유발성 근육 손상은 근육 활동의 유형에 크게 영향을 받는다. 단축성 및 등척성 운동은 운동유발성 근육 손상을 유발할 수 있지만 신장성 운동이 근육 손상에 가장 큰 영향을 미친다.[43,83] 신장성 운동에 의해 유발된 근육 손상은 느린 근섬유보다 빠른 근섬유에서 더 많이 발생한다.[290] 가능성 있는 원인에는 감소된 산화 능력, 훈련 중에 생성되는 더 높은 수준의 장력, 근섬유 표현형 간의 구조적 차이가 포함된다.[220]

신장성 동작으로 인한 손상은 ATP 의존적이기보다는 액토마이오신(actomyosin) 결합의 구조적 손상에 기인하므로 단축성 및 등척성 동작에 비하여 참여한 조직에 더 큰 부담을 준다.[62] 연구에 의하면 가장 약한 근절은 각 근섬유의 다른 측면에 존재하며, 관련된 불균일한 힘과 길이 변화는 근섬유의 전단력에 영향을 줄 수 있다는 추측이 존재한다. 이것은 근육의 구조 단백질의 추가 분해에 관여하는 칼슘 친화성 단백질 분해효소(예: 칼페인)의 분비를 일으키는 칼슘 항상성의 손실로부터 시작되는 일련의 근육 손상 과정을 시작하게 한다.[6,17] 선량-반응 관계의 증거가 있고, 운동량이 많을수록 근육 손상의 정도는 더욱 커지게 된다.[199] 운동유발성 근육 손상의 증상으로는 힘 발생의 감소, 근육 경직 및 부종, 지연성 근육 통증(DOMS), 최대하 운동에서의 증가된 심박수와 높은 젖산 생성으로 특징되는 생리학적 스트레스 반응의 증가[270]가 있다.

운동유발성 근육 손상은 동일한 운동 프로그램을 지속적으로 수행하게 될 때 감소한다. 이것은 일반적으로 운동의 반복 효과(repeated bout effect)로 잘 알려져 있는 현상이다.[177] 이러한 현상은 결합 조직의 적응력 강화, 운동 단위 동원의 효율성 증가, 운동 단위 간의 협응 강화, 섬유 간 작업 부하의 고른 분배, 근육 상호작용 효과에 대한 기여도 증가[24,270]와 같은 몇 가지 요인이 원인이 되는 것으로 생각된다. 연구에 의하면 $\alpha7\beta1$ 인테그린이 이러한 과정에 관여할 수 있다. $\alpha7\beta1$ 인테그린의 발현은 손상을 유발하는 운동 이후 증가하는 것으로 나타났으며, 이러한 단백질은 향후에 있을 기계적 스트레스로부터 보호하고 잠재적으로는 동화작용을 촉진하는 유전자의 전사를 시작한다.[163]

익숙하지 않은 운동 후 운동의 반복 효과가 빠르게 나타난다. 증거에 의하면 동일한 운동 프로토콜을 한 번만 추가하면 운동유발성 근육 손상과 관련된 부종 반응이 초기 운동의 3분의 1 수준에 불과했다.[70] 이와 유사하게 Chen과 연구자들[36]은 첫 신장성 운동을 하고 난 2주 후 동일한 운동 프로토콜로 구성된 신장성 운동을 다시 수행하게 했을 때 근육 손상을 나타내는 지표(근육 통증, 크레아틴 키나제 활성 및 혈장 마이오글로빈 농도)가 눈에 띄게 감소된 것을 확인하였다. 시간이 지남에 따라 동일한 운동 프로그램으로 반복 운동하게 되면 운동유발성 근육 손상과 관련된 영향은 더욱 감소한다. 이것은 근육이 피로해져서 완전 지칠 때까지 수행된 10주간의 연속적 형태의 저항성 운동을 통해 근육 손상의 지표를 추적 관찰한 Damas와 연구자들[49]에 의해 입증되었다. 이 연구에서 초기 운동을 한 이후에는 운동유발성 근육 손상이 크게 나타난 것을 확인할 수 있었다. 그러나 다섯 번째 운동 이후에는 근육 손상이 많이 감소했으며, 마지막 운동 이후 48시간 동안에는 근육 손상이 거의 일어나지 않았다. 다른 연구에서는 시간이 지나도 동일한 운동을 수행하는 장기간의 훈련 프로그램을 수행하게 했을 때, 이때도 근육 손상 관련 지표가 이전의 연구와 유사하게 감소하였다.[18] 운동의 반복 효과는 이 기간 동안 익숙하지 않은 훈련이 없는 경우에도 몇 달 동안 지속될 수 있다. 상지 근육이 하지 근육보다 운동유발성 근육 손상에 더 민감하다는 증거는 일상 활동 중에 자주 사용되는 근육이 보호 효과를 갖고 있다는 점을 시사하고 있다.[37] 보호 효과의 크기에 영향을 미칠 수 있는 다른 요인으로는 운동 변인의 특이 구성(예: 운동 강도, 속도, 손상을 일으키는 수축의 횟수), 근육 길이, 근육군, 나이, 그리고 성별이 있다.[122]

운동유발성 근육 손상은 수행력 측면에서 좋지 않을 수 있지만, 일부 연구자들은 염증과 단백질 회전율의 증가가 근육 성장에 필요하다고 추측했다.[63,300] 그 근거는 손상과 관련된 구조적 변화가 영향을 받는 조직을 강하게 만드는 방식으로 유전자 발현에 영향을 미치기 때문에 추가적인 손상으로부터 근육을 보호하는 역할을 할 수 있다는 가설에 기반하고 있다.[12] 근육 손상을 운동으로 인한 근비대 반응에 관여하는 요인과 연관시키는 실질적인 증거가 있긴 하지만, 이러한 상관관계가 긍정적인 효과에 대한 인과관계를 확립하지는 않는다.

타당한 이론적 근거에도 불구하고 운동유발성 근육 손상과 근육 성장 사이의 인과관계를 직접적으로 조사한 연구는 부족하다. 손상을 일으키는 근독성 주사를 쥐의 전경골근에 주입하면 손상되지 않은 근섬유에 비하여 근섬유가 더 커지고 위성세포 수가 3배 더 많아지는 것으로 나타났다.[105] 더욱이, 손상된 근섬유에 위성세포를 이식하면 동물의 수명에 걸쳐 근비대가 증가한다는 증거가 있다.[103] 이러한 연구 결과를 종합해보면, 근세포 손상만으로도 근육 성장을 일으키는 충분한 자극을 제공할 수 있다는 점을 시사한다. 그러나 연구에서 사용된 프로토콜은 인간이 실제로 하는 운동 프로토콜과는 관련성이 약하기 때문에 이러한 결과가 실제적으로 미치는 영향에 대해서는 아직 제한적이다.

Komulainen과 연구자들[132]은 마취된 쥐의 경골 근육에 반복적으로 단축성과 신장성 근수축 작용이 일어나게 했다. 신장성 근수축은 근육에 큰 손상을 일으켰고, 근 손상을 측정하는 지표 중 하나인 베타-글루쿠론산분해효소는 기준보다 약 7.1배 증가하였다. 반면에, 단축성 근수축은 베타-글루쿠론산분해효소의 활성이 약 2.6배 증가하면서 상대적으로 손상이 경미하게 나타났음을 보여주었다. 하지만, 두 집단 모두에서 근단면적의 증가는 유사하게 나타났으며, 이는 근육 손상이 반드시 근비대에 추가적인 이점과 효과를 제공하지 않는다는 것을 암시한다. 물론 이 연구는 근육 손상 수준의 높고 낮음이 극단적인 수준을 보이면서 해석에 혼란스러운 연구 결과를 나타냈다는 제한점이 있다. 그러므로 근비대와 중간 수준의 운동유발성 근육 손상 사이에 선량-반응 관계가 존재하는지에 대한 결론을 내리기가 어렵다. 게다가, 신장성 근수축 작용에 의해 나타나는 극심한 손상은 너무 커서 오히려 근육의 리모델링에 부정적인 영향을 미쳤을 수도 있다.

이러한 주제를 다룬 인간 실험에서 Flann과 연구자들[69]은 14명의 젊고 건강한 남성과 여성을 두 집단 중 하나에 무작위로 분류하였다. 대조군은 어느 정도 힘든 수준(운동자각도로 측정됨. 8주 동안 일주일에 3회씩 훈련을 실시함)으로 신장성 사이클 에르고미터를 탔으며, 사전 훈련된 집단은 연구 대상자가 낮은 강도로 운동을 수행하여 점차적으로 그들의 근육을 훈련 자극에 적응시키는 기간을 제외하고 대조군과 동일한 프로토콜을 수행하였다. 이 연구의 끝부분에서 집단 간 근육의 둘레 증가는 비슷하게 나타났다. 이러한 결과는 흥미롭지만, 훈련되지 않은 연구 대상자의 참여, 집단 간 훈련 기간의 차이, 통계적 파워를 감소시키는 작은 표본 크기 등과 같은 방법론적 한계를 갖고 있었다. 또한 사전에 훈련된 집단은 증가된 크레아틴 키나제 수준에 의해 근육 손상이 일어났다는 증거를 보여주었지만 대조군 집단에서 나타난 것보다는 낮았다. 이러한 증거는 사전 훈련을 받은 사람들이 입은 근육 손상의 크기가 추가된 근비대 적응을 최대화하는 데 적절했을 가능성에 대해 제시하고 있다. 그리고 훈련되지 않은 연구 대상자가 운동하는 동안 발생된 근육 손상이 신체의 회복 능력을 초과해서 적절한 강도로 운동할 수 있는 능력을 손상시켰고, 이로 인해 초과보상과 같은 적응을 지연시키면서 궁극적으로는 성장을 약화시켰다는 것에 대해서 생각해볼 수 있다.

Damas와 연구자들의 최근 연구[49]는 일부 연구자들에 의해 운동유발성 근육 손상의 근비대 역할이 반박되는 것으로 해석하였다. 이 연구에서 10명의 훈련되지 않은 젊은 사람들은 레그프레스와 레그익스텐션 운동으로 구성된 10주간의 점진적 저항성 운동 프로그램(주 2회 운동, 각 운동은 3세트, 세트당 9~12RM, 세트 간 90초 휴식)을 수행하였다. 근섬유 단백질 합성 및 근육 손상은 첫 번째 운동 후, 3주간의 운동 후, 그리고 10주간의 연구 기간이 끝날 때 각각 평가되었다. 연구 결과, 초기 훈련 이후의 단백질 합성이 다른 때보다 가장 증가된 것으로 나타났다. Z-라인 스트리밍으로 확인된 근육 손상 또한 초기 운동 후 가장 컸으며, 연구가 끝날 무렵에는 최소 수준으로 빠르게 감소하였다. 흥미롭게도 초기 운동에 의한 근육 손상과 증가된 단백질 합성 사이에 나타난 높은 상관관계에도 불구하고, 이러한 결과는 연구 기간이 끝난 후 관찰된 근육 성장과는 관련성이 없었다. 3주차에 운동유발성 근육 손상이 감소된 후에야 단백질 합성과 근비대 사이에 관련성이 있음을 보여주었다. 이러한 결과는 운동유발성 근육 단백질 합성은 운동유발성 근육 손상이 감소된 이후 근비대 발생과 관련될 수 있다는 추측을 불러일으켰다.

그러나 이러한 결론은 Damas와 연구자들[49]의 연구 결과를 과하게 추측한 것으로 보인다. 이 연구는 근육 단백질 합성이 시간이 지남에 따라 운동으로 인한 근비대와 반드시 관련성을 보이지 않는 이유에 대해 초기 운동 후 나타난 근육 손상의 결과물로 설명될 수 있다는 것을 보여주었지만, 이 연구의 데이터는 근육 적응에서의 손상에 대한 장기적인 영향을 추론하는 데에 사용하기에

연구 결과

운동유발성 근육 손상 가설에 대한 도전

이미 논의된 바와 같이, 근육은 운동의 반복 효과로 인해 손상에 점진적으로 덜 민감해진다. 이 현상은 잘 훈련된 사람들의 근비대 반응에서 운동유발성 근육 손상의 잠재적인 관련성을 배제하는 것처럼 보인다.[199] 그러나 증거는 초보자보다는 덜하지만 훈련된 리프터가 익숙하지 않은 운동을 수행할 때 실제로 근육 손상이 존재할 수 있음을 암시한다. Gibala와 연구자들[84]은 저항성 훈련을 받은 6명의 남성을 모집하여 1RM의 80%에 해당하는 부하로 8세트, 세트당 8회를 반복적으로 수행하게 하였다. 연구자들은 한쪽 팔은 단축성 근수축만 수행하게 하고 다른 쪽 팔은 신장성 근수축만 수행하는 프로토콜을 사용하였다. 운동 12시간 후 수행된 근생검은 단축성으로 운동한 팔보다 신장성으로 운동한 팔의 근섬유에서 더 큰 근육 손상이 나타났음을 보여주었다. 이러한 결과는 운동의 반복 효과가 새로운 운동 루틴을 사용할 때 근육 손상 발생을 예방하는 것과는 대조적으로 일반적 수준에서 근육 손상의 크기를 약화시키고 운동유발성 근육 손상이 잘 훈련된 리프터의 근비대에 기여할 수 있는 가능성을 열어준다는 사실을 강조한다. 이 반응의 핵심은 익숙하지 않은 방식으로 훈련 변인을 변경하여 새로운 자극을 제공한다는 점인 것으로 보인다.

몇몇 연구자들은 표면적으로 최소한의 조직 손상을 나타낸 저강도 혈류제한 훈련 이후 두드러진 근비대를 나타낸 연구를 바탕으로 운동유발성 근육 손상이 동화 효과를 갖고 있는지에 대한 의문을 제기하였다.[2,265] 혈류제한 기법은 압력 커프를 통한 폐색과 함께 가벼운 부하(1RM의 20~50%)를 결합시켜서 동맥 유입을 방해하지 않고 정맥 회귀를 방해한다. 혈류제한의 규칙적인 수행은 종종 고부하를 사용해서 운동할 때 관찰되는 것과 비슷한 증가된 근비대 반응을 유발한다. 혈류제한 시 가벼운 부하가 사용되었음을 고려할 때, 혈류제한이 근섬유 손상을 최소화하면서 근비대 이점을 제공한다는 가설이 세워졌다. 그러나 근육 손상은 허혈에 따른 재관류의 결과이다.[72,99] Takarada와 연구자들[265]은 혈류제한 훈련 후 근육 손상의 지표가 감소되었지만 근섬유 내에 미세한 손상의 증가가 있어 손상이 결과에 기여했을 가능성이 있음을 보여주었다. 또한 혈류제한 집단에서 운동유발성 근육 손상이 증가되었다면 근비대가 훨씬 더 크게 향상되었을 가능성이 있었다. 혈류제한에 따른 근육 손상의 지표는 최대 자발적 수축의 감소, 지연성 근육 통증의 증가, 근형질막 투과성의 증가 등이 포함되었다.[64,298,299]

한편, 일부 연구자들은 내리막 달리기가 근육 성장 없이 근육조직에 심각한 손상을 유발할 수 있다는 연구를 기반으로 운동유발성 근육 손상이 근비대 적응에 관여하는지에 대해 의문을 제기하였다.[24] 그러나 이 결과는 유산소성 및 저항성 운동과 관련된 고유의 분자생물학적 반응과 근섬유의 운동 후 자극을 고려하지 못했다. 두 가지 유형의 운동은 유전자와 세포 신호 경로의 서로 다른 부분을 활성화하고 억제하면서 다양한 근육 적응 현상을 이끌어낸다. 또한, 유산소성 운동에 의해 일어나는 손상은 저항성 운동에 의해 나타나는 손상과 다르다. 크레아틴 키나제의 최고 활성은 내리막 달리기 후 약 12~24시간에 나타나는 반면에, 저항성 운동에서는 운동 후 약 48시간까지는 분명하지 않으며, 운동 후 4~6일에 최고 활성을 나타낼 수 있다.[246] 또한 내리막 달리기에서 최대 크레아틴 키나제 수준이 100~600IU인 반면, 저항성 운동에서는 2,000~10,000IU이다.[44] 이러한 차이가 무엇을 의미하는지에 대해서는 아직 의문이며, 좀 더 규명이 되어야 한다. 게다가, 크레아틴 키나제 수준은 운동과 관련하여 실제적인 관련성이 아직 의문이며, 근육 손상의 정도나 시간을 반드시 반영하지는 않는다.[45] 유산소성 운동 데이터에서 추론할 수 있는 것은 근육 손상만으로는 상당한 근육 성장을 일으키기에 충분하지 않다는 것이다. 그러므로 운동유발성 근육 손상이 운동에 대한 근비대 역할을 한다면, 저항이 기반된 기계적 과부하가 있을 때만 그렇게 할 수 있을 것이다.

KEY POINT

운동유발성 근육 손상이 근육 적응을 높일 수 있는지에 대한 연구는 여전히 모호하며, 오히려 과도한 손상은 근육의 발달에 부정적인 영향을 미친다. 운동유발성 근육 손상이 실제로 근육 적응에 기여할 수 있다면, 이전의 연구를 통해 제안된 메커니즘들이 어느 정도 시너지 효과를 발휘하는지와 저항성 훈련에 의해 근비대 반응을 최대화하기 위해 최적의 조합이 존재하는지에 대한 연구가 좀 더 진행되어야 한다.

는 부적합하다. 이 주제를 제대로 연구하려면 한 집단이 경미하거나 중간 정도의 손상을 경험한 다음 그 결과를 최소한의 손상을 경험하는 다른 집단과 비교하는 저항성 훈련에 대한 종단적 연구를 수행해야 할 것이다. 하지만, 불행하게도 이러한 연구 설계를 통해 운동유발성 근육 손상을 분리하려는 것은 인과관계를 혼란스럽게 하는 다른 저항성 훈련 변인의 변경을 포함하기 때문에 문제가 될 수 있다. Damas와 연구자들[49]의 연구에서 연구 대상자가 경험한 근육 손상 수준이 근비대 변화에 기여했는가를 결정하는 것은 불가능하다. 또한 시간이 지남에 따라 더 많은(또는 더 적은) 손상이 근비대에 영향을 미쳤는가에 대한 것도 명확하지 않다. 단 한 가지 결론은 훈련되지 않은 개인이 초기 훈련을 통해 경험한 손상이 근비대가 아닌 손상된 근육의 복구로 향하는 것으로 보인다는 것이다. 초기 훈련 후 다양한 수준의 손상에 반복적으로 노출되어 나타나는 영향을 연구 설계를 가지고 추론할 수 없다. 전반적으로, 인간 대상 실험에서 근비대에 대한 운동유발성 근육 손상의 영향을 연구하려고 할 때 교란 변인을 제어하기가 어렵기 때문에 관련된 추론을 도출할 수 없다.

운동유발성 근육 손상에 따른 근육 조직의 재생 및 복구는 염증 과정, 위성세포 활동, IGF-1 분비 및 세포 부종과 관련되어 있거나 손상으로 촉진되는 새로운 전사 프로그램에 의해 이루어진다.[162] 다음은 운동유발성 근육 손상으로 유발된 근비대 반응을 촉진하는 가설에 대한 요인의 개요이다.

염증 과정

운동유발성 근육 손상에 대한 신체의 반응은 감염에 대한 반응과 동일할 수 있다.[240] 근육에 손상을 일으키는 운동 이후 호중구는 손상이 일어난 부위로 이동하며, 대식세포 또한 그쪽으로 모여들면서 손상된 부위에서는 여러 물질들이 방출된다.[176] 이러한 물질들은 염증 세포가 손상된 근육의 복구 및 재생을 촉진하기 위해 다른 물질을 분비하게 하는 일련의 과정을 시작하게 한다. 운동유발성 근육 손상으로 인한 염증 과정은 반응의 크기, 자극에 대한 이전의 노출, 근육과 염증 세포 사이의 손상 특이 상호작용에 따라 근기능에 이롭거나 해로운 영향을 미칠 수 있다.[277]

호중구는 다른 어떤 유형의 백혈구보다 인체에 가장 풍부하다. 호중구는 식세포 능력을 갖고 있으며, 이외에도 운동유발성 근육 손상에서 세포의 파편을 분해하는 데 도움이 되는 단백질 분해효소를 방출한다. 그것들은 이미 손상된 근육을 더욱 손상시키고, 손상되지 않은 주변 조직에 손상을 줄 수 있는 세포 용해 및 세포 독성 기질을 분비한다.[277] 그래서 골격근에서 호중구의 주요 역할은 수축 조직의 재생과는 반대로 세포 파편의 제거와 관련된 근육 용해 및 다른 측면에 국한될 가능성이 높다.

호중구를 근비대와 직접적으로 연결시키는 증거가 부족함에도 불구하고, 호중구가 손상 이후의 근육 재생에 필요한 다른 염증 세포에 신호를 전달하여 동화작용을 조절할 수 있다는 것을 생각해볼 수 있다. 그러한 가능성 중 하나는 활성산소종(ROS)이며,[283] 이것이 고강도의 신체활동에 반응하여 세포 내 신호를 조절할 수 있는 것으로 나타났다.[89, 126, 127, 217, 273] 호중구는 과산화수소, 과산화물, 수산기, 차아염소산이 포함된 수많은 ROS 변형체의 생성과 관련성이 있다.[131] ROS는 평활근과 심장근의 근비대와 관련이 있으며,[262] 골격근으로도 단백 동화 효과가 확장될 수 있다는 추측이 있다.[265] 이 가설을 뒷받침하듯, 억제된 수준의 셀레늄 의존효소 단백질(강력한 항산화제 역할을 하는 단백질 종류)을 보이는 유전자 조작 쥐는 야생형 대조군에 비하여 협력근 절제 후 근육량이 50% 더 많았다.[112] 또한 ROS 생성을 억제하는 항산화제를 보충하면 근육 과부하에 따른 세포 내 동화 신호 전달과 근비대가 모두 손상되었다.[181] 종합해보면, 이러한 결과들은 산화 환원에 민감한 신호 전달 경로가 운동에 의한 근육 적응을 향상시킬 수 있음을 시사하고 있다.

ROS는 MAPK 경로의 활성화를 통해 동화 반응을 조절하는 것으로 나타났다. ROS 변이를 사용한 C2 근모세포의 치료는 MAPK 신호를 고조시키며, MAPK 하위패밀리(ERK1/2, JNK 및 p38 MAPK) 간에 시간적으로 다양한 반응을 나타낸다.[130] 신장성 운동이 단축성 또는 등척성 움직임과 관련되어 있다는 점을 고려할 때 ROS 생산이 이 자극에 기여한다고 생각할 수 있다. ROS가 IGF-1 신호를 증폭하여 성장 과정을 향상시킬 수 있다는 증거도 있다. 생쥐 C2C12 근세포의 시험 내 ROS 처리는 IGF-1 수용체의 인산화를 크게 증가시킨 반면에, 인산화는 항산화제 공급으로 현저하게 억제되었다.[104] 이러한 결과는 IGF-1의 생물학적 작용에서 ROS의 중요한 역할에 대해 시사하고 있다.

흥미롭게도, ROS가 칼시뉴린과 같은 다양한 세린/트레오닌 포스파타제의 신호 전달을 방해한다는 증거가 있다. ROS 활성은 칼모듈린 결합 영역을 차단하여 칼시뉴린의 활성화를 방해한다.[33] 칼시뉴린은 골격근의 성장[58,183]과 섬유 표현형 변환[209]에 모두 관여하는 것으로 생각되며, 이러한 이유로 그 억제는 동화작용에 해로울 수 있다. 더욱이 일부 연구에서는 ROS가 실제로 운동유발성 근육 손상에 대한 반응으로 활성화된다는 사실을 입증하지 못했다.[235] 문헌 전체를 고려할 때 ROS의 동화 효과는 운동 형태(즉, 무산소성 vs. 유산소성), 생성된 ROS의 종류 및 기타 요인에 따라 달라질 수 있다.

연구에 의하면 호중구와는 대조적으로 운동유발성 근육 손상 이후의 재생 과정에서 대식세포의 잠재적 역할이 존재하며,[277] 일부 연구자들은 근육 성장에 대식세포가 필요하다고 추측하기도 하였다.[131] 대식세포는 염증 과정과 관련된 국소 성장 인자를 분비하여 동화작용을 일으키는 것으로 보인다. 과부하 유발 근비대에 중요한 것으로 간주되는 마이오카인인 혈관내피 성장인자(VEGF)는 이 과정에서 특히 중요한 역할을 하는 것으로 생각된다. 근육 손상 후 VEGF는 대식세포에 대한 화학유인물질로 작용하여 다른 동화작용 물질 중에서 염증 반응과 IGF-1의 생성을 시작한다.[120] 그리고 대식세포의 축적은 증가된 위성세포의 양과 연관되면서 근육 성장을 향상시키는 또 다른 잠재적 메커니즘을 제공한다.[295]

원래 근육 손상은 염증 반응을 촉진하는 마이오카인의 생산으로 이어진다고 생각되었다. 이러한 부분은 논리적인 근거를 갖고 있는 것처럼 보이지만, 최근의 연구에 따르면 이러한 마이오카인 생산은 운동유발성 근육 손상과 관련성이 없을 수 있다. Toft와 연구자들[278]의 연구에 의하면 IL-6 수준이 60분 동안의 신장성 사이클 에르고미터 운동 후 크레아틴 키나제 증가에 비해 약간만 증가하였는데, 이러한 결과는 운동유발성 근육 손상과 IL-6 생성 사이에 관련성이 낮음을 시사하고 있다. 이러한 결과는 IL-6와 크레아틴 키나제 수준이 시간 경과에 따라 낮은 상관관계를 보여준 다른 연구의 결과와 일치한다.[47] 전체적인 연구 결과는 IL-6 생성이 주로 근수축 기능이라는 가정을 이끌어냈다. 기계적으로 일부 연구자들은 IL-6의 이러한 기능이 연료 저장소에서 기질의 동원을 촉진하여 고강도 운동 중에 포도당 항상성을 유지시킨다는 가설을 설정하였다.[65]

중요한 점은 손상을 일으키는 운동이 수행되지 않은 상태에서 골격근에서는 IL-6와 IL-8만 방출되는 것으로 나타났다.[35] 다른 많은 마이오카인들은 운동유발성 근육 손상에 대한 근비대 반응에 역할을 할 수 있다. 골격근의 전신 IL-15 수준과 IL-15 mRNA는 단축성이 아닌 신장성 운동 후에 현저하게 상승하여, 이렇게 상승되는 것이 근섬유 손상에 따라 결정된다는 개념을 제공하였다.[27,224] 일부 연구에서는 IL-15가 근육 단백질 합성을 증가시키고 분화된 근관에서 근육 단백질 합성을 높이고 단백질 분해를 감소시킴으로써 근비대를 직접 조절할 수 있다는 것을 보여주었다.[197,221] 또한 섬유아세포 성장인자(FGF, 근비대 과정에 관여하는 강력한 증식 인자)가 신장성 운동 후 우선적으로 상향 조절된다는 증거도 있다. 연구에 의하면 FGF는 손상된 근섬유에서 분비되며,[41] 방출 시간이 운동유발성 근육 손상과 관련된 증거인 크레아틴 키나제 수준과 유사하였다.[42] 이러한 결과는 근육을 손상시키는 운동은 단백 동화 자극을 촉진한다는 가설에 대한 메커니즘을 뒷받침해주고 있다.

위성세포 활동

많은 증거들이 운동유발성 근육 손상과 위성세포 활성을 연결해주고 있다.[52,233,245] 손상된 근섬유는 조직 복구 및 재생을 돕기 위해 빠르게 추가적인 근핵을 얻어야 하지만 그렇지 않으면 세포 사멸에 직면하게 된다. 위성세포는 증식해서 손상된 근섬유에 융합함으로써 이러한 수단을 촉진한다. 위성세포는 근막 접합부 아래에 채워지는 경향이 있기 때문에,[111,251] 손상된 근섬유를 운동신경세포가 활성화되어 재생반응을 촉진시킬 수 있다는 추측이 나왔다.[289] 특정 조건에서 자극된 위성세포가 서로 융합하여 새로운 근섬유를 형성한다는 가설이 제기되었지만,[13] 이것이 전통적인 저항성 훈련과 어떻게 연관될 수 있는지에 대한 증거는 부족하다.

운동유발성 근육 손상 이후 위성세포를 활성화하기 위한 초기 신호는 근육에서 유래한 산화질소에서 비롯된 것으로 알려져 있으며, 잠재적으로는 HGF의 방출과 결합되어 있다.[4, 269, 277] 이 과정은 사이클로옥시제나제(COX)-2 경로에 의해 적어도 어느 정도는 제어되는 것으로 보이며, 이는 운동 유발 근비대 적응을 최대화하는 데 필요한 것으로 간주된다.[257] COX-2는 위성세포 증식, 분화 및 융합을 자극하는 것으로 여겨지는 프로스타글란딘의 합성을 촉진하는 역할을 한다.[22] 연구에 의하면 염증세포가 풍부할 때 근재생 반응이 좋아지는 반면에 약화된 염증에 의해 근재생 반응이 무뎌지면서 손상을 일으키는 운동을 한 이후의 염증 과정이 리모델링에 매우 중요하다는 점을 시사하였다. 근비대에서 COX-2의 중요성은 운동 후 위성세포 반응에 대한 COX를 억제하는 비스테로이드성 항염증제(NSAID)의 효과를 조사한 연구에 의해 더욱 뒷받침되었다.[11] 대부분의 연구는 NSAID를 투여할 때 운동 후 위성세포 활성이 감소한다는 것을 보여주었다.[22, 23, 161, 184] 이러한 결과는 보편적이지 않지만 장기적으로는 근육 성장을 제한할 수 있다.[212] 골격근에 현저한 손상이 없더라도 기계적 자극만으로 위성세포 증식과 분화를 유도할 수 있다는 점은 중요하다.[196, 296] 운동유발성 근육 손상의 영향이 근육 단백질 축적을 최대화하는 것과 관련하여 부가적인지 아니면 중복적인지에 대해서는 아직 명확하지 않다.

IGF-1 분비

운동유발성 근육 손상이 IGF-1 분비를 증가시키기 때문에, 호르몬에 의해 동화작용이 일어나면 근육 성장을 향상시킬 수 있다는 증거가 있다. McKay와 연구자들[178]은 훈련되지 않은 젊은 사람을 대상으로 300회의 무릎 신전근 수축이 3가지 IGF-1 동형단백질에 미치는 영향에 대해서 조사하였다. 연구 결과, 운동 후 24시간 동안 MGF mRNA의 상당한 증가를 나타냈다. 흥미롭게도, IGF-1Ea 및 IGF-1Eb mRNA의 발현은 훈련 후 72시간이 지나서야 증가하였다. 이렇게 손상을 일으키는 운동 프로토콜에 의한 결과로 MGF의 초기 단계 활성화는 IGF-1 동형단백질이 운동유발성 근육 손상 이후 복구 및 리모델링 과정에 우선적으로 관여한다는 것을 시사해주고 있다. 이와 비슷하게, Bamman과 연구자들[10]은 8가지의 신장성 및 단축성 근수축 운동을 8세트 수행했을 때 근육 IGF-1 mRNA 농도에 어떤 영향을 미치는지 평가하였다. 신장성 운동은 IGF-1 mRNA 농도를 62% 정도 크게 증가시키는 결과를 낳았으며, 이는 단축성 운동으로 인해 나타난 유의한 증가와는 대조적이었다. 신장성 운동은 IGF-1의 강력한 억제제인 IGFBP-4 mRNA를 57%까지 감소시킨 반면, 단축성 조건에서는 이 단백질 수준이 약간의 변화만을 나타냈다. 중요한 점은 결과가 근육 손상 지표와 정적 상관관계가 있었으며, 이는 IGF-1 시스템이 복구 과정에 관련되어 있음을 시사하고 있다.

운동유발성 근육 손상과 IGF-1 상향 조절 간의 관련성은 문헌에서 보편적으로 확인되지는 않았다. Garma와 연구자들[82]은 설치류를 대상으로 신장성, 단축성, 그리고 등척성 운동을 동일한 운동량으로 수행하면서 급성으로 나타나는 동화 반응을 비교하였다. 연구 결과, 근육의 수축 형태와는 관계없이 세포 신호 전달에서 유사한 효과를 나타냈다. IGF-1 mRNA 수준은 근수축 형태 간에 유의한 차이가 발견되지 않았으며, 운동 전후의 증가 정도는 등척성 조건에서 가장 크게 나타났다. 이렇게 상반되는 결과에 대한 이유는 아직 명확하지 않으며, 연구의 방법론적 차이와 관련이 있을 가능성이 높다.

세포 부종

대사 스트레스에 관한 이 장의 앞부분에서 논의한 바와 같이, 세포 부종은 단백 동화 및 항이화작용 과정을 긍정적으로 조절하는 것으로 나타났다. 특히, 세포 수화의 증가는 근육 단백질 합성의 증가 및 단백질 분해의 감소와 관련이 있다. 손상을 일으키는 운동을 나타나는 염증 반응은 손상된 근육 내에 체액 및 혈장 단백질의 축적을 포함한다. 손상 정도에 따라 축적된 체액의 양이 림프 배수 시스템의 용량을 초과하여 조직이 부어오를 수 있다.[100, 176, 220] 모세혈관에 대한 외상은 부종의 정도를 증가시킬 수 있다.[45] 훈련을 받지 않은 연구 대상자의 팔꿈치 굴곡근 신장성 운동과 관련된 부종은 팔 둘레가 최대 9% 증가했으며 그 값은 최대 9일 간 상승하였다.[118] 이와 유사하게, Nosaka와 Clarkson[200]은 부종이 익숙하지 않은 신장성 운동 후 팔 둘레를 4.3cm까지 증가시켰고, 수행 후 3일이 지나서는 모든 연구 대상자에게 부종이 뚜렷하게 나타난 것을 발견했다. 규칙적으로 운동을 하면 운동의 반복 효과로 인해 시간이 지남에 따라 부종이 감소하지만, 새로운 운동 자극이 적용되면 잘 훈련된 연구 대상자에게서도 운동 후 최소 48시간 동안 높은 수준의 부종이 지속될 수 있다.[117]

실제 적용

근비대에 NSAIDS가 미치는 영향

비스테로이드성 항염증제(NSAID)는 지연성 근육 통증과 관련된 통증과 부종을 완화하는 데 일반적으로 사용되는 진통제이다. NSAID는 아라키돈산에서 염증을 일으키는 프로스타노이드로의 전환을 촉매하는 효소 계열인 사이클로옥시제나제(COX)의 활성을 억제하면서 통증 감소 효과를 촉진하는 것으로 생각된다.[30,288] 매일 3천만 명이 NSAID를 복용하는 것으로 추정되며,[15] 특히 고강도 운동 프로그램에 참여하는 사람들 사이에서 널리 사용된다.[297]

그러나 저항성 운동 및 NSAID 복용과 관련하여 자주 간과되는 문제는 근육 적응에 대한 잠재적인 간섭이다. 통증 감각에 대한 NSAID의 효과 외에도 프로스타노이드는 PI3K 및 세포 외 신호 조절 키나제를 포함하여 단백질 합성의 상위 조절자를 자극하는 것으로 알려져 있다.[79,208,228] 게다가, 프로스타노이드가 위성세포 증식, 분화 및 융합을 향상시켜 근육 단백질 증가를 촉진하는 데 복잡하게 관여하고 있다는 증거가 있다.[21] 이러한 데이터는 COX 효소가 중요하고, 이 효소가 저항성 운동으로 인한 근비대를 최대화하는 데 필요할 수도 있다는 설득력 있는 증거를 제공하고 있다.[256]

COX 매개 근비대 효과에 대해 논리적으로 보이는 근거에도 불구하고 NSAID 사용에 대한 급성 연구는 운동 후 단백질 합성에 부정적인 영향을 미치지 않는 것으로 보인다. 만성 과부하를 준 동물 실험에서 NSAID 투여는 단백질 대사의 장애를 지속적으로 일으켰고,[208,228,287] 단 한 건의 인간 실험만이 단백질 합성이 감소되는 것을 나타냈지만,[280] 다른 여러 실험에서는 부정적인 영향이 나타나지 않았다.[28,185,215] 이렇게 연구 결과 간의 불일치는 방법론적 차이, 인종 간의 생리학적 차이 또는 사용된 NSAID의 메커니즘 차이(즉, 선택적 vs. 비 선택적 COX 억제제)와 관련이 있을 수 있다.

반면에 문헌은 NSAID가 위성세포 기능을 방해한다고 강하게 제안하였다. 이것은 동물[21,23] 및 인간 실험[161,184] 모두에서뿐만 아니라 시험관 내[180,207] 및 생체 내에서 나타났다. 근비대는 대략 2,000μm^{2}로 추정되는 근핵 영역 천장에 의해 제한된다고 제시되었다. 이 상한선을 넘어서 근비대가 더 증가되기 위해서는 위성세포에서 추가 핵이 파생되어야 한다.[216] 높은 한계점이 제시되었지만,[192] 연구원들 사이의 일반적인 합의는 근섬유가 특정 임계 크기에 도달하면 추가 이득을 얻기 위해 위성세포에서 파생된 핵이 필요하다는 것이다. 그러므로 위성세포 기능의 감소는 위성세포 풀을 제한하여 인간의 근비대 가능성을 제한하는 것처럼 보인다.

하지만, 급성 데이터가 장기적인 측면에서는 어떻게 실행되는지에 대해서는 명확하지 않다. 근비대에 대한 NSAID의 영향을 직접 조사한 연구들의 결과는 상반된다. 단백질 합성을 다룬 연구에서의 결과와 마찬가지로, 동물 내상 연구에서는 NSAID 투여가 과부하에 의한 근육 성장을 현저하게 감소시킨다는 것을 보여주었다.[23,201,256] 하지만 대조적으로 몇몇 인간 대상 실험에서는 근비대 약화를 입증하지 못했거나,[142,214] 오히려 연속적인 저항성 운동 동안 NSAID 사용으로 긍정적인 효과를 나타내기도 하였다.[281] 연구 간의 차이를 조정하려고 할 때 NSAID가 단백질 합성을 억제하는 것과 비슷하거나 훨씬 더 큰 정도로 단백질 분해를 감소시켜 음성이 아닌 단백질 균형을 초래할 수 있다. 설치류 연구는 이 가설을 뒷받침하고 있다.[228] NSAID 사용으로 인한 근비대 증가를 보여주는 연구[281]가 노인(60~85세)을 대상으로 수행되었다는 사실은 긍정적인 이점이 동화작용을 손상시키고 단백질 분해를 가속화시키는 만성 염증의 억제 때문일 가능성을 고려하게 한다.[225] 인간 대상 실험에서 근비대 정도가 연구 대상자의 근핵 영역 한계보다 낮았다는 것도 생각할 수 있다. 이는 인간의 전통적인 저항성 운동을 훨씬 능가하는 극단적인 비율의 근비대(협력근 절제, 만성 스트레치)를 촉진하도록 설계된 기술을 사용하는 동물 모델이 지속적인 근육 성장을 위해서는 강력한 위성세포 풀이 필요하기 때문에 상당한 근비대 장애

근비대에 NSAIDS가 미치는 영향 (계속)

를 보이는 이유를 설명할 수 있을 것이다.

Lilja와 연구자들[153]은 저항성 운동을 받은 젊고 건강한 개인을 대상으로 현재까지 가장 포괄적인 인간 대상 연구를 수행하였다. 젊은 연구 대상자를 대상으로 한 이전 연구[142]와는 달리 이 연구는 더 많은 용량(이부프로펜의 하루 400mg 대비 하루에 1,200mg)을 투여하였으며, 더 긴 연구 기간(8주 vs. 6주)에 걸쳐 운동을 수행하여 근육 적응에 미치는 영향에 대해 더 나은 통찰력을 제공했다. 다른 연구 결과와는 다르게, NSAID 집단의 대퇴사두근 성장은 위약을 받은 집단의 약 절반(각각 3.7% vs. 7.5%)으로 감소되는 것으로 나타났다. 연구진은 위약 집단과 비교하여 NSAID 집단에서 나타난 IL-6의 하향 조절에 주목하면서 이부프로펜 섭취와 관련된 감소된 효과에 대한 잠재적인 메커니즘의 설명을 제공하였다. 요약하자면, NSAID의 가끔 사용이 근비대를 손상시키지 않는다는 증거가 있다. 만성 NSAID 투여가 근육 성장에 부정적인지는 아직 알 수 없으며, 집단에 따라 다를 가능성이 있다. 만성적인 경도 염증을 갖고 있는 사람들은 NSAID의 사용으로 이점을 얻을 수 있는 반면, 건강하고 잘 훈련된 사람들에서는 장기적인 측면에서 좋지 않을 수 있다.

운동유발성 근육 손상과 관련된 부종이 근비대에 기여하는지는 잘 알려져 있지 않다. 여러 교란 요인은 이 문제를 직접적으로 연구하기 어려운 주제로 만들었다. 염증 반응을 둔화시켜 세포 부종의 정도를 완화시키는 NSAID의 사용이 일반적으로 저항성 운동과 관련된 근육 단백질 합성의 증가를 손상시킨다는 증거가 있다.[208,228,280] 동화작용에 대한 부정적인 영향은 세포 부종의 감소와 관련이 있을 수 있다. 그러나 이러한 발견이 증가된 세포 수화와 근육 단백질 축적 사이의 인과관계를 암시하는 것은 아니다. 손상된 위성세포 및 대식세포 활동과 같은 요인도 부정적인 영향을 미칠 수 있다. 게다가, 다른 몇몇 연구들은 NSAID 투여 후 손상된 근육의 단백질 합성 반응을 보여주지 못하면서,[28,185] 이 주제에 대해 명확한 결론을 내리지 못하게 하였다.

실제 적용

근비대에 있어서 근육 손상의 역할에 대한 결론

운동유발성 근육 손상이 근육 단백질의 축적에 어떻게 기여하는지에 대한 이론적 근거가 존재한다. 운동으로 인한 근비대는 심한 근육 손상 없이 발생할 수 있지만,[304] 미세 손상이 동화작용을 촉진시키거나 최소한 이를 매개하는 신호 전달 경로를 시작하게 한다는 근거가 있다. 그러나 운동유발성 근육 손상과 근비대 사이의 인과관계는 아직 확립되지 않았으며, 만약 그러한 관계가 존재한다고 할지라도 근육 성장을 극대화하는 데 필요한 손상의 정도는 아직 알려져 있지 않다. 연구 결과들이 근비대에 필요한 자극 역치의 존재를 뒷받침하고 있고, 추가적인 근육 손상은 더 이상 이로운 영향을 주지 않으며 실제로 근육 성장을 방해할 수 있다. 과도한 운동유발성 근육 손상이 근육의 힘 생성 능력을 감소시킨다는 분명한 증거가 있다. 이것은 고강도 운동 능력을 방해하여 근육의 발달을 방해한다. 또한 운동유발성 근육 손상의 초기 회복 단계에서의 운동이 근육 손상을 악화시키는 것으로 보이지는 않지만 회복 과정을 방해할 수 있다.[143,199] 전체적으로 보면 작거나 중간 정도의 손상을 유발하는 운동 프로토콜이 근비대 반응을 최대화하는 데 도움이 될 수 있다고 추측할 수 있다. 운동 경험이 증가함에 따라 근비대 속도에 천장 효과가 작용할 수 있다는 점을 고려할 때 운동유발성 근육 손상은 특히 잘 훈련된 사람들의 단백동화 반응에 유리할 수 있다. 하지만, 이러한 가설은 추가적인 검증이 필요하다.

중요 사항

- 골격근에서 PI3K/Akt, MAPK, 포스파티드산, AMPK 및 칼슘 의존성 경로를 포함한 수많은 세포 내 신호 전달 경로가 확인되었다. 세린/트레오닌 키나제 mTOR는 기계적으로 유도된 근비대 적응에 중요한 것으로 나타났다.
- 기계적 긴장은 운동으로 인한 근비대에서 가장 중요한 기계적 요소이다. 기계수용기는 부하의 크기와 지속 시간 모두에 민감하며, 이러한 자극은 세포 내 신호 전달을 직접 조절하여 근비대 적응을 일으킬 수 있다.
- 저항성 훈련과 관련된 대사 스트레스가 근육 단백질 축적의 증가를 촉진한다는 강력한 증거가 있다. 이 과정에 관련된 요인으로는 근섬유 동원 증가, 마이오카인 생성 증가, 세포 부종, 전신 호르몬 변화 등이 있을 것으로 추정된다. 대사산물 축적이 기계적 긴장에 의한 근비대의 효과에 추가적으로 작용하는지 또는 반대로 효과가 없는지는 아직 확인되지 않았다.
- 연구에 의하면 운동유발성 근육 손상은 근육 적응을 향상시킬 수 있지만 분명한 것은 과도한 손상은 근육 발달에 부정적인 영향을 미친다는 것이다. 이 과정에 관련된 가설 요인에는 염증 과정의 시작, 위성세포 활동 증가, IGF-1 분비의 조절 및 세포 부종이 포함된다. 이러한 기전이 시너지 또는 중복되는 정도와 저항성 훈련에 대한 근비대 반응을 최대화하기 위한 최적의 조합이 존재하는지는 아직 확인되지 않았다.

chapter 3

근비대 측정

근비대를 평가하기 위해 다양한 측정 기법을 사용할 수 있다. 그러나 이 방법들은 단지 근육량의 추정치를 제공할 뿐이며, 모두 사용에서 결론을 도출할 때 고려해야 할 한계가 있다는 점에서 유의해야 한다. 근육량 결정에서 황금률은 사체 분석이다. 살아있는 상태에서의 근육량 측정은 절대 최고 수준의 정확도를 충족할 수 없다.[95] 즉 다른 평가 방법들에서는 합리적인 예측을 수집할 수 있으며 몇몇 데모는 다른 어떠한 평가 방법보다도 정확도가 뛰어나다.

이 장에서는 여러 평가 방법을 사용하여 근육 크기와 운동 프로그램의 변화를 결정하는 방법을 설명한다. 따라서 이러한 기술의 기반이 되는 기본 개념에 대한 논의는 간략하다. 만약 이 주제에 대해 더 많은 통찰력을 얻으려면 권위 있는 책인『Human Body Composition』[53]을 참조하길 바란다. 이 장에서 평가 방법들은 근육 평가가 간접적으로 이루어졌는지 또는 부위별 방식으로 이루어졌는지에 따라 분류된다. 간접적인 방법에는 피하 지방(스킨 폴드) 측정, 수중체밀도법, 공기이동 체적변화기록법(ADP), 이중 방사선흡수법(DXA) 및 생체전기 저항분석(BIA)이 포함된다. 부위별 측정에는 둘레 측정, 초음파, 컴퓨터 단층촬영(CT), 자기공명영상(MRI) 및 근육 생검이 포함된다.

간접 측정

체성분 분석에서 간접 측정은 세 가지 기본 모델로 분류할 수 있다. 2가지 구성 요소(2C), 3가지 구성 요소(3C), 4가지 구성 요소(4C)가 그것이다. 이름에서 알 수 있듯이 2C 모델은 신체를 체지방량과 제지방량으로 명확히 구분한다.[30,54] 제지방량에는 골격근, 신체 장기, 뼈 및 체액과 같이 지방이 아닌 모든 성분들이 포함된다. 2C 모델의 예로는 피지후 측정, 수중체밀도법, ADP가 있다.

근육량의 변화를 알기 위해 2C 모델에서 결과를 추정할 때 가장 큰 문제는 다른 제지방 성분이다. 특히 물은 제지방량 수치에 영향을 미칠 수 있다. 인체의 수분 함량은 날마다 그리고 장기간에 걸쳐 달라질 수 있다. 이것은 주기적인 호르몬 변화로 인해 몸 전체의 수분이 크게 변동할 수 있는 월경주기의 여성과 특히 관련이 있다. 또한, 저항성 훈련과 관련 있는 제지방량에서의 수분 변화는 늘 관찰된다. 이는 부분적으로 혈액량의 변화에 기인한다.[89] 마지막으로 중요한 것은 제지방량의 밀도, 특히 물과 미네랄의 비율에 상당한 개인 간 변동성이 존재하며 이는 운동하는 사람에게서 얻은 결과의 신뢰도를 떨어뜨릴 수 있다.[82]

3C 모델은 신체를 체지방량과 제지방량으로 나누는 2C 접근 방식을 동일하게 사용하지만, 제지방량을 단백질과 미네랄 분획으로 더 세분화한다. 3C 모델은 2C 모델보다 더 정교하지만 수분을 다른 제지방 조직 단백질과 구별할 수 없다는 점에서 여전히 제한적이다. DXA는 3C 모델의 예이다.

4C 모델은 간접 체성분 분석에서 표준으로 간주된다. 이 모델은 신체를 지방, 단백질, 미네랄 및 물로 분류한다. 게다가 그것은 단백질과 미네랄 함량 사이의 비율과 제지방량의 수분 성분이 불변성을 보인다는 무리한 가정을 할 필요 없게 해준다. 이것은 체중감량 프로토콜 과정에서 체성분 변화를 평가할 때 특히 중요하다. 지방

조직의 수분 손실은 제지방 질량의 손실로 보고될 수 있기 때문이다.[3] 4C 모델을 고안하려면 여러 측정 방법이 필요하다. 선호하는 것은 각 구성 요소를 대상으로 하는 참조 표준을 사용하는 것이다. 일반적인 4C 구성 요소에는 수중체밀도법, DXA 및 BIA가 포함된다.

이와 같은 다중 구획 모델들이 체성분 평가를 위한 진정한 기준 방법으로 간주되지만,[93] 그 결과가 전체 제지방량을 말하는 것이므로 측정된 변화가 개별 골격근이나 근육 그룹만을 말하는 것이 아니라는 점을 유의해야 한다. 이로 인해 몇 가지 제한 사항이 있다. 첫째, 근비대의 정도는 운동 프로그램 과정에서 근육마다 다를 수 있다. 4C 모델의 다른 프로토콜은 근비대에서 유사한 증가를 보여줄 수 있지만, 특정 근육이 다른 근육과 비교하여 반응하는 방식에는 차이가 있을 수 있다. 따라서 한 프로토콜이 상체 근육에서 더 큰 근비대에서 증가가 나타나고 다른 프로토콜이 하체 근육에서 더 큰 증가를 보였다면 결과는 4C 결과에 반영되지 않을 수 있다. 더욱이 4C 모델은 특정 근육 또는 근육 그룹을 대상으로 하는 프로그램에서 제한된 값을 가지게 된다. 예를 들어, 연구에서 상완 또는 상지만을 대상으로 하는 프로토콜을 사용하는 것이 일반적이며 종종 하나의 영역에서 하나의 근육만 대상으로 한다(예: 삼두근 또는 이두근, 대퇴사두근 또는 햄스트링). 따라서 모든 간접 측정과 마찬가지로 4C 모델은 일반적으로 근골격 크기와 시간에 따른 변화를 더 잘 이해하기 위해 부위별 방법과 함께 사용하는 것이 가장 좋다.

다음은 이러한 간접 평가 방식의 개요이다. 피지후 검사, 수중체밀도법, DXA, ADP 및 BIA. 토론에는 기본 절차, 장점, 단점 및 운동 요법을 통해 발생할 수 있는 근육량 및 근비대 변화를 평가하기 위한 관련 연구가 포함된다.

피지후 측정

피지후(피하 지방 두께) 측정 방법은 아마도 제지방량의 추정치를 얻을 수 있는 가장 기본적인 간접 방법일 것이다. 피지후 측정은 낮은 비용과 편리함으로 인해 현장 평가로서 인기가 있다. 그리고 그 예측은 둘레 측정에 기반한 것보다 더 정확하다.

피지후 측정은 신체의 오른쪽에서 순차적으로 이루어진다. 일반적인 피지후 측정 부위에는 가슴, 중액와, 삼두근, 견갑하근, 복부, 상장골, 허벅지, 이두근 및 종아리

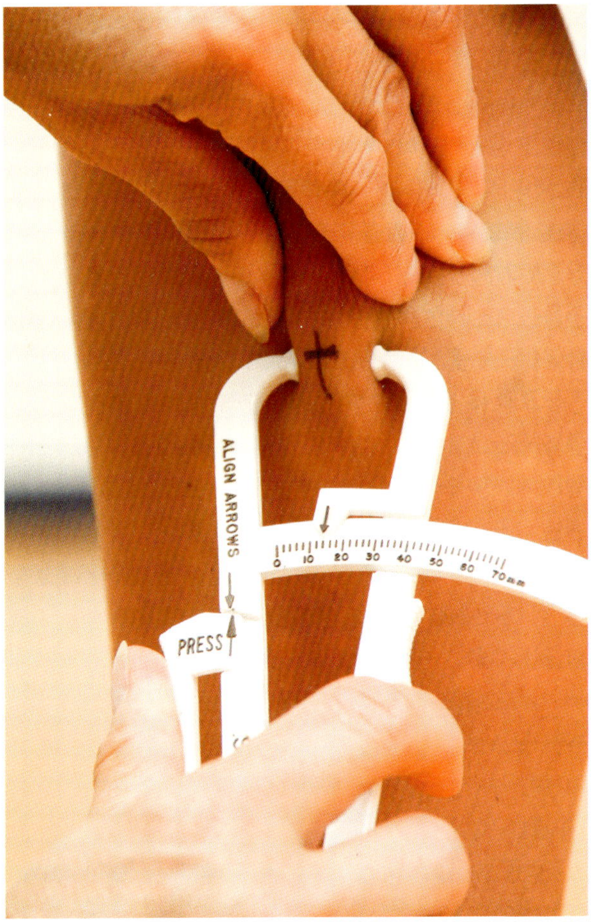

그림 3.1 피지후 평가를 받는 사람

가 포함된다(그림 3.1). 3개, 4개, 7개 및 9개 부위 평가를 사용하여 유효한 결과를 얻을 수 있다. 각 부위에서 최소 두 번의 측정을 수행하고 정확도를 높이기 위해 결과를 평균한다. 최종값이 획득되면 피지후 검사의 합계가 많은 회귀 방정식 중 하나에 입력하여 체성분 추정치를 생성한다.

피지후 검사의 정확성은 시술자의 기술에 크게 좌우된다. 가장 큰 잠재적인 단점은 검사 역량이 부족하여 기술적 측정 오류로 이어진다는 것이다. 이 기술에 능숙해지려면 다양한 개인에 대한 적절한 훈련과 많은 시간의 연습이 필요하다. 캘리퍼의 품질은 피지후 검사에서 또 다른 오류의 원인일 수 있다. 캘리퍼는 다이얼 정확도, 턱면의 표면적 턱면에 가해지는 힘 또는 압력이 다를 수 있으며,[76] 이러한 차이는 결과에 큰 영향을 미칠 수 있다.[16] 일반적으로 저렴한 캘리퍼는 값비싼 장치보다 더 정확한 측정을 제공한다. 피지후 측정의 또 다른 잠재적인 문제

는 피부 상태와 피지후 패턴이 사람마다 차이가 있다는 것이다. 이로 인해 지방-근육 경계면을 촉진하지 못하여 결과가 지나치게 편향될 수 있다.[9] 마지막으로, 예측 공식은 인구의 특정 표본과 연령, 성별, 영양 상태, 유전적 배경 및 활동 수준과 같은 요인에 따라 다르다. 특정 인구의 제한된 표본에서 제지방량이 유사하다는 전제를 기반으로 만들어진 방정식은 생성하는 데 사용된 가정은 보편적으로 유효하지 않을 수 있으며 추정 오류가 발생할 수 있다.[9]

이런 한계에도 불구하고, 피지후 측정은 일반적으로 단일 시점에서 제지방량에 대한 유효한 평가를 제공한다. 특정 제조업체의 예측 능력은 4C 모델(r=.93)과 높은 상관관계가 있는 것으로 나타났다.[89] 피지후 측정에 의한 제지방량 추정은 또한, NCAA 디비전1 축구 선수 집단의 코호트 연구에서 수중체밀도법(r=.94)과 높은 일치를 보였다.[70]

7일간의 모노하이드레이트 로딩 프로토콜을 통해 남성 운동선수의 제지방량 변화를 평가할 때, 7개 부위 피지후 측정은 수중체밀도법(R=.93)과 강한 상관관계를 보여주었다. 그러나 4C 모델과 비교하면 결과가 혼합되어 있다. 피지후 측정은 8주 저항성 훈련 프로그램을 통해 보디빌더의 제지방량 변화를 추정함에 4C(R=.88)와 매우 연관되어 있다. 이 값은 3C 모델에서 얻은 값보다 높았다.[89] 3개 및 7개 부위의 피지후 측정 방법은 모두 경기 전 엘리트 남성 유도 선수의 4C 방법에 비해 제지방량의 변화를 낮게 측정했다(-2.5에서 2.7kg).[82] 잠재적으로 의미 있는 차이를 나타낸다.

둘레 측정과 피지후 측정의 조합에서 근육 단면적을 추정하기 위해 방정식이 개발되었다. 이러한 방법은 CT 스캔과 비교하여 신뢰성을 보여주지만, 조직화된 저항성 훈련 중 단면적 변화를 상당히 낮게 평가한다.[18] 즉 결과의 오류는 상대적으로 일관적이므로 CT와 유사한 패턴의 변화를 추적하여 시간 경과에 따른 근육량 평가를 위한 실행 가능한 도구가 된다.[18]

KEY POINT

피지후 측정은 근육 발달을 평가하는 실용적인 방법이 될 수 있다. 그러나 결과의 정확성은 실무자의 숙련도에 따라 크게 좌우되며, 이를 염두에 두고 결과를 비판적으로 해석해야 한다. 피지후 측정과 둘레 측정을 결합하는 것은 근육 단면적 변화를 추적할 수 있는 실행 가능한 수단이며, 시술자의 기술에 따라 동일한 제한 조건이 적용된다.

수중체밀도법

수중체밀도법(수중계량법이라고도 함)은 제지방량을 추정하기 위해 잘 정립된 방법이다(그림 3.2). 종종 2C 모델의 표준으로 간주되며 이러한 이유로 다른 측정을 검증하기 위한 기준 자료로 자주 사용되며 일반적으로 4C 모델에 포함된다. 이 개념은 물 속에서의 몸무게가 몸의 체적에 의해 대체되는 물의 양에 정비례한다는 아르키메데스 원칙을 기반으로 한다. 제지방 조직은 물보다 밀도가 높고, 체지방량은 밀도가 낮기 때문에 체지방이 많은 사람은 더 많은 양의 제지방 조직을 가진 사람보다 물에서 더 큰

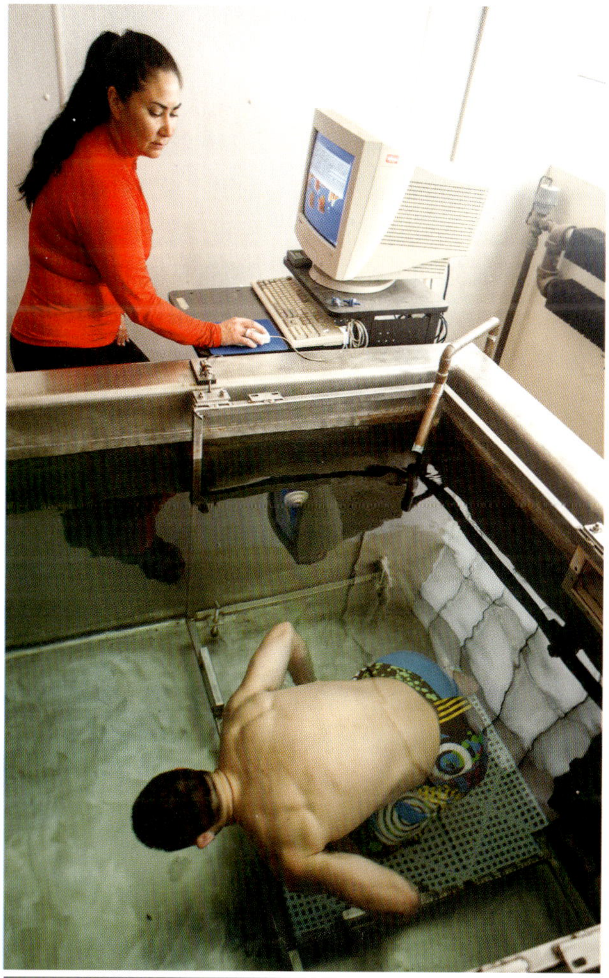
그림 3.2 수중 측정 탱크

부력을 가지므로 무게가 덜 나가게 된다.

수중체밀도법의 한계는 전용 물탱크가 필요하기 때문에 다른 평가 방법보다 접근성이 떨어진다. 데이터는 사람이 저울에 고정된 상태에서 물탱크에 완전히 잠긴 다음 물의 밀도를 보정하여 건조 중량과 수중 중량의 차이로 체적을 계산하여 얻는다. 체밀도는 중량을 부피로 나눈 값이다. 데이터에서 제지방량을 추정하기 위해 다양한 공식을 사용할 수 있다. Siri 및 Brozek 방정식이 예측에 가장 일반적으로 사용되었지만 이러한 공식은 백인 남성 및 여성 시체를 대상으로 한 결과에 기반하므로 다른 인종 및 민족에 대한 결과를 정확하게 추정하지 못할 수 있다.[45]

수중체밀도법은 제지방 질량 측정에 부정적인 영향을 미칠 수 있는 몇 가지 잠재적인 오류 원인이 있다. 첫째, 검사 대상자는 최대한 숨을 내쉬고 검사 내내 전혀 움직이지 않아야 한다. 이 프로토콜의 편차는 실험 결과를 실질적으로 바꿀 수 있다. 또한, 잔여 폐 용적을 수정해야 한다. 이 변인에서 상대적으로 미미한 차이(600ml)는 체성분 측정치에 최대 8%까지 영향을 미칠 수 있으며, 체구가 클수록 오차의 크기가 증가할 수 있다.[45]

수중체밀도법은 일반적으로 인구 전체의 제지방량을 추정하는 데 정확하다. 단일 시점에서 보디빌더의 제지방 질량을 비교할 때 4C 모델과 거의 완벽한 상관관계(R=.99)를 보여준다. 또한, 8주간의 저항성 훈련 프로그램 동안 제지방량의 변화를 평가할 때 정확도가 높다(r=.91).[89] 54개의 검증 연구에서 단일 포인트 4C 평가와 비교했을 때, 수중체밀도법은 체지방 비율을 상대적으로 작게 0.1~1.2%로 과소평가했으며, 이는 제지방량을 약간 과대평가한다는 것을 의미한다. 폐경 전 여성의 경우 결과의 정확도가 떨어지는 경향이 있다. 이 기술을 통해 얻은 값은 생리 사이클의 단계에 따라 크게 다르다. 이러한 변동은 부분적으로 전체 체수분 변화에 의해 설명될 수 있지만 다른 요인들도 역할을 하는 것으로 보인다.[12] 잠재적인 오류를 최소화하려면 폐경기 전 여성을 사이클의 같은 시점에 평가하여 반복 측정해야 한다.

KEY POINT

수중체밀도법은 제지방량을 추정하는 데 유용한 도구로 간주될 수 있다. 그러나 모든 2C 모델과 마찬가지로 그 결과는 모든 제지방 성분을 반영한다. 따라서 통제된 저항성 훈련과 관련된 근비대 변화를 평가하는 데 사용되는 경우, 다른 구성 요소(예: 물)의 변경이 유효한 추론을 방해할 수 있기 때문에 반드시 근육량의 변화를 나타내는 것은 아니다.

공기이동 체적변화기록법

공기이동 체적변화기록법(ADP)은 수중체밀도법과 유사한 원리를 사용하여 체성분을 추정한다. 그러나 이름에서 알 수 있듯이, 체적을 추정하기 위해 압력-체적 관계와 함께 공기 변위(물 변위와 다르게)를 사용한다. 이 개념은 가스의 부피가 고정 온도에서 가스에 의해 가해지는 압력에 반비례한다는 보일의 법칙과 일치한다.

ADP는 일반적으로 보드포드(Bod Pod)라고 하는 달걀 모양의 유리 섬유 장치에서 수행된다(그림 3.3). 검사 절차는 비교적 간단하다. 사람이 보드포드 챔버 내부에 움직이지 않고 앉은 채로 검사가 수행되고 유닛은 미리 결정된 알고리즘을 기반으로 체성분 추정치를 도출한다. ADP의 장점은 장치 교정 후 완료하는 데 약 10분밖에 안 걸린다는 것이다. 또한, 수중에 잠수할 필요가 없기 때문에 보드포드는 수압 측정에 비해 보다 매력적인 대안이다. 이러한 속성으로 인해 4C 모델에서 참조 방법으로 자주 사용된다. 몇 가지 요인이 ADP 측정의 유효성을 변경

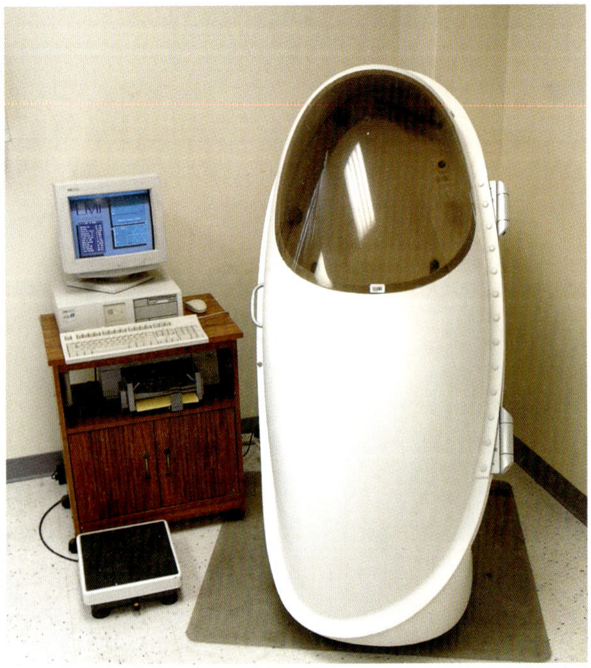

그림 3.3 ADP를 수행하는 보드포드

실제 적용

근육 질량의 생화학적 평가: 근비대 측정을 위한 실행 가능한 방법?

전신 골격근 질량을 추정하기 위해 여러 생화학적 방법을 사용할 수 있다. 다른 측정 방법만큼 잘 알려져 있지는 않지만 생화학적 기술은 형태학적 평가를 위한 실행 가능한 옵션이 될 수 있다. 이 방법 중에 가장 많이 연구된 방법은 24시간 소변의 크레아티닌 배설량을 측정하는 것인데, 이는 인간의 근육 질량과 좋은 상관관계를 보여준다.[44] 이 접근은 전신 크레아티닌과 크레아티닌의 소변 배설 사이의 일치를 보여주는 동물 연구에서 시작되었다. 그러나 방법의 타당성은 크레아틴에서 크레아티닌으로의 전환이 개인 간 및 개인 내에서 일정하다는 가정에 달려 있다. 이것은 주로 앉아 있고 활동량이 적은 사람들에게 신뢰할 수 있지만 저항성 훈련 중에 반드시 맞는 것은 아니다. 값이 크게 달라질 수 있다. 더욱이 이 테크닉의 타당성은 전체 연구 기간 동안 정확한 소변 수집과 식이단백질 섭취의 안정적인 유지에 근거한다. 자유 생활 상황에서는 어려울 수 있다.

D_3 크레아틴 희석 방법이라고 하는 듀테로화 크레아틴을 사용하는 새로운 기술은 다른 생화학적 접근법에 비해 우수한 대안으로 제안되었다. D_3 크레아틴은 안정된 동위 원소로 물에 경추로 섭취되며 거의 전적으로 골격근에 의해 흡수되고, 이는 신체 크레아틴 저장량의 약 95%(근육은 크레아틴 합성 능력이 없음)의 저장 부위를 나타낸다. 총 신체 크레아틴 풀은 액체 크로마토 그래피-탠덤 질량 분석법을 통해 소변의 D_3 크레아티닌 농축으로 계산된다. 근육 질량의 추정치는 근육의 크레아틴 함량 추정치를 사용하여 크레아틴 풀 크기를 나누어 얻는다.

D_3 크레아틴 희석 방법은 처음에 설치류에서 검증되었으며 제지방 조직 질량의 추정치와 강한 관계를 보여준다(r=.96).[83] 후속 연구에서 이 방법은 성장하는 쥐의 제지방 조직 변화를 정확하게 측정하기 위해 시간이 지남에 따라 반복적으로 사용될 수 있음을 보여주었다.[84] 종합적으로, 결과는 평가 도구로서 D_3 크레아틴 희석의 가능성을 보여준다.

인간에 대한 후속 예비연구에서 D_3 크레아틴 희석과 MRI의 근육 질량 추정치는 좋은 일치를 보고했다(r=.87).[13] 이 방법은 MRI에 비해 근육 질량을 약 2배로 과대평가한 DXA에서 파생된 추정치보다 편향이 적었다. 그러나 이 연구는 5일 동안 지속적으로 소변을 수집하는 병원 환경에서 수행되었다. 따라서 자유로운 일상생활을 하는 인구에 대한 적용 가능성은 극히 제한적이다. 실용성을 높이기 위해 밤새 단식 후 얻은 소변 샘플이 단일 측정과 종단 평가 모두에서 근육 질량을 정확하게 예측하는 데 충분한지를 결정하기 위한 연구가 수행되었다.[14] 상관관계 분석은 D_3 크레아틴 희석 방법과 MRI에서 파생된 근육 질량 예측 사이에 강한 일치를 보여주었다(r=.88~.91). 그러나 이 방법은 근육량을 2.3~3.0kg(5.1~6.6lb)으로 과소평가했으며 MRI보다 개인 내 변동성이 훨씬 더 컸다. 더욱이 남성보다 여성에서 차이가 더 커서 여성을 평가할 때 그 타당성에 의문이 제기된다.

전반적으로 새로운 증거는 D_3 크레아틴 희석이 근육 형태를 결정하는 도구로 잠재적으로 유용하다는 것을 나타낸다. 그러나 측정은 신체 전체에 적용된다. 부위별 근육 차원에 대한 통찰을 얻는 것은 불가능하다. 또한, 근비대 관점에서 볼 때, 더 중요한 방법은 운동 프로토콜에서의 사용을 배제하는 안정적인 모집단에 따라 방법의 유효성이 결정된다는 것이다. 따라서 적용 가능성은 앉아 있는 인구에 국한된 것으로 보이며 근육감소증 평가에 가장 적합할 수 있다.

할 수 있다.

무엇보다도 측정은 체모, 체온, 수분 및 의복의 영향을 받는다.[28,71] 따라서 유효한 결과를 얻으려면 개인이 두피 모자와 꽉 끼는 수영복을 착용하고, 몸과 얼굴의 털을 면도해야 한다. 검사 중 신체 위치의 변화는 상대적으로 적은 정도이지만 결과에 영향을 미칠 수 있다.[72] 다른 평가 방식과 마찬가지로, 분석에 혼동을 주지 않도록 테스트 전에 신체 활동과 음식 및 수분 섭취를 제한해야 한다. 마지막으로, 보드포드 장치는 실내 온도 변화에 민감하다. 주변 환경에서 약간의 편차가 있으면 판독 값이 크게 변경될 수 있다.[29]

일반적으로 ADP는 광범위한 집단에 걸쳐 단일 시점에서 체성분을 측정하기 위한 수중체밀도법과 유사한 결과를 생성한다.[80] 그러나 3C 및 4C 모델에 비해 정확도가 다소 떨어진다. 대학생 남자 하키 선수를 대상으로 한 연구에 따르면 ADP는 DXA에 비해 제지방량을 과대평가했다.[19] 보드포드를 4C 모델과 비교할 때 유사한 과대평가가 관찰되었다.[47] 이러한 차이의 정도는 상대적으로 적다. 그럼에도 불구하고 연구의 실제적인 의미를 식별하려고 시도할 때 잠재적으로 의미가 있을 수 있다.

ADP는 일반적으로 장기간 연구를 통해 체성분의 변화를 예측하는 데 좋지 않았다. 이 테크닉은 7일 동안 크레아틴 모노하이드레이트를 섭취하는 운동선수의 제지방량 변화를 평가할 때 수중체밀도법과 강한 상관관계를 보여주었다(r=.95). 반면에 ADP를 사용한 제지방량 추정치는 8주간 체중 감량 프로그램의 과체중 남성과 여성의 코호트 연구에서 DXA(r=.34)와 낮은 상관관계를 보였다.[96] 또한, 과체중 남성과 여성의 6개월간 체중 감량 프로그램에서 체성분을 추적하는 연구에서 제지방량 변화를 예측하기 위한 보드포드와 DXA 사이에 전혀 상관관계가 없음을 발견했다.[34] 통합된 결과는 ADP가 이 집단에서 실행 가능한 평가 방법이 아님을 나타낸다. 운동 인구에서 ADP와 3C 및 4C 참조 방법을 비교하는 종단 연구가 부족하여 효과에 대한 강력한 추론을 이끌어낼 수 없다.

KEY POINT

ADP는 주어진 시점에서 제지방량을 평가하는 데 장점이 있지만 훈련 프로그램 과정에서 변화를 추정하려고 할 때는 정확도가 떨어질 수 있다. 운동선수에 대한 제한된 종단 자료는 이것이 유효한 선택이 될 수 있음을 시사한다. 그러나 이 모집단에서 참조 방법과의 비교가 부족하기 때문에 결론을 해석하기 어렵다.

이중 X-선 흡수계측법(골밀도 검사)

이중 X-선 흡수계측법(DXA)은 신체를 전체 뼈, 제지방연조직량 및 체지방량으로 나누는 3C 모델이다(그림 3.4). 이 기술은 높은 신뢰성, 편의성 및 상대적으로 낮은 스캔당 비용의 조합으로 인해 연구 기반 환경에서 체성분을 측정하는 방법으로 인기를 얻고 있다. DXA는 방사선을 방출하지만 관련 양은 매우 적으며 일반적으로 자주 사용하지 않으면 문제가 되지 않는다. 그러나 장비를 작동하려면 면허가 있는 방사선 기술자가 필요한 경우가 많으므로 이러한 상황에서는 실용성이 떨어진다.

DXA의 뚜렷한 이점은 팔, 몸통 및 다리의 분절 제지방량을 추정할 수 있다는 것이다. DXA에서 파생된 데이터[49]에서 골격근 질량을 계산하기 위해 검증된 방정식이 개발되었지만 알고리즘이 백인의 변인을 과대평가하는 설명할 수 없는 체계적 편향을 가지고 있는 것으로 밝혀졌다.[38] 그럼에도 불구하고 DXA는 종종 근비대에 대한 대리척도로 간주된다. DXA는 유럽학회에 의해 최근 골

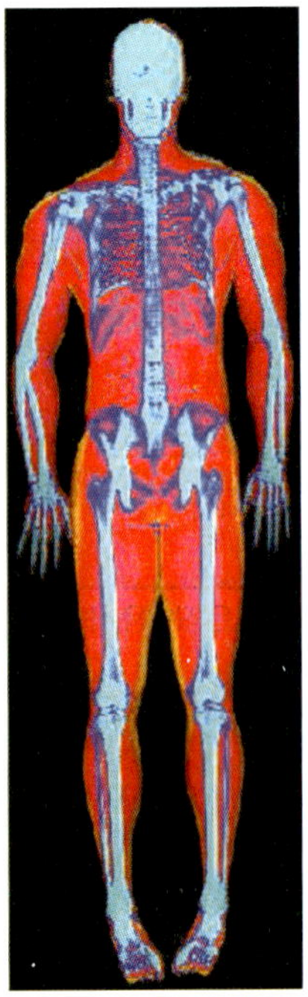

그림 3.4 제지방의 DXA 이미지
출처: Grant Tinsley 박사

다공증 및 골관절염의 임상 및 경제적 측면에 대한 근육량 측정의 기준 표준으로 간주되었다. 수많은 잠재적인 오류 소스가 DXA와 관련되어 있다. 첫째, 사용된 유닛의 유형이 결과에 영향을 미칠 수 있다. 정확도 수준은 펜슬빔과 팬빔 유닛에 따라 다르다.[45]

또한, 정확도는 인구에 따라 다르다. 편향을 유발할 수 있는 요인으로는 성별, 크기, 비만도 및 질병 상태가 있다. 이러한 편향의 크기는 약 ≤2kg(4.4lb)의 제지방량[97]이며 이는 실질적으로 의미가 있을 수 있다. 더욱이 DXA는 수중체밀도법에 비해 전체 체수분에서 변동이 적다.[45] 그럼에도 불구하고 식이 요법에 매우 민감하다. 특히 증가된 글리코겐 저장량과 관련 수분은 체중을 수 kg까지 증가시켜 잠재적으로 결과에 큰 영향을 미칠 수 있다. 최근 연구에 따르면 영양소 함량에 관계없이 음식 섭취는 전체 및 부분 제지방량의 DXA 추정치를 각각 1.7% 및 3%까지 증가시켰다. 이 결과는 남녀 모두에게 해당된다.[88] 따라서 영양 섭취로 인한 혼란을 방지하기 위해 밤새 단식이 필요하다.

단일 시점에서 측정이 이루어지면 DXA는 보디빌더의 제지방량을 추정하기 위한 4C 모델과 매우 높은 상관관계를 보인다(r=.97).[89] DXA는 또한, 이와 관련하여 부위별 측정과 비교했을 때 적절하게 수행된다. 싱글 슬라이스 CT에 의해 측정된 허벅지 골격근 면적은 DXA에서 파생된 허벅지 제지방량 측정과 좋은 상관관계를 나타냈다(r=.86). 다중 슬라이스 CT에서 측정된 허벅지 근육 부피와의 상관관계는 훨씬 더 높았다(r=.98).[51] MRI와의 비교는 .86에서 .97까지의 상관 계수 값을 생성했다. 방식 간의 강력한 관계를 나타낸다.

DXA의 예측 능력은 상당히 높지만, 엄격한 운동 프로그램의 과정에서 근육량 지표의 변화를 추적하는 능력의 감소를 보여준다. 8주간 저항성 훈련 프로그램에서 보디빌더 집단의 변화를 추적할 때 4C(r=.77)와 상당히 높은 상관관계를 보였지만 이 관계는 단일 시점에서 평가했을 때보다 훨씬 낮았다.[89] 엘리트 유도 선수들을 대상으로 한 연구에서도 비슷한 결과가 나왔다. 체중 안정 기간부터 시합 직전까지 선수를 추적할 때, DXA 결과는 제지방 질량에 대한 4C 기준값의 38%만 처리했다. 부위별 측정에 의해 평가된 제지방 질량의 변화에 대한 일치는 훨씬 더 재대로 발휘하지 못한다. 상관 계수는 MRI에서 얻은 허벅지 중간 부피와 비교했을 때 .49에 불과했다.[85] 마찬가지로, DXA와 CT스캔 모두 10주간의 근력 훈련 프로그램을 통해 허벅지 질량의 상당한 증가를 감지할 수 있었지만 방법 간에 약 2kg(4.4lb)의 잠재적 차이가 나타났다. 다른 여러 연구들이 이러한 의견을 뒷받침한다.[20] 단일 포인트 측정과 종단 훈련 연구 과정에서 취해진 측정 사이의 불일치는 시간 경과에 따른 지방 조직 또는 피부 질량의 변화로 인한 교란으로 인해 발생할 수 있으며, 이는 DXA 알고리즘이 제지방량을 결정하는 방법을 변경한다.[51]

> **KEY POINT**
>
> DXA는 아마도 제지방량을 평가하는 가장 좋은 간접 방법일 것이다. 편의성과 상대적으로 낮은 위험을 감안할 때 그룹 레벨에서 근육 발달을 평가하는 데 좋은 선택이다. 그럼에도 불구하고 DXA는 체수분 변화에 민감하지 않으며 체계적인 저항성 훈련 프로그램 과정에서 미묘한 변화를 감지하는 능력이 부족하다. 이상적으로는 근육 조직 구성에 대한 더 큰 통찰력을 제공하기 위해 부위별 측정과 함께 사용되어야 한다.[51]

생체 전기 임피던스 분석

BIA는 신체를 통해 낮은 수준의 전류를 방출한 다음 개인의 키, 체중 및 성별을 고려하면서 신체를 통한 전기 흐름의 용이성을 기반으로 체성분을 추정한다. BIA는 아마도 모든 체성분 측정법 중에서 가장 편리하며 완료하는 데 몇 분도 걸리지 않는다. 또한, 상대적으로 저렴하기 때문에 연구 환경에서 광범위하게 사용된다. 고급 BIA 기기는 부분 제지방량과 골격근량을 추정할 수 있다. 특정 BIA 기기의 고유한 기능은 다른 테크닉으로는 얻을 수 없는 세포 내 및 세포 외 액체 구획을 계산하는 것이다.

BIA는 단일 주파수와 다중 주파수의 두 가지 기본 범주로 분류할 수 있다. 단일 주파수 장치는 일반적으로 50kHz 전기적 펄스를 방출하여 세포 외 체액을 통과할 뿐만 아니라 세포막을 통과할 수도 있다.[10,50] 전류의 세포 내 침투로 인한 이러한 단위의 유효성이 손상된다. 이런 잠재적 혼동과 결합하여 단일 50kHz 주파수에서 측정은 한계가 있다.[10,57] 다중 주파수 장치는 50kHz 미만의 전류를 적용하여 세포막의 최소 침투로 세포외 수분을 정량화할 뿐만 아니라 전체 체수분을 추정하여 세포 내 수분을 계산할 수 있는 최대 1000kHz의 전류를 정량화한

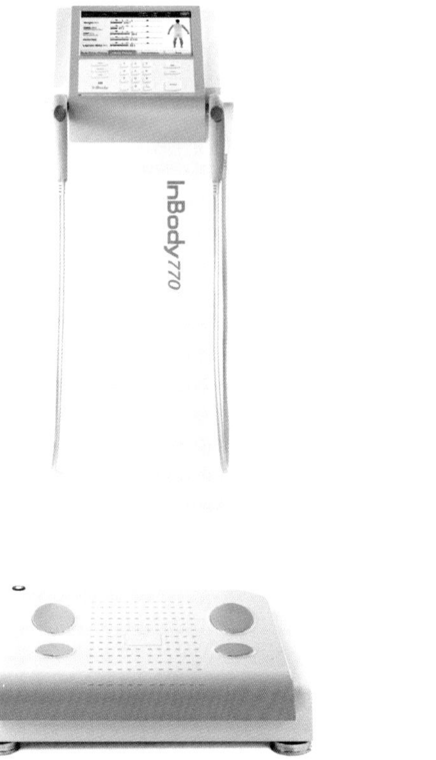

그림 3.5 다중 주파수 BIA 장치, 인바디

KEY POINT

정확도는 주어진 단위와 그 알고리즘의 정교함에 따라 다르지만 BIA는 제지방량을 평가하는 데 유효한 선택이 될 수 있다. BIA는 이론적으로 체수분의 영향을 제거하여 골격근 질량을 결정하는 기능이 발달되었지만 이러한 측정의 타당성은 잘 연구되지 않았다.

다(그림 3.5).[10] 이러한 발전된 기능으로 인해 다중 주파수 BIA 장치는 단일 주파수 장치보다 오류가 덜 발생하기 때문에 체성분을 예측하는 데 탁월한 선택이 될 수 있다.[37,64,86]

주파수 용량과 관계없이 BIA에는 몇 가지 잠재적인 오류 원인이 있다. 첫째, BIA는 수화 상태와 체수분의 변동에 매우 민감하다. 이는 월경 주기의 서로 다른 시점에서 측정값을 얻을 때, 큰 영향은 아니지만 폐경 전 여성에서 특히 문제가 될 수 있지만 일반적으로 이와 관련하여 최소한의 영향을 보여준다.[15,39,60] 더욱이 DXA와 마찬가지로 음식 섭취는 판독값을 크게 변경할 수 있으므로[88] 정확성을 위해 밤새 단식해야 한다. 또한, 알고리즘은 제조업체나 장치에 따라 정교함이 다를 수 있다. 결과의 정확성은 예측 방정식에 따라 달라지기 때문에 중요하다. 특히, 알고리즘이 인구 간 체성분의 내재적 차이를 적절하게 설명하지 못하는 경우(예: 일반 대중 vs. 운동선수) 예측에 상당한 변동이 나타난다.[94] 마지막으로 전극 구성은 장치마다 다를 수 있다. 손에서 손으로, 발에서 발로, 손에서 발은 일반적인 배열이며 이러한 디자인 간의 분석 차이는 체성분 결과에 영향을 줄 수 있다.[88]

방법과 장치 사이의 큰 차이로 인해 제지방량 측정에서 BIA의 타당성에 대해 일반적인 결론을 내리는 것은 다소 어렵다. 단일 주파수 BIA는 보디빌더의 제지방량에 대한 단일 지점 평가에서 4C 모델과 잘 연관된 것으로 나타났다.[89] 다중 주파수 BIA와 DXA 간의 단일 지점 비교는 일반적으로 방법 간의 일치를 보여주지만 BIA는 제지방량을 과대평가하는 경향이 있다.[23,26,37,92] 부분 제지방량 분석과 관련하여 BIA는 참조 방법에 비해 제지방 질량을 약간 과소평가하는 경향이 있지만, 그룹 수준에서는 상대적으로 일치한다.[94]

시간 경과에 따른 근비대 관련 측정의 변화를 평가할 때 BIA는 다소 혼합된 결과를 보여준다. 7일의 로딩 기간 동안 크레아틴 모노하이드레이트를 섭취하는 남성 운동선수 집단에서 제지방량의 변화를 평가할 때 BIA와 수중체밀도법(r=.92) 사이에 높은 상관관계가 발견되었다. 다중 주파수 BIA와 DXA(r=.71)가 10주 저항성 훈련 프로그램을 통해 젊은 남성의 제지방량 변화에 대해 좋은 일치를 보였다. 그러나 두 가지 방법은 부분 측정의 변화와 관련하여 서로에 대한 예측 변인이 좋지 않았다.[77] 또한, DXA와 비교하여 다중 주파수 BIA는 4주 저열량식이 요법을 따른 저항성 훈련이 된 남성 및 여성 코호트 연구에서 제지방량을 과대평가했다. 그러나 그 차이는 상대적으로 작았으며(0.18~0.25kg 또는 0.39~0.55lb) 통계적으로 유의미하지 않았다.[5] 더욱이 중년 및 노년 여성을 대상으로 한 연구에 따르면 DXA는 제지방량의 작은 증가를 식별할 수 있었지만, 다중 주파수 BIA에서는 변화가 감지되지 않았다.[81] BIA 장치의 유형도 고려해야 한다. 6개월의 체중 감량 프로그램 후 다중 주파수, 손에서 발로 측정하는 장비는 단일 주파수, 발에서 발로 측정하는 장비(r=.30)보다 DXA(r=.66)와 상당히 높은 상관관계를 보였다.[34] 표 3.1은 간접적 근비대 측정의 장점과 단점을 요약한 것이다.

부위별 측정

이름에서 알 수 있듯이 부위별 측정은 특정 근육 형태를 평가한다. 부위별 측정은 현미경 수준에서 근육을 평가하는 시험관 내(생검) 또는 근육을 거시적 수준으로 평가하는 생체 내(원주 측정, 초음파, CT, MRI)에서 얻을 수 있다. 시험관 내 측정은 개별 섬유의 크기를 분석할 수 있는 반면, 생체 내 측정은 총체적인 근육 형태를 평가한다. 생체 내 측정은 단일 차원(근육 두께)으로 평가할 수 있으며, 이는 근육 일부의 주어진 지점을 평가한다. 2차원에서는 근육 일부(근육 단면적)의 슬라이스를 본다. 3차원에서는 전체 근육(근육 부피)에 걸친 근비대 변화를 설명한다. 이러한 분류의 결과들은 다른 구조를 요약하여 동일한 데이터에서 다른 결론을 도출할 수 있기 때문에 중요하다.[42]

근비대 분석에서 1차원 평가를 사용할 수 있지만 근육 크기가 다른 차원에서 다르게 증가할 수 있기 때문에 유용성에 한계가 있다. 예를 들어, 너비는 길이와 다르게 증가할 수 있으며 이러한 차이는 근육 두께 측정에서 관찰되지 않는다.

따라서 2차원 측정은 1차원 평가에 비해 근육 형태에 대한 더 큰 통찰력을 제공할 수 있다. 2차원 측정의 두 가지 중요 분류는 해부학적 단면적(ACSA)과 생리적 단면적(PCSA)이다. ACSA는 작동상 세로축에 수직으로 얻은 근육 단면으로 정의된다. 또는 PCSA는 섬유에 수직으로 얻은 근육 단면을 말한다. 비우상근 섬유는 모두 장축에 평행하기 때문에 ACSA와 PCSA는 비슷한 결과를 생성한다. 그러나 삼각근, 대퇴직근, 상완 삼두근과 같은 우상근 섬유는 직각으로 정렬되어 있으므로 이러한 근육을 평가할 때 구조(ACSA vs. PCSA) 사이의 값이 크게 달라질 수 있다.

3차원 평가를 통해 근육량을 결정할 수 있다. 이것은 MRI 또는 CT로 근육의 길이를 따라 여러 차례 연속 스캔을 한 다음 이를 길이의 함수로 통합하여 부피를 얻을 수 있다.[42] 또는 3차원 초음파는 모션 캡처 기술의 도움으로

표 3.1 간접 근비대 측정법의 장점과 단점

방식	장점	단점
피지후 검사	• 편리함 • 저렴 • 비침습적 • CSA를 추정하기 위해 둘레 측정과 결합 가능	• 좋은 타당성을 위해 고도로 숙련된 실무자가 필요 • 독립 평가로 근육 질량이 아닌 FFM만 추정 • 부위별 변화를 측정하지 않음
수중체밀도법	• 좋은 타당성 • 검사자의 영향을 받지 않는 결과	• 대부분 연구 및 실험실에 국한된 설정 • 부담 • 근육질량이 아닌 FFM만 추정 • FFM에서 부위별 변화를 측정하지 않음 • FFM 및 FM 구획의 가정된 밀도에 의존적
ADP	• 단일 지점 측정에서 일반적으로 좋은 타당성 • 부담스럽지 않음 • 검사자의 영향을 받지 않는 결과	• 주로 연구 및 실험실 환경에 국한 • 테스트 전에 제한된 영양과 운동이 필요하며 혼란을 방지하기 위해 제모 준비 • 수중체밀도법만큼 정확하지 않음 • FFM 및 FM 구획의 가정된 밀도에 의존적 • FFM의 부위별 변화를 측정하지 않음 • 시간에 따른 변화를 추정에 유효성이 손상됨
DXA	• 좋은 타당성 • 뼈와 제지방 연조직량 구별 • FFM 부위별 변화를 예측할 수 있음 • 부담스럽지 않음 • 상대적으로 저렴 • 시험자의 영향을 받지 않는 결과	• 면허가 있는 방사선 기사의 작업 필요 • 글리코겐 상태 변화에 영향을 받음 • 혼란을 방지하기 위해 테스트 전에 영양과 운동 제한 • 시간이 지남에 따라 제지방 연조직량의 미묘한 변화를 감지하는 능력 부족 • 제조업체와 장비 간의 차이는 유효성에 영향을 미칠 수 있음 • 소량의 방사선이지만 반복 사용에 제한이 있음
BIA	• 일반적으로 좋은 유효성 • 부담스럽지 않음 • 상대적으로 저렴 • FFM의 부위적 변화를 추정할 수 있음 • 세포 내 및 세포 외 체수분 성분 추정 가능 • 검사자의 영향을 받지 않는 결과	• 정확도는 특정 제조업체에서 사용하는 회귀 방정식에 따라 다름 • 혼란을 방지하기 위해 테스트 전에 영양과 운동을 제한해야 함 • 제조업체와 장비 간의 차이는 유효성에 영향을 미칠 수 있음

약어: DXA=이중 에너지 X-선 흡수법, CSA=단면적, FFM=제지방량, FM=체지방량, ADP=공기이동 체적변화기록법, BIA=생체 전기 임피던스 분석

연구 결과

개인 및 그룹 결과의 구별

모든 응용 운동 관련 연구의 결과와 마찬가지로 그룹 vs. 개인을 연구할 때 체성분 연구의 의미 차이를 이해하는 것이 중요하다. 연구 결과는 일반적으로 피험자 집단에서 얻은 데이터의 집합적 평균으로 보고된다. 그러나 그 데이터의 표준 편차로 표시되는 범위에 따라 다른 대상에 대한 반응 분산이 있었을 것이다. 때로는 이러한 분산이 상당히 클 수 있다. 따라서 단순히 평균을 액면가로 취하는 것이 반드시 주어진 사람이 기대할 수 있는 결과를 반영하는 것은 아니다.

체성분 검사의 경우, 주어진 평가 방법은 양성 및 음성 모두에서 제지방량 변화에서 광범위한 값을 생성할 수 있으며 결국 평균의 변화를 보여주진 않았다. 그러나 평균 통계적 관점에서 보면 결과는 제로 마크 주변에 있는 훨씬 더 좁은 범위의 값을 보여주는 다른 평가 도구와 거의 동일할 수 있다. 이러한 문제는 근비대 평가에 대한 수많은 검증 연구에서 입증되었다. 예를 들어, ADP와 수중체밀도법은 식이 체중 감량 프로그램을 사용할 때 제지방 질량의 그룹 변화를 정량화하기 위해 4C 모델과 상호 교환 가능한 것으로 밝혀졌다. 그러나 개인 수준에서 큰 차이가 발견되어 저자는 다음과 같은 결론을 내렸다. "협약의 광범위한 한계로 표시된다. 개인을 혼자 측정할 때 체성분 변화에 대한 개인 평가는 주의해서 해석해야 한다."[55] 마찬가지로 4C, 3C 및 2C 모델 간의 일치를 조사한 연구에서는 3가지 방법 모두 허용 가능한 그룹 평균 값을 제공했지만, 개별 수준에서는 3C 모델만 4C의 유효한 대안으로 사용되었다.[89]

그룹 vs. 개인의 불일치는 주어진 평가 도구와 관련된 오류 원인에도 적용될 수 있다. 예를 들어, 음식 섭취량의 변경으로 인해 전체 및 부분 제지방 연조직 질량의 DXA 추정치가 그룹 수준에서 각각 1.7% 및 3%까지 증가했다. 개인 수준에서 이러한 증가는 각각 4.5% 및 9%였다.[88] 따라서 개인 관점에서 보면, 사람은 잠재적으로 코호트 연구 전체에서 볼 수 있는 것보다 식이 변경으로 인해 체성분 측정치에서 훨씬 더 큰 변화를 경험할 수 있다.

대부분 개인에 대한 체성분 평가에 대한 가장 큰 관심은 일반적으로 시간 경과에 따른 제지방량 변화를 추적하는 것이다. 이와 관련하여, 주어진 평가 도구가 주어진 시점에서 참조 표준에 비해 제지방량을 과대 또는 과소 평가할 수 있는지는 상대적으로 중요하지 않다. 가장 관련성이 높은 것은 선택 방법이 신뢰할 수 있으며, 한 평가에서 다음 평가까지 일관된 측정을 제공한다는 것이다. 예를 들어, 단일 시점 분석은 다중 주파수 BIA가 DXA에 비해 제지방량을 0.58~0.84kg 과대평가한 것으로 나타났다. 그러나 1차 목표가 운동 프로그램과 함께 제지방량이 어느 정도 변하는지 결정하는 것이라면, 동일한 절대 크기의 오류가 지속된다면 이러한 차이는 본질적으로 문제가 될 것이다. 즉 체성분의 변화에 따라 오차의 크기가 변할 수 있다는 증거가 있다.[25,55,74] 아마도 제지방량의 밀도가 체중의 변환에 따라 변하여 일정하게 유지된다는 가정을 위반하기 때문일 것이다. 따라서 간접 측정 도구를 사용하여 근육 질량의 큰 변화를 모니터링하는 것은 개인 수준 데이터를 검토할 때 더 비판적으로 바라보아야 한다.

프레임을 연결한 다음 프레임을 변환하여 전체 근육의 단일 이미지를 생성할 수 있는 기능을 제공한다.[42] 일반적으로 근육 부피는 전체 근육 수준에서 근육 크기를 가장 정확하게 묘사한다. 그러나 전체적으로 근육 성장을 고려하여 부피 추정치는 근육 질량의 부분별 변화를 유도하기 위해 주어진 전략의 잠재적 중요성을 무시한다. 예를 들어, 원심 및 단축성 고립 저항성 운동의 10주 프로그램은 조건 간 근육 부피의 비슷한 증가가 보고되었다.[31] 그러나 근육 길이에 따른 근비대 변화를 평가한 결과, 신장성 훈련에서는 원위부 성장이 더 큰 반면, 단축성 훈련에서는 중간 부분의 성장이 더 컸다. 총체적으로, 연구 결과는 목표가 최대 근육 발달일 때 두 가지 유형의 행동을 결합하는 것의 이점을 보여준다. 이것은 주어진 프로그램에서 근비대 효과에 대한 완전한 이해를 개발하기 위해 근육의 특정 부위(예: 근위, 중간 및 원위)의 총부피와 근비대의 관련성을 강조한다.

또 다른 중요한 점은 거시적 측정이 근육 성장의 잠재적인 섬유 유형별 변화에 대한 통찰력을 제공하지 않는다는 것이다. 일부 전략은 Type I 또는 Type II 섬유에서 더 큰 근비대를 촉진하는 것으로 나타난다.[40] 이는 다양한 훈련 접근법 결합의 시너지 효과를 시사한다. 다른 훈련 전략은 또한, 운동으로 인한 근형질 크기와 근원섬유 크기의 차이를 유발할 수 있다.[41] 따라서 훈련 프로그램이 근육 발달에 미치는 영향에 대한 완벽한 관점을 도출하려면 부위별 영상과 조직학이 모두 필요하다.

다음은 이러한 부위별 근비대 평가에 대한 개관이다. 둘레 측정, 초음파, CT, MRI, 생검. 간접적 근비대 측정 장에서와 같이, 이 장에서는 각 방법과 관련된 기본 절차, 장점 및 단점과 근육 질량에 대한 형태학적 추론의 타당성 연구를 논의한다.

둘레 측정

둘레 측정은 근비대에 대한 가장 간단한 부위별 평가이다. 이 기법은 일반적으로 천으로 만들어진 유연한 줄자를 신체 부위에 대고 그 둘레를 측정하는 것이다(그림 3.6). 측정은 일반적으로 신체 부위의 중간 지점에서 이루어지지만, 근육을 따라 모든 부위를 평가할 수 있다.

둘레 평가의 신뢰성은 상당히 높고 피지후 검사 연구보다 낫다.[9] 그러나 이 기법에는 근육량 측정의 유용성에 의문이 드는 몇 가지 심각한 한계가 있다. 첫째, 주어진 근육을 직접 측정하는 다른 부위별 방법과 달리, 둘레

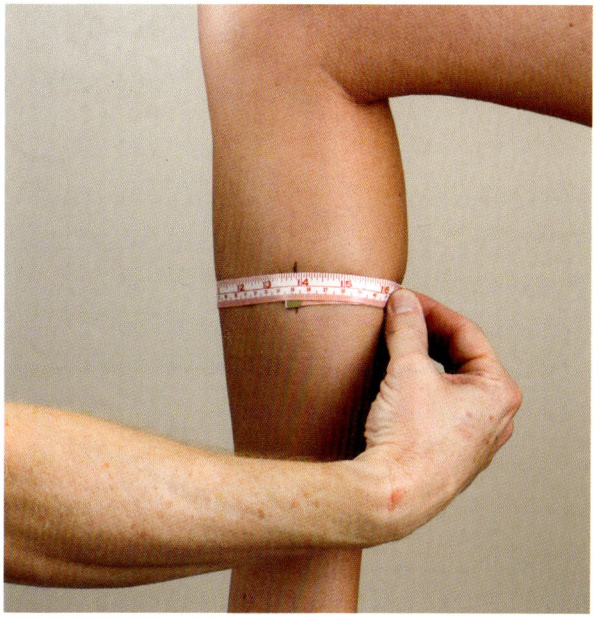

그림 3.6 둘레를 측정하는 사람

KEY POINT

둘레 측정은 근육 발달 평가에 적합하지 않다. 이 방법은 근비대에 대한 총체적인 추정치만을 제공하며, 독립 평가로서 결과는 비판적으로 봐야 한다. 그러나 이 기술은 다른 방법과 결합하면 시간에 따른 근육량과 그 변화에 대한 더 큰 통찰력을 얻을 수 있다.

평가는 신체의 일반적인 영역을 측정한다. 예를 들어, 다른 방법으로 상완 이두근과 외측광근의 크기를 직접적으로 평가할 수 있지만, 둘레 측정은 상완이나 대퇴 전체를 측정한다. 따라서 가슴의 둘레 측정은 광배근의 성장으로 인해 혼입될 수 있다. 둘째, 가장 중요한 것은 둘레 측정 방법은 측정 영역 내에서 다른 조직 구성 요소를 구별할 수 없다는 것이다. 체지방량, 피부 두께, 근육 조직, 세포 내 및 세포 외 수분의 변화가 측정에 반영되어서 구조 타당성을 손상시킨다.[9]

초음파

초음파 촬영은 트랜스듀서에서 방출되는 음파를 사용하여 근육 형태를 평가하는 비침습적 기술이다(그림 3.7). 트랜스듀서를 젤로 코팅한 다음 관심 근육 위에 놓는다.

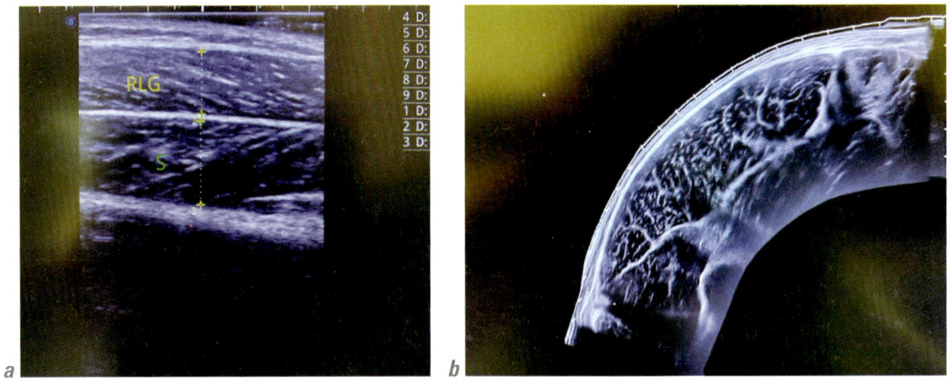

그림 3.7 근육을 보여주는 두 개의 초음파 이미지. (a) 근육의 두께 (b) 단면적
출처: 두 사진 모두 Brad schoenfeld

트랜스듀서는 신체 조직을 관통하는 음파를 방출한다. 이러한 파동은 부분적으로 장치로 반사되어 돌아와 이미지로 나타난다. 만족스러운 스캔이 얻어지면 초음파 검사자는 이미지를 고정하고 원하는 측정값을 얻을 수 있다. 그런 다음 나중에 검색하고 비교할 수 있도록 이미지를 하드 드라이브에 저장한다. 초음파 방식은 매우 안전하다. 이것은 임신 기간 동안 태아 발달을 추적하는 데 일상적으로 사용된다. 또한, 스캔은 비교적 빠르고 저렴하게 수행될 수 있다. 따라서 초음파는 근비대 연구에서 가장 널리 사용되는 부위별 측정 방식이다.

초음파에는 두 가지 기본 이미징 모드가 있다. A모드(진폭 변조 방식), B모드(휘도 변조 방식)가 그것인데, A모드는 조직 불연속성을 스캔하기 위해 좁은 사운드빔을 방출한다. 결과물은 그래프에서 스파이크 형태를 취한다. B모드는 대상 조직의 이미지를 생성하기 위해 음파의 리니어 배열을 방출하므로 A모드보다 우수한 해상도를 생성한다. A모드는 근육 형태를 평가하는 연구에 사용되었지만 이 목적에 대한 타당성은 잘 연구되어 있지 않다. 따라서 추가 논의는 유효한 평가 도구로서 문헌적 고찰이 잘 되어 있는 B모드 이미징에 특정될 것이다. 초음파 스캔은 1차원적으로 근육의 두께를 측정하거나 2차원적으로 근육의 단면적을 얻을 수 있다.

근육 두께의 경우 근복을 따라 단일 부위에서 측정이 이루어진다. 여러 부위를 스캔할수록 발생할 수 있는 잠재적인 부위별 적응에 대한 통찰을 얻을 수 있다. 최근 확산 시야각 초음파의 도입은 고품질 단면 이미징을 얻는 기술의 발전을 보여준다. 이러한 기법은 초음파 검사자가 수동으로 속도를 조절하여 근육을 가로질러 트랜스듀서로 쓸어내리는 방법이다. 초음파 장치의 소프트웨어 알고리즘은 실시간 스캐닝 중에 수집된 연속 프레임을 병합하여 파노라마 2차원 이미지를 재구성한다. 3차원 초음파 영상은 근육 부피를 정확하게 추정할 수 있는 가능성을 보여주는 새로운 기술이다.[6] 그러나 시간 경과에 따른 근비대 변화를 평가의 타당성 연구는 부족하다.

초음파를 사용할 때 내적 타당도(즉, 데이터의 신뢰성)에 가장 큰 위협은 검사자의 기술이다. 신뢰할 수 있는 고품질 이미지를 얻으려면 높은 수준의 숙련도가 필요하다. 초음파 검사자가 피부에 닫는 트랜스듀서에 가하는 압력 차이로 인해 측정값이 크게 변하여 평가자 간의 차이가 발생할 수 있다. 즉 적절한 트레이닝으로 측정의 재현성을 높일 수 있어야 한다.[33] 초음파의 또 다른 잠재적인 문제는 시간이 지남에 따른 근육 크기의 변화를 추적할 때 각 테스트 세션마다 동일한 부위에서 스캔을 해야 한다는 것이다. 근육 라인을 따라 측정값이 얻어지는 편차는 결과를 왜곡한다. 마지막으로 몇몇 사람은 다른 사람보다, 몇몇 근육은 다른 근육보다, 고품질 이미지를 얻는 것이 더 어렵다. 이러한 불일치의 이유가 항상 분명하진 않지만, 관심 부위를 스캔할 때 체지방 수치가 높은 사람보다 마른 사람을 스캔하기가 더 쉽다. 근육 간의 스캔 차이와 관련하여, 일부 연구에 따르면 허벅지 뒤쪽은 대퇴골의 기하학적 구조 때문에 허벅지 앞쪽보다 시각화하기가 더 어렵다.[2]

전반적으로, 초음파에 대한 평가자 간 신뢰도는 하지 근육에서 높게 보고되었으며, 대부분의 급내 상관 계수(ICCs) 범위는 .90~.99이다.[2] 연구 결과는 0.82에서 0.95 사이의 급내 상관 계수로 좋은 평가자 간 신뢰도를 보여준다. 초음파는 또한, 단일 시점에서 얻은 근육 두께 측정에 대해 우수한 정확도를 표시한다. MRI 또는 CT에 의해 결정된 단면적과 비교할 때, 앞쪽 허벅지 근육 두께의 초음파 측정은 .76~.98의 상관 계수를 보였으며 대부분의 보고된 값은 .90 이상이다.[2] 초음파와 CT 또는 MRI 결과 사이에 좋은 상관관계(.70~.91상관 계수)가 확인된 하지에 유사한 결과가 나타났다. 파노라마 초음파를 사용한 대퇴사두근 횡단면 단일지점 평가는 MRI[4,78] 및 CT[69]와 잘 일치하는 것으로 나타났다. 그러나 비복근의 단면적을 평가할 때는 일치하지 않는 것으로 밝혀졌다.[78]

초음파와 MRI 사이의 시간 경과에 따른 근육 발달의 변화를 비교할 때 결과는 다소 차이가 있다. 6주간의 혈류제한 훈련을 포함하는 연구에 따르면, 근육 두께의 초음파 측정은 MRI에서 파생된 단면적 측정과 근비대에 대해 유사한 결론을 내렸다. 그러나 변화의 정도에 대한 추정치는 같지 않았다.[52] 또 다른 연구에서, 대퇴골 길이의 50%에서 얻은 외측광근 두께에 대한 실험 전후 초음파 측정값은 12주간 무릎 신전근 등속성 저항성 훈련 후 MRI에서 파생된 ACSA 측정치(r=.69)와 중등도의 밀접한 상관관계를 보였다. 그러나 동일한 연구에서 초음파 측정값과 MRI로 측정한 근육량 간의 상관관계는 좋지 않았다(r=.33).[32] 연구 결과의 불일치는 훈련 연구 전반에 걸쳐 대퇴사두근의 부분적 근비대의 차이로 설명될 수 있다.[8,66,67] 또한, 확산 시야각 초음파 영상은 21주 저항성 훈련 프로그램 동안 근육 단면적(ICC=.929, SEM=.94cm2)의 변화를 감지하는 데 있어 MRI와 높은 일치도를 보였다.[4]

초음파 영상에서 근육 부피를 추정하기 위한 방정식이 개발되었다. 사지 길이와 근육 두께 측정값을 결합한 공식은 MRI와 비교하여 근육 부피의 합리적인 예측 인자로 밝혀졌다. 결정 계수는 무릎 신전근의 경우 41.9%에서 팔꿈치 굴곡근의 경우 70.4%까지 다양하다.[63] 그러나 값은 단일 시점에서 얻었으며, 규칙적인 운동으로 발생하는 근비대의 부위별 차이를 고려할 때, 시간에 따른 근비대 변화를 평가하는 공식의 정확성은 의심스럽다.

KEY POINT

초음파 검사는 근비대를 평가하는 효율적인 방법을 제공하며 자격을 갖춘 초음파 검사자가 수행할 때 우수한 정확도를 나타낸다. 주어진 근육의 길이를 따라 여러 부위에서 스캔을 하면 해당 근육의 전반적인 발달에 대한 더 큰 통찰력을 얻을 수 있다. 이것은 특히 대퇴사두 근육 조직과 관련이 있으며, 정기적인 저항성 훈련의 반응으로 뚜렷한 부위별 근육 내 적응을 보여준다.

컴퓨터 단층 촬영

CT는 X-선 기반 기술을 사용하여 근육을 포함한 특정 신체 영역의 단면 이미지를 생성한다(그림 3.8). MRI와 함께 근육 형태 측정을 평가하기 위한 참조 방법으로 간주된다. 스캔은 중앙에 테이블이 있는 도넛 모양 장치에서 수행된다.

사람은 테이블에 천장을 보고 누워 있고, 엑스선 튜브가 측정 근육 주위를 회전하며 전리 X-선 빔을 방출한다. 방출된 X-선 빔은 근육을 가로지르는 동안 감쇠된 다음 기기의 탐지기에 수신되어 얇은 슬라이스 이미지를 생성하며, 이는 각 CT 슬라이스를 정의하는 알고리즘의 도움으로 처리된다. 근육 단면적의 2차원 이미지가 조직 밀도와 관련된 픽셀로 렌더링된다.

CT는 근육 형태에 대한 뛰어난 통찰을 제공하지만 비용이 많이 들고(MRI보단 적지만) 불편하다. 더욱이 상대적으로 높은 수준의 전리 방사선을 방출하는 것은 반복 측정에 대해 안전하지 않다고 볼 수 있다. 따라서 CT는 실제로 근비대 평가에 제한적이다.

CT는 사람 근육 크기를 측정하는 데 일관되게 높은 재현성을 보이고,[58] 일반적으로 사체분석 값[62]에 비해 검증할 때 좋은 일치도를 나타낸다. 그러나 CT는 근육량을 측정하는 기준 방법으로 간주됨에도 정확도는 MRI보다

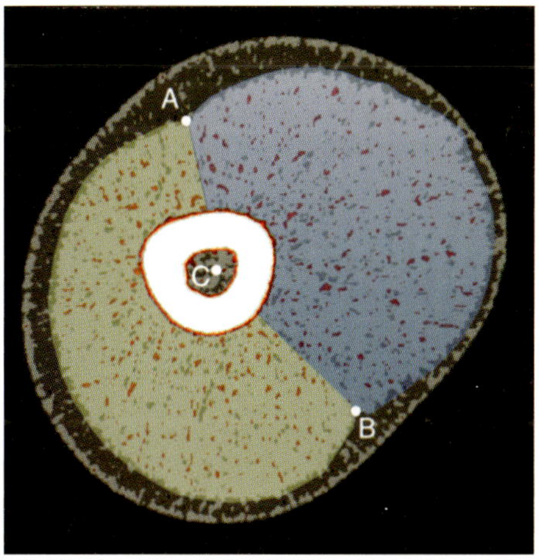

그림 3.8 근육의 CT 이미지

출처: Tom Maden-Wilkinson과 Alex Ireland 박사

KEY POINT

CT 영상은 근비대를 평가하기 위한 훌륭한 선택이며 참조 표준으로 간주될 수 있다. 그러나 비용이 많이 들고 일반적으로 병원 기반 환경에서만 사용할 수 있다. 중요한 것은 스캔당 방출되는 높은 방사선량 때문에 빈번한 측정에 사용할 수 없다는 것이다. 따라서 CT는 일반 집단에서 근육 형태를 평가하는 도구로서의 실제 사용이 제한적이다.

다소 떨어진다. MRI에서 파생된 단면적 평가는 사체 분석의 ±7.5% 이내인 반면, CT는 측정값이 10%에서 20%까지 과대평가되었다.[22] 더욱이 근복이 가깝게 배치된 근육들에서 유효성이 더욱 떨어진다. 이는 근육 간 경계를 결정하는 데 어려움을 증가시킬 수 있다.[22]

근육 부피 관련하여 다리의 CT는 다리 제지방량의 DXA 측정치와 매우 높은 일치를 보여준다(r=.98).[51] 그러나 앞서 언급했듯이, 부위별 제지방량의 매우 정확한 측정을 결정하는 DXA의 타당성은 다소 의심스럽다. 근육 부피 변화를 측정하는 CT 능력의 타당성 조사 연구는 아직 부족하다.

자기공명 영상

MRI는 CT보다 연조직 대조 디스플레이가 더 우수하기 때문에 근비대를 평가하는 표준으로 널리 알려져 있다(그림 3.9) 이 기술은 비침습적이며 CT와 마찬가지로 전리 방사선을 생성하지 않기 때문에 안전하고 비교적 편안한 측정 선택이다. 그러나 높은 비용으로 인해 실제로 광범위한 사용은 제한된다. 또한, MRI 장치는 부피가 크고 통제된 환경이 필요하므로 접근성이 제한된다.

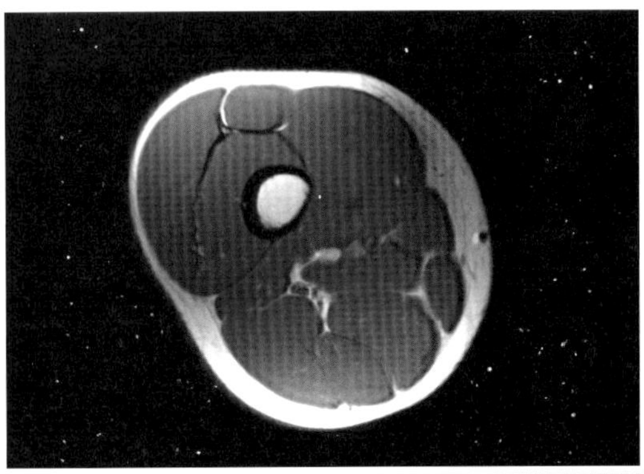

그림 3.9 근육의 MRI 이미지.

출처: Martino Franchi 박사

MRI 스캔 과정은 일반적으로 튜브와 같은 기계에 똑바로 누워서 검사 기간 동안 움직이지 않는 상태를 유지한다. MRI 장치는 대상 근육 내부에 자기장을 생성하여 양성자가 자기장에 정렬되도록 한다. 양성자는 라디오 주파수 펄스에 의해 활성화되어 에너지를 흡수한다. 그런 다음 양성자는 펄스가 중단됨에 따라 에너지를 방출하고 양성자는 원래 위치로 돌아간다. 방출된 에너지는 기계에 의해 감지되어 이미지 획득을 용이하게 한다.[73] 이미지 해상도는 일반적으로 우수하여 근육 치수를 정확히 측정할 수 있도록 근육 경계의 뚜렷한 묘사를 제공한다.

MRI는 생체 내에서 검증되었으며, 사체 분석과 비교했을 때 팔과 다리의 근육 단면적 측정에서 매우 높은 상관관계를 보여준다.[7,22,62] 그러나 CT와 마찬가지로 서로 근접한 근육, 특히 여러 갈래의 근육 사이의 경계를 주관적으로 해석할 때 정확도가 다소 떨어질 수 있다.[22] MRI는 또한, 결과가 단면적 추정치만큼 인상적이진 않지만 전체 근육 부피의 추정치를 정확하게 결정하는 능력을 보여준다. 이 기술은 상체[21,87] 및 하체[79]의 다양한 근육에 걸쳐 이 목적을 위해 승인되었다. 그러나 특정 근육의 부피는 다른 근육보다 정확하게 평가할 수 있는 능력이 더 크다는 것을 보여준다. 한 연구에서는 MRI와 해부 측정 간의 차이가 7.7~21.6%까지 보고되었다.[21] 특히 부피 대비 표면적의 비율이 높은 근육은 분할 오류를 유발하여 측정의 유효성을 손상시킬 수 있다.[21] 또한, 근육 길이를 따라 충분한 수의 샘플을 얻을 수 없기 때문에 더 작고 짧은 근육의 부피가 과소평가되는 경향이 있다. 예를 들어, 대내전근은 MRI와 사체 분석 사이에 큰 측정 오류를 보였으며, 그 결과는 샘플링된 12개 이미지 중 3개에서만 근육이 보이기 때문이다.[79] 따라서 근육 부피를 정확하게 추정하는 MRI의 능력은 주어진 근육의 세로 축을 따라 얻은 일련의 이미지 수에 크게 의존한다. 비록 종방향 운동 연

KEY POINT

MRI는 근비대를 평가하는 데 선호되는 선택이며, 다른 기술을 검증하기 위한 참조 방법으로 간주될 수 있다. 그러나 CT와 마찬가지로 비용이 많이 들고 접근성이 낮기 때문에 널리 사용하기에는 비효율적이다.

구 과정에서 MRI의 근육 부피 측정에 관한 검증 연구는 없었지만, 정밀도가 단일 지점 분석과 유사할 것이라고 결론 내리는 것이 합리적이다.

근육 생검

근육 크기의 부위별 측정은 조직 생검을 통해 미세 구조 수준에서 평가할 수 있다(그림 3.10 및 3.11). 이 과정은 관심 부위를 절개한 다음 절개 부위에 바늘을 삽입하고 소량의 근육 조직을 추출하는 과정이다. 추출된 조직은 얇은 슬라이스로 절단되고 현미경으로 분석된다. 이전 문헌[42]에 설명된 대로 섬유 단면적 및 섬유 유형별 단면적 평가를 위해, 다양한 기술을 사용하여 샘플을 염색할 수 있다. 또한, 생검을 사용하여 추출된 조직 내에서 단백질 하위 분획(예: 근형질 vs. 수축성) 간의 차이를 분석하여, 운동으로 인한 근비대의 구성에 대한 추가 통찰을 제공할 수 있다.

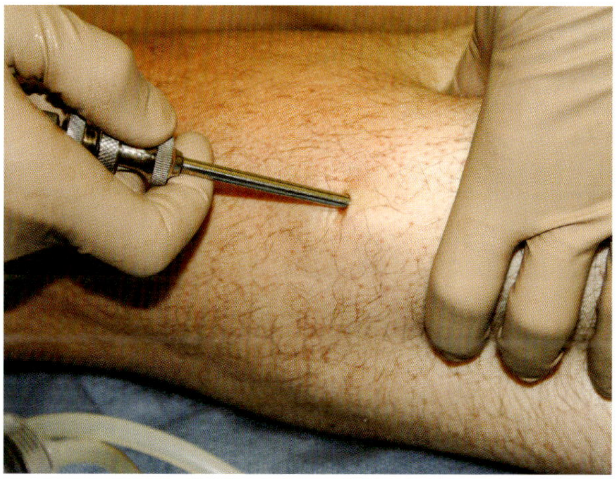

그림 3.10 근육 생검을 받는 연구원.
출처: Mark Tarnopolsky 의학박사

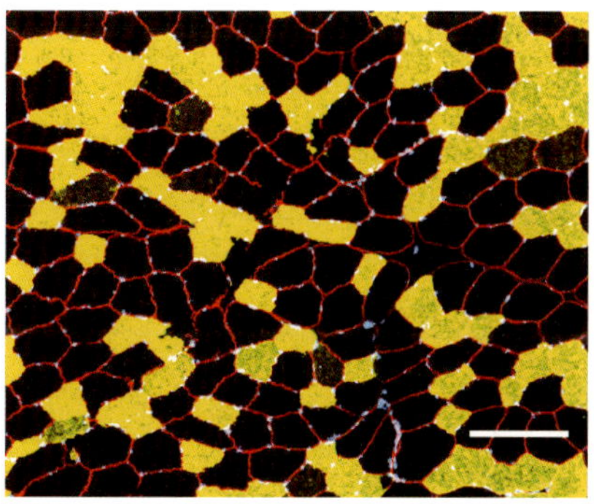

그림 3.11 근육 생검의 현미경 이미지(단면적).
출처: Michael Robert 박사

근비대를 평가할 수 있는 독특하고 광범위한 기능에도 불구하고 생검에는 몇 가지 단점이 있다. 무엇보다도 이것은 침습적인 기술이다. 생검 부위가 마취가 되더라도 시술 중에 약간의 불편함을 경험한다. 개인의 통증 내성에 따라 불편함이 부담스러울 수 있다. 또한, 생검은 매우 작은 근육 조직 영역(~100mg 또는 연필 지우개 크기)에만 적용된다. 앞서 언급했듯이 근비대는 근육 길이를 따라 불균일한 방식으로 나타날 수 있으며, 단일 생검으로 얻은 결과가 반드시 전체 근육 결과를 반영하는 것은 아니다. 또한, 근육 내 섬유의 위치에 차이가 있으며, Type I 섬유는 Type II 섬유[17,65]보다 근육 깊숙이 위치하는 경향이 있으며 두 섬유 유형은 일반적으로 더 깊은 근육 영역에서 더 큰 크기를 나타낸다.[43] 따라서 바늘 침투 깊이는 결과에 영향을 줄 수 있다.

예외가 있지만 일반적으로 생검 측정에서 보고된 근비대 정도와 부위별 방법에서 얻은 근비대 사이에는 차이가 있다.[59] MRI를 통한 대퇴사두근 단면적 측정과 비교할 때, 대부분의 연구는 생검[24,27,91,98]을 통한 검사에서 근섬유 단면적이 더 많이 증가하는 것으로 나타났지만 일부 연구에서는 더 낮은 값을 보고했다.[67] 생검을 CT와 비교할 때 유사한 불일치가 관찰되며, 일반적으로 대퇴사두근 단면적에서 더 높은 증가로 편향된다.[35,68,90] 미시적 측정과 거시적 측정 간의 결과 크기는 종종 상당한 차이를 보인다. 예를 들어, Verdijk와 연구자들[90]은 이 생검을 통해 얻은 Type II 대퇴사두근 단면적이 28% 증가한 반면 CT 측정에서는 8.5% 증가에 불과했다. Frontera와 연구자들의 결과[36]는 거의 동일했으며 생검에서는 28%, CT에서는 10%만 증가했다. 상관관계 분석은 저항성 훈련에 의해 유발된 생검 유래 섬유단면적의 변화와 MRI에 의해 전체 대퇴사두근 단면적에 대해 얻은 변화 사이에서 중간 정도의 연관성(r=.58)을 보여준다.[1] 변화의 크기 차이에 관계없이, 대부분의 연구는 미시적 방법과 거시적 방

KEY POINT

근비대와 관련된 귀중한 추론은 생검을 통해 얻을 수 있지만, 방법의 한계로 인해 독립 측정으로는 다소 결함이 있다. 미세 구조 수준에서 발생하는 근비대 변화에 대한 고유한 통찰을 제공하기 때문에 부위별 측정과 함께 사용할 때 가장 큰 가치가 있다.

표 3.2 부위별 근비대 측정의 장점과 단점

양식	장점	단점
둘레 측정	• 편리함 • 저렴 • 비침습적 • 피지후 검사와 결합하여 CSA를 추정	• 신체의 일반적인 부위를 측정하여 주어진 근육(예:상완삼두근)을 추정하는 것은 다른 근육(예:팔꿈치 굴곡근) 성장으로 혼란을 겪음 • 제지방량에서 체지방량 변화를 구별할 수 없음
초음파	• 숙련된 검사자가 수행할 때 매우 우수한 유효성 • 상대적으로 저렴 • 편리함 • 비침습적 • 안전 • 근육을 따라 다수의 측정을 할 수 있음 • 근육 두께, CSA, 부피를 측정할 수 있음	• MRI 또는 CT만큼 정확하지 않음 • 유효성이 검사자의 기술에 크게 좌우됨 • 몸 전체 근육량을 쉽게 추정할 수 없음
CT	• 우수한 유효성 • 비침습적 • CSA 및 근육량을 측정할 수 있음	• 비쌈 • 대부분 연구실 및 실험실에 국한 • 시간 소모 • 반복 측정 시 높은 방사선 노출로 인해 안전하지 않음 • 전신 근육질량을 추정하는 번거로움
MRI	• 우수한 유효성 • 비침습적 • 안전 • 근육량 및 CSA 측정 가능	• 비쌈 • 대부분 연구실 및 실험실에 국한된 설정 • 시간 소모 • 전신 근육량을 추정하는 데 번거로움
생검	• 미세구조 수준에서 발달에 대한 통찰 제공 • 다양한 근섬유 유형의 CSA 변화를 추정 가능 • 단백질 소분획물(근형질 vs. 수축성) 간 차이를 분석하는 데 사용 가능	• 침습적 • 불편함 • 근육 조직의 작은 영역에만 해당하므로 단일 생검으로 얻은 결과가 반드시 전체 근육의 결과를 반영하지는 않음 • 바늘 관통 깊이가 결과에 영향을 미칠 수 있음

약어: MRI=자기공명영상, CT=컴퓨터 단층 촬영, CSA=단면적, FFM=제지방량

법이 서로 평행하게 추적된다는 것을 보여준다. 상체 단면적의 변화에 대한 제한된 연구의 경우도 하체 연구 결과와 일치하는 것으로 보인다.[75]

표 3.2는 부위별 근비대 측정의 장점과 단점을 보여준다.

결론

근비대를 측정하고 추정하는 많은 방법을 사용할 수 있다. 간접 측정 중 2C 모델은 체수분 변화에 민감하지 않아 제한된다. 그러나 적절한 상황과 한계를 이해하면 귀중한 평가 도구로 사용할 수 있다. DXA는 정확성과 형태의 분절적 평가 능력 측면에서 가장 유용한 방법일 것이다. BIA는 역시, 귀중한 도구가 될 수 있으며 체수분을 추정할 수 있다는 추가 이점이 있다. 그러나 데이터를 통해 실용적인 결론을 도출할 때 장치와 브랜드 간의 질적 차이를 고려해야 한다. 4C 방법은 근육 질량의 전신 프록시로서 가장 높은 정확도를 제공하지만 부위별 정보를 제공하는 능력이 부족하다. 인종 간 체지방 및 근육량 분포의 광범위한 차이를 감안할 때,[46] 적절한 인종별 공식을 사용하여 인구 전체의 신체 구성을 정확하게 결정해야 한다.

부위별 방법 중 둘레 측정은 독립 평가로 사용할 때 근육 성장을 추정할 수 있는 능력이 가장 적다. 그러나 피지후 측정과 같은 다른 방법과 결합하면 유용한 데이터를 제공할 수 있다. 이미징 기술(예: 초음파, CT, MRI)은 훌륭한 평가 옵션이지만 각각 고려해야 할 단점이 있다. 근육 생검에는 몇 가지 고유한 한계가 있지만, 다른 방법으로는 얻을 수 없는 섬유 유형 특정 반응과 중요한 근비대 영향에 대한 고유한 통찰을 제공한다.

이러한 방법이 운동으로 인한 근비대 크기 추정에서 항상 일관성을 보여주는 것은 아니라는 점을 이해하는 것이 중요하다. 그러나 다양한 추정치가 서로 다른 근비대 구조를 나타낸다는 점을 고려하면 결과를 적절한 맥

략에 넣을 수 있다. 근비대에 대한 완전한 그림은 여러 유형의 평가를 결합하고 그 결과를 전체적으로 해석할 때만 얻을 수 있다.

중요 사항

- 단일 측정 도구는 근비대 및 시간 경과에 따른 관련 변화에 대한 포괄적인 통찰을 제공하지 않는다.
- 모든 측정 방법은 장점과 단점이 있다.
- 간접적인 근비대 측정은 시간이 지남에 따라 근육량의 미묘한 변화를 감지하는 능력이 부족하다.
- 근육 부피는 전체 근육 변화의 추정치를 제공하지만 잠재적인 부위의 근비대 차이를 고려하지 않는다.
- 근육 생검은 섬유 유형별 근비대 및 근육 내 단백질 하위분획(근형질 vs. 수축성) 간의 차이에 대한 정보를 제공할 수 있는 유일한 방법이다.
- 주어진 개인 또는 개별 그룹의 근육 발달에 대한 완전한 그림을 제공하려면 여러 유형의 방법을 결합해야 한다.

chapter 4

근비대에서 저항성 훈련 변인의 역할

기계적 자극에 대한 근육 반응을 조사하기 위한 다수의 연구 기반 방법이 존재한다. 예를 들어, 비복근의 절제는 가자미근과 족척근들이 저측 굴곡을 수행하도록 강요하게 한다. 강요받은 근육들에 가해진 부하는 비복근 절제 수술 후 몇 주 내에 이 근육들의 단면적이 30~50% 증가하게 했다. 다른 예로, 전기 근육 자극 요법은 동물 모형에서 근비대를 촉진하기 위해 자주 사용된다. 고주파 전기 충격(60Hz 이상의 수준)으로 근육을 자극하는 이 기술은 단 몇 번의 세션으로 근육 질량을 크게 향상시킨다. 그러나 인간의 경우는 저항성 운동이 근육 성장을 증가시키는 주요 수단이다.

저항성 운동 프로그램은 운동량, 빈도, 부하, 운동 종류, 근육 활동 유형, 휴식 간격 길이, 반복 지속 시간, 운동 순서, 관절가동범위 및 운동 강도를 포함하는 프로그램 설계 변인의 합성이다. 이러한 변인들은 근신경계 시스템을 자극하기 위해 조정될 수 있으며 다른 방식으로도 수행된 수 있다. SAID 원칙(운동 특이 적응의 원리)에 따라 적용되는 자극 방식은 표현형 적응에 영향을 미친다. 이 장에서는 변인 조정이 저항성 훈련에 대한 근비대 반응에 미치는 영향과 관련하여 각 변인에 대한 개요를 제공한다.

인과 추론을 이끌어내는 능력을 강화하기 위해 연구는 일반적으로 다른 모든 변인을 제어하면서 한 변인을 조정하려고 시도한다. 이러한 방법이 연구에 도움이 되긴 하지만, 실제로는 변인 간에 상호 작용이 있어, 한 변인을 조정하면 다른 변인에 역시 영향을 주는 경향이 있다. 따라서 각 변인은 개별적으로 논의될 것이지만, 8장에서 논의된 것과 같은 근비대성 지향 프로그램을 설계할 때 다른 변인의 맥락 내에서 그들의 조정의 의미를 고려해야 한다.

운동량

운동량은 일정 시간 동안 수행한 운동의 양을 나타낸다. 운동량은 종종 저항성 훈련에서 완료된 반복 횟수(세트×반복)로 표현된다. 그러나 이 값은 들어 올려진 무게를 고려하지 않는다. 따라서 총운동량을 반영하기에 더 적절한 용어는 세트×반복×무게의 곱하기가 운동량이다. 훈련 빈도가 증가하면 주당 운동량의 부하가 가장 크게 증가할 수 있지만, 세션당 운동량이 정적으로 유지되는 경우 훈련에서 수행된 세트 수(전체 반복)가 증가하면 훈련량이 크게 증가할 수 있다.[99] 운동량과 부하의 관련성에도 불구하고, 근비대에 대한 저항성 훈련 양은 대개 일반적으로 일주일 동안 근육 부위당 수행되는 세트의 수로 정의되는 세트 운동량으로 표현된다. 이 방법은 반복 횟수가 6에서 20 사이이며, 훈련이 실패 지점까지 도달했을 때, 다른 모든 변인이 일정하게 유지된다면 저항성 훈련량을 정량화할 수 있는 것으로 보고되었다.[16]

이러한 연구는 신진대사를 극대화하기 위해 더 많은 훈련량이 필요하다는 강력한 증거가 된다. 이 둘의 관계는 여러 증거로 입증되었다. 우선, 일반적으로 더 많은 운동량으로 강화된 세포 내 단백 동화 신호를 보여준다. Terzis와 연구자들[252]은 p70S6K 및 리보솜 단백질 S6의 인산화가 운동량-의존적 방식으로 저항성 훈련 후 30분에 증가함을 보여주었다. 연구된 운동량에서 값이 고원 상태에 도달하지 않았다는 사실은 운동량이 많을수록

KEY POINT

많은 양의 저항성 훈련을 선호하는 다중 세트 프로토콜은 근비대 반응을 최적화한다. 과훈련을 피하려면 사람들은 훈련 과정 동안 운동량을 점진적으로 증가시키고 회복 과정을 촉진하기 위해 훈련량을 줄인 기간(즉, 부하 감소)을 정기적으로 포함시켜야 한다.

더 큰 증가를 이끌어낼 수 있었음을 의미한다. 흥미롭게도, 이 연구는 훈련량과는 무관하게 mTOR에서 유사한 상승을 발견했으며, 훈련량 증가는 대안적인 단백 동화 경로, 항이화작용 경로 또는 이 둘의 조합을 통해 S6 인산화를 증가시킬 수 있음을 시사한다. 이러한 결과에 따라 Ahtiainen과 연구자들[2]은 mTORC1과 $p70^{S6K}$의 마커가 10RM에서 5세트에 비해 10세트를 수행한 후 더 크게 증가했다고 보고했다. 최근에 2세트보다 6세트를 수행할 때 유사한 결과가 나타났는데, mTOR(12%), S6 키나제 1(19%) 및 리보솜 단백질 S6(28%)의 인산화가 상당히 높았다.[92]

또한, 이러한 증거는 극심한 훈련에 대한 근육 단백질 합성 반응이 운동량에 의존적인 영향을 보여준다. 이것은 Burd와 연구자들[29]에 의해 입증되었는데, 이들은 단일 세트에 비해 3세트의 무릎 신전 운동 후에서 5시간 후에 근육 단백질 합성에서 훨씬 더 큰 증가를 발견했다(단일 세트 2.3배 증가, 3세트 3.1배 증가). 더욱이, 3세트 상태에서 근육 단백질 합성은 운동 후 29시간에 유의미하게 상승되게 유시된 반면(2.3배만큼), 1세트 상태에서의 수준은 기준선으로 돌아왔다. 그러나 앞서 언급한 연구와 달리, S6의 인산화는 1세트 및 3세트 조건에서 유사했다. 이러한 연구들의 결합된 결과는 저항성 훈련 프로그램에서 다중-세트 프로토콜이 단일-세트 프로토콜보다 세포 내 신호 및 근육 단백질 합성에 더 큰 긍정적인 효과를 나타낸다. 훈련량은 위성세포 반응에도 영향을 미친다.

Hanssen과 연구자들[93]은 무릎 신전 운동을 주당 6세트에 비해 18세트를 한 경우 11주 후에 대퇴사두근에서 위성세포의 수가 더 많이 증가했다고 보고했다. 그러나 비슷한 운동량 차이에도 불구하고 상체 근육에서는 유의한 차이가 발견되지 않았으며, 이는 운동량의 근비대성 영향이 다리 근육에서 더욱 두드러짐을 시사했다. 이러한 결과는 하체의 다중 vs. 단일 세트 프로토콜(각각 11% vs. 7%)에서 유의하게 더 큰 근비대를 보이는 동일한 집단의 이전 데이터와 일치하지만, 상체 근육에는 유의한 차이가 없었다.[196] 연구는 훈련되지 않은 대상을 대상으로 수행되었으므로 상당한 리프팅 경험이 있는 사람에게도 이러한 모순이 지속되는지는 불분명하다.

종단 연구에서 얻은 일반적인 증거는 급성 연구 데이터의 증거와 유사하다. 2007년에 수행된 Wernbom과 연구자들[267]의 체계적인 연구에 따르면 매일 한 세션에서 7회에서 38회의 반복수로 늘렸을 때 0.15%만큼 상승했던 팔꿈치 굴곡근 단면적이, 한 세션에서 42회에서 66회의 반복수로 늘렸을 때 0.26%로 상승했다. 하지만, 1회 세션에서 74회부터 120회까지의 운동량에서 증가율은 0.18%까지 저하되어 과훈련 상태를 야기함으로써 매우 높은 운동량은 근비대 반응을 손상시킨다는 것임을 시사했다. 총 세트수에서는, 1세션당 4에서 6세트(하루에 단면적의 0.24% 증가)에서 근비대 증가가 최고점에 달했고, 3에서 3.5세트와 9세트 이상(1일당 0.17%와 0.18%의 증가)은 퍼포먼스적인 면에서 근비대 반응이 낮았다. 대퇴사두근에 관해서는 광범위한 집단에서 같은 결과가 나타났다. 1회 세션에서 21~100회 반복되면서 하루 단면적이 0.12%에서 0.13%로 증가했다. 유일한 예외는 66회에서 90회 반복으로, 단면적 증가는 하루 0.08%였다. 최적인 세트 수의 분석은 보다 더 많은 운동량에 이점을 보였으며, 한 세션당 10세트 이상을 포함하는 연구에서 가장 큰 반응을 보였다. 이들 연구의 대부분은 훈련을 받지 않은 피험자로 이루어졌기 때문에, 연구 결과를 훈련받은 리프터에게 일반화하는 것은 제한될 수 있다.

보다 최근에, 우리 연구집단[215]의 메타 분석은 기준을 충족시키는 15개의 연구로부터 도출된 데이터를 정량화하였고, 더 높은 저항성 훈련량과 낮은 훈련량을 비교할 때 높은 훈련량이 근비대 증가가 상당히 더 큰 것으로 밝혀졌다. 주당 5세트 이하, 5에서 9 및 10세트 이상으로 구성된 운동량의 계층화에서 용량 반응 관계를 나타냈다. 각각의 계층화에서 백분율로 나타낸 5.4%, 6.6% 9.8%의 수치를 통해, 운동량이 클수록 근육량의 증가와 관련이 있다라는 것을 알 수 있었다. 더욱이, 하위 그룹 분석에서는 보다 정확한 부위별 근비대 측정법(예: MRI, 초음파)을 사용하여 그 결과가 더욱 설득력을 가지게 되었다. 이러한 모든 연구 결과는 운동량이 근비대의 주요 원인이라는 강력한 증거를 제공한다. 그러나 더 많은 훈련량의 효과를 조사하는 자료가 부족하면 근육당 주간 10세트 이

표 4.1 훈련량을 조사하는 근비대 훈련 연구의 요약

연구	대상	디자인	연구 기간	근비대 평가 방법	결과
Amirthalingam et al.[6]	훈련된 19명의 젊은 남성	분할 루틴에서 주요 근육 그룹을 위해 5세트 또는 10세트의 다양한 복합 운동들을 수행하는 저항성 훈련 프로토콜에 무작위 배정. 피험자들은 또한, 각 근육 부위에 3에서 4세트의 추가적인 운동을 실시. 훈련은 일주일에 3일, 각 부위 운동에 대한 10RM을 수행.	6주	초음파(팔꿈치 굴곡근, 팔꿈치 신전근, 대퇴사두근, 햄스트링), 이중 에너지 X-선 흡수법	조건 간의 근육 두께에서는 큰 차이가 없음. 몸통과 팔의 제지방 조직 질량의 증가는 낮은 운동량 조건을 선호했다.
Barbalho et al.[13]	훈련된 37명의 젊은 남성	주당 근육당 5, 10, 15 또는 20 세트를 포함하는 저항성 훈련 프로토콜에 무작위 배정. 모든 피험자들은 일주일에 3일 각 운동에 대해 10RM으로 실시된 전신 훈련 프로그램을 수행.	24주	초음파(상완이두근, 상완삼두근, 대흉근 대퇴사두근, 대둔근)	조건 간의 근육량에는 큰 차이가 없음. 적은 운동량 조건이 많은 운동량 조건보다 상대적인 변화가 컸다.
Barbalho et al.[14]	훈련된 40명의 젊은 여성	주당 근육당 5, 10, 15 또는 20 세트를 포함하는 저항성 훈련 프로토콜에 무작위 배정. 모든 피험자들은 일주일에 3일 각 운동에 대해 10RM으로 실시된 전신 훈련 프로그램을 수행.	24주	초음파(상완이두근, 상완삼두근, 대흉근 대퇴사두근, 대둔근)	조건 간의 근육량에는 큰 차이가 없음. 적은 운동량 조건이 많은 운동량 조건보다 상대적인 변화가 컸다.
Bottaro et al.[26]	훈련되지 않은 30명의 젊은 남성	한 그룹은 3세트의 무릎 신전 운동과 1세트의 팔꿈치 굴곡 운동을 수행하는 반면, 다른 그룹은 3세트의 팔꿈치 굴곡 운동과 1세트의 무릎 신전 운동을 수행한 저항성 훈련 프로토콜에 무작위 배정. 모든 피험자들은 일주일에 두 번 각 운동을 8RM에서 12RM을 수행.	12주	초음파(팔꿈치 굴곡근, 대퇴사두근)	조건 간의 근육 두께에 큰 차이가 없음.
Cannon and Marino[41]	훈련되지 않은 31명의 젊은 여성과 노인 여성	운동당 1 또는 3세트의 저항성 훈련 프로토콜에 무작위 배정. 운동은 양측 무릎 신전과 굴곡 운동 1RM의 50~75%의 강도에서 10회 반복으로 구성. 훈련은 일주일에 3일씩 수행.	10주	MRI(대퇴사두근)	조건 간의 근육량에 큰 차이가 없음.
Correa et al.[51]	훈련되지 않은 35명의 폐경 후 여성	운동당 1 또는 3세트의 저항성 훈련 프로토콜에 무작위 배정. 모든 피험자들은 15RM으로 전신 운동을 8회 수행.	12주	초음파(대퇴사두근)	조건 간의 대퇴사두근 두께에는 큰 차이가 없음. 외측광근, 내측광근, 대퇴직근에 많은 운동량은 근육 두께의 상대적인 증가를 줌.
Galvao et al.[75]	훈련되지 않은 28명의 노인 남성과 여성	운동당 1 또는 3세트의 저항성 훈련 프로토콜에 무작위 배정. 모든 피험자들은 7개의 전신 운동을 8RM으로 수행. 훈련은 주 2회 수행.	20주	이중 에너지 X-선 흡수법	조건 간의 제지방량에 큰 차이가 없음.
Hackett et al.[88]	훈련된 12명의 젊은 남성	분할 루틴에서 주요 근육 그룹을 위해 5세트 또는 10세트의 다양한 복합 운동들을 수행하는 저항성 훈련 프로토콜에 무작위 배정. 피험자들은 또한, 각 근육 부위에 3~4세트의 추가적인 운동을 실시. 훈련은 일주일에 3일, 각 부위 운동에 대한 10RM을 수행.	12주	이중 에너지 X-선 흡수법	조건 간의 제지방량에 큰 차이가 없음. 다리 제지방 질량의 증가는 처음 6주 동안 더 높은 운동량 상태에서 잘 나타났지만, 프로그램의 마지막 6주 동안 이러한 증가가 사라짐.
Heaselgrave et al.[97]	훈련된 49명의 젊은 남성	주당 9, 18 또는 27 세트의 이두근 운동을 포함하는 저항성 훈련 프로토콜에 무작위 배정. 피험자들은 일주일에 1일 또는 2일의 훈련을 실시하며 세트당 10~12회 반복을 수행.	6주	초음파(팔꿈치 굴곡근)	조건 간의 근육 두께에는 큰 차이가 없음. 18세트 조건에서 근육 두께의 상대적인 증가가 더 크게 관찰되었다.
Marzolini et al.[141]	관상동맥질환이 있는 훈련되지 않은 53명의 노인	운동당 1 또는 3세트의 저항성 훈련 프로토콜에 무작위 배정. 모든 피험자들은 전신 운동을 10~15회 반복 실시.	24주	이중 에너지 X-선 흡수법	높은 운동량 조건에서 팔, 다리, 몸의 제지방량 증가.

연구	대상	디자인	연구 기간	근비대 평가 방법	결과
McBride et al.[146]	훈련되지 않은 28명의 남성과 여성	바이셉스 컬, 레그 프레스, 체스트 플라이, 싯 업, 백 익스텐션을 포함한 5가지 운동으로 구성된 저항성 훈련 프로트콜에 무작위 배정. 한 그룹은 이러한 각 운동을 단일 세트를 수행, 반면 다른 그룹은 바이셉스 컬과 레그 프레스에 6세트를 수행하고, 다른 운동에는 3세트를 수행. 모든 피험자들은 주 2회 6~15RM을 수행.	12주	이중 에너지 X-선 흡수법	조건 간의 제지방량에 큰 차이가 없음.
Mitchell et al.[153]	훈련되지 않은 18명의 젊은 남성	3개의 한쪽 무릎 신전 프로토콜 중 2개를 수행하기 위한 무작위 할당. 1RM의 30%에서 3세트, 1RM의 80%에서 3세트, 1RM의 80%에서 1세트. 각 참가자는 두 다리를 모두 훈련시켰으므로 3가지 가능한 훈련 조건 중 2가지를 배정. 훈련은 일주일에 3일씩 수행.	10주	MRI(대퇴사두근)	높은 운동량 조건이 낮은 운동량 조건보다 상대적인 성장이 2배 이상을 경험했지만, 조건 간의 대퇴사두근 근비대에서 통계적으로 유의미한 차이는 없었음.
Munn et al.[160]	훈련받지 않은 115명의 젊은 남성과 여성	속도를 느리게 하거나 빠르게 하는 방식으로 운동당 1 또는 3 세트의 저항성 훈련 프로토콜에 무작위 배정. 훈련은 주당 3일 동안 6RM에서 8RM으로 팔꿈치 굴곡 운동을 사용하여 수행	12주	초음파(대퇴사두근)	조건 간의 제지방량에 큰 차이가 없음.
Ostrowski et al.[174]	저항성 훈련이 된 27명의 젊은 남성	운동당 1, 2 또는 4 세트의 저항성 훈련 프로토콜에 무작위 할당. 모든 피험자들은 4일 분할 루틴을 수행하여 7~12RM의 세션에서 각 주요 근육 그룹을 여러 번 운동.	10주	초음파(팔꿈치 신전근, 대퇴사두근)	조건 간의 근육 두께에는 큰 차이가 없음. 대퇴사두근 근육 두께의 상대적 증가는 많은 운동량 조건을 선호함.
Radaelli et al.[184]	훈련되지 않은 20명의 노인 여성	운동당 1 또는 3 세트의 저항성 훈련 프로토콜에 무작위 할당. 모든 피험자들은 10가지 전신 운동을 10RM에서 20RM 수행. 훈련은 주 2회 수행.	13주	초음파(팔꿈치 굴곡근, 대퇴사두근)	조건 간의 근육 두께에 큰 차이가 없음.
Radaelli et al.[186]	레크레이션 훈련이 된 48명의 젊은 남성	운동당 1, 3 또는 5 세트의 저항성 훈련 프로토콜에 무작위 할당. 모든 피험자들은 여러 전신 운동에 대해 8~12RM을 수행. 훈련은 일주일에 3일씩 수행.	6개월	초음파(팔꿈치 굴곡근, 신전근)	다른 두 조건에 비해 5세트 상태에서 팔꿈치 굴곡근 근육 두께가 크게 증가. 3세트 및 5세트 그룹만이 기준선으로부터 팔꿈치 굴곡근 근육 두께를 크게 증가시킴. 다른 두 조건에 비해 5세트 상태에서 팔꿈치 신전근 두께가 크게 증가. 5세트 그룹만이 기준선으로부터 팔꿈치 신전근 두께를 상당히 증가시킴.
Radaelli et al.[187]	훈련되지 않은 27명의 노인 여성	운동당 1 또는 3 세트의 저항성 훈련 프로토콜에 무작위 할당. 모든 피험자들은 10RM에서 20RM으로 전신 운동을 10회 수행. 훈련은 주 2회 수행.	6주	초음파(대퇴사두근)	조건 간의 근육 두께에 큰 차이가 없음.
Radaelli et al.[185]	훈련되지 않은 20명의 노인 여성	운동당 1 또는 3 세트의 저항성 훈련 프로토콜에 무작위 할당. 모든 피험자들은 10RM에서 20RM으로 전신 운동을 10회 수행. 훈련은 주 2회 수행.	20주	초음파(팔꿈치 굴곡근, 대퇴사두근)	높은 운동량 그룹에서 대퇴사두근 두께가 크게 증가.
Rhea et al.[191]	저항훈련이 된 18명의 젊은 남성	운동당 1 또는 3 세트의 저항성 훈련 프로토콜에 무작위 할당. 모든 대상은 벤치 프레스 및 레그 프레스에서 4~10RM을 수행. 피험자들은 또한, 벤치 프레스 또는 레그 프레스와 관련이 없는 것으로 간주되는 운동을 추가로 수행. 훈련은 일주일에 3일씩 수행.	12주	BodPod	조건 간의 제지방량에 큰 차이가 없음.

연구	대상	디자인	연구 기간	근비대 평가 방법	결과
Ribeiro et al.[192]	훈련되지 않은 30명의 노인 여성	일주일에 1일 또는 3일 동안 8개의 전신 운동으로 구성된 저항성 훈련 프로토콜에 무작위 배정. 모든 피험자들은 10~15회 반복 수행.	12주	이중 에너지 X-선 흡수법	조건 간의 제지방량에 큰 차이가 없음.
Ronnestad et al.[196]	훈련되지 않은 21명의 젊은 남성	한 그룹은 3세트의 상체 운동과 1세트의 하체 운동을 수행하는 반면, 다른 그룹은 3세트의 하체 운동과 1세트의 상체 운동을 수행하는 저항성 훈련 프로토콜에 무작위로 배정. 훈련은 몸 전체에 대해 8개의 운동으로 구성되었으며 7RM에서 10RM으로 수행. 주당 3일씩 수행되었다.	11주	MRI(승모근, 대퇴사두근)	높은 운동량 상태에서 허벅지 근육 단면적의 현저한 증가.
Schoenfeld et al.[218]	훈련된 34명의 젊은 남성	운동당 1, 3 또는 5 세트로 수행된 전신 저항성 훈련 프로토콜에 무작위 할당. 모든 피험자는 일주일에 3일 동안 8~12회 반복 수행.	8주	초음파(팔꿈치 굴곡근, 신전근, 대퇴사두근)	팔꿈치 굴곡근, 허벅지의 중간, 외측에 대해 더 많은 운동량 조건을 선호하는 것이 나타남.
Sooneste et al.[235]	훈련되지 않은 8명의 젊은 남성	모든 피험자가 프리처 컬의 주당 2일 저항성 훈련 프로토콜을 수행하여 한 팔이 한 세션에 3세트를 사용하고 다른 팔이 다음 세션에 단일 세트를 사용하도록 교차 훈련. 훈련은 1RM의 80%에서 수행되었고 주당 2일씩 수행되었다.	12주	MRI(팔꿈치 굴곡근)	높은 운동량 조건에서 상완의 단면적이 크게 증가.
Starkey et al.[239]	훈련되지 않은 48명의 남녀	일주일에 1일 또는 3일 동안 무릎 굴곡 및 신전에 대한 저항성 훈련 프로토콜에 무작위 배정. 모든 피험자는 일주일에 3일 동안 8~12회 반복 수행하였다.	14주	초음파(대퇴사두근, 햄스트링)	높은 운동량의 그룹만이 대조군과 비교하여 내측광근의 근비대를 유의하게 증가시켰지만, 조건들 간에 전방 또는 후방 허벅지 근육의 두께에서의 유의미한 차이는 없었다.

약어: RM(repetition maximum) = 반복 횟수, DXA(dual X-ray absorptiometry) = 이중 에너지 X-선 흡수법, MRI(magnetic resonance imaging) = 자기공명영상

상에서 추가적인 근비대적 이득을 달성할 수 있는지를 판단할 수 없고, 그렇다면 어느 시점에 임계치에 도달할 것인지 결정할 수 없다.

표 4.1은 운동량과 근비대와 관련된 연구를 요약한 것이다.

용량 반응 관계에 대한 증거는 설득력이 있지만, 추가 운동량이 부가적인 근비대성 이점을 제공하지 않는다는 한계는 의심할 여지가 없다. 신진대사, 호르몬, 신경 및 근육을 포함한 많은 신체 시스템은 훈련량의 양에 민감하며,[125] 이러한 시스템에 과도한 스트레스를 가하면 적응에 부정적인 영향을 미친다. 운동량과 근비대 사이의 관계는 역U자형 곡선을 따라 가설을 세운다. 이로 인해 주어진 운동량 부하에서 근육 증가가 최대가 되고 이 지점을 넘어서면 운동량의 추가적인 증가는 실제로 근육의 증가를 손상시킬 수 있다(그림 4.1).[99] 운동량 관련 근비대성 이점에 대한 임계값은 유전학에 따라 다르다(7장 참조). 영양 상태, 일일 스트레스 수준 및 수면 패턴과 같은 생활양식 관련 요인도 개별 반응에서 중요한 역할을 한다. 일부 저자들은 잘 훈련된 리프터가 최대 근비대[176]를 유발하기 위해 특히 높은 훈련량(10세트 이상)을 요구하

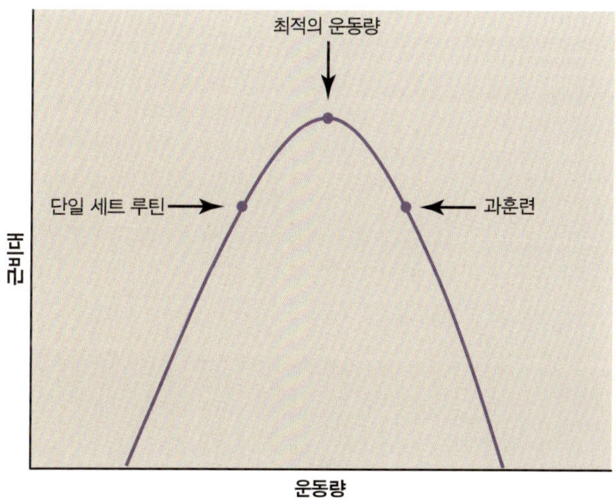

그림 4.1 부피가 근비대에 미치는 영향에 대한 용량 반응

실제 적용

운동량

운동량과 근비대 사이의 용량 반응 관계에 대한 증거는 설득력이 있다. 훈련량이 많을수록 근육이 크게 증가한다. 일주일에 근육당 대략 10~20세트의 운동량은 근비대적 목표에 대한 일반적인 권장 사항으로 보인다. 더 수준이 높은 리프터는 근육 단백질 축적을 최대화하기 위해 더 많은 운동량을 요구하는 것으로 보이므로 이러한 권장 사항의 더 높은 수준에서 훈련해야 할 수도 있다. 따라서 개별 반응을 결정하기 위한 실험이 필요하다. 덜 발달된 근육군을 발달시키기 위해 더 많은 운동량을 선택적으로 사용하는 것이 이득이 될 수도 있다. 하지만 시간 경과에 따라 지속적으로 많은 운동량을 사용하는 것이 과훈련의 시작을 재촉한다는 점을 고려할 때, 훈련 주기의 과정 동안 점차적으로 양을 증가시킴으로써 프로그래밍을 정기화하는 것이 유익해 보인다. 더욱이 훈련량이 줄어든 기간을 정기적으로 통합해 회복과 근육 조직의 재합성 과정을 촉진해야 한다.

지만 이 가설은 여전히 논란의 여지가 있다고 주장했다.

2014년 12월까지 출판된 연구를 포함하는 메타 분석[215]이 발표된 이후, 몇 가지 추가 연구에서 이전의 저항성 훈련 경험이 있는 사람들의 운동량 임계값의 한계를 조사했다. 이러한 연구들 중 일부는 운동량 임계치가 주당 근육당 최대 30+[95,186,218]까지 늘어날 수 있다는 것을 보여주는 반면, 다른 연구들은 10세트 이하에서 고원 현상을 보여준다.[14] 연구간의 불일치를 조정하는 것은 어렵지만, 연구의 방법 구성과 관련해서 말한다면, 설명이 가능할 것이다. 특히, 매우 많은 운동량에 대한 유익한 효과를 보이는 연구는 전신 운동을 택했는데, 이 운동은 각 근육의 운동량이 주중에 걸쳐 분산되는 방식을 채택했다. 반대로, 높은 운동량 훈련에서 추가적인 이점이 없음을 보여주는 연구는 각 운동에 대한 운동량이 단일 운동으로 응축된 분할 루틴을 사용했다. 발표되지 않은 시뮬레이션 분석에서는 세션별 운동량의 임계값이 주당 약 10세트로 존재한다는 것을 시사한다. 이 점을 넘어선 추가적인 운동량은 추가적인 근비대적 이익을 최소화하는 것으로 보인다(개인적 의견). 이 가설은 추가 연구가 필요하다.

운동량을 조사하는 연구는 일반적으로 시행한 근육 그룹에 따라 다르므로 결과를 전체적으로 훈련 프로그램 내의 모든 근육 그룹에 일반화할 수는 없다. 예를 들어, 나의 실험실[218]의 연구에서 일주일에 근육 부위당 30개 이상의 세트로부터 근비대성 이점을 보인 경우, 가장 많은 운동량의 그룹에 대한 총 훈련 시간은 주당 3.5시간에 불과했다. 명백한 역설은 이 연구가 특히 팔과 다리의 근비대를 평가하는 데 초점을 맞췄고, 따라서 1회당 7번의 운동만을 포함했다는 사실로 설명할 수 있다. 따라서 관심 있는 근육들이 많은 운동량을 받는 반면, 다른 근육은 훨씬 적은 운동량으로 작용했다. 다른 운동량에 대한 반응은 매우 제각각이다.

아마도 지금까지 주제에 대한 가장 명쾌한 연구에서, Hammarstom과 연구자들[92]은 훈련되지 않은 피실험자를 무작위로 배정하여 한 다리로 더 큰 운동량(주당 근육당 약 15세트)을 수행하고 다른 다리로 더 낮은 운동량(주당 약 5세트)을 수행하는 설계를 채택했다. 12주간의 훈련 후, 높은 운동량 상태는 저 운동량 상태보다 훨씬 큰 대퇴사두근 근비대를 유발했다. 게다가, 이러한 변화는 세포 내 동화작용 신호 전달 경로의 더 큰 활성화와 리보솜 생장의 증가된 자극과 일치했다. 가장 흥미롭게도, 집단에서 44%가 더 높은 운동량 조건에서 명백한 이점을 얻었고, 9%만이 더 작은 운동량 방식에서 분명한 이점을 나타냈다. 나머지 대상(47%)은 훈련량과 상관없이 비슷한 반응을 나타냈다. 이러한 결과는 피험자들이 독자적인 조절로 기능함으로써 개인의 가변성으로 인한 잠재적 혼란 영향을 줄이는 피험자 내 설계를 고려할 때 특히 관련이 있다. 이 결과와 일관되게, 나의 실험실[218]의 연구는 또한, 가장 작은 가치 변화의 분석에 기초하여 적은 양으로 훈련할 때보다 많은 양으로 훈련할 때 불량한 응답자가 적음을 보여주었다(그림 4.2).

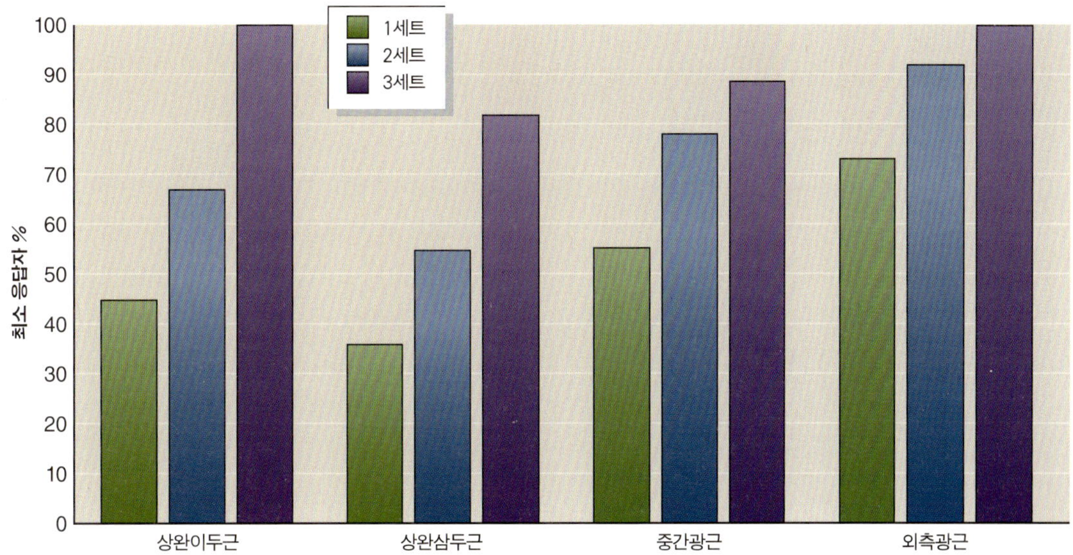

그림 4.2 운동 %당 1 vs. 3 vs. 5세트의 응답자 비율

Data from Schoenfeld et al.[218]

실제적인 고려 사항뿐만 아니라 문헌 전체를 고려할 때, 주당 근육당 약 10~20세트를 수행하는 것은 근비대를 최대화하기 위한 일반적인 권장 사항으로 보인다. 일부는 약간 적은 운동량으로, 다른 일부는 다소 높은 운동량으로 근비대를 할 수 있다. 이러한 개별 반응을 결정하기 위한 실험이 필요하다. 높은 양에 대한 반응성이 용량 반응 관계를 나타낸다는 것을 나타내는 데이터를 고려할 때, 반응이 좋지 않은 근육 그룹에 대해 더 많은 운동량을 전략적으로 사용하게 되면 근비대적 이점이 있을 수 있다는 것을 알 수 있다. 예를 들어, 삼각근의 근육 발달이 다른 그룹보다 뒤떨어져 있다면, 이 부위 근육의 운동량을 늘리는 것이 도움될 수 있다. 다수의 근육에 대해 반응이 좋지 않게 여겨질 경우, 주어진 훈련 수기 동안 한 번에 하나의 근육 그룹에 더 많은 운동량을 적용하고, 그다음 사이클에서는 다른 반응이 약한 근육에 더 많은 운동량을 주는 것으로 목표를 설정한다.

빈도

훈련 빈도는 주어진 기간, 일반적으로 일주일에 수행되는 운동 세션의 수와 관련이 있다.[205] 아마도 근비대성 결과에 더 중요하게 느껴질 수 있는 빈도는 근육 그룹이 일주일 동안 수행되는 횟수도 포함한다. 근비대 훈련과 관련하여, 훈련량을 조작하기 위해 빈도를 변화시킬 수 있다. 근신경계 요인들은 단일 훈련 세션에 포함할 수 있는 훈련량을 제한한다. 이는 주어진 임계치를 넘어서면 훈련의 질이 떨어지기 시작한다는 것이다. 연구 결과에 따르면 더 높은 빈도와 세션당 적은 운동량을 가져가는 균등한 프로그램을 수행하는 사람들에서 우수한 신경 근육 적응, 회복을 위한 호르몬 지표, 강도 향상, 제지방 질량 증가 등이 나타났다.[99] 따라서 빈번한 훈련에 근육 그룹당 운동량을 분배하는 것은 세션당 피로를 줄이면서 매주 운동량을 유지하는 효과적인 전략이 될 수 있다.

근비대성 루틴은 일반적으로 한 세션에서 근육 그룹당 많은 운동량을 수반하지만 각 근육에 대한 훈련은 상대적으로 적게 하게 된다. 이 전략을 가장 잘 수행하기 위해 사람들은 종종 하나의 훈련 세션에서 특정 근육 그룹에 대해 여러 가지 운동을 수행하는 분할 루틴을 따른다. 전신 루틴과 비교할 때, 분할 루틴을 사용하면 훈련 세션당 수행되는 세트 수가 적고 세션 간에 더 많은 회복을 제공하여 총 주간 훈련량을 유지하거나 늘릴 수 있다.[119] 또한, 같은 훈련에서 근육 그룹에 대해 여러 운동을 수행하면 대사적 스트레스가 높아져 동화작용이 향상될 수 있다.[205] 경쟁적인 남성 보디빌더를 대상으로 한 조사에 따르면 응답자의 2/3 이상이 각 근육 그룹을 일주일에 한 번만 훈련했으며, 주당 2회 이상 근육 그룹을 훈련하는 것으로 보고된 사람은 없었다. 모든 응답자는 분할 루틴[87]을 사용한다고 보고했다.

KEY POINT

분할 루틴은 세션당 근육 그룹에 더 많은 운동량을 허용하여 운동량과 근비대 사이에서 용량 반응 관계를 통해 근육의 적응력을 향상시킨다.

일반적인 근비대 훈련 지침은 한 근육군에 대해 저항성 훈련을 했을 시, 동일한 근육군에 대해 최소 48시간의 휴식 시간을 제공할 것을 권장한다.[205] 이는 근육 단백질 합성 전 훈련이 운동 후 최대 48시간까지 근육 단백질 합성이 지속되는 과정을 손상시키는 것으로 추측되었기 때문이다.[135] 설치류에 대한 연구에 따르면 이전 저항성 훈련 후 48시간보다 적은 시간의 회복을 가졌을 때, 근생성 반응이 약화되는 것으로 나타났다.[89] 더욱이, 인간의 총 RNA는 최대 등척성 수축이 발생한 후 72시간 후에 상승하는 것으로 나타났다.[21] 골격근 RNA의 대부분이 리보솜이기 때문에, 이 결과는 단백질 합성에 대한 세포의 잠재력이 2일을 넘어서도 여전히 높아지고 있음을 시사한다. 훈련된 근육에 대한 동요의 정도 또한, 훈련 빈도를 약화시킨다.

대사적으로 피로한 근섬유는 유리 칼슘 이온의 증가로 인해 더 큰 막 투과성을 나타내며, 칼륨 채널 및 단백질 분해 효소의 활성화로 이어진다. 근비대 훈련 프로토콜과 일관된 다중 세트의 높은 운동량 루틴을 수행하려면 적절한 근육 회복을 위해 동일한 근육 그룹의 운동 사이에 적어도 48시간에서 72시간의 휴식이 필요할 수 있다.[126, 136] 그러나 이러한 연구들은 보호 메커니즘(즉, 반복된 훈련 효과)에 의해 초미세 구조의 근육 손상이 개선된 근신경계 시스템의 적응 능력을 고려하지 않는다.

Wernbom과 연구자들[267]의 2007년 체계적인 연구에 따르면 초보 리프터는 일주일에 최대 4일까지의 빈도를 가진 근육 그룹 훈련을 통해 이점을 얻을 수 있지만, 더 많은 경험이 있는 대상자들은 주당 2~3일 빈도로 실시했을 때, 최적의 이익을 얻는다고 했다. 더 높은 빈도가 잘 훈련된 사람에게 도움이 될지의 여부를 결정하기 위한 데이터가 충분하지 않았다. 그러나 이러한 결과는 제한된 데이터를 기반으로 한다. 중요한 것은, 데이터에 대한 분석이 더 높은 훈련 빈도와 관련된 많은 운동량을 설명하지 않았기 때문에 주간 훈련 세션의 수를 변화시키는 특정 영향에 대한 결론을 도출하는 능력을 혼동했다는 점이다.

Wernbom과 연구자들[267]의 연구 보고 이후, 인간의 장기적인 근비대 적응에 대한 빈도의 영향을 조사하는 새로운 연구 기관이 발표되었다. 우리 그룹은 현재 데이터의 메타 분석을 수행했으며, 당시에는 높은 저항과 낮은 저항성 훈련 빈도를 직접 비교한 25건의 연구가 포함되었다.[219] 운동량 조건들 간에, 동일하게 했을 때, 근육 그룹이 일주일에 1일, 2일, 3일 또는 4일 이상 운동을 했는지에 관계없이 결과는 유사한 근비대 변화를 보여주었다. 대안적으로, 운동량이 동일하지 않은 연구로부터의 데이터 도출은 더 높은 훈련 빈도에 대해 작지만 유의한 이점을 보여주었다(그러나 주 3일 이상의 빈도에서 효과가 지속되는지를 평가할 수 있는 데이터는 부족했다). 이러한 결과는 빈도가 독립형 변인으로서 근육 발달에 큰 영향을 미치지 않음을 나타낸다. 빈도의 주요 유용성은 매주 운동량을 관리하는 수단으로서 작용하는 것으로 보인다.

더 많은 훈련의 운동량을 할 수 있음에 따라서, 주간에 더 많은 빈도로 이러한 운동량을 분산하는 것의 가치가 점점 더 중요해지고 있는 것으로 보인다. 앞서 운동량 부분에서 언급했듯이 이에 대한 증거는 세션당 각 근육 그룹에 약 10세트에서 운동량 임계치를 가지게 되며, 이보다 더 많은 세트를 수행할 때, 값이 감소하게 되는 것이다. 따라서 주당 목표 근육에 20세트의 목표 운동량을 수행한다고 할 때, 단일 세션에서 20세트를 하는 것에 비해 동일 근육 그룹에 대해 10세트를 2주 세션으로 운동량을 설정하게 되면, 근육에 더 큰 적응에 도달한다는 것이다. 운동하려는 근육 그룹(예: 30세트)에 대해 더 많은 운동량을 실행하려면 이론적으로 근육을 훈련시키키 위해 더 높은 주당 빈도가 필요하다(예: 주당 3일). 훈련의 빈도를 조작해 운동량을 늘리는 일반적인 전략은, 하루(아침과 저녁에)에 여러 번 분할해서 실행하는 것이다.

이중 분할 루틴이라고 불리는 이 전략은 보디빌더들이 흔히 사용하는 것으로 훈련 중 최적의 심신 능력을 유지하면서 많은 주간 훈련량을 가능케 한다. Hakkinen과 Kallinen의 연구[90]는 근비대 훈련을 위한 이중 분할의 가치를 뒷받침한다. 크로스오버 방식을 채택하여, 여자 선수들은 각각 3주 동안 2개의 분할 훈련을 수행했다. 선수들은 첫 번째 분할 훈련에서 하루에 한 번, 두 번째 훈련에서 하루에 두 번 훈련했다. 운동량은 각 분할 훈련에 대해 동일했으며 주당 3일 동안 훈련이 진행되었다. 운동선수가 한 번의 훈련에서 모든 세트를 수행할 때보다 하루에 2번의 세션을 수행할 때 근육 단면적이 크게 증가한 결과가 나왔다. 반대로 Hartman과 연구자들[94]은 비록 통계적으로 유의미하지는 않았지만 3주 동안 국제적으로 경쟁력 있는 남성 역도 선수 그룹에서 1일 1회 훈련이 1일 2회 분할 훈련에 비해 약간 더 큰 단면적 증가를 보였다는 것을 발견했다. 이 두 연구는 기간이 매우 짧았기 때문에 주제에 대한 실질적인 결론을 도출하기에는 제한점이 있다. 상충되는 결과는 이중 분할 루틴이 사람이 일상적인 일정에서 적용할 수 있다면 근비대 훈련을 위한 실용적인 옵션일 가능성을 열어두었다.

일부 연구자들은 세션당 운동량이 적지만 빈도가 많은 훈련 세션이 근비대 반응을 최대화하는 데 도움이 될 수 있다고 추측했다. 이 가설은 개인이 훈련 경험을 얻음에 따라 한 차례 훈련에 대한 근육 단백질 합성 반응이 줄어든다는 전제에 기초한다. 실제로, 훈련되지 않은 개인의 근육 단백질 합성은 48시간 이상[177] 동안 상승된 상태로 유지되지만, 훈련된 리프터는 28시간 미만[243] 후에 높은 초기 정점에서 기준선으로 되돌아오는 반응을 경험한다. 이러한 데이터에 기초하여, 주간에 더 높은 훈련 빈도를 갖는 근육에 보다 반복적인 자극을 가하는 것은 시간이 지남에 따라 근육 단백질의 큰 축적을 촉진할 수 있는, 순 양성 단백질 균형에서 더 많은 시간을 보낼 수 있게 허락하는 것으로 보인다.

그러나 앞서 설명한 훈련을 받은 개인의 무딘 단백동화 반응 보고는 수축성 요소뿐만 아니라 모든 근세포 단백질로 구성된 근육 단백질 합성의 혼합 측도로 한정된다. 연구에 따르면 비 수축성 단백질의 운동 후 합성은 저항성 훈련 경험으로 줄어들지만 근섬유 단백질의 합성 증가는 크게 유지된다.[120] 따라서 근섬유질 단백질 합성의 측정치는 훈련된 리프터에서 석어노 48시간 동안 상승된 상태를 유지한다.[54] 이는 높은 훈련 빈도 가설의 근거가 되는 이론에 의문을 제기한다.

종종 초고빈도 훈련을 지지하는 사람들은 훈련 전략을 뒷받침하는 증거로 노르웨이의 파워리프터(노르웨이 빈도 프로젝트)에 대한 연구를 지적한다.[183] 이 연구는 아직 발표되지 않았으며 컨퍼런스 초록으로만 제시되었다. 노르웨이 파워리프팅 국가대표팀은 입수 가능한 정보를 바탕으로 매주 3일 동안 4세트 또는 6일 연속 2세트 동안 스쿼트, 데드리프트, 벤치 프레스를 무작위로 실시하였다. 15주 후, 근 단면적이 고빈도 조건에선 4.2% 증가한 반면, 저빈도 조건에서는 조건 간의 총 운동량이 동일하더라도 약간의 감소(-0.6%)를 나타냈다. 이 연구 결과는 보다 빈번한 훈련 자극에 대한 근비대성 이점을 뒷받침하는 것으로 보이지만, 세트는 근육 실패 지점에서 끝이나 이러한 프로토콜이 근비대성 방식과 일치하는 훈련 방법을 반영하지 않는다는 점에 유의해야 한다.

최근의 연구에서는 노르웨이 빈도 프로젝트의 본질을 재현하려고 시도되었지만, 이 디자인은 보디빌딩 프로그램에 더 일반적인 프로토콜을 채택했다.[201] 앞서 언급한 연구[183]와 마찬가지로 피험자는 일주일에 3번의 비연속적인 일에 걸쳐 4세트씩, 또는 일주일에 연속 6일에 걸쳐 2세트씩 실시하도록 무작위화되었다. 그러나 다양한 다중관절 및 단일 관절 운동이 프로토콜에 포함되었으며 세트는 자발적 실패까지 수행되었다. 결과는 조건들 간의 삼두근과 사두근의 근육 두께가 비슷한 증가를 보여주었다. 또는 저빈도 조건에서의 팔꿈치 굴곡근의 성장은 고빈도 조건보다 현저하게 더 컸으며, 사실 8주의 연구 기간 동안 근육 두께의 변화는 나타나지 않았다. 따라서 근육 발달을 강화하기 위해 고빈도 훈련 루틴을 사용하는 것에 대한 증거는 모호하다.

표 4.2는 훈련 빈도 및 근비대와 관련된 연구를 요약한 것이다.

표 4.2 빈도를 조사하는 근비대 훈련 연구의 요약

연구	대상	디자인	연구 기간	운동량이 균등한가	근비대 평가 방법	결과
Arazi and Asadi[8]	훈련되지 않은 39명의 젊은 남성	주 1일 vs. 주 2일 vs. 주 3일	8주	예	둘레 측정	조건 사이의 팔 또는 허벅지 둘레에 큰 차이가 없음.
Barcelos et al.[15]	훈련된 20명의 젊은 남성	주 2일 vs. 주 3일 vs. 주 5일	8주	아니오	초음파(외측광근)	그룹 간의 근육 두께에 큰 차이가 없음.
Benton et al.[20]	훈련되지 않은 21명의 중년 여성	주 3일 vs. 주 4일	8주	예	신체조성(BodPod)	조건 사이의 제지방량에 큰 차이가 없음.

연구	대상	디자인	연구 기간	운동량이 균등한가	근비대 평가 방법	결과
Brigatto et al.[27]	훈련되지 않은 20명의 젊은 남성	주 1일 vs. 주 2일	8주	예	초음파(팔꿈치 굴곡근, 신전근, 외측광근, 대퇴사두근)	그룹 간의 근육 두께에 큰 차이가 없음.
Calder et al.[38]	훈련되지 않은 30명의 젊은 여성	주 2일 vs. 주 4일	20주	예	이중 에너지 X-선 흡수법	그룹 간의 제지방량에 큰 차이가 없음.
Candow and Burke[40]	훈련되지 않은 중년 남성과 여성 29명	주 2일 vs. 주 3일	6주	예	이중 에너지 X-선 흡수법	조건 사이의 제지방량에 큰 차이가 없음.
Carneiro et al.[44]	훈련되지 않은 노인 여성 53명	주 2일 vs. 주 3일	12주	아니오	이중 에너지 X-선 흡수법	그룹 간의 골격근 질량에 큰 차이가 없음.
Colquhoun et al.[50]	훈련된 28명의 젊은 남성	주 3일 vs. 주 6일	6주	예	초음파(제지방 체중)	조건 간의 제지방량에 큰 차이가 없음. 제지방의 상대적 증가는 높은 운동량 조건을 선호.
Fernandez-Lezaun et al.[68]	훈련되지 않은 노인 남성과 노인 여성 68명	주 1일 vs. 주 2일 vs. 주 3일	24주	아니오	이중 에너지 X-선 흡수법	조건 간의 제지방량에 큰 차이가 없음.
Gentil et al.[76]	훈련되지 않은 젊은 남성 30명	주 1일 vs. 주 2일	10주	예	초음파(팔꿈치 굴곡근)	그룹 간 팔꿈치 굴곡 근 두께에 큰 차이가 없음.
Gentil et al.[77]	16명의 훈련된 젊은 남성	주 1일 vs. 주 2일	10주	예	초음파(팔꿈치 굴곡근)	조건 간의 제지방량에 큰 차이가 없음.
Gomes et al.[81]	훈련된 젊은 남성 23명	주 1일 vs. 주 5일	8주	예	이중 에너지 X-선 흡수법	조건 간의 제지방량에 큰 차이가 없음.
Häkkinen et al.[90]	저항성 훈련이 된 10명의 젊은 여성	매일 한 번 vs. 매일 두 번	3주	예	초음파(대퇴사두근)	높은 운동량 조건에서 대퇴사두근 두께가 크게 증가.
Hartman et al.[94]	엘리트 남자 역도 선수 10명	매일 한 번 vs. 매일 두 번	3주	예	초음파(대퇴사두근)	조건 간의 대퇴사두근 두께의 유의미한 차이가 없음.
Lasevicius et al.[130]	훈련된 젊은 남성 36명	주 2일 vs. 주 3일	10주	예	초음파(팔꿈치 굴곡근, 신전근, 외측광근, 대퇴사두근)	조건 사이의 두께에는 큰 차이가 없다. 효과 크기 차이는 모든 측정에서 적은 운동량 조건을 선호.
McLester et al.[149]	레크리에이션 훈련을 받은 25명의 젊은 남성과 여성	주 1일 vs. 주 3일	12주	예	스킨 폴드 기술, 둘레 측정	조건에서 높은 운동량은 근육량의 더 큰 증가를 위한 중요하지 않다.
Murlasits et al.[161]	훈련되지 않은 24명의 노인 남성과 노인 여성	주 2일 vs. 주 3일	8주	아니오	이중 에너지 X-선 흡수법	조건 간의 제지방량에 큰 차이가 없음.
Nascimento et al.[164]	훈련되지 않은 노인 여성 45명	주 2일 vs. 주 3일	12주	아니오	이중 에너지 X-선 흡수법	조건 간의 골격근 질량에 큰 차이가 없음.
Ochi et al.[171]	훈련되지 않은 20명의 젊은 남성	주 1일 vs. 주 3일	11주	예	초음파(외측광근, 대퇴직근, 내측광근, 중간 광근)	조건 간의 대퇴사두근 근육 두께에 큰 차이.
Pina et al.[179]	훈련되지 않은 노인 여성 39명	주 2일 vs. 주 3일	24주	아니오	이중 에너지 X-선 흡수법	조건 간의 제지방량에 큰 차이가 없음. 상대적인 차이는 주당 2일 조건을 선호했다.
Ribeiro et al.[193]	엘리트 남자 보디빌더 10명	주 2일 vs. 주 3일	4주	예	이중 에너지 X-선 흡수법	조건 간의 제지방량에 큰 차이가 없음.
Richardson et al.[194]	훈련되지 않은 40명의 노인 남성과 노인 여성	주 1일 vs. 주 2일 고속/저부하 또는 저속/고부하 수행	10주	아니오	생체 전기 저항성 분석	일주일에 2일 고속/저부하를 사용하는 경우에 비해 주당 1일 저속/고부하 상태에서 제지방량이 크게 증가. 전반적으로, 모든 그룹에서 제지방량이 약간 증가했다.

연구	대상	디자인	연구 기간	운동량이 균등한가	근비대 평가 방법	결과
Saric et al.[201]	훈련된 젊은 남성 27명	주 3일 vs. 주 6일	6주	예	초음파(팔꿈치 굴곡근, 신전근, 대퇴직근, 중간광근)	팔꿈치 신전근과 대퇴사두근의 두께는 큰 차이가 없다. 팔꿈치 굴곡근 근육 두께는 주당 3일 조건에서 유의하게 더 컸다.
Schoenfeld et al.[212]	저항성 훈련이 된 19명의 젊은 남성	주 1일 vs. 주 3일	8주	예	초음파(팔꿈치 굴곡근, 신전근, 대퇴사두근)	팔꿈치 굴곡근 근육 두께가 크게 증가, 높은 운동량은 전신 몸 상태와 외측광근의 두께가 크게 증가.
Serra et al.[226]	훈련되지 않은 젊은 남성과 젊은 여성 74명	주 2일 vs. 주 3일 vs. 주 4일	12주	아니오	스킨 폴드 측정	조건 간의 제지방량에 큰 차이가 없음.
Taaffe et al.[241]	훈련되지 않은 노인 남성과 노인 여성 46명	주 1일 vs. 주 2일	24주	아니오	이중 에너지 X-선 흡수법	조건 간의 마른 연부조직 질량에 유의한 차이가 없음.
Tavares et al.[246]	훈련되지 않은 33명의 젊은 남성	주 1일 vs. 주 2일	8주	예	MRI(대퇴사두근)	조건 간의 대퇴사두근 단면적에서 유의미한 차이가 없음.
Thomas and Burns[254]	19명의 훈련된 남성과 여성	주 1일 vs. 주 3일	8주	예	이중 에너지 X-선 흡수법	조건 간에 제지방 연부조직 질량에 유의한 차이가 없음.
Turpela et al.[256]	훈련되지 않은 노인 남성과 노인 여성 106명	주 1일 vs. 주 2일 vs. 주 3일	24주	아니오	이중 에너지 X-선 흡수법, 초음파(대퇴사두근)	조건 간의 제지방 연조직 질량 또는 단면적에 유의한 차이가 없음.
Yue et al.[275]	레크리에이션 훈련을 받은 18명의 젊은 남성	하체의 경우 주 1일 vs. 주 2일, 상체의 경우 주 2일 vs. 4일	6주	예	신체조성(BodPod), 초음파(팔꿈치 굴곡근, 내측광근, 전면삼각근)	제지방량과 대퇴사두근 두께에 유의미한 차이가 있고, 낮은 운동량 조건에서 팔꿈치 굴곡근 두께가 크게 증가했다.
Zaroni et al.[276]	훈련된 18명의 젊은 남성	하체의 경우 주 1일 vs. 주 5일, 상체의 경우 주 2일 vs. 5일	8주	예	초음파(팔꿈치 굴곡근, 신전근, 외측광근)	일주일에 5일 조건에서 모든 근육의 두께가 크게 증가했다.

약어: RM(repetition maximum) = 반복 횟수, DXA(dual X-ray absorptiometry) = 이중 에너지 X-선 흡수법, FFM(fat-free mass) = 제지방량, CSA(cross-sectional area) = 단면적, MRI(magnetic resonance imaging) = 자기공명영상

실제 적용

빈도

훈련 빈도 조정은 훈련량을 조작하는 효과적인 방법이다. 상대적으로 매우 낮은 운동량을 수행할 때 근육 성장에 어떤 역할이 있더라도 훈련 빈도는 그다지 중요하지 않다. 개인은 자신의 일정과 목표에 가장 적합한 빈도를 선택할 수 있어야 한다. 대안적으로, 중간에서 높은 운동량을 수행할 때(주당 근육당 10세트 이상), 높은 훈련 빈도(주당 최소 두 번)는 더 나은 운동량 관리를 제공하여 더 큰 근육 적응을 촉진한다. 주어진 근육 그룹(매주 근육당 30세트 정도)에 대해 매우 많은 운동량이 적용되는 경우, 최소 3주에 걸쳐 분산되는 훈련이 필요한 것으로 보인다. 매우 높은 훈련 빈도(일주일에 6일)는 근비대를 향상시키는 데 중간 빈도(일주일에 3일)보다 효과적이지 않은 것으로 보이지만 제한된 증거로 인해 주제에 대한 강력한 추론을 이끌어낼 수는 없다. 비록 전신과 분할 루틴이 모두 실행 가능한 훈련 전략이 될 수 있지만, 운동을 신체 부위(예: 상체 및 하체, 밀고 당기기)로 나누는 것은 운동 사이의 근육 회복을 많이 하면서 더 높은 주간 빈도(따라서 더 짧아지는 세션)를 허용하기 때문에 더 높은 운동량으로 훈련할 때 더 효과적일 수 있다.

부하

상승된 부하는 저항성 훈련에 대한 근비대 반응의 가장 중요한 요인 중 하나로 널리 여겨지고 있다. 부하 강도라고 하는 것은 특정 운동에서 1RM을 채택한 비율을 말한다. 예를 들어, 100lb(45.5kg) 최대 벤치 프레스가 있어 80lb(36.4kg)의 세트를 실행했을 경우 부하 강도는 1RM의 80%로 표시된다.

부하 강도는 반복 범위에 대응하는 하중 영역으로 분류되는 경우가 자주 있다. 통상 반복 범위는 무겁다(1~5RM), 중간 정도의(6~12RM), 가볍다(15°RM)[205]로 분류된다.[205] 공식은 1RM의 주어진 비율로 반복을 추정하기 위해 고안되었지만, 이는 기껏해야 반복과 1RM의 비율 사이의 관계에 대한 대략적인 근사치만을 제공한다. 유전적 원인(근섬유 유형, 내부 모멘트 암 길이 등), 생리적 요인(완충 능력 등), 운동 형태(상체 vs. 하체, 단일 관절 vs. 다중 관절 등) 조합은 값의 일반화에 영향을 준다. Hoeger와 연구자들[104]은 벤치 프레스, 랫풀다운, 무릎 신전에서 1RM의 80%의 하중이 10RM에 해당하는 것을 발견했다. 그러나 이 하중의 강도는 레그 컬에서는 6RM, 암 컬에서는 7RM에서 8RM, 레그 프레스에서는 15RM이었다. 또한, 이러한 공식의 정확도는 부하가 점차 가벼워짐에 따라 실질적으로 감소한다. 이 때문에, 다른 연구에서는, 각 피험자에 대해서, 레그 프레스에서의 실패의 반복은 1RM의 75%에서 7~24건, 1RM의 30%에서 30~71건으로 확대했다.[207]

Wernbom와 연구자들[267]은 2007년의 체계적인 리뷰 연구로, 최대 근비대는 중간 반복 범위의 사용에 의해서 달성된다고 결론 지었다. 이것은 다른 연구자들 역시 동의하는 주장이다.[125, 205] 이 가설은 주로 저항성 훈련에 대한 근비대 반응과 관련된 기계적 요인의 추정에 근거하고 있다. 리뷰 당시, 오직 제한된 수의 연구만이 고부하 훈련과 저부하 훈련을 직접 비교했다. 무거운 부하는 일반적으로 신경 적응을 촉진하고 근비대에 덜 영향을 미치는 것으로 여겨진다.[109] 높은 부하 강도(1RM의 85% 이상)는 자연적으로 근육에 높은 수준의 기계적 긴장을 유발한다. 그러나 무거운 세트의 지속 시간이 짧기 때문에(15초 이하), 그러한 훈련 동안의 에너지는 주로 ATP-PC 시스템으로부터 유도되고 빠른 당 분해에 의한 기여는 거의 없다. 이와 같이 대사물의 축적은 비교적 낮고, 이는 중간 정도의 반복 범위(1세트당 10회)에서 실시하고 있는 것과 비교하여 낮은 반복 범위(1세트당 5회)에서의 훈련 시 대사 스트레스로 인해 유발되는 말초 피로가 현저히 감소했다는 연구를 통해 증명되었다.[195]

부하 영역 연속체의 다른 부분에서, 가벼운 하중 훈련은 많은 양의 대사 스트레스와 연관된다. 다른 끝에서는 저부하 훈련이 높은 양의 대사 스트레스와 관련지어진다. ≥15회 반복 세트는 일반적으로 45초 이상 지속된다. 에너지 생산의 대부분은 빠른 해당 과정 시스템에서 이끌어질 필요가 있다. 이로 인해 몸에 대사산물과 산성혈증이 현저하게 축적되어 근육 펌프가 현저하게 증가한다. 그러나 저부하를 들어 올리는 데 필요한 힘은 근비대성 이득을 완화하는 운동 단위의 최고 역치점을 동원하는 데 불충분한 것으로 이론화되어 있다.

따라서 중간 정도의 반복 범위에서의 훈련은 기계적 긴장과 대사 적응력의 최적의 조합을 제공해 근비대 적응을 극대화하기 위해 이뤄진다고 알려져 있다. 이런 중부하의 훈련은 표적근 조직의 대부분에 있는 섬유를 모집하고 충분한 기간에 걸쳐 자극을 유지하는 데 충분하다. 더욱이, 세트는 일반적으로 20~40초 사이에 지속되며, 빠른 당 분해에 상당한 기여를 필요로 하며 이에 따라 더 높은 수준의 대사 스트레스를 생성한다.[58] 이러한 요인들로 인해, 중간 정도 부하는 근비대 범위로 불리는 경우가 많다. 긍정적인 논리적 근거가 있음에도 불구하고 최적의 근비대 범위라는 개념은 검토되고 있다.

근육의 동원에 관해서는 최대 자발적 등척성 수축이 20%를 넘으면 속근 섬유가 활성화되기 시작하고, 최대 자발적 등척성 수축의 80% 정도에서 전 운동 단위 활성화가 일어난다.[80, 253] 동적 조건하에서 전통적인 저항성 훈련 중의 동원은 명확하지 않다. 연구는 피로 수축 중의 근전도(EMG) 진폭에 대응하는 증가를 나타내며 겉으로는 힘 출력을 유지하기 위해 모아진 것보다 높은 역치 운동 단위의 증가가 표면적으로 나타난다.[237] 따라서 부하의 크기에 관계없이 단축성 근수축 실패 지점까지의 훈련은 궁극적으로 사용 가능한 운동 단위의 전 범위를 동원하게 된다고 가정되고 있다.[33, 45] 그러나 운동 단위 활동은 피로를 수반하면서 증가하는 것은 인정하지만 저부하 훈련으로는 달성할 수 없는 특정 활성 운동 단위 패턴을 초래한다는 의견도 있다.[125]

표면 근전도 연구에서의 연구에서는 실패 시[112, 158, 203, 207]에 비해 저부하 트레이닝에서의 EMG 진폭이 일관되게 감소하고 있으며 등가 진폭을 달성하기 위해서는 1RM의

KEY POINT

힘줄 전체를 발달시키기 위해 가능한 방법을 최대화하기 위해 광범위한 반복 범위(1~20도)에 걸친 훈련을 권장한다. 다만, 중간 정도의 반복 범위(6~12RM)에 초점을 맞추면, 기계적 장력과 대사 스트레스의 최적의 조합을 제공할 수 있는 장점이 있다.

약 70%의 최소 부하가 필요하다는 증거가 있다.[82] 그러나 표면 근전도는 주어진 근육에 대한 신경 구동을 나타내며 이는 운동 단위 동원뿐 아니라 비율 부호화, 동기화, 근섬유 전파 속도, 세포 내 활동 전위 등 다른 요소도 포함한다.[17,57] 이 주제에 대한 명확한 설명을 위해 Muddle과 연구자들[159]은 EMG 분해 기술을 사용하여 고부하 및 저부하 수축 시 운동 단위 동원을 분리할 수 있게 했다. 그 결과 고부하 상태가 저부하 상태보다 높은 역치 운동 단위가 더 많이 동원되고 있음을 알 수 있었다. 단 참가자 중에는 부하의 크기에 관계없이 동원 수치가 동일한 정도에 달하고 있는 사람도 있어 동원 능력에는 개개인의 차이가 있을 가능성이 있음을 알 수 있다. 동원 예측을 위한 EMG 분해의 유용성은 정밀한 조사를 거쳤으며,[62] 이러한 결과의 진실성에 대한 의문이 제기되었다.

Tesch와 연구자들[253]은 1RM의 30%, 45%, 60%의 부하로 동적 무릎 신전 수행 능력 동안 동원을 평가하기 위해 글리코겐 고갈 분석을 이용했다. 그 결과 Type IIa 섬유는 1RM의 30%에서 동원되기 시작하였으며, 부하가 1RM의 50%에 근접해짐에 따라 이들 섬유의 절반가량이 글리코겐 손실을 나타냈다. 단, Type IIax 및 IIx의 섬유는 부하가 1RM의 60%에 달했을 때만 활성화되었다. 이 연구는 세트가 근육 실패 지점까지에 대해 실시되지 않았다는 한계가 있다. 더 최근에, Morton과 연구자들[158]은 피로를 유발하는 무거운(1RM의 80%) 부하와 가벼운(1RM의 30%) 부하 운동 수행 중 Type I과 Type II 섬유 모두에서 글리코겐 고갈이 유사하다고 보고했으며, 이는 부하의 크기가 훈련이 실패할 때 동원된 역치값을 결정하지 않는 것으로 나타났다.

전반적으로 이러한 연구의 결과는 다소 상충되지만 높은 수준의 노력으로 훈련을 수행하는 경우에 사용 가능한 모든 운동 단위에서 최소한 대부분의 섬유를 모집하는 데에는, 가벼운 부하를 사용하는 것으로도 충분함을 시사하고 있다. 그러나 1장에서 동원은 근육 발달을 최대화하기 위한 하나의 구성 요소일 뿐임을 기억해야 한다. 일단 동원되면, 섬유는 충분한 크기 및 충분한 시간 동안 자극되어야 한다. 상황을 고려하면, 1RM의 높은 비율로 트레이닝하면, 세트를 시작할 때 저부하 상황보다 빨리 근육을 단련할 수 있어, 보다 높은 역치를 가지는 운동 단위의 동원이나 자극이 증가한다.[99] 또는 저부하 트레이닝은 낮은 한계값 운동 단위로 장시간 장력을 유지하고 H+의 축적은 Type II 섬유에서의 칼슘 결합을 저해하며, 그로 인해 Type I 섬유에 더 큰 부하를 가해 힘출력을 유지한다.[86] 이는 피로 저항성이 높은 Type I 섬유 발달을 최적화하는 데 특히 중요할 수 있다. 실제로, 신흥 연구 기관은 Type I 섬유 근비대가 고부하로 훈련할 때보다 저부하로 훈련할 때 더 효과적일 수 있음을 시사했다.[85] 또한, 저부하 혈류제한(BFR) 트레이닝의 연구에서 Type I 섬유의 우선 근비대가 나타나고 있어,[22,23,111] 부하에 대한 잠재적 섬유형 특이적인 반응을 더욱 지원하고 있다. 실제로, 자발적인 노력(즉, 근육 기능 저하에 따른 운동)과 일치할 때, 저부하 훈련과 저부하 혈류제한(BFR) 훈련은 근육의 크기를 비교적 증가시킨다.[7,67] 이는 두 가지 형태의 훈련이 유사한 메커니즘을 통해 근비대를 촉진할 수 있음을 시사한다.

Martino와 Gardiner[138]는 in situ 모델을 사용하여 쥐의 족저근에 전기 자극을 통해 단축성, 신장성, 등척성 동작을 실험했다. 결과적으로 Jun-말단인산화효소(c-Jun N-terminal kinase) JNK와 ERK(세포외신호조절인산화효소) ERK1/2의 장력 의존적 인산화가 나타났으며, 기계적 장력이 높을수록 인산화가 점진적으로 증가했다. 이는 MAPK 인산화의 최고점 장력이 장력 또는 장력 발생률 중 하나의 시간보다 좋은 예측 인자임을 시사하고 있다. 동일한 실험실에 의한 후속 실험은 장력하에서 시간과 JNK 신호 사이의 선형 관계를 나타내었지만, 장력 변화율은 효과가 없었으며, 단백 동화 신호에서 장력하에서 시간의 중요성을 강조했다.[139] 이들 의견을 종합하면 부하 강도에 관계없이 근비대와 관련된 급성 분자 반응을 최대화하기 위한 전체적인 훈련량의 중요성이 지적된다. 인간의 데이터는 그 과정에 대해 더욱 통찰력을 준다.

Hulmi와 연구자들[109]은 운동 후 초기 MAPK(진핵생물의 세포 내부에 존재하는 단백질 인산화효소) 및 $p70^{S6K}$ 인산화 반응이 레그 프레스 운동의 1RM으로 15세트를 한 것에 비해 10RM으로 5세트를 했을 때 상당히 더 크다는 것을 발견했다. Taylor와 연구자들[247]은 ERK의 1/2 경로가 마찬가지로 중반복 범위의 상한과 하한(1RM의 85% vs. 65%)에서 활성화되는 것을 증명하였으나 부하가 높을수록 IGF-1(인슐린유사 성장인자)의 혈중 방출이 증가하는 경향이 강했다. Popov와 연구자들[182]은 1RM의 74% vs. 54%에서 저항성 운동을 수행한 후 단백 동화 신호와 근육 유전자 발현에 다양한 반응을 보였다. 동일한 실험실에서의 후속 실험은 훈련된 남성 파워리프터에서 다양한 부하-의존적 세포 내 신호 반응을 보여주었으며 중간 정도의 부하(1RM의 65%) 훈련 후에 $p70^{S6K}$와 4E+BP1의 인산화가 두드러지고, 고부하 훈련(1RM의 85%) 후에, ERK 1/2의 인산화가 두드러졌다.

고부하 훈련과 중부하 훈련에서 근육 단백질 합성의 증가는 운동량을 동일하게 한 저항성 훈련 이후 나타난 초기 시간에서 둘 다 유사했다.[128] 대조적으로 훈련이 실패로 끝났을 때(1RM의 60% 이상)는 저부하로 근육 단백질 합성이 무뎌진 것으로 보인다.[128] 한편 Burd와 연구자들[30]은 1RM의 90%에 대해 1RM의 30%로 훈련할 때 24시간 이상 근육 단백질 합성이 실제로는 컸다고 보고했다. 전체적으로 초기 데이터 본문을 고려할 때, 높은 강도의 노력으로 훈련을 수행하고 무거운 부하의 경우 운동량이 동일한 경우 부하 강도에 관계없이 저항성 훈련에 대한 강력한 초기 반응이 발견됐다. 그러나 반응은 복잡했고 로딩 구역에 걸친 훈련에 대한 시너지 효과를 시사했다. 많은 연구에서 시간이 지남에 따라 로딩 영역 사이의 근육 적응을 비교하려고 시도했다. 집단 간에 운동량이 동일하지 않을 경우 무거운 부하와 중간 부하를 비교하는 사람들은 일반적으로 근비대 범위를 선호했다.

Choi와 연구자들[48]은 11명의 청년을 무작위로 1RM의 40~80%에서 9세트의 무릎 신전 프로토콜에 할당하고 세트 사이에 30초의 휴식을 취하거나, 5세트로 구성된 파워 업 프로토콜을 1RM의 90%, 세트 간 3분 휴식으로 설정해서 진행했다. 8주 후, 결과는 체중 증가(bulk-up) 그룹에서 대퇴사두근 근비대가 상당히 증가한 것으로 나타났다. Masuda와 연구자들[143]은 동일한 프로토콜을 사용할 때 비슷한 결과를 보고했다. 대안적으로, 고부하 훈련과 중부하 훈련 사이의 양을 동등하게 한 연구는 근비대 범위에 대한 우수성을 입증하지 못했다.[39,47] 정리해보면 하중의 강도와 대조적으로 근육의 성장에 관찰되는 차이는 운동량에 의한 것임을 시사하고 있다. 앞서 언급한 모든 연구는 훈련되지 않은 대상을 사용하였기 때문에 결과를 훈련된 리프터에게 일반화하는 것을 제한했다.

나의 연구실[208]은 저항성 훈련을 받은 20명의 남성에 대해 무거운 부하와 중간 정도의 부하를 조사했다. 그들은 두 그룹 중 한 곳에 무작위로 배정했다. 즉, 보디빌딩형의 루틴을 실행하는 근비대 그룹과 파워 리프팅 형태의 방식을 실행하는 근력 그룹으로 나눴다. 근비대 그룹 프로토콜은 각 근육이 일주일에 한 번 세션당 3번의 운동으로 10회 반복 3세트를 수행하고 세트 사이에 90초 휴식을 취하는 분할 루틴이었다. 근력 그룹 프로토콜은 각 근육이 주당 3회, 세션당 1회 운동으로 7세트를 3회 반복하고 세트 사이에 3분 휴식을 취하는 전신 루틴이었다. 양 그룹의 피험자 모두 거의 같은 양의 무게를 들 수 있도록 운동량 부하를 설정했다. 모든 세트는 순간적인 단축성 근육 기능 부전이 발생할 정도까지 수행되었다. 8주 후, 두 그룹의 피험자들은 그룹 간의 차이 없이 이두근 두께를 유의하게 증가시켰다. 두 그룹의 피험자들 모두 1RM 근력을 크게 증가시켰지만, 근력 그룹은 벤치 프레스에서 더 큰 증가를 보였고 스쿼트에서 보디빌딩 그룹에 비해 더 큰 증가 추세를 보였다. 이러한 결과는 근비대 훈련의 입장에서 볼 때 근비대는 3회에서 10회 반복되는 방식을 따르는 것은 동일하지만 근력을 최대화하기 위해서는 매우 무거운 중량을 들어 올릴 필요가 있음을 시사하고 있다.

근력 그룹의 세션당 훈련 시간은 70분인 반면, 근비대 그룹의 경우 17분이라는 점에 유의해야 한다. 그 때문에 시간 효율의 관점에서 보디빌딩형 트레이닝은 파워 리프팅형 트레이닝의 약 1/4의 시간에 같은 근비대(거의 같은 상도 증가)를 일으켰다. 실제로, 근력 그룹과 관련된 시간 제약으로 인해 연구에서는 가슴(상체 추진 운동 사용), 등(상체 당기기 운동 사용) 및 허벅지 등 3가지 주요 신체 영역만 연구할 수 있었다. 근비대 그룹의 효율성은 훈련받은 근육군에 추가 운동량을 주거나 다른 근육 그룹을 위한 운동을 포함시키거나 양쪽 모두를 줄 수 있게 했다. 중간, 후면 삼각근, 햄스트링, 종아리 등 특정 근육(및 근육의 측면)을 작용하는 것만으로 전반적인 근비대에 도움이 되었을 것이다. 게다가 연구 종료까지 근력 그룹의 사람들이 과도한 부담을 느끼고 있는 것이 출구 인터뷰를 통해 밝혀졌다. 대부분의 사람들이 관절통이나 전신 피로를 호소하고 있었으며, 그룹의 두 중퇴자는 관절 관련 부상이 원인이었다. 이들 결과로부터 기계적으로 무겁고 중간 정도의 무게로 운동량이 같게 되면 같은 근비대 반응이 촉진되는 것처럼 보이지만 적용상 근육 성장을 최대화하기 위해 필요한 운동량으로 항상 무거운 무게를 드는 것은 단순히 현실적이지 않음을 알 수 있다.

고반복 트레이닝에 대해서는, 1RM의 60% 이상의 부하를 근육 실패 지점까지 실시하지 않으면 근비대가 저하된다고 하는 연구가 있다. 이는 Holm과 연구자들[105]의 연구로 뚜렷이 나타났으며 피험자는 한 발로 무릎 신전을 8회, 다른 한 발로 무릎 신전을 36회 실시했다. 저부하 상태에서는 피험자를 3분 동안 5초에 1회씩 반복하게 하여 피로의 영향을 감소시켰다. 중부하 상태에서의 훈련은 전통적인 훈련 방식으로 행해졌다. 각 세션마다 10세트가 진행되었으며 일주일에 3일 훈련이 진행되었다. 12주 후, 과부하 훈련을 실시한 그룹에서 근육 단면적이 3배 더 컸다.

이러한 결과는 1RM[128]의 60% 미만의 부하 강도로 훈련에 실패했을 경우 근단백질 합성의 감소를 나타내는 초기 데이터와 관련되어 있다. 저부하 훈련이 근 실패 지점까지 실행했을 때 나타나는 근비대 효과를 조사하는 연구는 넓은 범위의 부하 영역에서 유사한 전체 근비대를 달성할 수 있다는 설득력 있는 증거를 제공했다. 최근 메타 분석[214]은 1RM의 ≤60%의 저항성 훈련과 1RM의 60% 이상의 저항성 훈련을 비교한 무작위화 실험 시험에서의 근비대 적응을 평가함으로써 주제에 대한 명확성을 제공하고자 했으며, 두 조건 모두 자발적인 실패 지점까지 수행되어야 하는 조건을 포함시켰다. 부위별 방법을 이용해 근육 크기의 변화를 평가한 10개 연구의 모든 데이터에서는 고부하와 저부하의 차이는 나타나지 않았다. 관찰된 영향의 크기 차이는 0.03으로 근비대 적응이 실질적으로 동일한 것으로 나타났다. 또한, 연령, 성별, 훈련 상황 등 모든 집단으로 일관된 조사 결과를 얻을 수 있었다. 종합적으로, 문헌은 적어도 전체 근육 수준에서 부하가 운동으로 인한 근육량 증가의 결정적 요인이 아님을 나타낸다.

그런 다음 근비대성 변화를 유발하기 위한 최소 부하 역치값이 있는지에 대한 의문이 제기되었다. 이러한 문제는 Lasevicius와 연구자들[129]의 정밀한 연구로 조사됐다. 피험자 내 설계(within-subject design)를 사용하여 훈련받지 않은 남성은 편측으로 1RM의 20%에서 3세트의 레그 프레스와 암 컬을 수행하여 한쪽 팔다리에 의도적인 실패를 경험하게 했다. 다른 한쪽 사지는 1RM의 40%, 60%, 80%의 3가지 강도 중 하나에 무작위로 할당되었다. 1RM 상태의 20%가 항상 먼저 훈련되었으며, 이후 반대쪽 사지는 저부하 상태로 달성되는 것과 같은 운동량의 부하를 달성하기 위해 필요한 만큼 세트를 수행했다. 그 결과, 1RM 상태의 40%, 60%, 80%에서, 팔꿈치 굴곡근과 대퇴사두근이 거의 같이 비대해졌다. 그러나 20% 상태에서의 근육 성장은 부하가 큰 경우와 비교해 절반 이하였다. 1RM[153]의 30% vs. 80%로 같은 근육 크기 증가를 얻을 수 있음을 나타내는 연구와 합하면 1RM의 30% 강도는 근비대 훈련의 최소 부하 한계치가 되며, 그 이하에서는 근육 성장이 손상될 가능성이 있다.

표 4.3은 부하 및 근비대의 강도와 관련된 연구의 개요를 제시했다.

표 4.3 경량(1RM의 50% 이상)과 중량 비교(1RM의 50% 이상)의 훈련 부하를 조사하는 근비대 훈련의 개요

연구	대상	디자인	연구 기간	운동량이 균등한가	근비대 평가 방법	결과
Campos et al.[39]	훈련되지 않은 32명의 젊은 여성	고부하(3~5RM), 중부하(9~11RM), 또는 저부하(20~28RM)에 대한 무작위 할당. 운동은 스쿼트, 레그 프레스, 무릎 신전의 2~4세트로 구성되어 일주일에 3일 진행. 속도는 조건 간에서 일관.	8주	예	근생검(대퇴사두근)	단면적은 고부하 훈련에서는 대폭 증가하며 저부하 훈련에서는 크게 증가하지 않는다. 고부하 그룹과 저부하 그룹의 근육 근력이 증가.
Franco et al.[73]	훈련되지 않은 32명의 젊은 여성	고부하(8~10RM) 또는 저부하(30~35RM)에 대한 무작위 할당. 레그 프레스, 레그 익스텐드, 레그 컬의 3세트로 주 2회 행해진 운동.	8주	아니오	이중 에너지 X-선 흡수법	저부하 상태에 유리한 다리의 연한 연조직 질량 증가.
Holm et al.[105]	훈련되지 않은 11명의 젊은 남성	무작위. 편측 무릎 신전의 균형 잡힌 10세트의 운동 수행, 한 다리는 1RM의 70%에서 훈련, 반대쪽 다리는 1RM의 15.5%에서 훈련. 주 3일 수행.	12주	예	초음파(대퇴사두근)	고부하 운동에 대한 대퇴사두근 단면적의 현저한 증가.

연구	대상	디자인	연구 기간	운동량이 균등한가	근비대 평가 방법	결과
Jessee et al.[113]	훈련되지 않은 남성과 여성 40명	피험자 내의 설계에서는 고부하(1RM의 70%) 또는 저부하(1RM의 15%)의 무릎 신전운동에 무작위로 배분했다. 모든 피험자는 주 2회 실시 4세트를 실시했다. 휴식 시간은 저부하의 경우와 고부하의 경우 각각 30초와 90초였다. (참고) 혈류제한 트레이닝을 사용하여, 추가로 2가지 조건을 조사.	8주	아니오	초음파(대퇴사두근)	조건 간의 근육 두께 차이 없음.
Lasevicius et al.[129]	훈련되지 않은 30명의 젊은 남성	피험자가 1RM의 20%가 실패한 상태에서 편측 팔 다리에서 한쪽 암 컬 및 레그 프레스를 수행한 피험자 내 설계. 반대쪽 팔과 다리는 1RM의 40%, 60% 또는 80%로 운동을 수행하도록 무작위로 할당되었다. 더 고부하 조건은 운동량 부하를 1RM 조건의 20%와 동일시하도록 추가 세트로 수행.	12주	예	초음파(대퇴사두근, 팔꿈치 굴곡근)	단면적은 1RM의 40%, 60% 또는 80% 사이에서 차이가 없다. 1RM 조건의 20%에서 단면적 증가는 고부하 조건보다 훨씬 낮았다.
Leger et al.[131]	훈련되지 않은 중년 남성 24명	고부하(3~5RM) 또는 저부하(20~28RM) 운동에 무작위 할당. 운동은 일주일에 3일씩 2~4세트의 스쿼트, 레그 프레스 및 무릎 신전으로 구성.	8주	예	CT	저강도 운동과 고강도 운동 간에는 단면적의 차이가 없다.
Lim et al.[132]	훈련되지 않은 21명의 젊은 남성	고부하(1RM의 80%)에서 실패에 대한 것, 저부하(1RM의 30%)에서 실패에 대한 것 또는 저부하(1RM의 30%)에서 실패에 대한 무작위 할당 1RM의 80%에 적합한 작업을 수행. 운동에는 레그 프레스, 레그 익스텐션, 레그 컬 주 2회 3세트 진행.	10주	예/아니오	근생검(대퇴사두근)	1RM의 80%와 30% Type Ⅰ 섬유의 실패에 의한 근비대 증가는 1RM의 30% 실패에 대한 증가보다 커진다. Ⅱ형 섬유 근비대 증상 차이 없음.
Mitchell et al.[153]	훈련되지 않은 18명의 젊은 남성	1RM의 30% 3세트, 1RM의 80% 3세트, 1RM의 80% 1세트, 무작위로 할당. 속도는 조건 간에서 일관했다. 훈련은 주 3일 실시.	10주	아니오	MRI, 근생검(대퇴사두근)	저강도 운동과 고강도 운동 간에는 단면적의 차이가 없다. 고부하 그룹 vs. 저부하 그룹에서 훨씬 더 큰 근력 증가.
Ogasawara et al.[172]	훈련되지 않은 9명의 젊은 남성	1RM의 75%에서 4세트의 벤치 프레스 연습을 실행하기 위한 무작위화 교차 설계. 훈련은 주 3일 실시. 속도는 조건 간에서 일관했다. 12개월의 워시아웃 기간 후 동일한 프로토콜이 1RM의 30%에서 실행.	6주	아니오	MRI(상완삼두근, 대흉근)	단면적에는 저강도 운동과 고강도 운동 간에 차이가 없다. 저부하에서 높은 강도를 선호하는 근력이 크게 증가.
Popov et al.[181]	훈련되지 않은 18명의 젊은 남성	고강도의 운동(MVC의 80%) 또는 저강도의 운동(MVC의 50%)에 대한 무작위 할당. 운동은 일주일에 3일씩 이루어지고 레그 프레스 포함. 속도는 조건 간에서 일관.	8주	아니오	MRI(대퇴사두근, 대둔근)	그룹 간 CSA의 차이가 없음.
Schoenfeld et al.[210]	훈련된 18명의 젊은 남성	8~12RM 또는 25~35RM 중 하나의 저항성 트레이닝 프로토콜에 대한 무작위 할당. 모든 종목이 3세트 7회 운동을 실시했다. 훈련은 주 3일 실시.	8주	아니오	초음파(팔꿈치 굴곡근, 신전근, 대퇴사두근)	조건 사이의 이두근, 삼두근 또는 대퇴사두근의 두께에 큰 차이가 없음.
Schuenke et al.[221]	훈련되지 않은 34명의 젊은 여성	2초 속도로 중강도(1RM의 80~85%), 12초 속도로 저강도(1RM의 40~60%), 10초 속도로 느린 속도(1RM의 40~60%). 운동은 스쿼트, 레그 프레스, 무릎 신전의 3세트로 구성되어 일주일에 2, 3일 이루어졌다.	6주	아니오	근생검(대퇴사두근)	고강도 연습에서는 단면적이 대폭 증가하고 저강도 연습에서는 단면적이 크게 증가하지 않았다.
Stefanaki et al.[240]	훈련되지 않은 13명의 젊은 여성	피험자 내에서 설계하고 무작위로 할당. 한쪽 팔 · 한쪽 다리를 1RM의 30%와 반대쪽 팔과 다리를 1RM의 80%에서 암 컬과 무릎 신전을 실시. 훈련은 주 2회 실시.	6주	아니오	초음파(팔꿈치 굴곡근, 대퇴사두근)	조건 간의 근육 두께 차이 없음.

연구	대상	디자인	연구 기간	운동량이 균등한가	근비대 평가 방법	결과
Tanimoto and Ishii[244]	훈련되지 않은 24명의 젊은 남성	피험자 간의 무작위 할당. 6초 속도로 1RM의 50% 반복 간격 사이에 이완 단계 없음. 2초 속도로 1RM의 80% 반복 간격 사이에 1초의 이완, 또는 2초 속도로 1RM의 50% 1초 휴식. 운동은 일주일에 3일 수행된 3세트의 무릎 신전으로 구성.	12주	아니오	MRI(대퇴사두근)	저강도와 고강도의 운동 사이에 단면적 또는 근력의 차이가 없음.
Tanimoto et al.[245]	훈련되지 않은 36명의 젊은 남성(12명이 비운동 통제관)	6초 속도로 1RM의 ~55% 및 반복 사이에 이완 단계가 없음. 또는 2초 속도로 1RM의 80~90% 및 반복 사이에 1초의 이완 운동을 무작위 할당. 주 2회 3세트 스쿼트, 체스트 프레스, 렛 풀다운, 업도미널 밴드스 및 백 익스텐션으로 구성.	13주	아니오	초음파(가슴, 전면후면 상완, 복부, 견갑하근, 전면 후면 대퇴)	저강도 운동과 고강도 운동 간에 단면적 또는 근력 차이가 없음.
Van Roie et al.[258]	훈련되지 않은 노인 남성과 노인 여성 56명	고부하 시 레그 프레스 및 무릎 신전 트레이닝(1RM의 80%에서 2×10~15회, 1RM의 20%로 1×80~100회), 또는 저부하*(1RM의 20%로 1~60회, 1RM의 40%로 110~20회)의 무작위 할당. 속도는 조건 간에서 일관.	12주	아니오	CT(대퇴사두근)	그룹 간 근육량의 차이가 없다. 고부하 및 저부하 조건에서 강도가 크게 증가.
Weiss et al.[266]	훈련되지 않은 44명의 젊은 남성	고부하(3~5RM), 중간부하(13~15RM), 또는 저부하(23~25RM) 저항성 트레이닝에 대한 무작위 할당, 훈련은 스쿼트 3세트로 구성했고 주 3일 실행.	7주	아니오	초음파(대퇴사두근, 햄스트링)	조건 간의 근육 두께에 큰 차이가 없음.

약어: RM(repetition maximum) = 반복 횟수, CSA(cross-sectional area) = 단면적, CT(computerized tomography) = 컴퓨터 단층 촬영, MRI(magnetic resonance imaging) = 자기공명영상, BFR(blood flow restriction) = 혈류제한 트레이닝, DXA(dual X-ray absorptiometry) = 이중 에너지 X-선 흡수법, MVC(maximum voluntary contraction) = 최대 자발적 수축

실제 적용

부하

근비대는 전체 근육 수준에서 명백한 차이 없이 광범위한 부하 영역에 걸쳐 달성될 수 있다. 저부하 훈련은 신진 대사 스트레스를 강조하고 국소 근지구력의 최대 증가를 촉진하는 반면, 저반복 고부하 훈련은 높은 수준의 기계적 장력이 필요하며 더 큰 신경 적응의 결과로 더 큰 부하를 들어 올리는 능력을 향상시킨다. 일부 증거는 고부하 훈련이 Type II 섬유에서 더 큰 단면적 증가를 생성하고 저부하가 Type I 근비대에 우선적인 영향을 미치는 섬유 유형별 반응이 있을 수 있음을 시사한다. 따라서 근력 관련 요인을 고려하지 않고 근비대를 최대화하는 것이 주된 목표일 경우에는 전체 근육의 완전한 발달을 위해 가능한 모든 방법을 활용하기 위해 광범위한 반복 범위(1~20+)에 걸친 훈련을 권장한다. 중간 반복 범위(6~12RM)에 중점을 두는 방식에도 장점이 있는데, 이는 충분한 훈련량을 허용하면서도 전체 섬유 유형을 자극하기에 충분한 높은 수준의 기계적 장력을 제공하기 때문이다. 여기에 고부하(1~5RM)를 통합하면 강도가 향상되어 중간 반복 리프팅 중에 더 큰 부하를 사용할 수 있다. 또한, Type I 섬유의 최적 발달을 보장하고 근육의 완충 능력을 향상시키기 위해 저부하 훈련이 포함되어야 하며, 주어진 중간 부하의 강도에서 추가 반복이 수행될 수 있다. 1RM의 대략 30% 미만의 훈련은 최적의 근육 발달을 완전히 자극하기에는 충분하지 않지만, Type I 섬유의 발달을 선택적으로 표적화하는 능력은 여전히 결정되어 있다.

반면에, 근력을 최대화하기 위해 근비대를 촉진하는 것이 목표라면, 아마도 부하 감소 기간 동안을 제외하고 1RM의 약 70% 미만의 부하를 사용해야 할 이유가 거의 없다. 공신력이 있는 연구 기관은 근력-지구력 연속체의 존재를 보여주었는데, 이 경우 저부하가 최대의 힘 생산을 희생하여 최대 저항성 이하의 노력을 발휘할 수 있는 능력을 증진시킨다.[39]

운동 선택

인체는 3차원 공간에서 운동을 수행하도록 설계되었다. 근육 구조는 복잡한 운동 패턴을 효과적으로 달성하도록 복잡하게 배열되었다. 따라서 다양한 운동 매개변인(즉, 당기기 각도, 운동 평면, 사지 위치)은 근육의 측면을 우선적으로 목표로 할 뿐만 아니라 협응근과 안정근을 보다 활성화 또는 비활성화로 만들 수 있다.[205] 따라서 운동의 선택은 특정 근육의 선택적 근비대 정도에 기여할 수 있다.[91]

수많은 근육은 공통적인 기시점을 가지고 있지만, 그들의 섬유는 다른 부착점에 닿기 위해 갈라진다. 이러한 서로 다른 근육의 갈래는 다중면 이동을 수행하는 데 큰 도움이 된다. 전형적인 예는 삼각근이다: 전면 삼각근은 어깨 굴곡을 수행하고 측면 삼각근은 외전을 수행하며 후면 삼각근은 수평 외전을 수행한다. 다른 예는 대흉근(쇄골 흉골 갈래), 상완이두근(단두와 장두), 비복근(내측과 외측)이 있다.

더욱이, 주어진 근육에서 섬유의 방향은 주어진 움직임에서 더 많거나 적은 이점을 허용한다. 예를 들어, 승모근에서 상부는 견갑골을 들어 올리고 중부 견갑골은 외전시키고 하부는 견갑골을 내리도록 움직임과 기능이 세분화되어 있다. 증거에 따르면 섬유 분할의 결과로 근육의 다른 측면뿐 아니라 섬유를 분할한 결과 주어진 근섬유의 부분 또한 표적으로 삼을 수 있음을 시사한다. 분할 가설은 개별 근육의 배열이 단일 근육 신경 분포로 건막, 건 또는 뼈에 부착된 섬유 다발보다 더 복잡하다는 연구 결과를 기반으로 했다.[61] 많은 근육들이 서로 다른 구획으로 분할되고 이 구획들은 신경가지들에 의해 지배된다. 봉공근, 박근, 반건양근, 대퇴이두근 등의 근육은 각각의 운동 뉴런에 의해 신경화된 각각의 섬유의 세분화를 포함한다.[271,273] 또한, 봉공근과 박근은 근육 중에서도 비교적 짧은 직렬의 섬유로 구성되어 있으며 근섬유는 항상 기시와 정지점 전체를 관통하고 있다는 가정을 반박했다.[101]

근육 분할은 기능적 또는 작업 지향적 역할을 할 수 있다. 즉, 상황의 작업 관련 요구에 따라 한 근육의 다른 부분이 사용되도록 할 수 있다.[61] 이는 상완 이두근에서 예시되는데, 여기에서 장두와 단두는 모두 1차 뉴런에서 각각의 가지에 의해 신경을 전달하는 구조적 구획을 가지고 있다.[223] 연구에 따르면 근육의 장두 외측 부분 섬유는 팔꿈치 굴곡에, 내측 부분 섬유는 회외에, 중앙에 위치한 섬유는 굴곡과 회외의 비선형 결합에 각각 동원된다.[250,251] 또한, 단두는 암 컬의 동작 후반 부분에서 더 큰 활동(즉 팔꿈치의 굴곡)을 나타내는 한편, 장두는 운동 초기에 더 활발하게 사용된다.

이러한 발견은 다양한 운동이 모든 섬유의 완전한 자극을 보장할 것이라는 개념을 뒷받침한다. 운동을 변화시킴으로써 근육의 활성화가 촉진된다는 증거는 설득력이 있지만 어느 근육의 특정 부위의 선택적 활성화에 의해 그 부위의 특이적 근비대 반응이 어느 정도 촉진될지는 아직 결정되지 않았다. 대규모 연구 결과에 따르면 근비대는 근육 그룹의 개별 근육과 동일한 근육 내의 다른 영역의 우선적 성장 측면에서 불균일한 방식으로 발생한다. 예를 들어, 무릎 신전 운동 결과 대퇴사두근의 일정 부위가 다른 부위보다 근비대를 나타내는 불균일한 근비대 반응을 초래한다는 것이 여러 연구를 통해 나타났다. 체계적인 팔 신전 운동 후 삼두근에서도 유사한 불균일한 성장이 입증되었다.[262,263]

국소 근비대는 근육 활성화 부위에 특이적임을 시사하는 증거도 있다. Wakahara와 연구자들[262]은, 자기공명화상 기술을 이용하고, 라잉 트라이셉스 익스텐션을 8회 5세트씩 반복하는 피험자의 그룹에서 근 활성화를 결정했다. 그 후 다른 피험자 그룹은 초기 활성화 시험에서 사용된 것과 같은 변인을 이용해 12주간 통제된 운동 프로그램을 받았다. 결과는 삼두근의 근비대 정도가 활성화 영역에 따라 다르다는 것을 보여주었다. 같은 연구실의 추적조사에서도 클로즈 그립의 벤치 프레스 운동 결과와 비슷한 결과가 나왔다. 삼두근 근비대는 활성화 부위와 상관관계가 있었으나 지난 연구와는 다른 근육 부위에서 일어났다.[263] 반대로, 다른 연구에서는 체계적인 저항성 훈련에 따른 대퇴사두근 내에서의 위치별 근비대 차이는 신경근 활성화가 아닌 운동 중에 나타나는 근육 내의 산화 상태 기능이라는 것을 보여준다.

KEY POINT

기초 저항성 훈련의 운동 패턴을 알게 된 훈련생은 몸 전체의 근비대를 최대한 이루기 위해 다양한 운동을 해야 한다. 여기에는 자유 형태(프리웨이트)와 머신 기반의 연습을 포함할 필요가 있다. 유사하게, 다중 및 단일 관절 운동은 근육 성장을 최대화하기 위해 근비대 특정 루틴에 포함되어야 한다.

Fonseca와 연구자들[71]은 운동량을 균등하게 조합한 스미스 머신 스쿼트, 레그 프레스, 런지, 데드리프트의 운동량 증가 조합과 스미스 머신 스쿼트에서의 퍼포먼스에 따른 근육 적응을 비교하는 연구에서 운동 선택 다양화의 중요성을 증명했다. 그 결과 운동 루틴의 변화를 이용하는 것이 스미스 머신 스쿼트를 단독으로 하는 경우보다 대퇴사두근의 모든 근육이 균일하게 커지는 것으로 나타났다. 실제로 스미스 머신 스쿼트는 내측광근과 외측광근에서의 단면적을 크게 증가시키지 못했다. 하지만, 이 운동이 대퇴직근를 우선 표적으로 하는 연구이기 때문에 무릎 신전 등 다목적 단일 관절 운동이 다양화됐다면 근비대 효과가 더 높아졌을지 모른다는 추측이 흥미롭다.

다양한 훈련이 근육 성장에 이점이 있는 것은 분명하지만, 이러한 개념에 지나치게 집착해서는 안 된다. 운동 변화가 너무 자주 발생하는 경우, 사람은 최적화되지 않은 부하로 운동 기술을 개발하는 데 너무 많은 시간을 소비하여 근비대 반응을 손상시킬 수 있다.[99] 이것은 훈련의 초기 단계에서 강도의 향상이 신경근 반응의 개선과 크게 관련이 있는 중요한 단계이다(1장 참조). 이 운동 학습 기

표 4.4 운동 선택을 조사하는 근비대 훈련 연구의 요약

연구	대상	디자인	연구 기간	운동량이 균등한가	근비대 평가 방법	결과
Balsalobre et al.[11]	저항성 훈련이 된 젊은 남성 21명	일정한 운동 선택을 이용하거나, 또는 앱을 이용하여 각 세션을 무작위로 변화시키는 운동을 사용하는 저항성 트레이닝 프로토콜에 대한 무작위 할당. 두 그룹 모두 3세트 6회 운동을 실시함. 트레이닝은 주 4회 실시	8주	예	초음파(대퇴사두근)	조건 사이의 근육 두께의 유의미한 차이는 없지만 일정한 운동 선택 조건에 적당한 변화의 크기 선호
Fonseca et al.[71]	훈련되지 않은 젊은 남성 49명	스미스 머신 · 스쿼트 또는 스미스 · 머신 · 스쿼트, 레그 프레스, 런지, 및 데드리프트의 편성을 포함한 저항성 훈련 프로토콜에의 무작위 할당. 모든 피험자는 주 2회, 운동별로 6~10RM의 루틴을 실행	12주	예	MRI(대퇴사두근)	다양한 운동 상태에서 내측광근과 대퇴직근의 더 큰 근비대

약어: RM(repetition maximum) = 반복 횟수, MRI(magnetic resonance imaging) = 자기공명영상

실제 적용

운동 선택

각 근육의 구조적인 차이는 다중 평면을 도입할 필요성의 개념을 지지하고 있다. 근비대 훈련에 대한 다각적 접근은 다양한 운동을 이용하며, 규칙적인 운동 순환이 근육 내의 모든 섬유를 완전히 자극하여 근비대 반응을 최대화해야 한다는 증거가 있다.

1장에서 언급했듯이 신경 메커니즘은 주로 저항성 훈련의 초기 단계에서 근력의 증가를 담당한다. 따라서 초기 훈련 단계의 선수들은 운동 성능을 효과적으로 수행하기 위해 필요한 운동 학습 및 제어를 얻는 데 중점을 두어야 한다. 이 맥락에서 단순화와 반복 연습이 중요하다. 같은 동작을 반복하면 적절한 기술이 제2의 성질이 되도록 운동 패턴이 수행된다. 협응력이 낮은 사람에게 있어서는 머신 훈련으로 자유도를 낮추는 것은 신경 발달을 높이는 효과적인 수단이 된다.

그런 다음 3차원 공간에서 보다 복잡한 변형으로 진행할 수 있다. 해부학적 구조에 기초한 근력 운동에 특히 중점을 둔 경우, 전신 근비대를 최대화하기 위해 주기적인 훈련 프로그램 과정에서 다양한 운동을 사용해야 한다. 여기에는 안정화 근육의 기여를 최대화하는 자유형 운동(즉, 프리웨이트와 케이블)과 특정 근육 또는 그 일부를 표적으로 하는 머신 기반의 운동을 조합할 필요가 있다. 마찬가지로 다중 관절 운동과 단일 관절 운동 모두 근육의 성장을 극대화하기 위해 근비대적 특화 루틴에 포함시켜야 한다.

간 중 신경 패턴이 잠재의식적으로 스며들 수 있도록 프로그램 내 운동 횟수를 제한해야 한다. 반면 훈련을 받은 리프터는 좀 더 자유로운 운동 선택을 할 수 있다. 그 신경 패턴은 훨씬 확고하고 운동의 복잡한 정도에 따라서는 훈련을 받지 않고 오랜 기간 동안 협응력이 유지된다. 일반적으로 보다 복잡한 움직임, 특히 다중 관절 프리웨이트 운동을 포함하는 움직임은 정기적인 프로그램 순환에서 유지되어야 하며, 수행 기술이 덜 필요한 움직임(예: 단일 관절 운동이나 머신 운동 등)은 더 자유롭게 변화될 수 있다.

표 4.4는 운동 선택 및 근비대와 관련된 연구의 요약이다.

근육 작용의 유형

기계적 자극은 자극의 크기나 지속 시간뿐만이 아니라, 부과된 행동의 종류에도 민감하다. 제1장에서 서술한 바와 같이 근육 기능의 기본은 단축성 수축, 신장성 수축, 등척성 수축 3가지이다. 구조적으로, 신장성 동작이 가장 큰 동화작용 반응을 일으킨다는 추측에 대한 논리적인 근거가 있으며, 연구는 종종 이러한 유형의 근육 작용에 중점을 둔다. 신장성 근력은 단축성 근력[12]보다 약 20~50% 크고 운동 시 부하도 크다. 또한, 신장성 훈련 시에 발생하는 힘은 단축성 훈련 시에 발생하는 힘보다 약 45% 높으며, 등척성 수축[205]의 거의 2배이다. 활성섬유당 기계적 장력이 더 큰 것은 Type I 섬유를 희생하여 II 섬유를 선별적으로 모집되는 동원의 크기 원리가 뒤바뀌기 때문이라고 생각된다.[228,242] Type II 우선 동원의 증거는 발바닥 굴곡 시 지적되었는데 지근인 가자미근이 동원 해제되고 신장성 운동 구성 요소 동안 비복근 활동의 상응이 증가되었다. 이러한 결과는 이전에 비활성화된 운동 단위의 추가 동원을 포함하여 신장성 햄스트링 운동 중 소수의 운동 단위의 선택적 동원을 나타내는 EMG 데이터와 일치했다.[147] 그러나 다른 연구에 따르면 Type I 및 Type II 섬유는 신장성 운동 후에 동등하게 글리코겐이 고갈되어 높은 한계점 값의 운동 단위를 우선적으로 동원하지 않았다.[248]

신장성 운동의 근비대성 이점은 근육 손상과 관련이 있다고 생각된다. 단축성 운동이나 등척성 운동에서는 근육 손상을 일으킬 수 있지만 신장성 운동에서는 손상 정도가 더 높아진다. 이는 더 적은 활성 섬유에 대한 힘의 요구가 높아져 오래 저항하면 찢어지기 쉽기 때문이라고 여겨진다. 근원섬유의 가장 약한 부위는 다른 부위에 있으므로, 관련된 불균일한 신장은 근섬유의 전단을 일으킨다고 가정되어 있다. 이로 인해 막, 특히 T관이 변형되고 칼슘 항상성이 흐트러져 Z선 단백질의 분해에 관여하는 칼슘 활성화 중성 단백질이 방출되어 근육 조직에 더욱 손상을 준다. 그러나 반복되는 운동 효과[148]로 인해 근육 손상은 시간이 지남에 따라 실질적으로 감소된다. 따라서 이 점에서 잘 훈련된 리프터에게는 의심스럽지만 신장성 훈련으로 인한 비교적 완만한 근섬유 손상은 오히려 근비대 효과를 가져올 수 있다. 또한, 초기 단계의 근육 손상은 더 큰 위성세포 반응을 유도하여 궁극적으로 더 큰 장기적인 성장을 유도할 수 있다고 생각할 수 있다. 신장성 훈련 관련 근비대 적응에서 근육 손상의 관련성은 추측적이다. 많은 연구자들이 수축 방법에 대한 초기 신호 반응을 조사했다.

Franchi와 연구자들[72]은 신장성 훈련은 단축성 훈련과 비교했을 때, 초기 MAPK(진핵생물의 세포 내부에 존재하는 단백질 인산화효소) 활성화(p38 MAPK, ERK 1/2, p90^{RSK})를 우선적으로 억제했으나 두 방법 모두 Akt/mTOR나 운동 30분 뒤 염증 신호에 영향을 주지 않은 것을 발견했다. Eliasson과 연구자들[60]은 최대 신장성 작용(4세트 6회 반복)이 p70^{S6K} 및 리보솜 단백질 S6의 초기 단계(2시간) 인산화를 현저하게 증가시킨 반면, 최대 단축성 수축은 이들 신호 분자의 인산화에 효과를 나타내지 않았음을 발견했다. Franchi와 연구자들의 연구에 따르면 신장성, 단축성 수축 모두 Akt(인산화효소) 또는 mTOR에서 현저한 증가를 나타내지 않았으며, 신장성 운동은 단백질 키나제 B(Akt)의 독립적 경로를 통해 p70^{S6K}를 활성화시킨다는 것을 시사했다. 또한 신장성 운동은 단축성 운동(각각 10배 vs. 3배)과 비교하여 STARS mRNA의 상승 조절을 현저히 촉진하고 하류혈청응답인자(SRF) 표적 유전자의 발현을 크게 촉진하는 것으로 나타났다.[261] 이러한 연구 결과는 신장성 운동이 저항성 운동에 대한 근비대 적응과 관련된 특정 근원섬유 유전자의 전사를 우선적으로 조절함을 시사하며, 이는 아마도 근수축으로 유발되는 근육 손상으로부터 보호하기 위한 메커니즘일 수 있다.

근육 단백질 합성에 대한 수축 방법의 영향을 조사한 연구에 따르면 다른 결과가 나왔다. 몇 가지 연구는 최대 이하 신장성 또는 단축성 저항성 운동 후 혼합된 근육[78,177] 또는 근섬유[52]의 근 단백질 합성에서 어떠한 차이를 나타내지 않았다. 반대로 Moore와 연구자들[157]은 이것은 6세트 10번의 단축성에 비해 신장성 운동으로 무릎신전의 반복 결과에서 근섬유 근 단백질 합성의 급속한 상승을 보고했다. 결과 사이의 불일치는 근 단백질 합성이 최대 이하 운동 동안 모든 수축 방법에서 유사하지만 최대 신장성 동작이 근 단백질의 증가를 향상시킨다는 것을 시사한다.

종단적 연구에서는 신장성 운동에서 근비대성 이점에 대한 제한된 증거를 제공했다. 기준을 충족하는 15개의 연구를 포함한 메타 분석에서 우리 연구실[216]은 단축성 작용(ES=0.27)에 비해 신장성의 근비대성 결과에서 우수한 효과 면에서 크기 차이를 발견하였으며, 그 결과는 연구 전체의 근육 성장은 각각 10.0% vs. 6.8%로 다소 증가했다. 이러한 결과는 분석에 포함된 연구의 대다수가 총 운동이 아닌 총 반복 횟수와 일치한다는 맥락에서 이해되어야 한다. 최대 신장성 근력은 단축성 근력보다 크다는 것을 고려하면 조건 간의 관측된 근비대 차는 실제로는 신장성 작용 중에 행하는 운동량이 많다는 것에 기인할 가능성이 있다. 조건 간의 총 운동에 대한 제한된 연구는 다소 불일치한 결과를 제공했다. 한 연구[96]에서, 허벅지 중간의 질량 측정은 신장성 동작을 수행하는 사람들에서만 증가한 반면, 단축성 훈련은 큰 변화를 보이지 않았다. 한편 Moore와 연구자들[156]은 일치된 작업 조건하에서의 신장성 훈련과 단축성 훈련에서 약간의 근비대 효과(각 6.5% vs. 4.6%)를 찾아냈으나 결과는 통계적 유의성에 도달하지 못했다. 또한, 새로운 증거는 훈련 프로그램에 최대 이상의 신장성 작용을 가함으로써 근비대 적응이 촉진될 수 있음을 시사한다.[202] 이 주제에 대한 추가적인 논의는 제5장을 참조해라.

KEY POINT

단축성 및 신장성 근육 작용은 근섬유를 다른 순서로 동원하고 다른 신호 응답을 가져온다. 또 근섬유 및 신경 다발에 다른 형태 적응을 일으킨다. 따라서 근비대 반응을 최대화하기 위해 훈련 중에 단축성 및 신장성 동작을 통합해야 한다.

문헌으로부터 분명한 것은, 동일선상에서 신장성과 단축성 훈련이 섬유와 신경 다발 수준으로 다른 형태 적응을 일으키고 있는 것이다. Franchi와 연구자들[72]은 신장성 훈련은 단축성 훈련에 비해 근다발 길이가 현저히 증가하는(각각 12% vs. 5%) 반면 단축성 작용은 신장성 작용에 비해 우상각이 현저히 증가한 것을 나타냈다(각각 30% vs. 5%). 이러한 발견은 이 주제에 관한 다른 연구[190,227]와 일치하며 신장성 운동 후 직렬로 근비대가 나타나는 경향을 보이고 있다. 흥미롭게도, 근다발 길이의 변화는 저항성 훈련의 초기 단계에 특정적인 것 같으며, 5주간의 일관된 훈련[24] 후에는 이러한 증상이 완화되었다.

수축 방법은 또한, 근비대에 대한 영역 특이적인 효과도 나타내며, 신장성 작용은 외측광근 원위부에 우선적인 성장을 보이고(신장성 8%, 단축성 2%), 단축성 작용은 근 중심부를 표적으로 한다(신장성 7%, 단축성 11%).[72] 부위별 특이적 근비대는 섬유의 길이에 따라 국소적인 근육 손상과 관련하여 그 결과 근 활성화가 불균일하게 변화할 가능성이 있는 것으로 추측되고 있다.[98]

표 4.5는 근육 활동 유형 및 근비대와 관련된 연구의 요약이다.

표 4.5 근육 활동의 유형을 조사하는 근비대 훈련 연구의 요약

연구	대상	디자인	연구 기간	근육 활동 유형이 한 가지인가	측정 도구	근비대 평가 방법	결과
Ben-Sira et al.[19]	훈련되지 않은 48명의 젊은 여성	무릎 신전근에 대한 신장성만 사용한 훈련, 단축성만 사용한 훈련, 신장성 및 단축성 혼합 훈련, 또는 최대 신장성 저항성 훈련 중에 무작위 할당. 혼합 조건 그룹은 단축성 1RM의 65%에서 3세트의 10회 반복. 최대 신장성 그룹은 단축성 1RM의 130%에서 3세트의 5회 반복을 수행하였고, 단축성 그룹과 신장성 그룹은 단축성 1RM의 65%에서 이러한 작업에 대해 3세트의 10회 반복을 수행했다. 훈련은 일주일에 두 번 수행.	8주	아니오	무릎 신전 머신	둘레 측정	조건 간의 허벅지 둘레에 큰 차이가 없음.

연구	대상	디자인	연구 기간	근육 활동 유형이 한 가지인가	측정 도구	근비대 평가 방법	결과
Blazevich et al.[24]	훈련되지 않은 21명의 젊은 남성과 젊은 여성	무릎 신전근에 대한 신장성 또는 단축성 동작의 저항성 훈련 프로토콜에 무작위 할당. 모든 피험자는 6개의 최대 반복 4~6세트를 수행하였다. 훈련은 주 3일 수행.	10주	예	등속성 동력계	MRI, 초음파(대퇴사두근)	조건 간의 근육 두께에 큰 차이가 없음.
Cadore et al.[35]	레크리에이션 훈련된 22명의 젊은 남성과 젊은 여성	무릎 신전근에 대한 신장성 또는 단축성 동작의 저항성 훈련 프로토콜에 무작위 할당. 모든 피험자는 최대 8~10회 반복의 2~5세트를 수행하였다. 훈련은 주 2회 수행.	6주	예	등속성 동력계	초음파(대퇴사두근)	조건 간의 근육 두께에 큰 차이가 없음.
Farup et al.[66]	훈련되지 않은 22명의 젊은 남성	피험자 한쪽 다리로 무릎 신전근의 단축성 동작을 수행하고 반대쪽 다리로 신장성 동작을 수행하는 피험자 내 설계. 모든 피험자는 6~15RM의 6~12세트를 수행하였다. 신장성 동작은 단축성 1RM의 120%에서 수행되었다. 훈련은 주 3일 수행.	12주	아니오	무릎 신전 머신	MRI(대퇴사두근)	조건 간의 대퇴사두근 근비대에서 유의미한 차이가 없음.
Farup et al.[65]	훈련되지 않은 22명의 젊은 남성	피험자의 한쪽 다리로 무릎 신전근의 단축성 동작을 수행하고 반대쪽 다리로 신장성 동작을 수행하는 피험자 내 설계. 모든 피험자는 6~15RM의 6~12세트를 수행하였다. 신장성 동작은 단축성 1RM의 120%에서 수행되었다. 훈련은 일주일에 3일씩 수행.	12주	아니오	무릎 신전 머신	근생검(대퇴사두근)	단축성인 상태에서의 Type II 섬유 단면적의 대폭 증가.
Farthing and Chilibeck[64]	훈련되지 않은 36명의 젊은 남성과 젊은 여성	피험자가 한쪽 팔에서 팔꿈치 굴곡근을 단축성으로 동작시키고, 반대쪽 한쪽 팔로 신장성 동작시킨다. 고속 또는 저속으로 훈련을 실행, 피험자는 무작위로 할당되었다. 모든 피험자는 최대 8회 2~6세트 반복 실행했다. 훈련은 주 3일 실시.	8주	예	등속성 동력계	초음파(팔꿈치 굴곡근)	신장성인 경우 근육의 두께가 증가.
Franchi et al.[72]	훈련되지 않은 12명의 젊은 남성	하지 신전근의 신장성 동작 또는 단축성 동작 중 하나의 저항성 훈련 프로토콜에 대한 무작위 할당. 모든 피험자가 8RM으로부터 10RM 4세트를 수행. 신장성 훈련은 단축성 1RM의 120%로 이뤄졌고 3초간 신장성 동작 실행. 단축성 동작은 2초간 이루어졌다. 훈련은 주 3일 실시.	10주	아니오	레그 프레스머신	MRI(대퇴사두근)	조건 간의 허벅지 근비대에 큰 차이가 없음.
Higbie et al.[102]	훈련되지 않은 54명의 젊은 여성	무릎 신전근에 대한 신장성 또는 단축성 동작의 저항성 훈련 프로토콜에 무작위 할당. 모든 피험자들은 최대 10회의 3세트를 수행했다. 훈련은 주 3일 수행.	10주	예	등속성 동력계	MRI(대퇴사두근)	신장성 상태에서 대퇴사두근 근비대가 크게 증가.
Hortobagyi et al.[106]	훈련되지 않은 21명의 젊은 남성	무릎 신전근에 대한 신장성 동작 또는 단축성 동작 중 하나의 저항성 훈련 프로토콜에 대한 무작위 할당. 모든 피험자는 최대 8~12회의 반복을 4~6세트 실행했다. 훈련은 주 3일 실시.	12주	예	등속성 동력계	근생검(대퇴사두근)	신장성 조건에서의 대퇴사두근 Type II 섬유 근비대 증가.
Hortobagyi et al.[107]	훈련되지 않은 48명의 젊은 남성과 젊은 여성	무릎 신전근에 대한 신장성 동작 또는 단축성 동작 중 하나의 저항성 훈련 프로토콜에 대한 무작위 할당. 모든 피험자는 최대 8~12회의 반복을 4~6세트 실행했다. 훈련은 주 3일 실시.	12주	예	등속성 동력계	근생검(대퇴사두근)	신장성 상태에 대한 모든 섬유 유형의 대퇴사두근 근비대에서 크게 증가.
Jones and Rutherford[115]	훈련되지 않은 12명의 젊은 남성과 젊은 여성	피험자가 한쪽 다리로 무릎 신전근의 단축성 운동을 하고 반대쪽 다리로 신장성 운동을 하는 피험자 내 설계, 모든 피험자는 최대 6회의 반복을 4세트 실행했다. 신장성 작용은 단축성 1RM의 145%로 이뤄졌다. 훈련은 주 3일 실시.	2주	아니오	가변 저항성 무릎 신전 머신	CT(대퇴사두근)	조건 간의 허벅지 근비대에 큰 차이가 없음.
Kim et al.[121]	13명의 젊은 남성과 젊은 여성(훈련 현황 미공개)	어깨의 모음근의 신장성 동작 또는 단축성 동작 중 하나의 저항성 훈련 프로토콜에 대한 무작위 할당. 모든 피험자는 최대 6~8개의 반복을 4~6세트 실행했다. 훈련은 주 3일 실시.	8주	예	등속성 동력계	초음파(극상근)	조건 간의 극상근 근비대에서 유의미한 차이가 없음.

연구	대상	디자인	연구 기간	근육 활동 유형이 한 가지인가	측정 도구	근비대 평가 방법	결과
Komi and Buskirk[122]	훈련되지 않은 31명의 젊은 남성	전완 굴곡근의 신장성 동작 또는 단축성 동작 중 하나의 저항성 훈련 프로토콜에 대한 무작위 할당. 훈련은 주 4일 실시.	7주	아니오	등속성 동력계	둘레 측정	신장성 상태의 경우 상완 둘레 증가.
Maeo et al.[137]	훈련되지 않은 12명의 젊은 남성	피험자가 한쪽 다리로 무릎 신전근의 단축성 운동을 하고 반대쪽 다리로 신장성 운동을 하는 피험자 내 설계. 모든 피험자가 3~6세트의 최대 횟수를 반복 실행했다. 훈련은 주 2회 실시.	10주	예	등속성 동력계	MRI(대퇴사두근)	신장성 상태에서만 근육량 증가.
Mayhew et al.[144]	훈련되지 않은 20명의 젊은 남성과 젊은 여성	무릎 신전근에 대한 신장성 동작 또는 단축성 동작 중 하나의 저항성 훈련 프로토콜에 대한 무작위 할당. 단축성 작용은 최대 단축성 운동의 90% 강도로 이루어졌으며, 신장성은 같은 운동 수준으로 이루어졌다. 훈련은 주 3일 실시.	4주	아니오	등속성 동력계	근생검(대퇴사두근)	단축성 상태에서의 Type II 대퇴사두근 섬유 면적 증가.
Moore et al.[156]	훈련되지 않은 9명의 젊은 남성	피험자가 한쪽 팔에서 팔꿈치 굴곡근을 단축성으로 동작시키고, 반대 한쪽 팔로 신장성 동작시킨 피험자 내 설계. 모든 피험자는 최대 10회의 반복을 2~6세트 실행했다. 훈련은 주 2회 실시.	9주	예	등속성 동력계	CT(팔꿈치 굴곡근)	조건 간의 팔꿈치 굴곡근 근비대에 큰 차이는 없음.
Nickols-Richardson et al.[167]	훈련되지 않은 70명의 젊은 여성	사지에 대한 신장성 동작 또는 단축성 동작 중 하나의 저항성 훈련 프로토콜에 대한 무작위 할당. 모든 종목은 5세트 최대 6회 실행하였다. 훈련은 주 3일 실시.	5주	아니오	등속성 동력계	이중 에너지 X-선	조건 간의 제지방 연부조직 질량에 유의미한 차이가 없음.
Reeves et al.[190]	훈련되지 않은 19명의 노인 남성과 노인 여성	하체에 대한 신장성 또는 혼합(신장성 및 단축성) 동작의 저항성 훈련 프로토콜에 무작위 할당. 혼합 조건은 5RM의~80%의 부하로 2세트의 10회 반복에 대해 수행. 신장성 동작 조건은 신장성 5RM의~80%의 부하로 2세트 10회 수행되었다. 훈련은 주 3일 수행.	14주	아니오	무릎 신전과 레그 프레스 머신	초음파(대퇴사두근)	조건 간의 외측광근 두께의 큰 차이는 없음.
Ruas et al.[199]	훈련되지 않은 40명의 젊은 남성	4개의 훈련 중 1개의 무작위 할당. 단축성 대퇴사두근/단축성 햄스트링, 신장성 대퇴사두근/신장성 햄스트링, 단축성 대퇴사두근/신장성 햄스트링, 또는 무훈련 제어. 운동량은 1세트부터 시작해 매주 1세트씩 추가해 꾸준히 늘렸다. 훈련은 주 2회 실시.	6주	아니오	등속성 동력계	초음파(대퇴사두근, 햄스트링)	단축성 및 신장성 상태인 경우 근육 두께가 증가.
Seger et al.[224]	훈련되지 않은 10명의 젊은 남성	피험자가 한쪽 다리로 무릎 신전근의 단축성 운동을 하고 반대쪽 다리로 신장성 운동을 하는 피험자 내 설계. 모든 피험자는 최대 10회의 반복을 4세트 실행했다. 훈련은 주 3일 실시.	10주	아니오	등속성 동력계	MRI(대퇴사두근)	신장성 상태에서 원위 전체 대퇴사두근 근비대 증가.
Smith and Rutherford[233]	훈련되지 않은 10명의 젊은 남성과 젊은 여성	피험자가 한쪽 다리로 무릎 신전근의 단축성 운동을 하고 반대쪽 다리로 신장성 운동을 하는 피험자 내 설계. 모든 피험자는 최대 10회의 반복을 4세트 실행했다. 단축성 훈련은 신장성 작용의 1RM의 135%에서 이루어졌다. 훈련은 주 3일 실시.	20주	아니오	무릎 신전 머신	CT(대퇴사두근)	그룹 간에 대퇴사두근 근비대에 큰 차이는 없음.
Vikne et al.[259]	저항성 훈련이 된 17명의 젊은 남성	팔꿈치 굴곡근에 대한 신장성 동작 또는 단축성 동작 중 하나의 저항성 훈련 프로토콜에 대한 무작위 할당. 트레이닝은 최대 요일과 중간 요일로 나뉘었다. 최대 훈련 그룹은 4~8RM의 3~5세트, 중간 훈련 그룹은 3~4세트 동일한 반복 방식으로 저부하를 가했다. 폭발적으로 단축성적인 동작을 한 반면 신장성적인 동작을 한 것은 3~4초였다. 훈련은 주 2~3일 실시.	12주	아니오	특수 설계 케이블 풀리 장치	CT, 조직검사(팔꿈치 굴곡근)	신장성 상태에 대한 팔꿈치 굴곡근 전체의 단면적 증가는 크다. 신장성 상태인 경우 Type I 및 Type II의 섬유 면적이 크게 증가.

약어: RM(repetition maximum)=반복 횟수, CSA(cross-sectional area)=단면적, CT(computerized tomography)=컴퓨터 단층 촬영, MRI(magnetic resonance imaging)=자기공명영상, DXA(dual X-ray absorptiometry)=이중 에너지 X-선

실제 적용

근수축의 유형

단축성 운동과 신장성 운동 모두 근비대 지향의 훈련 프로그램에 포함시켜야 한다. 이러한 조치는 성장 관점에서 서로를 보완하는 것으로 보인다. 동적인 단축성 훈련 및 신장성 훈련이 결합할 때 등척성 동작 또한 부가적인 근비대성 이점을 제공하는지에 대해 조사하는 연구는 아직 부족하다.

휴식 간격 길이

세트 간의 소요 시간은 휴식 간격 또는 휴식 시간이라고 불리고 있다. 휴식 간격은 짧게(30초 이하), 보통(60~90초), 길게(3분 이상)의 세 가지 범주로 분류할 수 있다.[205] 연구에 따르면 휴식 기간의 길이는 저항성 훈련에 대한 초기 반응에 명확한 영향을 주고, 이들의 반응은 장기적인 근비대 적응에 영향을 미친다고 가정돼 있다.

짧은 휴식 시간은 대사물의 축적을 현저하게 증가시킨다는 것을 나타낸다. Ratamess와 연구자들[189]은 30초의 휴식 간격이 10RM인 5세트 사이에 훈련량을 50% 이상 감소시켰으며, 이후 각 세트에서는 부하의 감소가 두드러진 것으로 나타났다. 따라서 기계적 장력이 감소하는 대신 신진대사가 증가되기 때문에 주어진 반복 범위에서 성능을 유지하기 위해선 후속 세트에 대한 부하량을 점진적으로 줄여야 할 필요가 있다.

긴 휴식 간격은 연속된 각 세트에 걸쳐 기계적 장력을 유지하는 지속적인 능력을 제공한다. 근력은 휴식 시간이 3분 이상인 3세트에 걸쳐 크게 보존되는 것으로 나타났다.[123, 189] 그러나 대사산물 축적은 특히 젖산 축적과 관련하여 세트 사이의 휴식이 증가함에 따라 감소한다.[1]

적당한 휴식 시간은 대사 스트레스와 기계적 장력 사이에 이상적인 절충안을 제공하는 것으로 여겨진다. 사람들이 세트 사이에 90초 휴식을 취하는 근비대성 유형 운동은 세트 사이에 5분 휴식을 취하는 근력 유형 운동에 비해 혈중 젖산 농도의 증가와 pH의 감소를 보여주었다.[166] 부하에 대한 영향에 대해 Medeiros와 연구자들[152]은 60초의 휴식 간격이 저항성 훈련을 받은 피험자들에게 8~12RM을 유지할 수 있도록 연이은 각 세트에서 부하 5~10%의 감소를 요구하는 것을 발견했다. 적당한 휴식 간격은 기계적 힘을 실질적으로 해치지 않고 양호한 대사 환경을 유도하기 때문에 근비대를 최대로 하기 위해 60~90초의 휴식 간격이 권장된다.

조직 간의 적당한 휴식이 근비대 지향의 방법에 유익하다는 일반적인 생각에도 불구하고, 휴식 간격이 근육의 성장에 미치는 영향을 직접 조사한 연구는 극히 적다. 이들 연구의 결과는 상충되어 왔으며, 일부는 더 긴 휴식 간격[34, 211]으로 인한 잠재적인 이점을 나타냈고, 다른 일부는 더 짧은 휴식 간격[26]에서 잠재적인 이점을 나타냈으며, 다른 일부는 조건[3, 69] 간에 차이를 보이지 않았다. 소견의 차이는 연구된 방법이나 집단에 관련되어 있을지도 모른다. 예를 들어, 연구에는 훈련되지 않은 젊은 남성,[34, 69, 178] 훈련된 젊은 남성,[3, 211] 훈련되지 않은 나이든 남성,[260] 훈련되지 않은 여성[103]이 포함된다. 휴식 시간의 길이가 이런 다양한 집단에 어떤 영향을 미칠지는 불분명하다.

또한, 현재까지 3건의 연구만이 부위별 방법을 사용하여 근비대를 평가했다. Ahtiainen과 연구자들[3]은 저항성 훈련을 받은 남성으로 교차 설계를 사용해 2분간의 휴식 시간을 이용했을 때, MRI을 통한 대퇴사두근 단면적의 차이는 없었다고 보고했다. 반대로, 나의 연구실에서의 연구는 저항성 훈련을 받은 남성 집단에서 B 모드 초음파를 통해 확인했을 때, 1분 휴식 간격보다 3분 휴식 간격에서 근육 두께가 우월하게 증가하는 것을 발견했다.[211] Fink와 연구자들[69]은 가벼운 부하(1RM의 40%)를 수행하는 훈련을 실패 지점까지 했을 때, MRI로 측정한 삼두근 단면적의 변화가 30초 휴식, 150초 휴식에서 비슷했다는 것을 발견했지만, 허벅지 근육은 짧은 휴식 간격에 비해 더 긴 시간(각각 8.3% vs. 5.7%) 휴식했을 때 다소 더 큰 증가를 발견했다(통계적으로는 유의하지 않았다).

저항성 훈련 변인과 마찬가지로 일정한 훈련 사이클로 휴식 간격을 바꿀 수 있다. 새 연구 설계에서 de Souza와 연구자들[56]은 일정한 휴식 간격을 사용하는 그룹과 낮은 휴식 간격을 사용하는 그룹 중 한 사람에게 저항성 훈련을 받은 20명을 무작위화했다. 모든 남성은 처음 2주 동안 2분의 휴식을 취하면서 10~12회까지 3세트 반복 운동을 시작했다. 그 후, 6주 동안 휴식 간격의 길이가 30초로 점진적으로 감소한 반면, 일정한 휴식 간격 그룹의 길이는 연구 내내 동일하게 유지되었다. 8주 후 두 그룹은 상지와 하지의 근비대를 현저히 증가시켰다. 하지 훈련량이 감소했음에도 불구하고 휴식 간격의 상태에 큰 차이는 확인되지 않았다. 기본적으로 같은 프로토콜을 사용하지만 크레아틴 보충을 받은 피험자를 대상으로 다시 추적 조사한 결과, 일정한 휴식 간격과 줄어드는 휴식 간격 사이에 유의한 근비대 차이는 나타나지 않았다.[236] 흥미롭게도 상완(2.53 vs. 1.11), 대퇴(각각 3.23 vs. 2.02)의 양쪽 단면적에서는 일정한 휴식 간격이 더 효과가 컸다.

매우 이질적인 집단과 방법론적인 연구 설계를 고려할 때 이 주제에 대한 증거를 완전히 일치시키기는 어렵다. 이 접근법은 세트 간 운동량 부하를 유지하는 데 도움을 주기 때문에 다소 긴 휴식 간격(≥2분)이 근비대 지향적인 훈련에 적합한 케이스를 만들 수 있다. 우리 그룹의 미공개 연구 결과는 세트 수가 조건 간에 동일할 때 더 짧은(1분) 휴식 간격에 비해 더 긴(3분) 휴식 구간 동안

KEY POINT

60~90초의 휴식 시간은 근비대를 달성하기 위해 언뜻 바람직한 대사 환경을 유도하지만 더 큰 운동량 부하를 유지할 능력이 있기 때문에 세트 간에 최소 2분간 휴식하는 것은 짧은 휴식 시간에 비해 근비대 효과를 가져온다는 연구 결과도 있다.

표 4.6 휴식 간격 길이를 조사하는 근비대 훈련

연구	대상	디자인	연구 기간	운동량이 균등한가	근비대 평가 방법	결과
Ahtiainen et al.[3]	저항성 훈련이 된 13명의 젊은 남성	모든 피험자들이 세트 사이에 2분 또는 5분의 휴식 시간으로 저항성 훈련 프로토콜을 수행한 피험자 내 교차 비교. 훈련은 일주일에 4일 8~12회 반복되는 멀티 세트 분할 운동으로 구성.	12주	아니오	MRI(대퇴사두근)	그룹 간의 근육 단면적에서 유의미한 차이가 보이지 않음.
Buresh et al.[34]	훈련되지 않은 12명의 젊은 남성	세트 사이에 1분 또는 2.5분의 휴식 시간이 있는 저항성 훈련 프로토콜에 무작위 할당. 훈련은 일주일에 4일 8~11회 반복되는 멀티 세트 분할 운동으로 구성.	10주	아니오	수중계체법, 둘레 측정	상완 단면적의 대폭적인 증가와 보다 긴 휴식 기간 동안의 대퇴 단면적 증가 경향.
Fink et al.[69]	훈련되지 않은 21명의 젊은 남성	휴식 시간이 30초 또는 150초인 저항성 훈련 프로그램에 무작위 배정. 운동은 일주일에 2일 실패로 수행된 1RM의 40%에서 4세트의 스쿼트 및 벤치 프레스로 구성.	8주	아니오	MRI(상완삼두근, 허벅지)	조건 간의 단면적 측정치에 큰 차이는 없음. 허벅지 단면적 증가에 대한 상대적 차이는 긴 휴식 상태를 선호.
Hill-Haas et al.[103]	훈련되지 않은 18명의 여성	20초 또는 80초 휴식 간격으로 전신 저항성 훈련 프로그램에 무작위 배정. 훈련은 일주일에 3일 동안 수행되고 15~20RM의 2~5세트로 구성.	5주	아니오	둘레 측정(허벅지)	조건 간의 허벅지 둘레에는 큰 차이가 없음. 상대적으로 휴식이 짧은 그룹이 선호.
Piirainen et al.[178]	훈련되지 않은 21명의 젊은 남성	개별의 심박수(~55초) 또는 고정된 120초의 휴식 간격을 토대로 하여 휴양 간격을 가지는 전신 저항성 훈련 프로그램에 대한 무작위 할당. 훈련은 일주일에 3일 동안 10~15RM 3세트로 수행.	7주	아니오	생체전기저항성 분석법	조건 간의 제지방량에 큰 차이가 없음.
Schoenfeld et al.[204]	저항성 훈련이 된 21명의 젊은 남성	세트 사이에 1분 또는 3분의 휴식 시간이 있는 저항성 훈련 프로토콜에 무작위 할당. 훈련은 일주일에 3일 동안 총 8~12회 반복하여 전신 7가지 운동으로 구성.	8주	아니오	초음파(팔꿈치 굴곡근, 신전근, 대퇴사두근)	대퇴부 근육 두께가 크게 증가하고 휴식 시간이 길어질수록 상완삼두근 두께가 크게 증가하는 경향.
Villanueva et al.[260]	훈련되지 않은 22명의 노인 남성	세트 사이에 1분 또는 4분의 휴식 시간이 있는 저항성 훈련 프로토콜에 무작위 할당. 훈련은 일주일에 3일씩 4~6회 2~3세트로 수행.	8주	아니오	이중 에너지 X-선 흡수법	휴식 기간이 짧은 상태에서 체지방량의 대폭 증가.

약어: RM(repetition maximum)=반복 횟수, CSA(cross-sectional area)=단면적, MRI(magnetic resonance imaging)=자기공명영상, DXA(dual X-ray absorptiometry)=이중 에너지 X-선 흡수법, BIA(bioelectrical impedance analysis)=생체전기저항분석법, FFM(fat-free mass)=제지방량

실제 적용

휴식 시간 간격

휴식 시간이 짧아지면 근육 적응성이 뛰어나다는 이론적 개념이 있음에도 불구하고 현재의 연구에서는 그런 논쟁이 지지를 받지 못하고 있다. 실제로, 더 긴 간격의 휴식 시간은 더 큰 부하량을 유지하게 함으로써 근비대를 향상시킬 수 있다. 따라서 저항성 훈련 프로토콜은 적어도 다중 관절 자유중량운동(프리웨이트)을 할 경우 근비대 반응을 최대화하기 위해 통상 적어도 2분 이상의 휴식 시간을 제공해야 한다.

단, 단일 관절이나 특정 기계를 사용한 운동에서는 약 60~90초의 휴식 시간을 사용하는 것이 유익하다. 왜냐하면 이러한 움직임은 짧은 휴식으로부터의 부하량의 감소를 나타내지 않고, 또 대사 스트레스의 증가는 동화작용의 새로운 이점을 가져올지도 모르기 때문이다.

증거로 휴식 간격을 짧게 해 일관되게 훈련을 하면 훈련 중에 평균 1RM의 비율을 대폭 높게 유지할 수 있는 적응이 촉진된다.[124] 이러한 적응에는 모세혈관이나 미토콘드리아 밀도의 증가, 수소이온을 완충하여 근육에서 배출하는 능력의 향상 등이 있어 퍼포먼스의 저하를 최소화할 수 있다. 아마도, 이는 신진대사 스트레스의 수준을 훨씬 더 높여서 운동량의 유지를 가능하게 하고, 잠재적으로 동화작용을 강화시킬 수 있을 것이다.

대퇴사두근 단면적의 더 큰 증가뿐만 아니라 더 큰 운동량 부하를 발견했다. 그러나 운동량 부하를 같게 하기 위해 짧은 휴식 조건으로 추가 세트를 실행함으로써 같은 근비대 변화가 생기고 적절한 휴식 간격을 선택할 때 운동량 부하를 고려하는 것의 중요성이 강조된다.

휴식 간격에 관한 연구는 일반적으로 모든 세트에서 의학적 실패에 대해 훈련된 대상에 대한 프로토콜을 포함하고 있음에 주목해야 한다. 이러한 수준의 운동에서는 실패 시점의 세트보다 피로가 증대하기 때문에 세트 간의 회복이나 운동량 부하에 영향을 미친다. 따라서 보다 높은 수준의 운동에 의해 운동량 부하를 유지하려면 긴 휴식 시간이 필요하며, 실패 지점에서 짧게 멈추는 것은 운동량 부하를 희생하지 않고 짧은 휴식 시간을 이용할 수 있다. 운동 선택도 근비대 목표를 위한 휴식 시간을 정하는 데 고려해야 할 요소이다. 다중 관절 운동, 특히 프리웨이트 운동에서는 단일 관절 운동에 비해 피로가 상당히 많아진다.

이는 저항성 훈련을 받은 남자들의 집단으로 머신 체스트 플라이를 했을 때와 비교해 벤치 프레스 수행 중 5세트 과정에서 완료된 반복수의 감소가 훨씬 많음을 보여주는 연구로 증명됐다. 실제로 이 체스트 플라이는 훈련 첫 3세트와 비교해 거의 줄지 않았다.[225] 따라서 다중 관절 프리웨이트에는 2분 이상의 휴식 시간이 필요하지만 단일 관절 운동 실행 중에는 보다 짧은 휴식 시간이 사용될 수 있다. 이러한 접근법은 운동량 부하를 잃어버리지 않으면서 훈련 중의 짧은 휴식에 따른 보다 큰 대사 장애를 이용할 수 있다고 생각된다.

표 4.6은 휴식 간격 길이와 근비대와 관련된 연구의 요약이다.

반복 지속 시간

반복 지속 시간은 단축성, 신장성, 등척성 수축의 합을 나타내며 반복을 실행하는 속도를 전제로 한다.[173] 속도는 3가지 순서로 나타나는 경우가 많다. 제1의 수를 단축성 수축 완료 시간(초 단위), 제2의 수를 단축성 수축과 신장성 수축의 등척성 변환 단계로 하고, 제3의 수를 신장성 수축 완료 시간으로 한다.[173] 예를 들어, 2-0-3의 속도는 단축성 수축으로 2초를 소비하고, 수축의 끝 지점에 일시정지하지 않고 3초를 투자하여 신장성 수축을 실행하는 것을 의미한다. 위의 예시에서 반복 지속 시간은 5초이다. 어느 정도 속도를 임의로 조작할 수 있다.

그 정도는 부하의 강도와 누적 피로의 두 가지 요인에 의한 것이다. 고부하를 들어 올리는 데 시간이 오래 걸린다. 부하가 사람의 1RM에 가까울수록 무게를 최대한 빨리 이동하려는 의도라도 단축성 수축이 느려진다. 더욱이, 피로가 시작되면 힘 출력을 유지할 수 있는 섬유가 작동하지 않기 때문에 속도가 감소한다. 반복이 실패에 가까워지면 매우 가벼운 부하라도 들어 올릴 수 있는 능력이 줄어든다. 한 연구에서는 5RM 벤치 프레스의 첫 3회 단축성 수축 반복은 완료까지 약 1.2~1.6초 걸렸고, 4회와 5회째 반복은 각각 2.5~3.3초 걸렸다.[155] 이러한 결과는 피험자가 모든 반복을 폭발적으로 했음에도 불구하고 볼 수 있었다.

1RM의 80% 이상의 부하를 사용하면 리프터는 단축성 수축의 상승 리듬을 변화시킬 수 있다. 부하가 적을수록 이 기능이 향상된다. 신장성 수축 강도가 단축성 수축 강도[12]보다 약 20~50% 큰 것을 고려하면 신장성 작용의 속도는 단축성 수축의 1RM을 넘는 부하에서 변경될 수 있다. 일부 사람들은 의도적으로 반복 지속 시간을 연장하면 부하가 걸리는 시간이 길어짐에 따라 근비대 반응이 우수해진다고 추측했다.[118]

우리 그룹의 체계적인 검토 및 메타 분석은 반복 지속 시간의 변화가 저항성 훈련에 대한 근비대 반응에 영향을 미치는지를 조사했다.[209] 단축성 및 신장성 반복을 모두 수행하여 순간적으로 근육의 실패 지점에 이르는 동적 운동에서 훈련 템포를 직접 비교한 무작위 연구인 경우 포함 기준을 충족시켰다. 8가지 연구가 최종적으로 포함 기준을 충족하고 총 204개의 피험자로 구성된다. 반복 지속 시간은 빠른/고부하(전체 반복 지속 시간이 0.5~4초인 6~12회 반복) 및 빠른/저부하(전체 반복 지속 시간이 0.5~4초인 20~30회 반복), 중간 부하(총 반복 지속 시간이 4~8초인 6~12세트) 또는 저부하(총 반복 지속 시간이 8초 이상인 6~12세트)의 4가지 그룹으로 분류되었다. 메타 분석 결과는 평가된 훈련 기간에 근비대에서 유의한 차이는 없었다. 전통적인 동적 저항성 운동 중 일정하게 외부 저항이 존재하는(등장성) 훈련을 채택한 연구만 고려할 때, 약 6초까지의 시간을 사용하는 근비대에서 식별 가능한 차이가 없음을 추론할 수 있다.

데이터의 하위 분석은, 초저속 트레이닝이 근비대성의 최대화에 악영향을 미칠 가능성이 있는 것을 나타내 보이고 있다. Keogh와 연구자들[118]은 초저속과 전통적인 속도 등 다양한 훈련 조건으로 벤치 프레스 중인 훈련된 리프터 그룹의 근육 활성화를 평가했다. 저속 리프팅 조건에 있는 사람들은 10초(단축성 및 신장성 수축 모두에 대해 5초)의 반복 지속 시간을 사용했지만, 전통적인 훈련 조건에 있는 사람들은 가능한 빨리 부하를 들어 올리려고 시도했다. 각각의 상태는 단축성 수축 근육이 완전 실패까지 수행되었다. 저속과 비교하면 기존 리프팅 시 대흉근의 평균 EMG(근전도검사) 활동은 단축성 수축 부분에서 현저히 높았다(처음, 중기, 마지막 반복 각각 18%, 19%, 12%). 신장성 수축을 하는 동안 저속도에 비해 전통적인 훈련의 활성화 이점은 처음 반복에서 32%, 중간 반복에서 36%, 마지막 반복에서 36%로 향상되었다. 이들 연구 결과는 반복 중 자발적으로 속도를 낮추는 것이 표적근을 최대한 활성화하는 데 최적이 아니라는 증거를 제공한다.

현재까지 전통적 훈련 대비 초저속에 의한 근비대 효과를 알아보기 위해 부위 특이적 측정을 사용한 유일한 연구에서 Schuenke와 연구자들[221]은 훈련을 받지 않은 젊은 여성을 무작위로 추출해 스쿼트, 레그 프레스, 니 익스텐션 운동을 일주일에 2, 3일씩 6주간 진행했다. 초저속 그룹은 14초의 지속 시간(단축성 수축 10초, 신장성 수축 4초)으로 반복했다. 기존 훈련 그룹은 단축성 운동과 신장성 운동 모두 12초 속도로 실행했다. 두 그룹 모두 1세트당 6~10RM의 성능을 발휘했는데 기존 속도(1RM의 약 40~60%와 1RM의 약 80~85%)로 목표 반복 범위를 유지할 수 있었을 때보다 초저속 훈련 시 부하가 매우 가벼웠다. 연구 후 Type IIa와 IIx 섬유의 증가는 초저속 트레이닝(대략 12%, 19%)인 것에 비해 기존 속도(각각 약 33%, 약 37%)에서 상당히 컸다. 또, 기존 그룹에서는 초저속 그룹과 비교하여 Type IIx 섬유의 총면적이 감소하고 있으며(각각 약 39%와 28%), 거기에 따라 Type IIa 섬유의 총면적이 증가했다(각각 약 30%, 11%). 이는 자발적으로 초저속 주기에 상승해도 최대 역치의 운동 단위는 자극되지 않는 것을 의미한다. 동일한 실험실의 후속 연구 결과에 따르면 섬유 유형 전체에 걸쳐서 위성세포의 양은 전통적 훈련이 초저속 훈련과 비교할 때보다 훨씬 더 컸다.[100]

KEY POINT

현재의 증거는 0.5~6초의 등장성 반복 시간에서 훈련할 때 근비대에 거의 차이가 없음을 시사한다. 초저속 자발적 지속 시간(반복당 10초 이상)에서의 훈련은 근육의 성장이 떨어지는 것처럼 보인다.

실제 적용

반복 기간

현재의 증거는 등장성 수축 반복 지속 시간이 0.5초에서 6초 사이에 있는 훈련에서 근비대에 거의 차이가 없음을 시사한다. 따라서 근육 성장을 극대화하는 것이 첫 번째 목표라면 상당히 광범위한 반복 지속 시간을 이용할 수 있을 것 같다. 연구 내용은 한정돼 있어 구체적인 결론을 내리기는 어렵다. 13초의 단축성 수축 속도는 근육 제어하에서 확실히 부하를 낮추기 위해서는 최소 2초의 신장성 수축 속도가 필요할 것으로 보인다. 반면에, 자발적으로 매우 느리게 지속 시간(1회 반복당 10초 이상)을 가져가는 훈련은 주제에 대한 통제된 연구가 부족하기 때문에 확정적인 결론을 도출하긴 어렵지만, 근육 성장에서 열등한 증가를 보이는 것으로 보인다. 이 가설은 추가적인 연구가 필요하지만 서로 다른 반복 지속 시간을 조합함으로써 저항성 훈련에 대한 근비대 반응을 높일 수 있다.

반복 지속 시간에 관해 강한 생각과 근육의 연결을 키우는 것이 아마 가장 중요한 고려 사항일 것이다. 주어진 운동 범위에 걸쳐 목표 근육을 적극적으로 수축시키는 데 초점을 맞춤으로써 최대의 기계적 힘이 근육 조직에 맞춰져 자극의 정도가 높아진다.

각각의 근육 수축에 관해 일부 연구자는 의도적으로 단축성 수축 속도를 늦추면 반복 중 운동량이 감소하고 그로 인해 근육의 긴장이 높아진다고 가정한다.[270] 가정의 경우 기계적 장력이 증가하면 세포 내 동화작용 신호를 적극적으로 매개해 더 큰 근비대 반응을 촉진할 수 있다. 단 부하를 일정하게 유지할 경우 2~10초간의 단축성 수축 운동에서는 운동량의 영향은 중요하지 않다는 것이 나타났다.[114] 매우 빠르게 들어 올릴 수 있는 리프팅의 단점은 대사 스트레스가 감소한다는 것이다. 2초에 걸쳐 단축성 수축 반복을 수행하면 동일한 운동량과 느린 템포의 낮은 출력에도 불구하고 폭발적인 단축성 수축에 비해 젖산염 축적이 더 컸다(신장성 반복은 2초로 표준화됨).[145] 이러한 관찰이 근비대에 미치는 여파는 명확하지 않다.

Nogeira와 연구자들[169]은 1초의 단축성 수축 반복으로 폭발적으로 단축성 운동을 하면 2~3초의 반복 운동에 비해 근육의 두께가 커지는 것을 발견했다. 이 연구의 한계는 두 그룹 모두 저부하(1RM의 40~60%)를 사용하고 있으며 세트는 완전 실패에 상당히 못 미친 것이다. 따라서 피로가 없을 때, 속도가 더 빨라지면 더 높은 역치의 운동 단위의 많은 동원과 자극을 촉진하기 때문에 이 설계는 1초 조건에 편견을 제공했을 것이다.[237]

일부는 더 높은 속도에서 신장성 수축을 수행하면 빠른 신장 동안 근육의 긴장이 증가하여 동화작용이 향상된다는 이론을 제시했다. Roschel과 연구자들(1988)은 고속(210°/초) vs. 저속(20°/초)으로 8회의 신장성 수축 반복을 수행한 후, Akt, mTOR, $p70^{S6K}$의 동일한 활성화가 발견되었으며, 신장성 수축 속도가 세포 내 단백 동화 신호에 영향을 미치지 않음을 시사했다. 몇 가지 연구는 보다 빠른 신장성 수축의 이점을 나타내고 있다. Shepstone과 연구자들[228]은 빠른 신장성 수축 반복(초당 210° vs. 초당 20°)으로 팔꿈치 굴곡근의 근육 단면적이 더 크게 증가하는 경향을 보고했으며 Farthing와 Chilibeck[64]은 빠른(초당 180°) 신장성 수축은 느린(초당 30°) 및 빠른 단축성 수축과 비교할 때 근육 두께가 크게 증가하지만 느린 신장성 작용에선 발생하지 않음을 입증했다. 이들 연구는 모두 등속성 동력 측정법를 이용하였으므로 그 결과는 반드시 단축성, 신장성 수축을 합쳐 사용하는 전통적인 등장성 트레이닝법으로 일반화할 수는 없다는 점에 유의해야 한다.

기존의 등장성 훈련 중에 신장성 수축 속도가 근비대 결과에 영향을 줄 수 있다는 증거가 있다. Assis-Pereira와 연구자들[9]은 바이셉스 컬 중 신장성 속도를 1초보다 4초(각각 6.3% vs. 16.6%)를 사용할 때 팔꿈치 굴곡근의 근육 두께가 더 크게 증가한다고 보고했으며, 두 그룹 모두 1초의 속도로 단축성 동작을 수행했다. Shibata와 연구자들[229]은 이 연구를 진행하면서 스쿼트 자세에서 2초에서 4초의 신장성 수축 속도를 가진 허벅지 근비대를 보여주었다. 두 그룹 모두 단축성 수축을 수행하는 데 2초가 걸렸다. 우리 그룹의 미공개 연구는 1-0-2 vs. 1-0-4 속도에서 훈련할 때 근육 두께가 비슷하게 증가했다. 메커니즘은 식별할 수 없지만 연구 결과의 차이는 각각의 신장성 수축 중에 발휘되는 제어 수준에 따른 것이라고 추측하는 것이 타당하다. 비교적 빠른 신장성 수축 속도(즉, 1초)는 부하를 낮추는 데 근육이 제한적으로 관여하면서 중력이 운동의 대부분을 차지하도록 허용하는 것처럼 보인다. 반면 활동하는 근육에 제어 작용을 강요하듯 신장성 속도를 늦추면 동화작용을 일으키기에 충분한 기계적 장력을 얻을 수 있다. 이들 증거에 기초하여 반복의 연장된 성분 중에 완전한 근육 자극을 확실히 하기 위해 2초의 신장성 수축이 적당한 것으로 보이고 긴 지속 시간이 추가적인 이익을 가져오지 않는 듯하다.

일부 증거는 대상 근육에 일정한 장력을 유지하기 위해 움직임의 맨 마지막 단계에서 등척성 요소를 최소화해야 한다는 것을 암시한다. Tanimoto와 Ishii[244]는 신장성 수축 반복과 단축성 수축 반복 사이에 휴식 없이 3초 동안 단축성/신장성 수축 리듬을 사용하여 12주 동안 무릎 신전 운동을 수행한 훈련되지 않은 젊은 남성들이 각 신장성 동작 후, 1초 동안 휴식을 취하는 동안 1초 단축성/신장성 수축 리듬을 사용하는 피험자와 유사한 근비대 반응을 경험했다는 것을 발견했다. 이러한 결과는 빠른 리듬과 느린 리듬 조건(1RM의 각각 80% vs. 50%)에서 상당히 무거운 부하를 사용했음에도 불구하고 나타났다. 표면적으로, 느린 리듬 상태에서 이완 단계가 부족하면 아마도 국소 빈혈 및 저산소증과 관련된 효과를 통해 긍정적으로 영향을 주는 결과를 초래한다는 추측이 흥미롭다. 그러나 이 연구의 다른 측면(단축성과 신장성 수축에 치우친 속도, 부하의 세기 등)이 제어되지 않은 것은 이 주제에 대해 확고한 결론을 도출하는 능력을 흐리게 한다. 반복 지속 시간과 관련하여 주의를 집중시키는 것이 가장 중요하다. 간단히 말해서 주의력 집중은 주어진 운동 과제를 수행할 때 사람이 생각하는 것을 말한다.

다수의 EMG 연구에서 운동 수행 중에 목표 근육이 적극적으로 시각화되고 의식적으로 수축되도록 하는 생각-근육 결합(즉, 내부 관심의 초점)을 개발함으로써 더 큰 근육 활성화가 달성될 수 있음이 밝혀졌다.[36,37,234] 우리 실험실의 최근 연구에 따르면 이러한 발견은 종방향 근육 성장까지 확장될 수 있다.[217] 훈련되지 않은 젊은 남성의 피험자는 무작위로 레그 익스텐션과 바이셉스 컬의 8RM에서 12RM 4세트를 수행하고 내부 초점(피험자들이 각 담당자의 근육을 압박하도록 반복적으로 권장됨) 또는 외부 초점(피험자들에게 무게를 늘리기 위해 반복적으로 지시 됨)을 사용했다. 8주 후, 내부 초점을 사용하는 그룹은 외부 초점 그룹과 비교하여 팔꿈치 굴곡근 근육 두께가 상당히 크게 증가한 것으로 나타났다(각각 12.4% vs. 6.9%). 대조적으로 대퇴사두근 상태 간에 같은 근비대 변화가 나타났다. 우리는 근육의 차이가 일상생활에서 근육의 기능에 영향을 줄 수 있다고 추측했다.

즉 상지는 섬세한 물건을 들어 올리는 등의 세세한 운동 기술을 시행하는 데 자주 사용되기 때문에 생각과

실제 적용

근육 성장을 최대화할 수 있는 이상적인 긴장 상태가 존재하는가?

저항성 운동량은 일반적으로 세트, 반복 및 총 운동 측면에서 생각되지만 TUT(Time Under Tension)라는 개념도 관련 변인으로 간주될 수 있다. TUT는 저항성 운동 중에 근육 또는 근육군이 기계적 스트레스에 견디는 총 시간으로 정의할 수 있다. 헬스 전문가 중에는 근육을 최적으로 단련하기 위해 세트에는 40~60초의 TUT가 필요하다고 주장하는 사람도 있다. 근육 발달에서 TUT의 역할에 대한 연구는 제한되어 있다.

이 주제를 직접 조사하려고 시도한 몇 안 되는 연구에서 Burd와 연구자들[32]은 피험자가 1RM의 30%로 한 발 저속도(6-0-6)로 레그 익스텐션 운동을 하고 반대쪽 다리를 동일한 부하로 고속(1-0-1)으로 훈련하는 피험자 내 설계를 했다. 각각의 조건에 대해 세트 사이에 2분의 휴식 간격을 두고 3개의 세트를 수행하여, 저속도 조건에서 6배 더 큰 TUT를 생성하였다. 운동 후 근생검은 근섬유 상태 단백질 합성 및 저속도 조건에 유리한 세포 내 동화작용 신호에서 유의하게 더 큰 증가를 했고 주로 훈

근육 성장을 최대화할 수 있는 이상적인 긴장 상태가 존재하는가? (계속)

련한 후 24~30시간 후에 차이가 나타났다. 표면적으로는 이러한 연구 결과가 근비대화의 원동력으로서 TUT의 중요성을 뒷받침하는 것처럼 보이지만, 빠른 템포 상태에 대해 수행된 반복 횟수가 느린 템포 조건의 반복 횟수와 일치하는 반면, 느린 템포 조건의 사람들은 모든 세트를 자발적 실패까지 수행했다는 사실로 인해 결론이 혼란스러웠다. 따라서 이러한 결과는 TUT의 근비대 효과에 대한 통찰력을 제공하기 보다는, 근육 형성을 위해서는 높은 수준의 노력으로 근육에 도전하는 것이 중요함을 강조하고 있다.

초저속 트레이닝과 피로에 대해 양쪽의 조건에서 행해지는 전통적인 트레이닝을 비교하는 연구는, 보다 높은 TUT의 이점을 나타내고 있지 않다. 실제로 기존의 방식으로 훈련하면 실질적으로 낮은 TUT에도 불구하고 뛰어난 근비대를 초래한다는 것을 보여준다.[221] 이러한 결과에 대한 주의사항은 초저속 상태에서 TUT가 높을수록 부하 강도가 훨씬 낮아진다는 것이다. 이러한 변인이 어떻게 상호작용하여 근육의 성장에 영향을 미치는지는 분명하지 않다.

객관적인 증거가 부족함에도 TUT가 근비대에 관여하는 논리적인 사례를 들 수 있다. 그러나 효과는 주어진 세트의 TUT보다 훈련 세션 시간 동안 근육이 수축하는 시간과 더 관련이 있는 것으로 보인다. 이 가설을 뒷받침하기 위해 우리 연구실은 3세트의 3RM으로 구성된 파워리프팅 운동을 수행했을 때, 3세트의 10RM으로 구성된 보디빌딩 스타일의 운동과 유사하게 근육 성장이 증가함을 확인했다.[208] 비록 파워리프팅 방식의 세트에서의 TUT는 보디빌딩 방식의 세트보다 현저히 낮았지만(~9초 vs. ~30초), 파워리프팅 스타일의 조건에서 수행된 세트 수가 많았기 때문에 트레이닝 세션의 합계 TUT는 대략적으로 동일했다. 이러한 연구 결과는 총 세트 수가 같을 경우 보디빌딩형 운동(10RM)이 파워리프팅형 운동(3RM)에 비해 근비대 적응성이 높았다는 추적 조사와 대조적이다[213](여기서, TUT는 트레이닝 세션뿐만이 아니라, 각 세트 간에도 현저하게 뛰어났다).

또한, 모든 수축 반복이 동등하게 근비대에 기여한다고 할 수 없다는 가설도 있다. 예를 들어, 25RM 세트의 초기 반복은 비교적 간단하게 실행할 수 있다. 피로가 나타나기 시작하고 나서 비로소 세트가 어려워지게 되는 것이다. 대조적으로, 6RM 세트 동안의 초기 반복은 처음부터 완료하는 것이 실질적으로 더 어려우며, 더 큰 동화작용 자극을 촉진할 수 있다. 따라서 6RM 프로토콜에서 TUT는 반복성이 높은 세트의 TUT보다 근비대성 관련성이 큰 경우를 생각할 수 있다.

따라서 세트가 수행되는 반복 범위 및 완료하기 어려운 반복 지속 시간과 관련하여 어느 정도까지는 TUT가 고려되어야 한다. TUT의 또 다른 고유한 문제로 반복 지속 시간 전체를 고려하여 활동에 대한 개개의 부분을 고려하지 않는 것을 들 수 있다. 예를 들어, 4-0-1 속도(4초의 단축성 수축, 1초의 신장성 수축)로 실행되는 세트는 세트 간 반복 횟수가 동일할 경우, 1-0-4 속도(1초의 단축성 수축, 4초의 신장성 수축)로 실행되는 세트와 같은 TUT를 가진다. 이는 단축성 운동과 신장성 운동 사이의 세포 내 신호 전달 및 근비대 반응[72]을 나타내는 연구를 생각할 때 잠재적으로 중요한 의미를 갖는다.

모든 것을 고려하면 TUT가 근비대에 관여하고 있다는 증거가 있다. 그러나 주어진 루틴(즉, 반복 범위, 신장성 vs. 단축성 수축의 속도)을 포함하는 저항성 훈련 변인과 관련하여 그 의미를 고려해야 한다. 한계 내에서, 주어진 세션에서 또는 아마도 시간이 지남에 따라(예: 매주) 근육 그룹에 대해 누적된 총 TUT는 근육 성장 관점에서 가장 관련이 많은 것으로 보인다. 이러한 추측에 대한 근거는 TUT(세트당 60초 이상)가 더 길면 Type I 근섬유의 근비대를 목표로 하는 데 이점이 될 수 있다. 이 가설은 추가적인 조사를 필요로 한다.

상지의 근육과의 연결이 강해져 이들 작업을 확실하게 실행할 수 있다. 또 다리는 보행 등 운동부하가 큰 경우에 가장 많이 사용된다. 따라서 운동 시 높은 수준의 생각과 집중을 필요로 하지 않기 때문에 하지 근육과의 결합은 약해지는 경향이 있다. 이 연구 결과는 생각과 근육의 연결을 발전시키는 것이 특정 속도의 훈련보다 근비대와의 연관성이 높을 수 있음을 시사한다. 만약 근육이 일을 하도록 의식적인 노력으로 부하를 들어 올린다면, 그 속도는 기본적으로 논의의 여지가 있다.

운동 순서

현재 저항성 훈련 지침은 운동 초기에 대근육, 다중 관절 운동을 배치하고 나중에 소근육, 단일 관절 운동을 배치하는 것을 규정한다.[5] 이러한 권고 사항은 이전 단일 관절 운동에 의해 작은 이차적인 협응근들이 미리 피곤해졌을 때, 다중 관절 운동들의 퍼포먼스가 저하된다는 것을 전제로 하고 있다. 예를 들어, 암 컬 운동은 상완이두근에 피로를 줄 수 있으며, 따라서 이후 랫 풀 다운을 수행 시 근육이 더 큰 광배근에 과부하를 주는 능력을 방해한다.

운동 순서는 큰 근육군에서 작은 근육군로 진행되어야 한다는 인식이 확산되고 있지만 근비대성 결과에 대해서는 연구가 불분명하다. 초기 연구에 따르면 훈련된 근육 크기에 관계없이 반복 횟수에 따라 결정되는 운동에서 퍼포먼스가 떨어지는 것으로 나타났다.[232] 그러나 다중 관절 운동 중에 사용되는 무거운 부하를 고려할 때, 퍼포먼스 감소의 절대 크기는 일반적으로 소근육 그룹과 관련된 운동을 수행한 후 이러한 운동을 수행했을 때 더 크다. 따라서, 운동량 부하는 훈련 시작 초기에 큰 근육 운동이 배치될 때 더 잘 보존되는 경향이 있다. 운동 순서가 근비대에 미치는 영향을 직접 수치화하려는 여러 연구가 있었다.

Simao와 연구자들[231]은 훈련되지 않은 남성을 대상

KEY POINT

> **운동 순서가 대근육에서 소근육 그룹으로 진행되어야 한다는 광범위한 믿음에도 불구하고 근비대성 이점은 통제된 연구에서 입증되지 않았다.**

으로 소에서 대근육군에 비해 대에서 소근육으로 진행하는 훈련을 소근육에서 대근육으로 진행하는 훈련과 비교하여 상지 운동의 퍼포먼스를 조사했다. 훈련은 주 2회, 12주간 실시되었으며, 벤치 프레스, 랫풀다운, 트라이셉스 익스텐션, 암 컬을 실시했다. 삼두근의 근육 두께는 소근육 운동을 먼저 수행한 그룹에서만 증가했지만, 이두근의 두께 차이는 절대적으로 비슷했다. 같은 실험실에서 기본 연구 설계를 복제했으며, 운동 순서가 소근육군에서 대근육군으로 진행될 때 삼두근 두께가 크게 증가한 것으로 나타났다.[238] 이러한 결과가 먼저 소근육 그룹 운동을 수행하는 데 도움이 되는 것으로 보이지만 큰 근육의 근비대는 어느 연구에서도 평가되지 않았다는 점에 유의해야 한다. 가능성이 높지 않지만, 한 세션에서 초기에 훈련한 근육이 훈련의 끝부분에서 수행된 근육보다 더 많이 근비대가 일어났을 가능성이 있다. 이것은 운동이 시작될 때 뒤쳐지는 근육이 작동하도록 운동 순서의 우선순위를 지정하는 것이 좋다.

하체 운동이 상체 운동보다 우선해야 한다고 가정했는데, 이는 팔 훈련을 한 후 하체 운동을 했을 때, 상체 근육에 동화작용 호르몬의 전달을 저해하는 저관류 현상이 발생한다는 가설에 따른 것이다.[269] Ronnestad와 연구자들[197]은 팔꿈치 굴곡근 운동을 하체 운동보다 먼저 했을 때 근비대가 일어난 것을 발견했는데, 이는 표면적으로 운동 후 호르몬이 상승한 결과였다. 이 결과는 팔 훈련 후 하체 운동을 수행해도 팔꿈치 굴곡근 근비대가 증폭되지 않음을 보여준 West 및 연구자들의 결과와는 대조적이

실제 적용

운동 명령

저항성 트레이닝으로 먼저 수축한 근비대 효과를 나타내는 증거가 있다. 따라서 운동 순서는 우선순위를 매겨 좀 더 약한 근육을 세션의 초기에 훈련되도록 해야 한다. 이렇게 해서 사람은 최대의 에너지를 소비하고 가장 중요한 것에 집중한다. 근육군의 크기는 2차적인 문제이다.

표 4.7 운동 순서를 조사하는 근비대 훈련 연구의 요약

연구	주제	디자인	연구 기간	근비대 평가 방법	결과
Avelar et al.[10]	훈련되지 않은 36명의 젊은 남성	운동을 다중 관절에서 단일 관절로 또는 그 반대로 수행되는 전신 저항성 훈련 프로토콜에 무작위로 할당. 일주일에 3번 수행된 8~12회 3세트로 구성.	6주	이중 에너지 X-선 흡수법, 초음파(팔꿈치 굴곡근, 대퇴사두근)	조건 간 연부 조직에 큰 차이는 없다. 지방이 적은 연조직 종류의 상대적 증가는 다중 관절에서 단일 관절 상태로 적합했다. 조건에 따라 근육 두께에 큰 차이는 없었다. 다중 관절에서 단일 관절의 상태에 적합한 대퇴사두근의 근육 두께가 상대적으로 증가.
Cardozo et al.[42]	훈련되지 않은 30명의 노인 여성	다중 관절에서 단일 관절, 또는 그 반대의 운동을 한 전신의 저항성 훈련 프로토콜에 대한 무작위 할당. 훈련은 주 2회, 서킷 방식으로 실시됐고 훈련마다 8~10회 반복으로 3세트 실시.	12주	스킨 폴드 측정	조건 간의 제지방량에 큰 차이가 없음.
Fisher et al.[70]	저항성 훈련이 된 25명의 중년 남성과 중년 여성	저항성 훈련 프로토콜에 대한 랜덤 할당. 이 프로토콜에서는 다중 관절 운동에서 단일 관절 운동으로, 또는 단일 관절 운동에서 다중 관절 운동으로 순환하며 바뀜. 모든 피험자는 완전 실패에 대한 중간 부하 강도로 단일 세트를 수행. 훈련은 주 2일씩 수행.	12주	신체 조성 (BodPod)	조건 간의 제지방량에 큰 차이가 없음.
Simao et al.[231]	레크리에이션 훈련이 된 31명의 젊은 남성	운동 순서가 대근육에서 소근육 운동으로 시작되거나 소근육에서 대근육 그룹 운동으로 시작되는 저항성 훈련 프로토콜에 무작위 할당. 이 프로토콜은 4개의 상체 운동의 2~4세트로 구성. 주 2회, 복합 운동 2회, 단일 관절 운동 2회 실시. 훈련 기간 부하 강도는 저강도에서 고강도로 매월 12~15RM에서 3~5RM으로 저하.	12주	초음파(팔꿈치 굴곡근, 신전근)	조건 간의 이두근 또는 삼두근의 두께에 큰 차이가 없음.
Spineti et al.[238]	레크리에이션 훈련이 된 30명의 젊은 남성	운동 순서가 대근육에서 소근육군 운동으로 시작하거나 소근육에서 대근육군 운동으로 시작되는 저항성 훈련 프로토콜에 대한 무작위 할당. 이 프로토콜은 4개의 상체 운동의 2~4세트로 구성. 2개의 복합 운동과 2개의 단일 관절 운동이 일주일에 두 번 수행. 부하 강도는 저강도(12~15RM), 중강도(8~10RM) 및 고강도(3~5RM) 사이에서 번갈아 주기적으로 진행.	12주	초음파(팔꿈치 굴곡근, 신전근)	조건 간의 이두근 또는 삼두근의 두께에 큰 차이가 없음.
Tomeleri et al.[255]	훈련되지 않은 29명의 노인 여성	운동이 다중 관절에서 단일 관절로 또는 그 반대로 수행되는 전신 저항성 훈련 프로토콜에 무작위로 할당. 두 그룹 모두 주당 3일씩, 훈련당 10~15회 3세트를 수행.	12주	이중 에너지 X-선 흡수법	조건 간의 연조직 질량에 유의한 차이가 없음.

약어: RM(repetition maximum)=반복 횟수, DXA(dual X-ray absorptiometry)=이중 에너지 X-선 흡수법

다.[268] 이들 연구 결과에는 상반신 운동 전에 하체 운동을 하는 데 따른 근비대 우위는 없는가 하는 의문이 있다. 그 후의 West와 연구자들에 의한 연구[269]는, 팔꿈치 굴곡근에서 테스토스테론(남성호르몬), GH, IGF-1의 전달이 운동 순서에 영향을 받지 않았음을 나타냈다. 더욱이 빠르게 전신에 영향을 주는 변동의 중요성에는 의문이 있으며, 근비대 반응에 미치는 영향은 작다고 생각된다(제2장 참조).

표 4.7은 운동 순서와 근비대와 관련된 연구의 요약이다.

관절가동범위

해부학과 운동학의 기본 원칙은 주어진 운동에 대해 근육 관절 각도의 차이가 크다는 것을 규정하고 있다. 예를 들어, 무릎 신전 운동 중에 대퇴사두근이 특이적으로 활성화되는 증거가 있다. 외측광근은 처음 60° 운동범위(ROM) 동안 최대 활성화된다. 한편, 내측광근은 마지막 60°의 ROM 동안 최대 활성화되었다.[230] 동일한 소견은 암 컬 중에 보고되었다. 단두는 운동 후반에 활발해진다(즉 팔꿈치의 굴곡이 커진다). 장두는 초기 단계에서 더 활

KEY POINT

근육은 관절가동범위 전체에 걸쳐 차등적으로 활성화된다. 따라서 일부 부분 ROM 트레이닝을 포함하면, 더 큰 이점을 얻을 수 있지만, 최대 ROM 운동이 근비대 트레이닝 프로그램의 기초가 되어야 한다.

동적이다.[28]

부분 및 최대 ROM을 비교할 때 일반적으로 문헌 본문은 최대 ROM을 통한 훈련에 근비대성의 이점을 보여준다. 이것은 다양한 운동을 사용하여 상지와 하지 근육 모두에서 표시되어 있다. Pinto와 연구자들[180]들은 팔꿈치 굴곡근(0~130°)의 최대 ROM 트레이닝은 부분 범위 트레이닝(50~100°)보다 근육 두께가 커지는 것을 보여줬다. 효과의 크기 차이는, 최대 ROM 상태를 강하게 지지한다(0.52). 마찬가지로 McMahon과 연구자들[151]은 무릎 신전에 있어서 전체 ROM(0~90도)뿐만 아니라, 부분 ROM(0~50도) 모두 대퇴사두근 단면적을 증가시켰으며, 전체 가동범위 조건에서 대퇴골 길이의 75% 부분에서 근비대의 규모가 현저하게 컸다. 흥미롭게도 Bloomquist와 연구자들[25]은, 딥 스쿼트(무릎 굴곡의 0~120°)가 전면 대퇴근육 전체에 걸쳐 단면적 증가를 촉진한 반면, 쉘로우 스쿼트(무릎 굴곡의 0~60°)는 가장 근위부의 두 부위에서만 유의한 성장을 이끌어냈다. 또한, 단면적의 전체적인 변화는 딥 스쿼트 그룹이 전 측정 부위에서 컸다.

최근 연구에 따르면 이 주제는 이전에 생각했던 것보다 미묘한 차이가 있을 수 있다. 8주간의 스쿼트 연구에서, Kubo와 연구자들[127]은, 최대 ROM(0~140°)에 의한 트레이닝을 보고했다. 부분 ROM(0~90°)에 비해 내전근과 대둔근의 최대 근육량이 현저히 증가했다. 그러나 조건들 사이의 대퇴사두근 근육량에서 차이가 관찰되지 않았는데, 이는 ROM의 변화에 대한 반응이 주어진 관절 운동에 대해 근육 특이성일 수 있음을 시사한다. 다른 연구에서는, 등속성 장비[257]의 무릎 신전 시 부분 ROM(0~60° 굴곡) 또는 최대 ROM(0~100° 굴곡)을 사용한 경우, 같은 대퇴사두근 성장을 볼 수 있다. 단, 이 훈련 방법이 전체 ROM에 걸쳐 수용 가능한 저항을 제공한다는 점을 주의하여 결과를 얻어야 한다. 저항성 훈련을 받은 피험자를 포함한 지금까지의 연구에서는, Goto와 연구자들[84]이 부분 ROM(팔꿈치 45~90°)과 최대 ROM(0~120°)을 사용한 팔꿈치의 신전 운동에 의한 상완 삼두근의 근비대를 보고했다. 흥미롭게도 저자들은 부분 ROM 훈련 동안 근육 내 저산소증의 표시와 근육 단면적 증가율(r=.70) 사이에 긍정적인 상관관계가 있음을 언급했으며, 제한된 가동범위를 통해 훈련하는 근육에 일정한 장력을 유지하는 것은 주변 혈관을 압박하여 동화작용을 증가시킬 수 있다는 가능성을 제기한다.

현재 부분 ROM과 최대 ROM을 결합한 훈련의 장점에 대해 조사를 시도하지 않고 있다. 무릎의 신전 훈련[230] 동안 대퇴사두근 활성화가 ROM 전체에 걸쳐 변화한다는 증거가 있으며, 외측광근은 운동의 중간 부분에서 가장 큰 활성화를 보여주는 반면, 내측광근은 락 아웃 동작에 가까워질수록 가장 큰 활성화를 보여준다. 마찬가지로, 팔꿈치 신전의 초기 단계에서는 상완이두근의 장두가 지배적인 반면, 단두는 후기 단계 동안 더욱 활성화되었다.[28] 게다가 부분 ROM 트레이닝은 운동 성능 중에 보다 고부하를 사용하는 것을 가능하게 하고, 그 결과, 최대 관절가동 움직임 중에 보다 큰 부하를 사용하는 것을 용이하게 한다.[142] 따라서 부분 가동범위의 움직임을 근비대화 프로그램에 끼워 넣는 것이 결과를 개선하는 데 도움이 될 수 있다.

근육 길이가 길어지는 트레이닝(즉 근육이 늘어났을

실제 적용

관절가동범위

최대 근육 발달에는 최대 ROM을 통한 훈련이 필요하다. 따라서 최대 ROM 운동은 근비대 지향 프로그램의 기초를 형성해야 한다. 신장된 자세는 근비대 유도를 끌어내는 데 특히 중요하다고 생각된다. 그러나 부분 범위의 움직임을 통합하면 근비대를 높일 수 있을지도 모른다.

표 4.8 관절가동범위를 조사하는 근비대 훈련 연구의 요약

연구	주제	디자인	연구 기간	근비대 측정	근비대 평가 방법	결과
Bloomquist et al.[25]	훈련되지 않은 24명의 젊은 남성	딥 스쿼트(0~120° 무릎 굴곡) 또는 얕은 스쿼트(0~60° 무릎 굴곡) 중 하나로 실시하는 스쿼트 트레이닝에의 무작위 할당. 모든 피험자가 주 3일간 3~5세트 6~10회 실행.	12주	예	MRI(전면 후면 대퇴), 초음파(외측광근), DXA	전면 대퇴 단면적이 크게 증가 및 0~120°의 조건에서 제지방 질량의 상대적 증가.
Goto et al.[84]	저항성 훈련이 된 44명의 젊은 남성	부분(45~90°의 팔꿈치 범위) 또는 최대(0~120°) ROM을 사용하여 팔꿈치 신전 운동에 무작위 할당. 훈련은 일주일에 3일씩 3세트의 8회 반복으로 구성.	8주	예	초음파(상완삼두근), 둘레 측정(상완), 단면적은 근육 두께와 둘레의 곱으로 계산	부분 ROM 조건에서 팔꿈치 신전근 단면적 증가.
Kubo et al.[127]	훈련되지 않은 17명의 젊은 남성	부분(0~90°) 또는 최대(0~140°) ROM을 사용하여 스쿼트 훈련에 무작위 할당. 훈련은 일주일에 두 번, 1RM의 60~90%, 3세트 8~10회로 구성.	10주	예	MRI(대퇴사두근, 햄스트링, 내전근, 대둔근)	최대 ROM 조건에서 내전근 및 대둔근의 근육량이 크게 증가. 조건 사이 간의 대퇴사두근 또는 햄스트링 근육량에 큰 차이가 없음.
McMahon et al.[151]	레크리에이션 활동된 26명의 젊은 남성과 젊은 여성	최대 ROM(0~90° 무릎 굴곡) 또는 부분 ROM(0~50° 무릎굴곡)으로써 실시하는 하지 트레이닝에의 무작위 할당. 전 피험자가 일주일에 3일간, 1RM의 80%로 3세트를 실시.	8주	예	초음파(외측광근)	최대 ROM 조건에서 외측광근 단면적이 크게 증가.
Pinto et al.[180]	훈련되지 않은 40명의 젊은 남성	최대 ROM(0~130°) 또는 부분 ROM(50~100°)을 사용하여 팔꿈치 굴곡근 운동에 무작위 할당. 모든 피험자는 일주일에 두 번 2~4세트의 8~20RM을 수행.	10주	예	초음파(팔꿈치 굴곡근)	조건 간의 큰 차이 없음.
Valamatos et al.[257]	훈련되지 않은 11명의 젊은 남성	부분 ROM(0~60°) 또는 최대 ROM(0~100°)을 사용하여 피험자의 다리를 등속성 무릎 신전 운동에 무작위로 할당. 모든 피험자 내에 설계. 훈련은 일주일에 3일 동안 6~15회 2~7세트로 구성.	15주	예	MRI(외측광근)	조건 간의 외측광근의 근육량에 차이 없음.

약어: RM(repetition maximum)=반복 횟수, MRI(magnetic resonance imaging)=자기공명영상, DXA(dual X-ray absorptiometry)=이중 에너지 X-선 흡수법, ROM(range of motion)=관절가동범위, CSA(cross-sectional area)=단면적

때)은 근육 길이가 짧은 트레이닝보다 근비대 적응을 촉진한다는 연구 결과들이 나오고 있다. McMahon과 연구자들[150]은 무릎 신전에 대한 근비대 반응을 단축(0~50°) 또는 신장(40~90°) 위치에서 비교했다. 그 결과 대퇴사두근 원위 단면적이 크게 증가(53% vs. 18%)했고 근 다발 길이(29% vs. 14%)도 단기간의 훈련에서 증가를 나타냈다. 또 IGF-1의 값은 짧은 길이의 훈련을 따르는 것보다 긴 길이의 훈련을 하는 것에서 유의미하게 컸으며(각각 7% vs. 31%), 이는 긴 근육 길이의 운동이 더 큰 대사 및 기계적 스트레스를 유발함을 시사한다. 다른 연구에 따르면 무릎 신전 운동 동안 근육 길이를 신전하는 훈련에 근비대성이 분명하다는 것이 밝혀졌다.[170] 이 연구 결과의 조합은, 신장된 근육이 비대하기에 최적인 위치에 있는 것을 나타내고 있다.

표 4.8은 ROM과 근비대와 관련된 연구의 요약이다.

노력의 강도

저항성 운동 중에 가해지는 노력은 종종 노력의 강도로 불리며 운동으로 인한 근비대에 영향을 줄 수 있다. 노력의 강도는 근육의 기능 상실 지점에 대한 근접성으로 측정되며, 근육은 주어진 부하를 단축성 수축으로 들어 올리는 데 필요한 힘을 더 이상 생산할 수 없는 시점으로 정의된다.[205] 실패한 훈련의 장점은 여전히 논의되고 있지만 최대 근비대 반응을 이끌어내기 위해서는 이 훈련이 필요하다고 일반적으로 생각된다.[31,272]

실패에 이르기까지 훈련의 첫 번째 논리는 운동 단위의 최대 한도를 높이는 것이다.[272] 이는 모든 섬유 유형에 걸쳐 단백질의 최대 한도를 달성하기 위해 필요한 조건이지만 이런 입장을 지지하는 증거가 부족하다. 피로 수축은 표면 EMG 활성의 증가를 초래하며, 이는 아마도

낮은 역치 수준의 운동 단위가 피로해지는 동안에 힘 출력을 유지하기 위해 높은 역치 수준의 기여가 증가했기 때문이라고 추정된다.[237] 그러나 앞에서 언급했듯이 표면 EMG는 동원에만 국한되지 않는다. 진폭의 증가는 비율 부호화, 동기화, 근육 섬유 전파 속도 및 세포 내 활동 전위를 포함한 여러 다른 요인들에 의해서도 발생할 수 있다.[17,57]

운동 단위의 활성화 정도는 부하의 크기에 따라 결정될 수 있다. 고부하 훈련에서는 최고 임계값의 운동 단위를 거의 즉시 동원하고 저부하 훈련에서는 이들 운동 단위의 동원을 늦춘다. 최대 운동 단위 활성화가 발생하는 지점은 명확하지 않지만, 세트가 고강도로 수행되는 경우 활동 근육을 위한 운동 단위 집단의 대다수가 1RM의 30%에 달하는 부하를 받고 동원된다는 증거가 제시된다.[158]

따라서, 부하의 강도가 낮아질수록 높은 노력의 강도의 중요성이 커진다. 또 실패에 대한 훈련은 대사 스트레스를 늘림으로써 근비대를 높일 수 있다. 무산소 해당 과정의 조건하에서 훈련을 계속하면 대사물질의 축적이 촉진되고 이론적으로는 운동 후 동화작용이 촉진된다. 여기에 혈관 압박이 계속되면 활동 중인 근육의 급성 저산소증이 늘어나고 그것이 더 근비대 적응의 원인이 될 수 있다.[222]

근력 발달에 중요한 의미가 있음에도 불구하고 실패 훈련이 근비대 적응에 미치는 영향에 대한 관리된 연구는 아직 다소 제한되어 있다. Goto와 연구자들에 의한 초기 연구[83]는, 3~5세트 10회의 반복과 세트 간의 휴식 시간 60초를 실시하는 2그룹의 레크리에이션 훈련을 받은 남성 그룹 간의 근비대 적응을 비교했다. 한 그룹은 지속적으로 실패에 대해 반복을 수행했으며 다른 그룹은 각 세트의 중간 지점에서 30초의 휴식 시간을 가졌다. 12주 후, 실패 트레이닝을 실시한 그룹에서는 비실패 트레이닝 그룹보다 근 단면적이 현저하게 커졌다. 이러한 결과가 흥미롭기는 하지만, 훈련 스타일은 총력을 기울이지 않고 세트를 중단하는 전통적인 비실패 접근 방식을 따르지는 않는다. 기껏해야 실패에 훨씬 못 미치는 곳에서 멈추면 근비대적 적응을 약화시킨다는 연구가 나왔다.

이 화제에 대해 연구한 결과에서는 보다 직접적으로 상반되는 결과가 나타나고 있다. Giessing과 연구자들[79]은 훈련이 잘된 피험자들이 1RM의 60%에서 스스로 결정해서 세트의 중단을 사용할 때보다 1RM의 80%에서

KEY POINT

실패 훈련이 운동 단위 동원을 최대화한다는 증거가 결여돼 있지만 실패 훈련의 장점은 또 있다.

근육 기능이 상실될 때까지 훈련을 할 때, 훨씬 더 큰 제지방량을 얻었다고 보고했다. 연구의 한계에는 단일 세트 훈련 프로토콜의 사용이 포함되는데, 이는 이전에 논의된 바와 같이 최대 근비대성 이득에 대해 차선책이며, 조건들 사이에 다른 부하 강도를 가진다. Martorelli와 연구자들[140]의 연구 결과는 이러한 결과를 뒷받침하며, 실패에 가까운 상태에서 멈춘 여성들에 비해 양쪽 암 컬을 실패 지점까지 한 활동적인 여성 집단에서 상완 이두근의 두께가 현저하게 증가했음을 보여주었다(각각 17.5% vs. 8.5).

반대로, Sampson과 Groeller[200]는 훈련받지 않은 사람들의 집단에서 1RM의 85%에서 실패까지 훈련한 그룹과 실패점에 도달하는 반복 횟수의 2회 전에 멈추는 그룹 간에 차이를 발견하지 못했다. 이 연구는 비실패 그룹이 다음 주에 대한 부하를 결정하기 위해 매주 말에 단일 세트를 실패 지점까지 수행한다는 사실로 인해 혼란스러웠다. 이 요인이 결과에 영향을 미치는지 확실하지 않다. 그 결과는 참가자들이 자발적으로 중단을 결정한 시점에서 고부하(1RM의 80%)와 저부하(1RM의 30%)를 모두 훈련하는 것으로 대퇴사두근 단면적이 비슷한 증가세를 보인 Nobrega와 연구자들[168]의 연구가 일치한다. 그러나 실패에 도달하는 것을 피하기 위한 특정 지침은 제공되지 않았으며, 조건에 따라 운동량 부하가 유사하다는 것을 고려할 때, 비실패 조건에서의 세트는 최대 피로에 가깝게 수행된 것으로 추론될 수 있다. 공동 사회에 거주하는 노인들(~66세)의 연구에서도 1RM의 50%로 세트를 수행한 것과 동등한 운동 부하를 위해 세트 수를 두 배로 늘리는 것을 비교했을 때, 실패 훈련에 근비대 이점이 없음이 나타났다. 그러나 같은 세트 수의 비실패 프로토콜을 실패 훈련과 같은 세트로 실행한 그룹은 연구 기간 중 최소한의 근력 증가밖에 보여주지 않았다. 운동량이 동일한 세트를 실패(2분 휴식으로 운동당 10RM에서 4세트 10회 반복) 또는 실패로 수행하지 않은 세트(운동으로 10RM에서 5회 8회 반복 1분 휴식)를 사용하는 저항성 훈련 남성에 대한 연구는 실패에 대한 그룹 훈련에서 근비대가 증가한

것으로 나타났다.[116] 이러한 결과는 훈련되지 않은 노인의 노력의 강도보다 부하가 더 중요한 근비대의 변인이지만 저항성 훈련에 경험이 있는 젊은 개인의 경우 실패에 대한 근접성이 근비대성에서 점점 더 중요해지고 있음을 나타낸다.

최근에 Carroll과 연구자들[46]은 잘 훈련된 남성을 무작위로 할당하여 어떤 세트에서도 실패 지점에 도달하지 않은 최대 1RM 미만의 비율로 유도되는 세트 혹은 실패 지점까지 이끌어진 세트 중 하나에 무작위로 할당하여 운동량 부하가 동일한 전신 저항성 훈련 루틴을 수행했다. 10주 후, 훈련을 최대 1RM 미만의 비율을 사용하도록 유도된 그룹에서 외측광근의 단면적이 크게 증가했으며, 실패지점까지 이끌어진 세트를 사용한 그룹보다 각각의 Type I 및 Type II의 개별 섬유 단면적이 크게 증가했다. 이들 연구 결과는 실패 지점에 근접하여 체계적으로 운동량을 관리함으로 근비대적 결과를 향상시킬 수 있음을 시사하지만, 훈련의 많은 부분이 매우 무거운 부하(≤5RM)를 사용하여 수행되었기 때문에 보디빌딩 루틴에서 더 자주 사용되는 고반복 운동으로 외삽법을 제한한다는 점을 유의하여 해석해야 한다.

실패 훈련의 잠재적 문제는 시간이 지남에 따라 훈련이 정기적으로 수행될 때 초과 훈련 및 심리적 소진의 가능성이 증가한다는 것이다.[74] Izquierdo와 연구자들[110]은 16주간의 저항성 트레이닝 프로토콜에서 실패 훈련이 일관되게 이루어졌을 경우에 IGF-1의 안정 농도 저하와 신체 활성 남성 그룹에서의 안정 테스토스테론 값의 둔화를 보고했다. 이러한 호르몬 변화는 만성적인 과훈련과 일치하며, 이는 반복해서 실패에 이를 정도로 운동하는 것에 따른 폐해를 시사한다. 따라서 실패 훈련의 양을 관리하는 것은 시간이 지남에 따라 훈련이 진행되도록 하는 데 중요하다.

저항성 트레이닝 변인에 관한 대부분의 연구와 마찬가지로, 현재의 연구에서는 세트를 완료한 그룹과 실패한 그룹을 비교하고 있다. 그러나 실패로 훈련할지 여부를 선택하는 것이 양자택일일 필요는 없다. 연구에 따르면 최소한 실패로 인해 두 번의 반복을 중단해도 운동량 기준으로 적당히 고부하(6~12RM)를 사용할 때 근육이 손상되지 않는다. 그러나 일부 실패 훈련을 선택적으로 포함시키면 근육 발달이 증강될 수 있는 경우가 있다. 이것은 저항성 훈련에 더 익숙해지기 때문에 특히 중요하며, 지속적인 근비대 적응을 이끌어내기 위해서는 신경 근육 시스템에 점진적인 도전이 필요하다.

RIR(Repetition in Reserve) 척도는 훈련 실패 정도를 관리하는 데 도움이 되는 실행 가능한 전략을 나타낸다.[277] 이 척도에서 RIR 0은 훈련을 실패하는 것과 같고, RIR 1은 실패 지점보다 1회 반복을 중지하는 것과 같고,

실제 적용

노력의 강도

연구가 다소 모호하기는 하지만, 특히 상당한 훈련 경험을 가진 개인들에게 있어, 근비대 지향적인 프로그램에서 최소한 몇 세트는 실패하도록 하는 것은 논리적인 근거가 있다. 이는 저부하 훈련 중 실패에 대한 근접성과 근육 활성화 사이의 관계와 높은 저항성 훈련 경험의 증가 때문에 반복 훈련을 실시할 때 특히 중요한 것으로 보인다. 그러나 지속적인 실패에 대한 훈련은 도를 넘은 비기능적 및 과부하 트레이닝의 가능성을 증가시킨다. 모든 요인을 고려할 때 대부분의 세트를 1 또는 2의 RIR로 수행하는 것이 좋다. 실패 훈련은 선택적으로 시행되어야 하며, 일반적으로 주어진 연습의 마지막 세트를 위해 준비되어야 한다.

원칙적으로 다중 관절 운동에서는 실패를 신중하게 사용하고, 단일 관절 운동에서는 좀 더 자유로운 접근법을 채택할 수 있다. 실패 훈련의 빈도 또한, 초보상적인 반응을 이끌어내기 위해 주기화될 수 있다. 예를 들어, 모든 세트가 반복 또는 두 번의 실패에 가까운 초기 주기를 수행한 다음 각 운동의 마지막 세트를 실패에 이르게 한 다음 대부분의 세트가 실패 지점에 이르는 짧은 주기로 절정을 이루는 것이다.

RIR 2는 실패 지점보다 2회 반복을 중지하는 것과 같다. 이 척도에는 실험이 필요하지만, 익숙해진 기간이 지나면 대부분의 훈련된 리프터는 이를 사용하여 실패에 대해 근접했다는 것을 좋은 정밀도로 추정할 수 있다. 이 척도를 사용할 때 대부분의 세트는 1 또는 2의 RIR에서 수행되어야 한다. 그러면 마지막 운동 세트에서 실패 훈련을 선택적으로 사용할 수 있다. 이 접근법은, 신경근계의 과도한 부담을 막을 뿐만 아니라, 집단 간의 운동량 부하를 절약하는 데도 도움이 된다.

1세트에서 훈련에 실패하면 다음 세트에서 달성되는 반복 횟수가 일정 부하의 크기로 감소한다. 실패 훈련에서는 훈련의 종류도 고려할 필요가 있다. 스쿼트, 프레스, 로우와 같은 다중 관절 운동은 중추과 말초 관절에서도 부담이 크다. 이러한 운동에서 실패 훈련의 사용을 제한하면 전신 피로를 완화하여 과도한 훈련 가능성을 줄일 수 있다. 한편 단일 관절 운동 시행 중에선 실패 훈련이 신체적, 정신적 부담이 적고 운동 후 회복에 미치는 영향을 최소화할 수 있기 때문에 보다 자유롭게 실시할 수 있다.

마지막으로, 실패 훈련의 주기화는 과보상적 반응을 이끌어내기 위한 실행 가능한 방법이다. 예를 들어, 짧은 정점 주기(peaking cycle) 동안 더 많은 수의 세트가 실패로 되는 반면, 다른 훈련 주기 동안에는 더 적은 수의 실패 세트가 수행된다. 이것은 신경계에 도전하는 훈련의 균형을 필요한 회복과 함께 근비대의 적응을 촉진하는 방식으로 균형을 맞춘다.

표 4.9는 노력의 강도 및 근비대성과 관련된 연구의 요약이다.

표 4.9 노력의 강도를 조사하는 근비대 훈련 연구 요약

연구	주제	디자인	연구 기간	근비대 평가 방법	결과
Carroll et al.[46]	훈련된 15명의 젊은 남성	실패에 대한 훈련 또는 목표 RM의 백분율을 기준으로 주어진 상대적 강도에서 전신 저항성 훈련 프로토콜에 무작위 배정. 훈련은 주 3일 운동당 3~5개 세트로 다양한 로딩 영역에서 수행.	10주	근생검법, 초음파(대퇴사두근)	비실패 훈련에서 근육 두께, CSA, 섬유 유형별 근비대 증가.
da Silva et al.[53]	훈련되지 않은 52명의 노인 남성	세 그룹 중 하나에 무작위 할당. (1) 1RM의 65~75%에서 2~3세트의 반복 실패를 수행한 그룹, (2) 실패 훈련 그룹과 동일한 루틴을 수행했지만 반복 부하의 50%에서 세트를 수행한 비실패 그룹, (3) 비실패 그룹과 동일한 루틴을 수행했지만 추가 비실패 세트를 포함함으로써 운동량이 실패 조건과 균일화된 그룹. 훈련은 레그 프레스와 무릎 신전이 주 2회 실시되는 것으로 구성.	12주	초음파(대퇴사두근)	실패 및 동일한 운동량의 실패 훈련에 대한 대퇴사두근 근육 두께의 증가 vs. 운동량이 다른 비실패 상태.
Giessing et al.[79]	저항성 훈련이 된 79명의 남성과 여성	1RM의 60%에서 자체 선택된 RM에 대한 훈련 또는 1RM의 80%에서 순간적인 근육 실패에 대한 훈련과 관련된 저항성 훈련 프로토콜에 무작위 배정. 모든 종목은 전신에 대해 8회의 단일 세트를 수행했다. 훈련은 일주일에 3일씩 수행.	10주	생체전기저항분석법	훈련-피로 상태에 대한 제지방량의 증가.
Goto et al.[83]	훈련되지 않은 26명의 젊은 남성	실패가 유발되지 않도록 각 세트의 중간 지점에서 30초 휴식 상태에서 3~5세트 10RM 또는 동일한 루틴을 수행하는 무작위 할당. 모든 그룹은 일주일에 두 번 상체 운동과 한 번의 하체 운동을 실시.	12주	MRI(대퇴사두근)	훈련-피로 상태에 대한 대퇴사두근 단면적의 큰 증가.
Karsten et al.[116]	훈련된 18명의 젊은 남성	실패 시 2분 휴식으로 운동당 4세트 10회 반복 또는 실패 시 1분 휴식으로 8세트 5회 반복 운동을 포함하는 2개의 동일한 운동량을 저항성 훈련 프로토콜 중 하나에 무작위 할당.	6주	신체 조성(BodPod), 초음파(팔꿈치 굴곡근, 전면 삼각근, 내측광근)	실패 상태에서 제지방이나 내측광근 두께의 증가. 전면 삼각근이나 팔꿈치의 굴곡근에서는 그룹간의 근 두께에 큰 차이는 관찰되지 않았다.

연구	주제	디자인	연구 기간	근비대 평가 방법	결과
Martorelli et al.[140]	활동적인 89명의 젊은 여성	세 그룹 중 하나에 무작위 할당. (1) 1RM의 70%에서 3세트의 반복 실패를 수행한 그룹, (2) 실패하지 않고 운동량이 실패 조건과 동일한 4세트 7회를 수행한 그룹, (3) 7회 3세트를 실패하지 않은 그룹. 훈련은 일주일에 두 번 프리웨이트 바이셉스 컬로 구성.	10주	초음파(팔꿈치 굴곡근)	조건 간의 팔꿈치 굴곡근 두께에 큰 차이 없음. 상대적 증가는 실패에 대한 집단 훈련을 크게 선호.
Nobrega et al.[168]	훈련되지 않은 32명의 젊은 남성	무작위화 배정하고 고부하(1RM의 80%) 또는 저부하(1RM의 30%)로 주 2회씩 각 하지를 레그 익스텐션 운동 3세트를 하는 피험자 내 설계. 훈련은 실패하거나 참가자가 자발적으로 운동을 중단한 시점에서 종료.	12주	초음파(대퇴사두근)	조건 간의 외측광근 단면적에 큰 차이가 없음.
Pareja-Blanco et al.[175]	훈련된 24명의 젊은 남성	20% 또는 40% 속도 손실로 세트가 종료된 상태에서 멀티 세트 스쿼트 훈련을 수행하기 위한 무작위 할당. 1RM의 70~85%에 해당하는 부하를 이용하여 주 2회 훈련을 실시.	8주	MRI, 근생검법(대퇴사두근)	조건 간의 섬유 단면적에는 큰 차이가 없음. 실패에 더 근접한 훈련을 받은 그룹에서 근육 전체 외측광근 및 중간광근 단면적의 증가(40% 속도 손실).
Sampson and Groeller[200]	훈련되지 않은 28명의 젊은 남성	세 가지 조건 중 하나에서 팔꿈치 굴곡근으로 저항성 운동을 하기 위해 무작위 할당. (1) 2초 속도로 단축성 수축 및 신장성 수축 구성 요소를 모두 수행하는 제어 조건 그룹, (2) 단축성 수축 동안 최대 가속을 수행한 후 2초 신장성 수축을 수행하는 빠른 수축 조건 그룹, (3) 최대 가속도로 신장성 수축 및 단축성 수축 구성 요소를 모두 수행하는 신전이 짧은 그룹. 통제 그룹은 실패에 대해 훈련하고 다른 두 그룹은 그렇지 않았다. 훈련은 일주일에 3일 수행된 1RM의 85%에서 4세트로 구성.	12주	MRI(팔꿈치 굴곡근)	그룹 간의 팔꿈치 굴곡근 단면적에 큰 차이가 없음.
Schott et al.[220]	훈련되지 않은 7명의 젊은 남성과 젊은 여성	피험자가 3초간 10회 반복 4세트로 구성된 등척성 수축 무류 신전 프로토콜을 횟수 간 2초간 휴식하고 세트 간 2분 휴식 또는 세트 간 1분 휴식 상태에서 30초간 지속되는 4세트의 등척성 수축 반복 프로토콜을 수행한 피험자 내 설계. 훈련은 일주일에 3일씩 수행.	14주	CT(대퇴사두근)	훈련-피로 상태에 대한 대퇴사두근 근비대가 증가.
Teodoro et al.[249]	훈련되지 않은 36명의 노인 남성	세 가지 조건 중 하나에서 레그 익스텐션 및 레그 프레스 수행을 위한 무작위 할당. (1) 실패, (2) 실패 훈련 그룹으로서 피험자의 50%만 실패하지 않거나, (3) 실패 훈련 그룹의 동일한 훈련량으로 실패하지 않은 그룹. 훈련은 1RM의 65~80%에 이르는 부하로 주 2회 실시되었다. 저항성 훈련 프로그램과 동시에 추가적인 중강도 트레드밀 유산소성 운동 수행.	20주	초음파(대퇴사두근)	조건 간의 근육 두께에 큰 차이가 없음.

약어: RM(repetition maximum)=반복 횟수, CSA(cross-sectional area)=단면적, MRI(magnetic resonance imaging)=자기공명영상, DXA(dual X-ray absorptiometry)=이중 에너지 X-선 흡수법, BIA(bioelectrical impedance analysis)=생체전기저항분석법, FFM(fat-free mass)=제지방량

중요 사항

- 더 많은 양의 저항성 훈련을 선호하는 다중 세트 프로토콜은 근비대 반응을 최적화한다. 근육당 10~20세트의 범위는 주간 운동량 처방을 위한 일반적인 지침이다. 그렇기는 하지만, 운동량 처방에 대한 개인 간 반응은 상당히 다양하기 때문에 어떤 사람들은 다소 낮은 운동량에서 이익을 얻는 반면, 다른 사람들은 약간 높은 운동량에서 이익을 얻을 것이다. 매우 높은 운동량(근육당 약 30세트 이상)을 전략적으로 사용하여 뒤처진 근육 그룹을 키울 수 있다. 과도한 훈련을 피하기 위해 전체 운동량은 훈련 주기 동안 점진적으로 증가해야 한다. 훈련 운동량이 감소된 기간을 정기적으로 통합하여 회복 과정을 용이하게 해야 한다.
- 더 적은 총 운동량을 사용할 때, 근육 성장에 어떤 역할을 하더라도 훈련 빈도는 그다지 큰 역할을 하지 않는 것 같다. 이 경우 개인은 자신의 일정과 목표에 가장 적합한 빈도를 선택할 수 있다. 대안적으로, 중간 부하에서 고부하가 수행될 때(주당 근육별 10세트 이상), 더 높은 훈련 빈도(주당 적어도 두 번)는 더 나은 운동량 관리를 가능하게 하여 더 큰 근육 적응을 촉진한다. 전신 및 분할 루틴이 모두 실행 가능한 운동 전략이 될 수 있지만, 운동량 영역 또는 기능(예: 상부와 하부의 운동, 밀기와 당김)에 따라 운동을 분할하는 것은 더 높은 주간 빈도(따라서 세션이 더 짧아짐)를 허용하기 때문에 더 많은 운동량으로 운동할 때 더 우수할 수 있다.
- 전체 근육 발달을 보장하기 위해 광범위한 반복 범위(1~20+)에 걸친 훈련이 권장된다. 효율성의 관점에서, 중간 반복 범위(6~12RM)에 중점을 두고 특정 훈련 주기 또는 세션을 더 낮고 그리고 높은 훈련에 전념하는 것이 장점이 있다.
- 기본 움직임 패턴에 대한 역량이 확립되면, 정기적인 훈련 프로그램 과정에서 전신 운동의 근비대를 최대화하기 위해 다양한 운동을 사용해야 하며, 해부학적 설계에 기초한 근력 운동에 특히 중점을 둔다. 여기에는 자유형(즉, 프리웨이트와 케이블)과 머신 기반 연습의 자유로운 사용이 포함되어야 한다. 마찬가지로 다중 관절 운동과 단일 관절 운동은 모두 근육 성장을 극대화하기 위해 근비대 특화 루틴에 포함시켜야 한다.
- 훈련 중에 단축성 및 신장성 수축이 통합되어야 한다. 현재 등척성 수축과 동적 수축을 결합할 때의 이점에 대한 증거는 부족하다. 최대 신장성 부하를 추가하면 근비대 반응을 향상시킬 수 있다.
- 근비대성 훈련을 위한 최적의 휴식 간격은 존재하지 않는 것으로 보인다. 연구에 따르면 최소한 다중 관절 프리웨이트 운동을 할 때 세트 간 최소 2분 이상 휴식을 취하는 것이 짧은 시간 동안 휴식을 취하는 것에 비해 근비대의 이점을 제공한다고 한다. 단일 관절 운동과 아마도 특정한 머신에 기초한 운동에 약 60~90초의 휴식 간격을 사용하는 것이 유익할 수 있다. 이러한 움직임은 짧은 휴식에 따른 운동량 부하 감소를 보여주지 못하며, 신진대사 스트레스 증가가 추가적인 동화작용 이점을 줄 수 있기 때문이다.
- 현재 증거는 0.5초에서 6초 사이의 등장성 반복 시간에서 근육 실패 지점까지 훈련할 때 근비대의 차이가 거의 없음을 시사한다. 따라서 1차 목표가 근육 성장을 최대화하는 것이라면 최대 범위의 반복 지속 시간이 상당히 사용될 수 있다. 초저속 자발적 지속 시간

(회당 10초 이상) 훈련은 근육 크기를 증가시키는 데 적합하지 않은 것으로 보이므로 피해야 한다. 더 중요한 고려 사항은 주어진 운동 범위에 걸쳐 목표 근육을 적극적으로 수축시키는 데 초점을 맞추는 강한 생각-근육 연결력을 개발하는 것이다. 목표 근육이 단축성 및 신장성 운동의 전체 부분에 수축하도록 강요되면 속도가 크게 약해진다.

- 증거는 저항성 훈련에서 처음 운동하는 근육에 대한 비대 효과를 보여준다. 따라서 세션의 초반부에 원하는 근육을 키워야 한다.
- 최대 ROM의 움직임은 근비대 지향의 프로그램의 기초가 될 것이다. 부분 관절가동범위를 통합하면 근비대 적응이 촉진될 가능성이 있다.
- 근비대성 중심 프로그램에는 근육 실패로 인한 세트뿐만 아니라 모든 노력이 끝나지 않은 세트가 포함되어야 한다. 일반적으로 대부분의 세트는 1 또는 2의 RIR로 수행되어야 하며, 실패 훈련은 선택적으로 구현되어야 하고, 일반적으로 주어진 운동의 마지막 세트를 위해 준비된다. 실패 훈련은 다중 관절 운동에선 보다 현명하게 사용해야 하며 단일 관절 운동에서는 보다 자유로운 접근법으로 활용할 수 있다.

chapter 5

고급 훈련 실습

전통적인 저항성 훈련 연습은 인간 근육 발달의 초석을 형성한다. 그러나 훈련 경험을 쌓으면서, 그 또는 그녀는 개인의 유전적 근비대 잠재력을 최대화하기 위해 더 진보된 훈련을 할 수 있다. 이러한 전략은 일반적으로 무거운 부하를 사용하거나 세트 기간을 늘리거나, 혹은 둘 다 이용해 운동량과 부하의 강도를 높일 수 있다. 어떤 경우에는, 그 전략들은 또한, 전통적인 저항성 훈련을 통해 가능한 것 이상으로 근육 증진 메커니즘(기계적 장력, 대사 스트레스 및 근육 손상)을 향상시킬 수도 있다.

고급 훈련 방법은 크게 두 가지 범주로 분류할 수 있다. 첫 번째는 더 많은 훈련량을 달성하는 능력을 촉진하는 축적 전략이다. 예를 들면 드롭 세트, 슈퍼 세트 및 선피로 기법, 부하 스트레칭 등이 있다. 두 번째는 부하 능력을 증가시키는 강화 전략이다. 예로는 세트 내 휴식 시간과 강조된 신장성 훈련이 포함된다. 다음은 이러한 전략에 대한 개요이며, 이 전략들은 모두 근비대 지향 저항성 훈련 프로그램에서 사용을 지지하거나 반박할 수 있는 상위 수준의 증거가 있다.

부하 스트레칭 훈련

스트레칭 훈련은 일반적으로 가동성 및 유연성을 개선하기 위해 처방된다. 그러나 증거는 스트레칭 훈련의 형태가 사실상 동화작용 적응을 매개할 수 있다는 것을 보여준다. 예를 들어, 연구는 짧은 자세에서의 훈련[52,53]에 비해 긴 근육 길이에서의 동적 훈련(즉, 늘어난 자세)에 대한 근비대의 이점을 보여준다. 이러한 발견에 대한 기계적 이유는 여전히 알려지지 않고 있지만, 증가된 초미세구조의 붕괴, 더 큰 기계적 스트레스 또는 두 현상의 조합일 가능성이 있다. 메커니즘에 관계없이, 근육 성장에 추가 효과를 주기 위해 저항성 훈련 프로그램에 스트레칭 훈련을 통합시키는 논리적 근거가 존재한다.

실험관 실험 증거는 수동적인 스트레치가 강력한 단백 동화 반응을 유도한다는 것을 보여준다.[56] 그러나 이러한 발견은 생체 내 적용 가능성이 제한적이며 실제로 그러한 프로토콜은 일반적으로 인간의 장기적인 근육 성장을 매개하는 능력을 입증하지 못했다.[1,16] 즉 최근 연구에 따르면 전통적인 저항성 훈련 프로그램의 각 90초 세트 사이 휴식 기간 동안 30초의 수동적 스트레칭을 포함하면 근비대 결과에 유리한 영향을 미칠 수 있다.[20] 다른 한편으론, 세트 사이 수동적 스트레칭은 후속 세트의 퍼포먼스에 부정적인 영향을 미칠 수도 있기 때문에 이러한 결과의 정확성에 대한 의문을 제기할 수 있다. 현재까지 매우 제한된 근거를 감안할 때 해당 주제에 대한 실질적인 통찰력을 얻기 위해서는 추가 연구가 필요하다. 일부 근거에서는 고강도 수동적 스트레칭이 근막 길이의 변화를 매개할 수 있음을 시사하지만[26] 이러한 발견은 훈련의 일부 근거에서는 고강도 수동적 스트레칭이 근막 길이의 변화를 중재할 수 있음을 시사하지만 이러한 결과는 훈련 초기 단계에만 해당되는 것으로 보인다. 스트레칭 훈련의 강도는 부하를 추가하여 높일 수 있다.

근육 증진을 위한 부하 스트레칭의 사용은 동물 모델에서 지지하는 연구 기반의 지원을 가지고 있다. William Gonyea 연구소의 정기 연구는 일본 메추라기의 늘어난 날개에 부하를 가하는 것이 근육량의 급속하고 현저한 증가를 발생시킨다는 것을 보여주었다. 한 연구에서 새의 날개는 만성적으로 상승하여 체중의 10%에 해당하는 무게를 실어서 광배근을 지속적인 스트레치[2] 상태에 있게 하였다. 30일 동안 지속적으로 부하를 받는 스트레칭 후 근육 횡단 면적은 57%, 섬유질 수는 52% 증가하여 근비대 및 근육 증식 매개 변화가 모두 일어났음을 알 수 있다. 후속 연구[5]는 새의 오른쪽 날개를 37일 동안 체질량의 10~35% 해당하는 부하로 점진적인 스트레칭을 하는 반면, 왼쪽 날개는 무부하 대조군으로 사용했다. 초기 2주에는 간헐적인 스트레칭 훈련이 포함되었으며, 2~3일 동안 부하를 가하지 않은 후 부하를 증가시켰다. 그 후에는 부하를 매일 적용하였다. 앞서 증명했듯이, 근육량의 큰 변화(약 300%)가 관찰되었으며, 이는 근비대와 과형성 모두에 기인한다. 이러한 연구는 부하 스트레칭 훈련이 잠재적인 근비대성 자극을 이끌어낸다는 설득력 있는 근거를 제공하지만, 프로토콜의 극단적인 특성은 전통적인 형태의 저항성 운동에 대한 일반화의 가능성은 거의 없다.

현재까지 근육 발달에 대해 부하 스트레칭 훈련의 효과를 평가하기 위한 인간 대상 연구는 거의 없다. Simpson과 연구자들[81]은 피실험자에게 우세하지 않은 다리를 최대 자발적 수축의 20%의 하중에 해당하는 레그 프레스 머신에 두고 3분 동안 배측 굴곡을 수행하도록 하였다. 부하는 매주 5%씩 점진적으로 증가했으며, 6주 동안 매주 5일씩 훈련을 실시했다. 저자들은 비복근의 두께 면에서 스트레칭한 다리가 그렇지 않은 다리보다 현저하게 증가했다고 보고했다. 하지만 저널 편집자에게 보내는 편지에 대한 후속 데이터는[42] 운동 이후 증가는 스트레칭과 비스트레칭 조건(5.9% vs. 7.6%)에서 유사한 것으로 나타나 조사 결과의 진실성에 대한 의문을 제기했다.

근비대 이득을 증가시키기 위한 흥미로운 잠재적 전략은 부하를 제공하는 스트레칭을 세트 사이에 휴식하는 기간에 통합하는 것이다. 이 접근법을 지지하기 위하여, Silva와 연구자들[80]은 저항성 훈련을 받은 24명의 남성들을 무작위로 골라 레그 프레스 머신에서 8RM에서 12RM에 해당하는 부하로, 한 그룹은 중간 휴식 때 스트레칭을 제공하고 나머지 그룹은 스트레칭을 제공하지 않고 4세트의 저측 굴곡을 수행하도록 했다. 스트레칭 훈련 프로토콜은 참가자들이 각 세트가 끝나고 30초 동안 기계의 하중을 배측 굴곡 상태로 유지하도록 하는 반면, 스트레칭 하지 않은 그룹은 휴식 기간 동안 수동적으로 휴식을 취하였다. 훈련은 주 2회 5주간 실시되었다. 결과는 운동 후 근육 두께의 증가가 수동적 휴식을 취한 그룹보다 부하를 제공한 스트레칭 훈련을 한 그룹(각 23% vs. 9%)에서 유리하다는 것을 보여주었다. 이러한 결과의 근본적인 메커니즘은 불분명하지만 긴장 상태에서 더 많은 시간, 긴 근육 길이로 늘어난 부하에 의해 달성되는 높은 운동량 또는 더 높은 기계적 장력과 관련이 있을 수 있다. 그러나 이런 데이터는 피어 리뷰 저널에 게재되지 않았으므로 신중하게 해석해야 한다.

KEY POINT

부하 스트레칭 훈련은 근육 증대의 이득을 향상시키기 위한 흥미로운 전략을 제시한다. 비록 근거가 아직 예비적이긴 하지만, 부하 스트레칭 훈련을 세트 중간 휴식 기간에 통합하기 위한 논리적으로 합리적인 이론이 존재한다. Silva와 연구자들[80]이 입증한 바와 같이, 이 전략을 실행할 수 있는 실행 가능한 방법은 세트를 완료한 다음 스트레칭 한 자세에서 미리 정해진 시간 동안 부하를 유지하는 것이다. 적절한 부하 스트레칭 기간에 대한 강력한 근거 기반 지침을 개발하기에는 연구가 불충분한다. 따라서 다른 기간의 실험이 정당화된다. 일례로 10~30초가 반응에 근거하여 조절되는 좋은 출발점이 될 것으로 보인다. 중요한 것은 스트레칭 중단 후 다음 세트에서 부하를 들어 올릴 때 손상을 방지하기 위해 적절한 휴식(90초 이상)이 제공되어야 한다.

세트 사이 휴식 훈련

전통적인 저항성 훈련은 세트에서 지속적인 반복을 수행하고 다음 세트를 시작하기 전에 적절한 회복을 위해 미리 정해진 휴식을 취한다. 중등도에서 높은 반복 범위 훈련할 때, 지속적인 수축은 훈련 도중 높은 수준의 노력이 사용된다고 가정할 때 주변 부위에 상당한 근피로를 초래한다. 상응하는 대사산물의 축적은 힘 생성 능력의 감소로 이어지고 궁극적으로 수행력의 감소로 이어진다.

말초 피로의 부정적인 영향을 극복하기 위한 방법으로 세트 사이 휴식 훈련이 제안되었다. 이름에서 알 수 있듯이 전략은 주어진 세트 내에서 반복 훈련을 하는 사이 정해진 시간 동안 쉬는 것을 말한다. 이 세트 사이 휴식 기간은 우수한 근육 적응을 촉진할 수 있도록 높은 부하량을 유지하면서 더 많은 총 훈련량을 축적할 수 있다. 그러나 저항성 훈련으로 인한 근비대[86]에서 대사 스트레스의 역할을 감안할 때, 이것은 세트 사이 휴식의 잠재적인 이점이 근피로의 부정적인 영향까지 대체하는지는 불확실하다.

세트 사이 휴식 훈련(클러스터 세트 또는 휴식-일시 중지 훈련이라고도 함)은 본질적으로 모든 것을 포함하는 문구이다. 실용적인 관점에서 전략을 수행하는 방법은 무수히 많다. 이 전략에 대한 일반적인 권고는 세트를 다시 수행하기 전에 10~30초의 휴식이 지시되지만[39] 세트 사이에 반드시 휴식을 취해야 한다는 가이드라인은 없다. 더욱이, 이 전략은 저항이 점진적으로 증가하는 피라미드형 방식이거나, 각 연이은 반복 시 저항이 증가하는 상승 클러스터 세트로 수행될 수 있다.

몇 가지 연구는 세트 사이 휴식을 준 저항성 훈련의 급성 반응을 조사했다. 일관된 결과는 전략이 기존의 훈련 방식에 비해 운동량 지표(예: 반복 운동량, 운동 부하)를 증가시키는 것이다.[41, 44, 62] 운동량과 근비대의 관계가 잘 확립되어 있는 점을 감안할 때,[79] 이는 훈련 중 휴식을 넣는 것이 잠재적 이득을 나타낸다. 더욱이, 세트 사이 휴식 기간은 전통적인 훈련[84]에 비해 더 큰 외부 부하를 허용할 수 있어 기계적 긴장을 더욱 증폭할 수 있으며, 이는 더 큰 근비대 자극을 유도할 수 있다.

이러한 이론적 이득이 더 큰 동화작용으로 해석되는지를 판단하기 위한 노력의 일환으로, 최근 한 연구는 1RM의 70%로 백 스쿼트를 4세트 훈련한 남성[63]에서 전통적인 저항성 훈련과 세트 사이 휴식을 하는 프로토콜 사이에서의 급성 마이오카인의 방출을 비교했다. 참가자들이 1주간의 휴식 기간으로 분리하여 두 프로토콜을 수행하는 교차 설계를 채택했다. 전통적인 저항성 훈련 프로토콜의 경우, 참가자들은 세트 사이 2분씩 쉬면서 10회 반복을 하였다. 세트 사이 휴식 프로토콜은 각 세트의 처음 5회를 반복 수행하고 30초를 쉰 후 마지막 5회를 반복했다. 결과는 전통적인 방법만이 운동 후 24시간에서 48시간 사이에, IL-15를 높게 생성하는 것으로 나타났다. IL-15가 근육량의 매개체[59]로 관련되어 있다는 점을 감안할 때, 이러한 결과는 세트 내 휴식 시간이 최소 30초로 수행될 때, 근비대를 최대화하는 데 차선책이 될 수 있음을 시사한다.

세트 사이 휴식 훈련의 근비대에 대한 종단적 연구는 상대적으로 부족하다. Oliver와 연구자들[61]은 22명의 저항성 훈련을 받은 남성을 무작위로 골라 전통적인 또는 클러스터 세트 프로토콜을 사용하여 수행되는 전신 저항성 훈련 프로그램에 배정했다. 전통적 훈련 그룹은 10회 반복 4세트, 세트 간 2분 휴식을 한 반면, 클러스터 세트 그룹은 60초 휴식과 함께 5회 반복 8세트를 수행했다. 훈련은 12주 동안 매주 4일씩 실시되었으며, 볼륨 부하는 두 그룹 모두 똑같이 적용되었다. 운동 후 신체 구성 측정은 통계적 유의성에 이르지는 못했지만, 클러스터 세트 훈련(2.3 vs. 1kg 또는 5.1 vs. 2.2lb, 각각)에 비해 전통적 훈련은 제지방량에서 더 큰 절대 증가를 보여주었다.

근육 성장의 부위별 측정법을 채택한 유일한 현재 연구에서 Prestes와 연구자들[69]은 저항성 훈련을 한 개인을 무작위로 18명을 뽑아서 전통적 저항성 훈련 프로토콜과 휴식-중지 프로토콜을 사용하여 대근육군을 사용한 다양한 운동을 18회 반복 수행하도록 했다. 전통적 저항성 훈련 그룹은 1RM의 80%의 강도로 세트 사이 2분에서 3

KEY POINT

세트 사이 휴식 훈련이 저항성 훈련의 근육 증가를 위해 실행 가능한 전략인지는 명확하지 않다. 훈련량이 증가하면 근육의 크기가 더 커질 수 있지만, 지속적인 장력 감소와 그에 따른 대사물 축적은 잠재적인 이점을 상쇄할 수 있으며 근비대적 결과에 부정적인 영향을 미칠 수 있다.[36] 지적한 바와 같이 종단 연구는 제한적이며, 기존 데이터는 상충되어 있어 잠재적인 유익성이나 세트 사이 휴식의 해로운 점에 대해 결론을 도출하는 것은 불가능하다. 세트 사이 휴식의 기간 차이는 인과관계를 추론하는 능력을 더욱 흐리게 한다.

세드 사이 훈련의 가장 좋은 사용은 Prestes와 연구자들의 프로토콜[69]과 유사한 방식으로 실행하는 것이라고 추측할 수 있다. 그로 인해 세트는 높은 수준의 노력과 짧은 휴식 시간(10~20초)으로 수행된다. 실제적인 관점에서 볼 때 충분한 회복이 이루어지도록 나머지 단계에서 완전히 부하를 주지 않는 것이 중요하다. 예를 들어, 스쿼트 또는 벤치 프레스와 같은 운동에서 리프터는 후속 반복 시 퍼포먼스를 저하시킬 수 있는 부하를 등척성으로 유지하고 있는 것으로 인해 발생하는 원치 않은 피로로부터 스스로를 예방하기 위해 무게를 다시 랙에 걸어야 한다.

분 휴식 간격으로 3세트의 6회 반복을 수행하는 반면, 휴식-중지 그룹은 처음 세트는 1RM의 80%의 강도에서 근육 부전을 느낄 정도로 수행하고 20초 휴식을 취한 후 세트 사이마다 20초의 휴식을 반복했다. 18번의 반복 중 2분에서 3분간의 휴식 시간이 주어졌다. 훈련은 6주 동안 주 4일 실시되었다. B-모드 초음파로 측정한 결과연구 전후로 대퇴사두근 근육 두께가 휴식-중지 그룹에서 전통적인 휴식 훈련 그룹(각 11% vs. 1%)보다 현저하게 증가했다. 팔과 가슴 근육의 두께에서 그룹 간 유의미한 차이는 관찰되지 않았지만, 효과적인 근육 크기 증가는 다시 휴식-중지 그룹에서 있었다. 연구 설계는 기존 그룹에 비해 휴식-중지 그룹이 더 높은 수준의 노력으로 훈련을 받았기 때문에 제한되었고, 이는 결과를 혼란스럽게 만들었다.

드롭 세트

드롭 세트(디센딩 세트 또는 브레이크다운 세트라고도 함)는 근육 성장을 강화하기 위한 가장 인기 있는 고급 훈련 전략 중 하나이다. 이 접근 방식은 한 세트를 단축성 수축을 하는 근육이 피로할 때까지 수행한 다음 최소의 휴식을 취한 뒤 부하를 줄여 가능한 한 많이 반복하는 것을 포함한다. 일반적으로 부하의 감소 규모는 최초 부하[4, 23, 25]의 20~25%에 이르지만, 인정된 가이드라인이 없어 더 높거나 더 낮은 비율을 사용할 수 있다.

원하는 경우 2중 또는 3중 드롭을 구현하여 더 큰 근육 단위 피로를 유발할 수 있다. 드롭 세트 훈련의 근비대의 이점에 대한 주장은 근피로를 넘어 훈련이 작용하는 근육계의 더 큰 자극을 이끌어낼 수 있다는 이론에 근거하고 있다. 특히, 근육은 여전히 낮은 부하에서 힘을 낼 수 있기 때문에 주어진 부하에서 단축성 근육 부전이 있을 때 완전히 피로하지 않다. 따라서 근육 부전을 달성한 직후 감소된 부하에서 추가적인 반복을 수행하면 근섬유의 피로가 커지고 나아가 동화 반응[73]이 향상될 수 있다. 또한, 부하를 받는 시간을 연장하는 것은, 부가적인 근비대를 촉진할 수 있다. 특히, 혈관의 지속적인 압박은 국소 허혈을 증가시킬 수 있으며, 이는 저항성 훈련으로 인한 근육량 증가[36]에 관련되어 있다.

드롭 세트 훈련에 대한 초기 지지는 무릎 신전 운동을 1RM의 90%에서 수행된 세트 직후에 저강도 세트(1RM의 50%)를 수행했을 때, 고강도 프로토콜을 단독적으로 수행한 것에 비해 성장 호르몬의 운동 후 상승이 현저하게 높다는 증거로부터 도출되었다. 그러나 새로운 연구서는 급성 호르몬 변동이 어느 정도 근비대 적응을 매개하는지 의문을 제기하고 있어, 이러한 결과의 관련성에 대한 의문을 제기한다. 최근 훈련된 역도 선수에서는 드롭 세트 훈련이 근육 단위 활성화와 근육 내 저산소성을 증가시킨 반면 훈련되지 않은 개인에서는 이러한 효과가 나타나지 않았다.[35]

몇몇 종단 연구의 결과는 드롭 세트가 근육 성장에 미치는 영향에 대한 흥미로운 통찰을 제공한다. Goto와 연구자들[33]의 연구는 드롭 세트를 기존의 높은 부하 저항성 훈련 프로그램에 통합하는 것의 잠재적 이점을 시사한다. 취미로 훈련을 받은 남성들의 집단은 처음에 6주간의 근비대 중심 하체 루틴(레그 프레스와 레그 익스텐션)을 수행하여 허벅지 근육 단면적이 4% 증가했다. 참가자들은 5세트의 하체 운동을 1RM의 90%로 수행하거나 동일한 방법에 1RM의 50%로 설정된 드롭 세트를 추가하여 수행하는 그룹에 무작위로 배정되었다. 확장된 프로토콜의 4주 후에도, 드롭 세트 그룹에 속한 사람들은 허벅지 근육 단면적의 증가(2% 정도)를 지속했고, 고강도의 훈련만 하는 그룹은 근육 크기의 감소(0.5% 정도)를 보였다. 비록 드롭 세트 훈련에서 관찰된 근육 증가는 흥미롭지만, 드롭 세트 그룹이 더 높은 강도의 운동을 했고 이것은 결과를 혼란스럽게 만들 수 있다는 점에 유의해야 한다.

그 후, Fisher와 연구자들[25]은 다음과 같은 세 가지 조건 중 하나를 사용하여 저항성 훈련을 한 남성과 여성 집단을 한 세트의 저항성 훈련 프로그램을 하기 위해 무작위로 배정했다. (1) 8~12RM의 부하, (2) 초기 훈련 부하의 30% 감소된 수준에서 드롭 세트의 추가, (3) 연속적으로 부하의 20%를 감소시키는 두 번의 드롭 세트 훈련 후의 4RM의 부하. 이 프로그램은 모든 주요 근육 그룹을 사용하여 운동을 했지만, 드롭 세트는 오직 랫풀다운, 체스트 프레스, 레그 프레스에서만 수행되었다. 12주 후, 운동 후 제지방 질량의 변화는 드롭 세트 그룹에서 더 큰 운동량 이 수행되었음에도 불구하고 조건 간의 유의미한 차이를 나타내지 않았다. 한계는 모든 제지방 성분(예: 근육, 뼈, 체수분)의 총 추정치만 제공하는 공기 변위 체적 변화 기록법(예: BodPod)에 의한 지방량의 측정이었다. 따라서 결과를 반드시 골격근 크기의 변화로 추정할 수는 없다. 이것은 드롭 세트 훈련이 세 가지 운동에서만 수행되었다는 점을 고려할 때 특히 적절하다.

피험자 내 설계를 채택한 Angleri와 연구자들[4]은 저항성 훈련을 받은 남성의 다리를 전통적인 세트 혹은 드롭 세트 프로토콜로 무작위화했고, 두 그룹에서 동일한 조건(세트×반복×부하)을 주고 레그 익스텐션 훈련을 했다. 전통적인 훈련은 세트 사이 2분씩 휴식으로 6~12회 반복 3~5세트가 수행되었고, 드롭 세트 훈련은 같은 방식으로 하중을 20% 줄이고 두 번의 드롭 세트를 추가 수행했다. 12주의 연구 기간이 종료되었을 때 두 조건 간(드롭 세트 그룹 7.8%, 전통적 훈련 그룹 7.6%) 대퇴사두근 단면적의 유사한 증가가 관찰되었으며, 근비대에 대한 드롭 세트 훈련의 효과가 없는 것으로 나타났다. 비슷한 결과가 Ozaki와 연구자들[64]에 의해 관찰되었으며, 훈련되지 않은 남성 9명을 무작위로 배정하여 이두근 굴곡을 세 가지 조건 중 하나로 수행하도록 했다. (1) 3분의 휴식 시간, 3세트의 고하중의 저항성 훈련(1RM의 80%), (2) 90초의 휴식 시간, 3세트의 가벼운 부하 저항성 훈련(1RM의 30%), (3) 1RM의 65%, 50%, 40%, 30% 드롭 세트 후 고부하의 단일 저항성 훈련(1RM의 80%). 여러 조건에서 비슷한 단면적의 증가가 관찰되었다. 연구는 작은 표본 크기에 의해 제한되었고, 이는 통계적 힘이 손상되었다.

게다가, Fink와 연구자들[23]은 취미로 훈련을 한 젊은 16명의 남성들을 팔꿈치 신전 운동을 90초 휴식 간격으로 3세트 12RM 또는 단일 세트에서 12RM 수행 후 이어서 부하가 20% 감소된 연속 드롭 세트를 수행한 것에 무작위로 배정했다. 훈련은 주 2회 6주간 진행되었으며, 총 훈련량은 조건 간에 동일하게 조정되었다. 그룹 간 삼두근 단면적의 유의미한 차이는 관찰되지 않았으나, 근비대(10.0% vs. 5.1%)와 효과 크기(0.22)의 상대적인 차이는 전통적 훈련에 비해 드롭 세트 조건을 선호하여, 2종 오류(즉, 거짓 음성)의 가능성을 높였다.

KEY POINT

저항성 훈련 프로그램에 드롭 세트를 포함시키는 것은 총 세션의 운동량이 동일할 때 근비대에 대한 의문의 여지가 있다. 단, 드롭 세트는 세션 기간을 크게 늘리지 않고 총 훈련량을 늘리는 데 유용할 수 있다. 이것은 운동 효율을 높일 뿐만 아니라, 장시간 훈련으로 인한 피로를 잠재적으로 줄일 수 있다. 드롭 세트를 사용할 때 근육이 피로할 때까지 훈련해야 하는 필요성을 고려하여 주어진 운동의 마지막 세트로 전략을 제한하는 것이 가장 좋을 수 있다. 웨이트 스택 머신(각 무게마다 핀을 꽂을 수 있는)은 핀을 이동하기만 하면 빠르게 부하를 감소시킬 수 있기 때문에 드롭 세트 훈련에 특히 적합하다.

실제 적용

냉수 침지: 근육 증진에 도움이 되는가?

훈련으로부터의 적절한 회복은 근육의 증가를 최적화하는 데 필수적인 것으로 여겨진다. 운동 후 회복 과정을 향상시키고 신체를 정상적인 생리적, 심리적 상태로 회복시키기 위해 다양한 수동적 기법이 주장되어 왔다. 냉수 침지는 이와 관련하여 가장 흔히 사용되는 방법 중 하나이다. 이 기술은 신체의 전부 또는 일부를 차가운 물에 담그는 것이다. 구체적인 프로토콜은 다양하지만 일반적으로 처방에는 15°C(59°F) 미만의 낮은 수온이 포함되며, 담그는 시간은 최소 10분이다.[12]

여러 체계적 검토와 메타 분석의 연구 결과는 냉수 침지가 지연성 근육통증(DOMS)을 완화시키는 데 도움이 된다는 것을 보여준다.[8,9,46] DOMS가 리프팅 능력을 저해할 수 있다는 점을 고려할 때, 냉수 침지는 집중적인 저항성 훈련 프로그램에 참여하는 사람들에게 잠재적인 이익이 될 것으로 보인다. 그러나 회복과 관련된 잠재적인 이점에도 불구하고, 새로운 증거는 냉수 침지하는 것이 근육 발달에 해로울 수 있다는 것을 보여준다.

급성 연구에 따르면 냉수 침지가 세포 내 동화 신호 전달을 손상시키며, 활성 회복 기간[72]에 비해 저항성 훈련 후 48시간의 회복 기간 동안 $p70^{S6K}$ 인산화 반응이 감소한 것으로 나타났다. 같은 연구는

냉수 침지: 근육 증진에 도움이 되는가? (계속)

또한, 냉수 침지가 저항성 운동 후 24시간과 48시간 동안 Pax7+ 세포와 NCAM+ 세포의 수를 완화시켜 저항성 훈련에 대한 위성세포 반응에도 해로운 영향을 미친다는 것을 보여주었다. 다른 연구에서는 냉수 침지에서 근육 성장을[22] 장기적으로 조절하는 데 핵심으로 여겨지는 리보솜 생합성[21]이 억제된다.

냉수 침지와 함께 보이는 동화작용에 대한 부정적인 급성 효과는 근비대의 결과에 대한 종단 연구 결과와 일치한다. Roberts와 연구자들[72]은 12주간의 저항성 훈련 프로그램 동안 냉수 침지와 능동적인 회복 능력의 영향을 조사했다. 신체적으로 활동적인 24명의 청년들은 두 가지의 회복 조건 중 하나에 무작위로 배정되었다. 냉수 침지는 운동 후 5분 이내에 시작되었으며, 공기 주입식 욕조에서 약 10°C(50°F)의 물속에 허리 깊숙이 앉아 10분간 있었다. 능동적 회복 그룹의 사람들은 10분 동안 스스로 선택한 낮은 강도로 에르고미터에서 사이클을 탔다. 결과는 냉수 침지가 Type II 섬유 단면적의 전체적인 근비대 및 조직학적 측정이 모두 둔화됨을 보여주었다. 손목 굴곡근의 6주 저항성 훈련 프로그램을 통해 냉수 침지와 수동적 휴식 사이의 근육 적응을 비교한 Yamane와 연구자들[90]도 비슷한 결과를 보고했다. 냉수 침지 치료는 훈련된 팔을 운동 후 3분 이내에 욕조에 담그는 것으로 구성되었다. 수온은 10°C(50°F)로 유지되었고, 20분간 몸을 담그고 있었다. 결과는 두 그룹 모두 손목 굴곡근의 두께가 증가했지만, 수동 회복 상태에서는 근육 증가가 현저히 더 크다는 것을 보여주었다.

냉수 침지가 동화작용을 방해하는 근본적인 매커니즘은 여전히 불명확하다. 저항성 훈련에 대한 급성 염증 반응이 동화 신호[75]에 관여하고 있고, 냉수 침지가 급성 염증 유도와 관련이 있는 DOMS의 증상을 완화시킨다는 점에서, 냉수 침지에 의해 유발되는 항염증 효과가 기계적으로 작용한다고 추측하는 것이 논리적일 것이다. 그러나 이 주제에 대한 연구는 다소 모순적이다. Peake와 연구자들[67]은 냉수 침지가 저항성 훈련 후 능동적으로 회복하는 것에 비해 운동 후 염증성 사이토카인, 뉴로트로핀, 또는 열충격 단백질의 근육 내 전위를 변화시키지 않는 것을 발견했다. 또한, Pournot과 연구자들[68]은 냉수 침지가 지구력 훈련 후 적용되었을 때 염증 반응이 감소했다고 보고했다.

냉수 침지의 부정적 동화 효과는 혈류 감소[50,54]와 관련되어 있는데, 아마도 운동 후 근육으로의 아미노산 전달을 손상시킴으로써[29] 그럴 수 있다고 가설을 세울 수 있다. 저온에 노출되는 것은 또한, mTOR[12]의 억제제라고 알려진 AMPK의 상향 조절을 통해서 잠재적으로 동화 신호를 방해하는 것으로 나타났다. 연구가 제한적이기 때문에 주제에 대해 강한 추론을 이끌어내기는 어렵다.

요약하자면, 현재 증거는 적어도 정기적으로 근육 발달을 극대화하려는 사람들에게 냉수 침지를 사용하는 것을 금한다. 회복에 대한 모든 이점보다 저항성 훈련에 대한 단백 동화 반응 장애가 크기 때문이다. 운동 후 온열 요법은 회복을 강화하고 근비대의 결과를 방해하지 않고 심지어 이후의 근력 관련 성능까지 향상시킬 수 있는 유망한 전략을 나타낸다.[13] 10일 동안 매일 2시간씩 고정화된 온열 요법이 골격근 위축을 약화시킬 수 있다는 증거가 있다.[38] 비록 이 발견이 잠재적인 단백 동화 효과를 나타내긴 하지만, 결과는 근육 형성 프로토콜을 수행하는 동안 이점으로 추정할 수는 없다. 또 다른 연구는 주 4일 동안 매일 8시간씩 열과 증기 발생 시트를 통해 국소적으로 열을 가하면 10주간의 치료 기간[34]에 걸쳐 대퇴사두근의 두께가 현저히 증가하는 것으로 나타났다. 이 방식에 대한 연구는 예비적이며 추가 연구가 필요하다.

슈퍼 세트 및 선피로 기법

슈퍼 세트 훈련은 세트 간 휴식 시간을 최소화한 상태에서 두 가지 운동을 연속적으로 수행하는 것을 말한다. 슈퍼 세트는 여러 가지 구성으로 수행할 수 있다. 짝을 이룬 훈련에서, 이 운동은 주동근과 길항근을 포함한다(예: 삼두근 푸시다운 후 이두근 컬). 이러한 슈퍼 세트 운동은 신체의 다른 부위의 근육에 대한 운동(예: 팔꿈치 굴곡근과 발바닥 굴곡근)이 포함된다. 복합 슈퍼 세트에는 동일한 근육군에 대한 운동이 포함된다(예: 백 스쿼트 다음의 다리 신전 운동). 복합 슈퍼 세트는 또한, 대상 근골격계를 미리 지치게 하기 위해 수행될 수도 있다. 예를 들면, 레터럴 레이즈는 밀리터리 프레스 직전에 수행되어 중간 삼각근을 미리 지치게(선피로) 할 수 있으며, 이는 후속 다중 관절 운동 동안 대상 근육에 더 큰 기계적 스트레스를 가할 수 있다. 근육 활성화에 대한 슈퍼 세트 훈련의 효과에 대한 상당한 연구가 수행되었다.

짝을 이룬 훈련에서 수행된 근전도(EMG) 검사는 상체 근육에 대한 기존 프로토콜[71]과 비교했을 때 유사한 활성화 수준을 보이는 반면, 하체 근육 활성화[48]에는 유익한 효과가 입증되었다.

두 개의 다중 관절 운동(벤치 프레스 다음 인클라인 프레스)으로 가슴 근육을 겨냥한 복합 슈퍼 세트는 대흉근의 쇄골두 쪽 근전도 진폭에 부정적인 영향을 미치는 것으로 나타났다. 선피로와 복합 슈퍼 세트에 대한 근전도 연구는 다소 모순되는 결과를 낳았다. 최근 한 연구에서는 벤치 프레스에 앞서 덤벨 플라이로 가슴 근육 조직을 먼저 피로하게 만드는 것은 대흉근, 전면 삼각근, 상완 삼두근 및 전거근의 활성화가 벤치 프레스만 단독으로 수행했을 때보다[83] 현저하게 증가하는 것으로 나타났다. 반대로 Gentil과 연구자들[30]은 벤치 프레스 직전 펙덱 플라이를 수행하는 것이 순서를 반대로 훈련하는 것(벤치 프레스 후 펙덱 플라이)에 비해 대흉근의 활성화에 변화를 주지 않았지만, 선피로 기법을 사용했을 때 상완 삼두근에서 근전도의 진폭이 더 높다고 보고했다. 그러나 다른 연구들은 선피로와 복합 슈퍼 세트, 전통적 훈련[10,31] 사이의 근육 활성화에 아무런 차이점이 없다는 것을 보여준다. 선피로 복합 슈퍼 세트 훈련이 하체 근육에 미치는 영향을 조사하는 연구는 똑같이 상충되는 결과를 보여주었다. Augustsson과 연구자들[7]은 레그 익스텐션 운동을 통한 대퇴사두근의 선피로는 프레스를 하는 동안 외측광근과 대퇴직근의 후속 활성화를 둔화시켰다고 보고했다. 또는, Rocha-Júnior와 연구자들[43]은 레그 프레스 이전에 레그 익스텐션 운동을 하는 것이 레그 프레스를 단독으로 수행하는 것보다 더 크게 외측광근을 활성화시키는 결과를 초래한다는 것을 발견했다.

여러 연구에서 슈퍼 세트를 수행하는 동안에 몸에서 서로 다르지만 관련된 부위(트라이셉스 익스텐션 및 벤치 프레스)에서 근육 활성화에 대해 조사했다. 일부는 전통적인 훈련 프로토콜[37]에 비해 대흉근의 활성화가 더 크다고 보고하는 반면, 다른 일부는 조건[82,88] 간에 유사한 EMG 진폭을 보여준다. 전반적으로, 슈퍼 세트 훈련에 대한 EMG 연구들 사이에 다른 결과들을 조화시키는 것은 어렵다. 그렇기 때문에, 실제적 결과에 대한 결론은 여전히 모호하다.

슈퍼 세트 훈련은 훈련량을 변화시킬 수 있고, 이는 다시 근육 증가에 영향을 줄 수 있다. 연구에 따르면 상체 근육의 슈퍼 세트 훈련(벤치 프레스와 랫풀다운)은 전통적인 방식으로 동일한 훈련을 하는 것보다 세션당 더 부하가 크고 근육 피로도가 높은 것으로 나타났다.[65,70] 이것은 주동근-길항근 방식으로 수행되는 슈퍼 세트 훈련의 사용이 근육 증가의 자극을 촉진시킬 수도 있음을 시사한다. 하지만, 다른 연구는 동일한 상체 운동을 했을 때 구체적 부하의 차이가 없는 것으로 나타났다.[71] 더욱이 두 개의 다중 관절 움직임의 상체 복합 슈퍼 세트(벤치 프레스 및 인클라인 프레스)는 운동량 부하[88]에 해로운 영향을 미치는 것으로 보인다.

증거에 따르면 슈퍼 세트의 수행이 회복 시기에 부정적인 영향을 미칠 수 있다. 이는 전통적인 방식으로 동일한 운동을 수행하는 것과 비교할 때 복합 슈퍼 세트[11]와 다른 신체 부위에 대한 시차를 둔 슈퍼 세트 운동(즉, 상체와 하체를 번갈아 운동) 모두에서 입증되었다. 이러한 결과는 고립된 훈련에만 국한된다는 점에 유의해야 한다. 신경근 시스템이 미래의 같은 운동에서 근육 조직의 구조적 손상을 견디는 데 점점 더 익숙해짐으로써 익숙하지 않은 운동에 적응하는 반복 운동 효과가 잘 확립된 존재라는 점을 감안할 때, 이러한 훈련 관행의 반복적인 사용에 대한 반응이 시간이 지남에 따라 회복 능력을 긍정적으로 변화시킬 가능성이 높지는 않지만 가능하다. 따라서 이 문제에 대한 실질적인 결론은 신중히 해석되어야 한다.

현재까지 발표된 두 개의 연구만이 슈퍼 세트 훈련

과 전통적인 훈련 계획[24]의 변형에서 장기간의 근비대 효과를 비교하려고 노력했다. 한 코호트 연구에서 저항성 훈련을 한 39명의 남녀는 다음 세 가지 조건 중 하나에서 전신 저항성 훈련을 하도록 무작위 배치되었다. (1) 선피로와 결합된 슈퍼 세트로 운동을 수행한다(예: 체스트 프레스 전에 펙 플라이, 레그 프레스 전에 레그 익스텐션, 랫 풀다운 전에 풀오버), (2) 같은 운동을 같은 순서로 수행하되 세트 사이에 60초의 휴식 시간을 두거나, (3) 세트 사이에 60초의 휴식 시간을 두고 각 신체 부위에 대한 단일 관절 운동을 수행하기 전에 다중 관절 운동을 수행한다. 각 운동에 대해 최대 12RM의 단일 세트가 수행되었으며, 훈련은 일주일에 두 번 실시되었다. 12주 후 어떤 조건에서도 제지방의 유의미한 변화가 관찰되지 않았다. 결론은 골격근 증가의 변화에 대한 제한된 통찰력을 제공하는 공기 변위 체적 기록법(제지방을 측정하기 위한 도구)의 사용으로 인해 혼란스러울 수 있다(3장 참조). 또한, 소량의 훈련 프로토콜은 측정 정밀도와 무관하게 제지방량의 감지 가능한 변화를 일으키기에 불충분했을 수 있다.

가장 최근에는 Merrigan과 연구자들[55]이 취미로 운동하는 여성들을 무작위로 3~4세트의 스쿼트와 레그 프레스를 복합 세트나 전통적인 접근법을 사용하여 수행하도록 했다. 복합 세트의 경우, 피실험자는 스쿼트와 레그 프레스를 즉시 연속으로 수행한 후 다음 복합 세트 수행 전 140~150초 휴식을 취했다. 전통적인 그룹은 스쿼트 세트를 수행한 다음, 레그 프레스를 1분의 간격을 두고 수행했다. 근육 두께와 횡단면 영역의 증가는 두 그룹 간에 비슷했으며, 이는 복합 세트가 근육 강화 적응을 방해하거나 향상시키지 않음을 보여준다. 이 연구의 설계에는 두 개의 다중 관절 훈련이 사용된다는 점에 유의해야 한다. 복합 세트는 일반적으로 단일 관절 연습과 다중 관절 연습을 결합하여 수행된다는 점을 감안할 때, 결과는 반드시 그러한 전략에 따라 추론될 수 없다.

KEY POINT

비록 슈퍼 세트 훈련이 여전히 보디빌딩 단체에서는 인기 있는 전략으로 남아있지만 근비대에 관한 이점으로 알려진 것은 주로 개인적인 일화에 바탕을 두고 있다. 슈퍼 세트 훈련에 대한 종단적 연구가 부족하기 때문에, 어느 정도의 확신을 가지고 근비대를 향상시키는 효능에 대한 결론을 도출할 수 없다. 그것이 근육 활성화에 미치는 영향에 대한 모순적인 근거들은 추론을 더욱 흐리게 한다. 슈퍼 세트 훈련이 운동 효율을 높여 훈련 시간을 단축할 수 있다는 증거가 있다.[89] 따라서 이 전략은 개인이 시간에 쫓기고 목표 훈련량에 영향을 주지 않고 빠른 운동을 해야 할 때 실행 가능한 옵션이 될 수 있다.[66]

신장성 과부하 훈련

활성화된 근육이 강제로 길어지는 신장성 동작은 단축성 동작보다 20~40% 더 큰 최대 부하를 사용할 수 있는 능력을 제공한다. 이 현상으로 인해 단축성 동작보다 더 큰 부하를 사용하는 신장성 부하 훈련이 추가적인 동화자극을 제공할 수 있다는 추측이 나오고 있다.

몇몇 증거는 신장성 훈련이 저항성 훈련으로 유도된 근비대에 중요한 역할을 하고 잠재적으로 부가적인 역할을 한다는 것을 나타낸다. 첫째, 길어지는 작용은 근육 단백질 합성의 더 빠른 상승을 유도하고 단백 동화 신호와 유전자 발현을 더 크게 증가시키는 것으로 나타났다.[15, 57, 78] 신장성 수축이 Type II 근섬유를 우선적으로 유도한다는 증거도 있는데 이는 기계적인 장력을 높여 성장을 촉진할 수 있다. 더욱이 대퇴사두근 근비대의 국소적 증가는 동작마다 다르며, 신장성 수축은 근육의 원위부 성장을 유도하고, 단축성 수축은 근육의 중간점[77]에서 더 큰 성장을 촉진한다. 따라서 신장성 운동을 포함하면 적어도 허벅지 근육에서는 대칭적인 근육 발달을 촉진하는 데 도움이 될 것이다. 마지막으로, 신장성 동작 동안 더 큰 근육 손상이 발생한다고 알려져 있다. 비록 추론적이지만 이것은 아마도 더 큰 위성세포와 근핵 축적[86]을 촉진함으로써, 시간이 지남에 따라 근비대 적응을 향상시킬 수 있다.

몇몇 연구들은 다수의 신장성 부하 훈련과 전통적인 저항성 훈련 사이의 근육 증가의 변화를 비교하기 위해 시도되었다. 이 주제에 대한 초기 연구는 Friedmann과 연구자들[27]에 의해 수행되었는데, 이들은 신장성 요소와 함께 무릎 신전 저항성 훈련을 단축성 1RM(전통적 훈련)의 30%에서 수행하거나, 신장성 1RM(신장성 과부하)의 30%에서 수행하도록 훈련되지 않은 피험자들을 무작위로 할당시켰다. 두 그룹 모두 단축성 1RM의 30%에서 단축성 훈련을 수행했다. 4주 후, 신장성 과부하 상태는 전통적인 훈련과 비교했을 때 근육 단면적의 증가가 두드러졌다. 저항성 훈련을 받은 남성을 대상으로 한 후속 연구에서, 30명의 남성 운동선수를 무작위로 골라 6주[28] 동안 전통적인 단축성/신장성 무릎 신전 훈련이나 단축성/신장성 과부하 방법을 수행하도록 했다. 이전의 연구와 같이, 전통적인 상태에서 훈련을 한 그룹은 기존의 방식대로 훈련을 실시한 반면 신장성 과부하 운동은 컴퓨터 구동 기기에서 수행되었다. 결과는 전체 근비대가 두 조건 사이에 유사하다는 것을 보여주었다. 하지만 조직학적인 분석은 Type IIx 섬유의 성장률이 전통적인 훈련에 비해 신장성 부하 수축에서 더 높은 것으로 나타났다. 두 연구에서 혼동된 문제는 다음과 같은 조건들 사이에서 서로 다른 훈련 장치를 사용하는 것이었다. 전통적인 훈련은 기존 저항성 기계를 사용했고, 신장성 과부하 훈련은 컴퓨터 구동 장치를 사용했다. 이것이 결과에 어떤 영향을 미쳤는지는 알 수 없다.

Horwath와 연구자들[40]은 저항성 훈련을 받은 남성을 무작위로 22명 골라 8주 동안 하체에 대한 신장성 부하 훈련과 결합된 등속성 훈련이나 전통적인 등장성 훈련을 수행하도록 했다. 운동은 무거운 스쿼트와 점프 스쿼트로 구성되었다. 운동 후 대퇴사두근 두께의 증가는 전통적인 훈련보다 신장성 과부하 훈련을 선호했다(각각 8.9% vs. 2.1%). 비록 이러한 연구 결과는 신장성 과부하 훈련을 저항성 훈련에 결합시키는 것이 잠재적인 장점이 있음을 시사하지만, 이 연구는 서로 다른 방법(등속성 vs. 등장성 훈련)의 사용에 의해 혼동되었다. 더욱이 신장성 과부하 훈련은 파워 위주 운동(점프 스쿼트)에서만 행해졌는데, 이것은 최대의 근비대 자극을 유도하기 위한 이상적인 전략은 아닐 것이다.

KEY POINT

신장성 수축은 근육 성장을 촉진하는 유망한 전략으로 보인다. 신장성 과부하는 단축성 동작을 양방향으로 수행하고 신장성 동작을 한쪽으로 수행함으로써 머신 기반의 운동에 상당히 쉽게 적용할 수 있다. 예를 들어, 레그 컬을 하는 동안, 두 다리는 무게를 들어 올리고(무릎을 구부리고) 한 다리를 때, 각각의 연속적인 반복에서 오른쪽과 왼쪽 다리를 번갈아가면서 무게를 내린다(무릎을 피고). 프리웨이트 운동에서, 보조자는 훈련하는 사람이 최대보다 높은 무게를 통제하에 내린 후 들어 올리는 것을 도울 수 있다. 플라이휠 장치는 안전하고 효율적인 방법으로 신장성 과부하를 유도하기 위한 매력적인 옵션을 제공한다. 신장성 작용에 이상적인 템포를 규정할 수 있는 결정적인 증거는 없지만, 2초 템포는 부하를 원하는 결과를 가져올 제어력을 확보하기에 충분하다.[6,79]

이 주제에 대해 아마도 가장 생태학적으로 유효한 연구에서 Walker와 연구자들[87]은 6~10RM에 해당하는 부하를 가진 표준 저항성 훈련 장비에서 3세트의 레그 프레스, 레그 익스텐션, 레그 컬 저항성 훈련을 수행할 사람을 모집했다. 대상자는 단축성 동작과 신장성 동작 모두에서 일정한 하중을 사용하는 전통적인 방식 또는 맞춤형 중량 리프트를 사용하여 신장성 수축 부분에 40% 더 많은 부하를 가하는 신장성 과부하로 무작위 훈련을 수행하도록 했다. 결과는 외측광근 단면적이 전체적으로 비슷한 증가세를 보였다. 전통적인 훈련은 대퇴골 길이의 33%에서 더 큰 성장을 보이고 신장성 부하가 50% 더 큰 성장을 보이는 등 조건마다

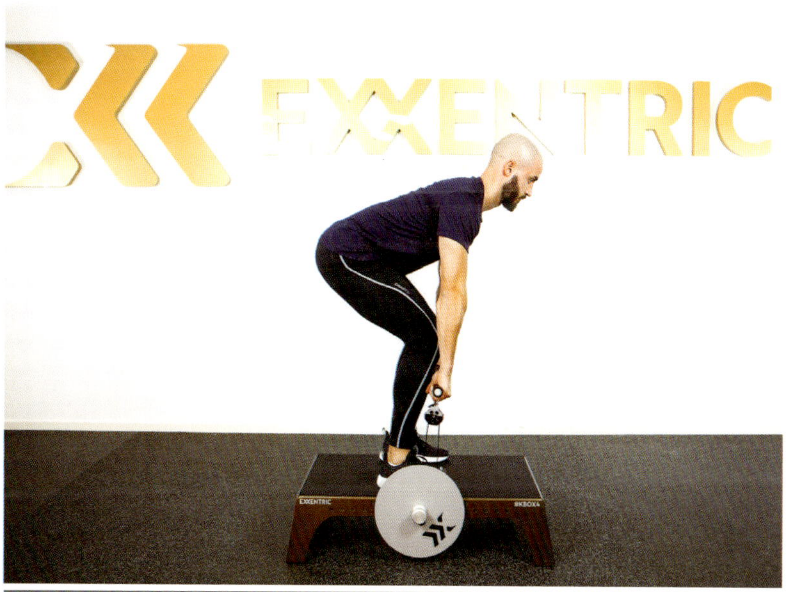

그림 5.1 신장성 과부하 훈련을 위해 플라이휠 장치를 사용하는 선수. kBox4를 이용한 데드리프트.

근육 증가에 차이가 있는 것으로 보였지만, 이러한 차이들의 크기는 다소 미미하고 측정의 오차 범위 내에서 나타나 실질적인 의미에 대한 회의를 불러일으켰다.

플라이휠 훈련 장치는 신장성 과부하를 촉진하기 위한 흥미로운 운동 도구이다(그림 5.1). 이 장치는 회전축에 연결된 플라이휠로 구성되어 있다. 리프터는 플라이휠의 스트랩을 풀고 운동 에너지를 플라이휠로 전달하는 단축성 동작을 시작한다. 그리고 다음 신장성 동작에서 움직임을 늦추기 위해 힘을 가해야 한다(속도를 줄여야 한다). 높은 수준의 노력을 사용한다고 가정할 때, 최대 힘은 최대 이상의 원심력을 동반한 단축성으로 생성된다.[85] 여러 연구는 플라이휠 훈련이 전통적인 저항성 훈련과 비교했을 때 근비대 효과를 조사하기 위해 여러 연구가 시도되었다. Maroto-Izquierdo와 연구자들[49]은 저항성 훈련을 받은 29명의 남성들을 무작위로 뽑아 일반적인 레그 프레스 머신이나 플라이휠 기반 장치에서 7회 반복, 4세트를 수행하도록 했다. 주 2회 6주 동안 훈련 후 외측광근 근위부, 중간부, 원위부에서의 두께가 전통적인 접근 방식보다 신장성 과부하를 사용하여 현저히 커졌다. 유사하게, Norrbrand와 연구자들[60]은 훈련되지 않은 집단에서 5주 동안 무릎 신전 장치에 단축성-신장성이 결합된 플라이휠 훈련을 결합한 훈련이 동일한 세트 및 반복(4×7)을 가진 표준 웨이트 스택 기구(무게에 핀을 꽂아서 하는 머신)의 훈련에 비해 대퇴사두근 근비대의 탁월한

실제 적용

지연성 근육통증 감소 전략

2장에서 논했듯이 지연성 근육통증(DOMS)은 격렬한 운동을 수행한 후 24시간에서 48시간 후에 나타나며, 자극이 익숙하지 않을 때 가장 많이 발생하는 경향이 있다. 경증의 DOMS는 일반적으로 성능 관점에서는 유순하지만, 중등도에서 중증 수준의 통증 때문에 이후 근력을 손상시킬 수 있다. 따라서 잠재적으로 근육 적응에 해로운 영향을 미친다.

DOMS의 부정적인 결과를 완화하기 위한 수많은 전략이 제안되었다.[15] 이 주제에 대한 최근의 메타 분석은 마사지 요법이 혈류를 증가시키고 부종을 감소시킴으로써 DOMS의 증상을 감소시키는 데 가장 큰 영향을 미친다는 것을 발견했다. 긍정적인 영향을 미치는 것으로 보이는 다른 전략으로는 압박 의류, 크라이오 테라피, 냉수욕, 냉온욕(즉, 온수 욕조와 냉수 욕조 교대로 사용) 및 능동적 회복이 있다. 흥미롭게도, 1차 치료제로 널리 사용되었음에도 불구하고 DOMS에 대한 스트레칭의 이로운 효과는 입증되지 않았다. 최근 DOMS에 대항하기 위해 폼롤링이 옹호되고 있다.

Drinkwater와 연구자들[14]은 근육을 손상시키는 신장성 훈련 직후 하체 근육 폼롤링을 15분간 수행한 후 24, 48, 72시간 후에는 수동적 회복에 비해 압력-통증 역치 값이 크게 증가했다는 것을 발견했다. 이러한 결과는 역이동 점프 성능의 증가에 의해 결정된 바와 같이 운동 시합에서 더 큰 회복과 관련이 있다. 비록 추측이지만 더 높은 압력-통증 역치 값은 통증 감소와 관련이 있을 수 있으므로 폼롤링을 실행 가능한 회복 옵션이 될 가능성을 높인다.

이 주제에 대한 연구를 해석할 때 잠재적인 문제는 연구 결과가 플라시보 효과에 기인할 가능성이 있다는 것이다. 수기 교정 요법에 대한 통제로써 적절한 가짜 치료를 제공하는 것은 어렵고, 따라서 피험자들은 주어진 치료에 대해 적절하게 맹검되지 않는다. 이것은 치료가 실제로 유익한 효과가 있는지 혹은 결과가 피험자의 치료에 대한 인식에 영향을 받는지를 결정하는 능력을 제한한다.

중요한 것은, DOMS를 줄이는 것이 잠재적으로 성과에 도움이 될 수 있지만, 일부 치료법은 근육 발달에 유익한 과정을 방해할 수 있다. 이 장의 다른 부분에서 언급한 바와 같이, 냉수욕이 단백동화 과정[21,72]에 부정적인 영향을 미치고 장기적인 근육 발달[72,90]에 해로운 것으로 보인다는 증거가 있다. 따라서 근비대 적응을 최적화하기 위해 회복 전략을 사용할지를 결정할 때 주의를 기울여야 한다. 주어진 접근법을 채택할 때의 잠재적 비용과 이익을 모두 고려해야 한다.

증가를 나타낸다는 것을 발견했다. 대안적으로, 피실험자 내 설계를 채택한 연구는 8주간의 회전 플라이휠 운동 vs. 낮은 중량으로 반복 운동을 하는 것에서 비슷한 근육 증가를 보여주었다. 그러나 플라이휠 운동 조건은 현저하게 적은 양의 반복으로 결과를 도출하여 운동량이 동일할 경우 잠재적인 유익한 효과를 나타낸다.[47] 그러나 이러한 전략에 대한 연구가 부족하여 근비대 관점에서 추측하여 사용에 대한 효과를 제시하고 있다.

결론

고급 훈련 방법은 숙련된 역도 선수들이 그들의 유전적 근비대 가능성을 극대화할 수 있는 잠재적 기회를 제공한다. 새로운 연구는 프로그램 설계에 적절히 통합될 경우 이러한 전략의 다양한 유익한 효과에 대한 가능성을 보여준다. 그러나 상대적으로 증거가 부족하기 때문에 이러한 전략을 가장 잘 구현할 수 있는 방법에 대한 강력한 결론을 도출하는 것은 어렵다.

신장성 과부하 훈련은 근육 발달을 증진시키는 가장 과학적인 뒷받침이 될 것으로 보인다. 다른 전략을 뒷받침하는 증거의 양은 다양하며, 적어도 특정한 상황에서 사용하는 논리적 근거가 있는 것으로 보인다. 강제 반복 및 체인과 밴드를 이용한 저항을 조정하는 것과 같은 여러 다른 고급 훈련 방법은 근비대 지향 훈련 프로그램에 통합될 때 이점의 가능성을 높이는 가설적인 근거를 가지고 있다. 그러나 이러한 전략에 대한 연구가 부족하여, 그 사용 효과를 근비대 관점에서 추측하여 제시한다.

현재까지 연구의 관심을 거의 받지 못한 고급 훈련 방법은 세트 사이 등척성 운동이다. 이 전략은 세트가 끝난 직후에 주동근이 등척성 수축을 수행하는 것을 포함한다. 우리 연구소는 최근 주제를 조사하기 위해 종단적 연구를 실시했다.[74] 저항성 훈련을 받은 27명의 남성들은 8주 동안 지속되는 전신 저항성 훈련 프로그램을 수행했다. 훈련은 8RM에서 12RM까지 한 운동당 3세트씩 세트 간 2분의 휴식 시간을 두고 시행되었다. 각 세트 사이 휴식 시간의 초기 30초 동안 전통적인 방식 혹은 등척성 버티기 루틴을 수행하도록 무작위로 배정되었다. 결과는 등척성으로 근육을 유지했을 때 대퇴직근의 더 큰 두께 증가를 이끌어냈지만, 사지의 다른 근육의 경우에는 그렇지 않은 것으로 나타났다. 가능한 설명은 하체 운동 방법이 단지 스쿼트와 레그 프레스만으로 구성되었다는 사실과 관련이 있을 수 있는데, 이 방법은 대퇴직근[45]을 희생하여 대퇴광근(외측광근, 내측광근, 중간광근)의 우선적인 근육 성장을 촉진하는 것으로 나타났다. 대안으로, 레그 익스텐션은 대퇴직근[3, 19]을 목표로 더 잘 설정하고, 체계화된 저항성 훈련 과정에서 대퇴직근의 발달을 강화하는 것으로 알려져 있다. 따라서 결과는 (레그 익스텐션 훈련의 마무리 자세와 유사한) 앉은 자세에서 대퇴사두근을 등척성으로 유지하는 것을 수반하는 하체 등척성 유지 프로토콜의 특정 기능이라고 생각할 수 있다. 이것은 이 주제에 대해 현재까지 나온 최초이자 유일한 연구이다. 따라서 이 전략은 더 많은 추가 연구가 필요하다.

마지막으로 중요한 것은, 일부 고급 훈련 전략이 신경근 시스템에 큰 부담을 줄 수 있다는 것이다. 따라서 정기적으로 실행하는 경우 신중함이 보장되어야 한다. 이러한 사용 기간을 조정하면 과훈련의 가능성을 줄이면서 효과를 극대화할 수 있다.

중요 사항

- 고급 훈련 전략은 잠재적으로 근비대 적응을 증가시킬 수 있다. 그러나 주제에 대한 전반적인 근거 부족으로 모범 사례에 대한 강력한 결론을 도출할 수 있는 능력이 제한된다.
- 신장성 과부하 훈련은 근육 발달을 위한 연구 기반 지원이 가장 크다. 그러나 실제로 전략을 실행하는 최선의 방법에 대한 증거 기반 지침을 개발하기에는 증거가 불충분하다.
- 일반적으로 슈퍼 세트 및 드롭 세트와 같은 전략은 전통적인 훈련에 비해 더 큰 근비대 증가를 촉진하는 것으로 밝혀지지 않았지만 근육 성장을 저해하지 않고, 보다 더 효율적인 훈련 대안을 제공할 수 있다.
- 이러한 전략들 중 많은 것에 대한 연구가 부족하기 때문에, 주어진 교육 프로그램의 맥락에서 개별적인 반응을 결정하기 위해서는 개인적인 실험이 필요하다.
- 많은 고급 훈련 전략은 신경근 시스템에 큰 부담을 줄 수 있으며, 이들의 지속적인 사용은 잠재적으로 과훈련의 시작을 앞당길 수 있다. 따라서 이러한 전략을 훈련 프로그램에 구현할 때 보수적인 접근 방식이 필요하며, 최적의 비용 대비 이익 비율을 달성하기 위해 주기화(8장 참고)를 고려해야 한다.

chapter 6

근비대에 대한 유산소성 운동의 역할

일반적으로 유산소성 지구력 운동에 의한 근비대 효과는 거의 없는 것으로 알려져 있는데, 이는 무산소성 운동은 동화작용을 유도하고, 유산소성 운동은 이화작용을 유도한다는 내용과 연관이 있다. Erton과 연구자들[6]은 이 두 가지 운동 타입에 대한 세포 내 신호 전달의 차이를 설명하기 위한 연구를 수행하였는데, 적출된 흰쥐 근육을 이용하여 저항성 운동에 해당하는 간헐적 고주파 전기 자극과 유산소성 운동에 해당하는 지속적인 저주파 자극에 대한 근육 세포 내 신호 전달을 관찰하였다. 실험 결과 저주파 조건에서 AMPK 인산화가 자극에 반응하여 즉시 2배가량 증가하였고, 3시간 정도 유지되었으며, 고주파 조건에서는 같은 시간에 인산화가 감소된 결과를 보였다. 반대로 Akt의 인산화는 AMPK 인산화의 결과와 반대되는 변화 패턴을 나타냈으며, 고주파 조건에서 전반적인 인산화가 두드러지게 나타났다. 2장에서 확인하였듯이, AMPK는 에너지 센서로 작용하여 이화작용을 활성화시키지만, Akt는 동화작용을 증진시키는 역할을 수행하는 것으로 알려져 있다. 이러한 발견을 통해 유산소성과 무산소성 운동은 서로 다른 신호 전달 반응을 유도하고, 이를 근거로 근육 적응의 최적화를 위한 AMPK-Akt 스위치 가설이 제시되었다.

그러나 이후 연구에서 근육 내 동화 신호 전달 체계와 이화 신호 전달 체계의 조절에 대한 스위치 개념은 지나치게 복합적인 내용을 단순화하였고, 따라서 궁극적으로 오해의 소지가 있는 것으로 밝혀졌다. 근육의 유산소성 능력과 무산소성 능력을 나타내는 표현형의 후보 유전자들 간에는 중첩이 존재하며, 이는 2개의 근육 특성이 완전히 독립적이지 않음을 의미한다.[70] 실제로 다양한 연구들에서 유산소성 지구력 운동 후 mTOR 활성이 증가하였다고 보고[9,55,56]하는 반면, 저항성 운동에서는 AMPK 수준이 증가되었다고 보고하고 있다.[16,27,51,76] 결론적으로 263개의 유전자 중 단지 21개만이 유산소성 지구력 훈련 선수들과 근력 훈련 선수들에서 서로 다르게 발현되는 것이다.[69]

이 장에서는 어떻게 유산소성 지구력 운동이 근성장에 영향을 미치는지를 알아보며, 유산소성 운동이 단독으로 수행될 때와 유산소성 운동과 저항성 운동이 함께 수행될 때 어떠한 근육 변화가 나타나는지에 대한 주제를 다룰 것이다.

유산소성 훈련만의 근비대 효과

일반적인 생각과 다르게, 다수의 연구를 통해 평소 훈련받지 않은 대상자들은 유산소성 훈련에 의해 근비대 반응이 촉진될 수 있다고 보고되고 있다. 유산소성 훈련에 의한 골격근의 단기간 증가는 저항성 훈련에 의한 근비대 프로토콜과 유사한 과정으로 보이고, 남성과 여성 모두에서 그리고 전 연령대에 고르게 나타나는 것으로 보고되고 있다.[50] 유산소성 운동에 의한 근육 성장을 설명하기 위해 다음과 같은 메커니즘이 제안되었지만,[50] 이러한 요인과 그 상호 작용의 구체적인 역할은 아직 명확하지 않다.

- 인슐린 매개 동화 신호 증가
- 영양 섭취와 인슐린 반응에 대한 근육 단백질 합성 반응 증가

- 흡수 후의 기초 근육 단백질 합성 증가
- 아미노산 전달 증가
- 혈류와 골격근 합성 증가
- 마이오스타틴의 감소
- 만성 염증의 감소
- FOXO 신호 전달 체계의 감소
- 단백질과 DNA 손상 감소
- 미토콘드리아 증식과 활동성 증가
- 미토콘드리아 에너지 효율 향상(예: 만성적 활성 산소종의 감소와 ATP 생산 증가)

유산소성 훈련에 의한 근비대 효과를 연구한 대부분은 하지 근육을 대상으로 연구되었지만, 암 에르고미터를 이용한 상지에 대한 연구도 진행되었다.[74] 근비대의 정도는 개인의 유전적 요인과 생활 방식 그리고 운동 강도, 운동 빈도, 운동량, 운동 형태에 따라 달라진다. 다음 장에서는 이러한 각 요인들의 세부 사항에 대해 알아보도록 한다.

운동 강도

이 책의 내용을 보면 유산소성 훈련을 통해 유의미한 근육 성장을 이루기 위해서는 고강도 운동이 필요하다. 13주 동안의 마라톤 훈련은 Type I과 Type II 근섬유 모두에서 근육 횡단면적이 대략 20% 감소하는 모습을 보였는데, 이는 유산소성 운동이 근비대에 효과적이지 않고, 실제로 장기간 수행되었을 때 근비대에 이롭지 않다는 것을 의미한다.[72] 비록 근비대를 유도할 수 있는 정확한 유산소성 운동의 강도는 개인에 따른 차이가 있으나, 이 연구에서는 적어도 예비 심박수의 80% 이상 수행되어야 근비대 효과가 나타난다고 보고하고 있다. 제2형 당뇨병을 가진 중년 집단을 대상으로 실시한 짧은 고강도 반복 훈련(VO_2 peak의 85%)은 허벅지 근육 단면적을 24% 증가시킨 것으로 확인되었고, 이는 적어도 대사적으로 손상이 있는 집단에서 근비대와 유산소성 운동 강도 사이에 잠재적인 정적 상관관계가 있다는 것을 의미한다.

운동량과 빈도

유산소성 훈련의 운동량과 빈도 또한 근비대에 있어 중요한 역할을 한다. Harber와 연구자들[38]은 12주간의 사이클 훈련을 통해 운동량은 상대적으로 적었으나 평소에 훈련받지 않은 노인 남성들이 젊은 비교군 대상자들과 비슷한 근비대 정도를 달성했다는 결과를 얻었다. 이러한 결과는 더 많은 시간의 좌식 생활이 근육량을 증가시키는 데 필요한 총운동량을 감소시키고, 이는 시간이 지남에 따라 근육 손실을 회복시키는 것이 더 쉬울 수 있다는 것을 의미한다. 따라서 평소에 운동을 꾸준히 수행하지 않은 젊은 사람들이 유산소성 운동을 통해 근비대를 달성하기 위해서는 적응 반응의 촉진이 필요하고, 이는 더 많은 운동량이 필요하다는 것을 의미한다.

운동량의 영향은 적어도 부분적으로 빈도에 의존적인 것으로 보인다. Schwartz와 연구자들은 6개월 간의 유산소성 지구력 운동 프로토콜에 따른 젊은 사람들과 노인의 신체 조성 변화를 비교한 실험을 진행하였다. 각각의 세션은 45분간 지속되었고, 일주일에 5일 훈련이 진행되었다. 운동 강도는 점진적으로 증가되어, 마지막 2주에는 최대 예비 심박수의 85% 강도로 프로그램이 진행되었다. 그 결과 젊은 사람들은 근육량 변화가 없었고, 노인 집단에서만 근육량의 증가가 나타났다. 연구진들은 젊은 사람들이 노인 집단보다 통계적으로 유의하게 실험 불참율이 높았고, 이는 유산소성 운동 빈도가 근비대와 정적 상관관계가 있다는 것을 암시한다. 이 연구를 통해서 빈도의 영향과 운동량의 직접적인 관계를 확인할 수는 없었다. 단일 세션 동안 단순히 더 긴 시간을 수행하는 것이 일주일 동안 빈도를 증가시키는 것과 유사한 결과를 낼지에 대한 것도 알 수 없다. 이 연구를 통해 낮은 시간, 높은 강도의 유산소성 훈련이 더 자주 수행되면 근비대 적응을 최적화하는데 도움을 줄 수 있다는 가설을 세울 수 있을 것이다.

방식

유산소성 훈련이 근비대와 같은 근육 적응 반응에 어떤 영향을 미치는지는 명확하지 않다. 현재까지 대부분의 연구들은 사이클 운동을 대상으로 이루어졌으며, 일련의 훈련을 통해 근육 단백질의 증가가 나타났다고 보고하고 있다. 사이클 운동 이외의 유산소성 훈련을 진행한 연구

KEY POINT

유산소성 운동은 훈련이 되지 않은 사람에게 근비대 효과를 이끌어낼 수 있지만, 그러기 위해서는 HRR의 80% 이상의 높은 운동 강도가 필요하다.

들에서는 결과가 다양하게 나타났다. Schwartz와 연구자들[63]의 연구에서는 6개월 동안의 걷기/조깅/달리기 프로토콜을 적용한 대상자들 중 노인에서는 근량의 증가가 나타났지만 젊은 대상자들에게서는 나타나지 않았다고 보고하고 있다. 노인을 대상으로 한 Sipila와 Suominen[66]의 연구에서는 스텝 운동과 트랙 워킹의 혼합 프로그램을 HRR의 80%의 강도로 18주간 진행하였으나 근 단면적의 증가 효과는 나타나지 않았다. 이러한 결과는 일상생활에서 자주 일어나는 유산소성 운동을 통해서는 근비대를 촉진할 수 있는 효과를 나타내기는 어렵다는 것을 의미한다. Jubrias와 연구자들[47]은 24주간의 계단 오르내리기와 카약 타입의 운동을 HRR이 85%까지 점진적으로 증가시킨 프로토콜을 적용한 결과 노인 남성과 여성에서 근육 단면적 변화가 나타나지 않았다고 보고하고 있다.

다른 요인들

비록 유산소성 훈련이 좌식 생활자들의 근육 성장을 유도할 수 있는 것처럼 보이지만, 근섬유 수준에서의 성장과 직결되는 것은 아니다. 지구성 훈련에 의한 변화와 같이, 유산소성 훈련은 Type I 섬유에 특정한 근비대를 일이키는 것으로 보인다. Harber와 연구자들[37]은 12주간의 사이클 훈련에 의해 훈련되지 않은 노인 여성의 Type I 근섬유 횡단면적이 약 16%의 증가되었고, Type IIa 섬유에는 변화가 없었다고 보고하고 있다. 이어진 젊은 남성과 노인 남성을 대상으로 유사한 훈련을 진행한 연구 결과에서는 12주간의 사이클 훈련을 통해 Type I 섬유의 횡단면적이 약 20% 증가한 결과를 보였다고 한다. 이 연구에서 젊은 대상자들은 Type II 섬유의 직경이 통계적으로 유의한 수준은 아니지만 감소가 나타났고, 노인 남성 대상자들은 Type II 섬유의 직경이 유지되었다고 보고하고 있다. 이러한 연구 결과들은 속근 섬유에 있어 유산소성 훈련이 좋지 않은 영향을 미칠 수도 있다는 것을 의미한다. 그러나 노인과 젊은 대상자들을 통한 또 다른 연구들에서는 유산소성 훈련이 Type II 섬유의 단면적을 증가시켰다고 보고하고 있는데, 이러한 연구 결과들 간의 차이의 원인은 명확하게 밝혀지지 않았다.

유산소성 지구력 훈련에 따른 근섬유의 성장은 미토콘드리아 단백질의 증가에 의한 것이라는 연구 결과 또한 보고되어 있다.[54] 많은 연구들이 유산소성 운동이 단지 미토콘드리아 단백질 합성을 증가시키고, 근섬유 단백질 합성에는 영향을 주지 않는다고 보고하고 있지만,[26,33,41,77] Di Donato와 연구자들[25]은 HRmax의 90%의 단발성 고강도 유산소성 운동과 HRmax의 66%의 저강도 유산소성 운동 모두에서 미토콘드리아 단백질과 근섬유 단백질이 증가되었다고 보고하고 있다. 이러한 결과는 근형질 단백질이 유산소성 훈련에 의해 유도된 근비대 적응의 상당한 부분을 차지한다는 것을 의미한다. 흥미로운 점은 단지 고강도 조건만이 운동 후 회복 24~28시간 동안 근단백질 합성율이 향상된 상태를 유지한다는 것이다. 앞서의 단발성 훈련 결과에 기초하여, 유산소성 훈련에 의한 근비대 적응의 상당 부분은 근형질 단백질의 증가로 설명할 수 있다. 이러한 근섬유의 성장은 근육의 유산소성 지구력의 확장에 따른 것으로,[75] 미토콘드리아 단백질의 부착이 수축에 관여하는 단백질의 근비대 능력의 최대화

실제 적용

유산소성 훈련의 운동 강도, 빈도, 양 그리고 방식

유산소성 훈련은 좌식 생활자에게 근비대 효과를 불러올 수 있다. 근비대 정도의 향상은 좌식 생활 정도에 의존적인데, 젊은 사람들보다 노인들에서 더 큰 향상이 관찰된다. 비록 유산소성 운동에 따른 근비대 효과에 대한 근거는 부족하지만, 연구에 따르면 더 긴 시간의 좌식 패턴은 제지방량의 증가를 촉진하는 데 필요한 주당 총 지속 시간을 감소시킨다는 것이 밝혀졌다. 운동의 형태와 관련하여, 이와 관련한 연구의 부족으로 인해 확실한 결론을 내리기가 어렵지만, 사이클 훈련은 가장 큰 근비대 이점을 갖는 것으로 보인다. 중요한 것은 유산소성 운동 프로그램 시작 후 초기 근육량 증가에는 제한이 존재하며, 비교적 짧은 시간 내에 항정 상태에 도달하고, 지속적인 유산소성 훈련이 실제로 Type II 섬유 근비대에 해로운 영향을 미칠 수 있다는 것이다.

에 부정적 영향을 초래한 것으로 보인다.

이 연구에서 중요한 제한점은 유산소성 훈련 동안, 시간에 따른 근비대 적응에 관한 조사가 제대로 이루어지지 않았다는 것이다. 좌식 생활자에게 유산소성 운동을 포함한 거의 모든 훈련 자극은 근비대에 충분한 자극이 된다. 이러한 자극은 조직 리모델링을 촉진하는 적응 반응을 유도하는 것이다. 그러나 유산소성 훈련의 강도는 시간이 지남에 따라 점진적으로 근육에 과부하를 주기에는 충분하지 않다. 따라서 유산소성 훈련에 의한 근비대 효과는 초기에 빠르게 증가된 후 정체를 보이게 된다.

유산소성 운동에 의한 근비대의 초기 증가는 미토콘드리아 양적 증가 또는 질적 향상 또는 이 모두에 의한 것으로 보인다. 비활동은 미토콘드리아 형태의 부정적인 변화를 유발하며, 이러한 효과는 좌식 생활을 지속함으로써 악화된다.[15] 미토콘드리아의 기능 이상은 AMPK 활성 증가 및 단백질 분해 과정과 연관되어 궁극적으로 근위축을 유발한다.[34] 앞서 언급하였듯이, 유산소성 훈련은 미토콘드리아 단백질의 질과 양을 향상시켜 단백질 동화 과정에 긍정적인 영향을 미친다. 따라서 유산소성 훈련의 초기 단계에 나타나는 근비대는 정상적인 미토콘드리아 기능의 회복과 이에 따른 미토콘드리아 기능 향상에 의한 것으로 생각된다.

비록 유산소성 훈련은 훈련받지 않은 사람의 근육량에 긍정적인 영향을 줄 수 있지만, 이러한 훈련은 신체적으로 활동적인 사람들의 근육 성장에는 효과적이지 않다는 설득력 있는 증거들이 있다. 좌식 생활자들에 있어 사실상 모든 근육 자극들이 근신경계를 강화시키고, 이로 인해 근육 단백질의 축적을 유도하게 된다. 따라서 이러한 초기 단계 적응은 만성적인 적응 메커니즘과 다르게 1회성 운동에 의해 나타나게 된다. 반대로 잘 훈련된 사람들은 이미 낮은 수준의 스트레스에 적응해왔으므로, 유산소성 운동이 추가적인 근육 발달을 위해 충분한 자극이 되었는지는 의심의 여지가 있다.[76] 실제로 유산소성 지구력 운동선수들은 Type II 섬유의 근비대는 감소된 반면 Type I 섬유 크기가 약간 증가되어 있는 것을 보여준다. 심지어 매우 강한 유산소성 운동조차도 신체 활동이 활발한 사람들에게는 유익한 근비대 효과를 보이지 않는다. 이러한 사실은 6주 동안의 고강도 인터벌 훈련을 실시한 결과 Type II 섬유의 단면적이 장거리 달리기 선수들에서 유의하게 감소되었다는 연구를 통해 입증되었다.[49] 또한, Mora-Rodriguez와 연구자들은[59] 4개월간의 유산소성 사이클 프로그램을 통해 비만 중년 남성의 하지 제지방량이 증가되었다고 보고하였다. 그러나 근생검 분석을 통해 이 증가는 근육 내 수분의 축적에 따른 것으로 밝혀졌고, 근단백질의 구성은 실제로 11% 감소된 것으로 나타났다.

최근의 Grir와 연구자들[36]은 장기간의 유산소성 운동 프로그램과 저항성 운동 프로그램에 따른 근비대 효과를 비교한 메타 분석을 실시하였다. 그 결과 유산소성 훈련에 비해 저항성 훈련이 몸 전체의 근비대 효과에 대한 효과 크기(Hedges'g = 0.66)에서 큰 차이를 보였다. 개별 근섬유 유형의 횡단면적의 변화는 Type I 섬유(Hedges'g = 0.99) 및 Type II 섬유(Hedges'g = 1.44)가 저항성 훈련에 유리하게 매우 큰 효과를 나타내는 것으로 나타났다. 개별 근섬유들 간 그리고 전체 근육 수준에서의 근비대 차이는 근형질의 부위에 따라 다를 수 있고, 훈련에 대한 근단백질 합성 반응에 대한 연구의 결과와 일치한다.[25] 이 연구에서는 연령이나 성별에 관계없이 이러한 현상이 나타났다. 이러한 결과는 유산소성 운동이 근육 성장의 증가를 촉진할 수는 있지만 변화의 크기는 저항성 훈련에 비해 훨씬 적다는 것을 보여준다.

요약하면, 유산소성 훈련에 대한 근육의 적응은 아직 논의 중에 있으며, 근비대 반응은 궁극적으로 다양한 개인 및 환경 요인에 따라 다르게 나타난다. 연구들 간의 결과를 비교해보면, 유산소성 훈련과 저항성 훈련에 따른 초기 근육량 증가는 유사하지만,[31] 하나의 연구 내에서는 명확한 근비대 효과가 저항성 훈련을 통해 나타났다는 것을 확인할 수 있다(표 6.1). 두 가지 유형의 운동에서 근비대를 직접 비교한 연구의 통합 데이터는 전체 근육과 근섬유 수준에서 모두 저항성 훈련을 통해 더 큰 효과 크기를 나타냈다. 또한 유산소성 훈련에 따른 근육의 크기 증가는 힘의 증가와 상관성이 적으며, 이는 근비대 적응이 전적으로 기능적이지 않으며, 근형질 단백질 증가의 산물일 가능성이 있음을 나타낸다.[54]

표 6.1은 유산소성 훈련과 저항성 훈련이 근비대에 미치는 영향을 비교한 연구들을 요약한 것이다.

표 6.1 유산소성 훈련과 저항성 훈련 간의 근비대 효과 비교 연구 요약

연구자	대상	저항성 훈련 프로토콜	유산소성 훈련 프로토콜	유산소성 훈련 형태	연구 기간; 훈련 빈도	근비대 평가 방법	결과
Ahtiainen et al.[3]	훈련되지 않은 19명의 노인 남성	1RM의 40~90% 점증부하 주기화 전신, 멀티 세트 저항성 훈련 프로그램	정상 상태와 젖산 역치 이상의 유산소성 훈련의 조합. 정상 상태 훈련의 지속 시간은 세션당 30~90분 사이였으며, 고강도 인터벌 훈련은 5~10분 사이로 실시.	사이클	21주. 주당 2회	초음파(외측광근, 중간광근), 근생검(외측광근)	저항성 운동에 의한 대퇴사두근의 두께와 Type II 섬유의 횡단면적 증가. 유산소성 훈련에 의한 근비대 효과 없음.
Bell et al.[8]	훈련되지 않은 22명의 젊은 남녀	1RM의 72%에서 84%의 점증부하 전신, 멀티 세트 저항성 프로그램	정상 상태의 유산소성 운동과 HIIT 혼합 운동. 세션당 정상 상태 훈련은 30~42분, 인터벌 훈련은 세션당 24~36분간 운동과 휴식이 3분:3분으로 진행.	사이클	12주. 주당 3회	근생검(외측광근)	저항성 훈련에 의해 Type I과 Type II 근섬유 횡단면적 증가. 유산소성 훈련에 의한 근비대 효과 없음.
De Souza et al.[23,24]*	훈련되지 않은 19명의 젊은 남성	4~10RM의 다중 세트 하체 운동	정상 상태 운동과 인터벌 훈련의 혼합. 최대 와트(watt)의 60~75% 강도로 30~45분 정상 상태 운동 진행. 최대 와트의 60~85%로 5분 휴식을 포함한 20분 중강도 인터벌 훈련 2세트 진행. 최대 와트의 70~90%로 4분간 8회 반복, 인터벌 휴식은 1분의 HIIT 진행.	사이클	10주. 주당 3회	MRI(대퇴사두근, 햄스트링, 고관절 외회전근), 근생검(외측광근)	저항성 훈련에 의한 대퇴사두근 횡단면적의 증가와 Type II 근섬유 횡단면적 증가. 유산소성 훈련에 의한 근비대 없음.
Ferrara et al.[30]	훈련되지 않은 22명의 노인 남성	1RM의 80% 강도의 1세트 상체 저항성 훈련과 2세트의 하체 훈련	세션당 60분의 정상 상태의 유산소성 훈련.	걷기 또는 달리기	36주. 주당 3회	CT(대퇴사두근)	모든 조건에서 근육의 횡단면적 증가 없음.
Hepple et al.[39]	훈련되지 않은 20명의 노인 남성	운동당 6~12회 반복되는 멀티 세트 하체 저항성 훈련 프로그램	세션당 강도가 특정되지 않은 유산소성 운동 30분.	사이클	9주. 주당 3회	근생검(외측광근)	저항성 훈련에 의해 Type I 근섬유 횡단면적 증가. 유산소성 훈련에 의한 근비대는 나타나지 않음.
Hudelmaier et al.[42]	훈련되지 않은 중년 여성 35명	1RM의 60~80%의 하지에 대한 멀티 세트 저항성 훈련 프로그램	세션당 60분의 정상 상태 유산소성 운동.	사이클	12주. 주당 3회	MRI(대퇴사두근, 햄스트링, 고관절 외회전근, 봉공근)	저항성 훈련에 의한 대퇴사두근, 햄스트링, 내전근, 그리고 봉공근의 근육 횡단면적 증가. 유산소성 훈련에 의한 대퇴사두근과 봉공근 근육 횡단면적 증가가 일어났지만 햄스트링과 내전근의 근비대 효과 없음.
Izquierdo et al.[43]	훈련되지 않은 21명의 노인 남성	1RM의 30~80%의 전신에 대한 멀티 세트 저항성 훈련 프로그램	정상 상태 운동과 젖산 역치 이하의 혼합 운동. 세션당 30~40분. 정상 상태 훈련은 휴식 없이 진행되었고, 젖산 역치 이상의 운동은 30초 운동 30초 휴식.	사이클	16주. 주당 2회	초음파(대퇴직근, 외측광근, 내측광근, 중간광근)	저항성 훈련에 의한 대퇴사두근 근육 횡단면적 증가. 유산소성 훈련에 의한 근비대 효과 없음.
Izquierdo et al.[44]	훈련되지 않은 21명의 중년 남성	1RM의 30~80%의 전신 멀티 세트 저항성 훈련 프로그램	정상 상태 운동과 젖산 역치 이하의 혼합 운동. 세션당 30~40분. 정상 상태 훈련은 휴식 없이 진행되었고, 젖산 역치 이상의 운동은 30초 운동 30초 휴식.	사이클	16주. 주당 2회	초음파(대퇴직근, 외측광근, 내측광근)	저항성 훈련과 유산소성 훈련 모두에서 대퇴사두근 근육 횡단면적 증가.
Jubrias et al.[47]	훈련되지 않은 29명의 노인	1RM의 60~85%의 전신 멀티 세트 저항성 훈련 프로그램	세션당 정상 상태의 유산소성 운동 40분.	원레그 프레스와 카약킹 유형 운동(세션당 각각 20분)	24주. 주당 3회	MRI(대퇴사두근)	저항성 훈련에 의한 대퇴사두근 횡단면적 증가. 유산소성 훈련에 의한 근비대 효과 없음.

연구자	대상	저항성 훈련 프로토콜	유산소성 훈련 프로토콜	유산소성 훈련 형태	연구 기간; 훈련 빈도	근비대 평가 방법	결과
Karavirta et al.[48]	훈련되지 않은 50명의 노인 남성	1RM의 40~85%의 전신 멀티 세트 저항성 훈련	세션당 30~90분의 젖산 역치 이하와 젖산 역치 이상 강도의 혼합 훈련.	사이클	21주. 주당 2회	근생검(외측광근)	저항성 훈련에 의한 Type II 근섬유 횡단면적 증가. 유산소성 훈련에 의한 근비대 효과 없음.
Kraemer et al.[52]	훈련된 17명의 젊은 남성	5~15RM의 전신 멀티 세트 저항성 훈련 프로그램	정상 상태 운동과 젖산 역치 이상의 운동 혼합 프로그램. 정상 상태 운동은 세션당 40분 지속. 최대 초과 유산소성 인터벌의 범위는 세션당 200~800초, 운동 휴식 비율은 1:4에서 1:5로 설정.	달리기	12주. 주당 4회	근생검(외측광근)	저항성 훈련에 의한 Type I, Type IIa, Type IIc 근육 횡단면적 증가. 유산소성 훈련에 의한 근비대 효과는 나타나지 않았고, Type I과 Type IIc 근섬유의 크기 감소가 나타남.
McCarthy et al.[57]	훈련되지 않은 20명의 젊은 남성	세트당 5~7회 반복되는 전신 멀티 세트 저항성 훈련 프로그램	세션당 50분의 정상 상태 유산소성 운동 프로그램.	사이클	10주. 주당 3회	CT(대퇴사두근, 고관절 굴곡근), 근생검(외측광근)	저항성 훈련과 유산소성 훈련 모두에서 대퇴사두근 횡단면적 증가. 저항성 트레이닝에 의해 햄스트링 횡단면적 증가했지만, 유산소성 훈련에서는 증가 없음. 저항성 훈련에 의해 Type I, Type II 근섬유 횡단면적 증가. 유산소성 훈련에 의한 근비대 효과 없음.
Mikkola et al.[58]	훈련되지 않은 27명의 중년 남성	1RM의 40~80%의 주기화된 전신, 멀티 세트 저항성 훈련 프로그램	세션당 30~90분의 젖산 역치 이하와 이상의 복합 훈련 프로그램.	사이클과 노르딕 워킹	21주. 주당 2회	MRI(대퇴사두근)	저항성 훈련과 유산소성 훈련 모두에서 대퇴사두근 횡단면적 증가.
Nelson et al.[60]	훈련되지 않은 9명의 젊은 남성	하체, 멀티 세트 저항성 훈련 프로그램 세트당 6회 반복	세션당 30~60분 지속되는 정상 상태 유산소성 운동.	사이클	20주. 주당 4회	근생검(외측광근)	저항성 훈련에 의해 Type IIx 근섬유 횡단면적 증가. 유산소성 훈련에 의해 Type I, Type IIa, Type IIx 근섬유 증가.
Poehlman et al.[62]	훈련되지 않은 31명의 젊은 여성	1RM의 80%의 전신, 멀티 세트 저항성 훈련 프로그램	정상 상태 훈련과 젖산 역치 이상의 운동 혼합 프로그램. 정상 상태 훈련은 세션당 25~45분간 진행.	걷기와 달리기	28주. 주당 3회	CT(대퇴사두근)	모든 조건에서 대퇴사두근 횡단면적의 변화 없음.
Sillanpaa et al.[64]	훈련되지 않은 27명의 노인 남성	1RM의 40~90%의 주기화된 전신, 멀티 세트 저항성 훈련 프로그램	젖산 역치 이상과 미만의 운동 강도를 조합하여 세션당 30~90분 운동.	사이클	21주. 주당 2회	초음파(외측광근, 중간광근)	저항성 훈련과 유산소성 운동 모두에서 대퇴사두근 근육 두께 증가.
Sipila et al.[67,68] *	훈련되지 않은 24명의 노인 여성	1RM의 60~75%의 주기화된 하체, 멀티 세트 저항성 훈련 프로그램	세션당 1,500~2,700m의 걷기를 통한 정상 상태의 유산소성 운동과 40분간 지속된 스텝 유산소성 운동.	걷기(주당 2회), 스텝 운동(주당 1회)	16주. 주당 3회	CT(대퇴사두근, 햄스트링, 비복근), 근생검(외측광근)	저항성 훈련에 의한 대퇴사두근과 하퇴삼두근(종아리 근육) 횡단면적 및 Type I 섬유의 횡단면적 증가. 유산소성 훈련에 의한 하퇴삼두근 횡단면적 증가. 이외에 다른 근비대 효과는 나타나지 않음.
Willis et al.[78]	훈련되지 않은 82명의 남성과 여성	세트당 8~12회 반복 가능한 전신, 멀티 세트 저항성 훈련 프로그램	세션당 최대 45분 유지될 수 있는 정상 상태 유산소성 운동.	트레드 밀(걷기 또는 달리기로 특정하지 않음), 일립티컬 트레이너, 사이클	32주. 주당 3회	CT(대퇴사두근)	저항성 훈련에 의한 대퇴사두근 횡단면적 증가. 유산소성 훈련에 의한 근비대 효과 없음.

RM=최대 반복; MRI=자기공명 영상장치; CT=컴퓨터 단층촬영; CSA=횡단면; HIIT=고강도 인터벌 훈련.
*두 연구는 하나의 데이터세트로부터 도출
Konopka and Harber의 연구 결과를 개작.[50]

동시 훈련

지방 감소와 운동 능력 향상을 위해 유산소성 훈련은 자주 저항성 훈련과 혼합된 형태로 수행된다. 동시훈련으로 불리는 이러한 전략은 체중 조절에 효과적이다.[1] 그러나 저항성 프로그램에 포함된 유산소성 운동은 추가적인 근육 성장을 유도한다는 증거들도 있다. 두 훈련을 동시에 진행하여 발생되는 근손실 효과는 만성적 저해(chronic interference)라고 알려진 현상을 야기하는데, 이는 훈련된 근육이 근력과 유산소성 지구력 훈련 모두에 최적으로 형태학적 또는 대사적 적응이 일어날 수 없다는 가설이다.[79] AMPK-Akt 스위치 가설과 마찬가지로, 만성적 저해 가설은 근육의 양적 증가를 약화시키는 다양한 세포 내 신호 전달 반응의 경쟁적 적응 과정과 함께 일어난다.

만성적 저해 가설의 논리적 근거에도 불구하고, 고전적 방법의 훈련 프로토콜을 수행하였을 때, 사람에게는 이러한 현상의 발생이 명확하지는 않다. 몇몇 연구에서는 유산소성 운동과 저항성 운동을 혼합하여 수행한 결과 동화 신호 전달을 지연시킨 결과를 보인 반면,[17,18] 또 다른 연구들에서는 어떠한 부정적 결과도 도출해내지 못하였다.[5] 심지어 동시 훈련이 저항성 훈련보다 mTOR와 $p70^{S6K}$를 더 크게 향상시켰다는 증거도 있다. 또한, 동시 훈련이 근단백질 합성의 효과를 상쇄시키지 않는다는 연구 결과들도 보고되어 있다.[12,26] 이와 같은 연구 결과들의 차이는 여러 요인들과 관련이 있다. 주목해야 하는 부분은 현재 이 책에서의 결과 해석은 운동 후 몇 시간으로 제한하고 있으며, 따라서 24시간을 초과하여 지속될 수 있는 적응에 따른 반응은 제공하지 못하고 있다. 또한, 운동에 따른 근육 발달의 과정은 몇 주 또는 몇 달에 걸쳐 나타나지만, 본문에서 제시한 연구 결과들은 운동에 따른 급성 반응에 국한되어 있다는 것이다.

동시 훈련의 근육 성장에 대한 부정적 영향은 다른 측면으로 생각해볼 수 있다. 일례로, 유산소성 훈련이 저항성 훈련을 수행할 수 있는 최대 능력을 방해하게 된다. 특히 유산소성 운동은 피로, 기질의 소실 등을 야기할 수 있고, 이는 궁극적으로 저항성 훈련의 효율을 떨어뜨리게 된다.[31] 근육의 적응은 근섬유 성장에 충분한 자극이 주어질 수 있는 강도의 운동을 수행하는 훈련 능력에 의해 예측될 수 있다. 만약 이러한 능력이 제대로 발휘되지 못한다면, 근육 성장은 일어나지 못할 것이다.

동시 훈련에 대한 또 다른 잠재적인 문제점은 과훈련의 발생 가능성 증가이다. 훈련의 양과 강도가 회복할 수 있는 신체 능력을 초과하게 되면, 생리 시스템이 손상된다. 이러한 근비대를 목적으로 수행하는 저항성 운동에 대한 추가된 유산소성 운동 스트레스는 회복 능력을 초과하여 과도하게 훈련된 상태를 초래할 수 있다. 과훈련과 관련된 유산소성 운동의 근육 성장 저해 효과는 이화 호르몬 환경 그리고 만성적 근 글리코겐의 결핍과 연관성이 있다.[58]

동시 훈련에 대한 근육 적응을 연구한 장기적 훈련 연구들은 상충되는 결과를 보이고 있다. 이 책에서 바라보는 신체에 대한 관점에서 고려해볼 때, 유산소성 운동은 저항성 훈련에 대한 근비대 효과를 둔화시킬 수 있다. Wilson과 연구자들[79]의 메타 분석 연구에 따르면, 웨이트 리프팅만을 실시했을 때에 비해 유산소성 지구력 훈련을 함께 수행했을 경우 거의 50% 수준으로 근비대 효과가 감소되었다고 보고하고 있다. 그러나 다양한 요인이 저항성 운동에 대한 유산소성 훈련의 효과에 영향을 미치며, 특히 유산소성 훈련의 강도와 운동량 그리고 빈도, 방법, 스케줄 조정이 반응을 결정하는 중요한 요인이 된다. 다음 장에서는 이러한 변인들과 저항성 훈련에 의한 근비대 효과와의 연관성에 대해 알아본다.

운동 강도

직접적으로 동시 훈련을 진행에 따른 유산소성 지구력 운동의 강도에 대한 근비대 효과를 측정한 연구들은 많지 않다. 그중 고강도 스프린트 사이클 인터벌 훈련은 중강도로 지속되는 사이클 훈련보다 세포 내 동화 신호 전달 체계에 더 부정적 효과를 낸다는 보고가 있다.[17,18] 또한, AMPK와 eIF4EB1을 포함한 근육 단백질 합성 음성 조절 인자의 지구성 운동 후 활성이 운동 강도에 비례하여 상승한다는 보고도 있다. 그리고 AMPK의 두 촉매 동형단백질 중 하나인 AMPKα1(선택적으로 mTORC1을 억제하는 단백질)은 높은 수준의 유산소성 운동에 의해 우선적으로 활성을 보이게 되며, 이는 낮은 강도에서는 나타나지 않는다는 연구 결과도 있다.[31] 이를 통해 동시 훈련에서 근비대 효과를 최대로 내기 위해서는 낮은 강도의 유산소성 운동이 더 좋을 수도 있다는 결론을 도출해낼 수 있다. 그 이유는 고강도 유산소성 훈련에 의한 근비대 억제 효과가 명백하게 나타나기 때문이다. 그러나 직접적으로 연관되지 않은 연구들과 세포 신호 전달에 관한 독립된 연구로부터 결론을 도출할 때에는 주의를 기울여야

KEY POINT

연구 결과들은 유산소성 운동이 저항성 훈련에 의한 근비대 효과를 감소시킨다는 사실을 꾸준히 보여주고 있다.

하며, 특히 훈련되지 않은 피험자를 대상으로 급성 분자 수준의 변화와 만성적 근비대 효과의 관계성이 부족하다는 점을 유의해야 한다.[2] 다양한 유산소성 운동 강도에 따른 근육 적응에 관한 장기적인 연구들 역시 이와 유사하게 부족한 실정이다.

Silva와 그의 연구자들[65]은 44명의 젊은 여성을 아래의 4그룹으로 무작위로 분류하였다..

1. 저항성 훈련과 지속적인 달리기 훈련의 동시 운동 그룹
2. 저항성 훈련과 인터벌 달리기 훈련의 동시 운동 그룹
3. 저항성 훈련과 지속적인 사이클 훈련의 동시 운동 그룹
4. 저항성 훈련의 단독 운동 그룹

그 결과 모든 그룹에서 최대 근력과 국소 근지구력이 통계적으로 유의하게 상승하였고 그룹 간 차이는 나타나지 않았다. 그러나 운동 강도에 따른 근비대에 대해서는 평가되지 않았다.

Fyfe와 연구자들은[32] 훈련되지 않은 젊은 남성들을 대상으로 저항성 훈련 단독 실시 그룹, 저항성 훈련과 중강도 유산소성 훈련 그룹, 그리고 저항성 운동과 고강도 인터벌 훈련 그룹으로 나누어 5주간의 프로그램을 실시하였다. 그 결과 저항성 훈련만을 실시한 그룹에서 Type I 섬유 영역이 증가된 결과를 얻었고, 나머지 동시 운동을 실시한 두 그룹에서는 근 위축이 나타났다. 흥미로운 것은 저항성 훈련과 인터벌 훈련을 동시에 실시한 그룹에서 Type I 섬유 크기의 가장 큰 감소가 나타났다는 것이다. Type II 섬유의 근비대 효과는 그룹 간 차이가 없었다. 결론적으로 이러한 증거들은 동시 운동이 근육의 성장에 잠재적으로 손실을 초래할 수 있다는 것을 보여주고 있다. 그러나 이러한 주제에 대한 연구의 부족으로 잠정적 결론을 내기에는 어려움이 있다.

훈련량과 빈도

동시 훈련을 실시할 때 훈련량은 근비대 저하 효과에 가장 큰 영향을 미치는 요인이다. 이는 이화 호르몬 환경과 만성적 근 글리코겐 소실에 의해 유발되는 과훈련 증상과 관련된 것으로 보인다.[58] 이러한 견해는 주당 2세션 이하에서는 나타나지 않지만, 주당 3세션 이상의 빈도로 진행된 운동에서 최대 근력의 감소가 나타난다는 연구 결과를 통해 입증될 수 있다.[31] Wilson과 연구자들[79]의 연구 데이터에 따르면 동시 운동을 진행하였을 때, 근비대와 유산소성 운동량(기간과 빈도) 간에는 부적 상관관계를 보였다고 보고하고 있다. 운동량과 관련하여 운동 빈도는 상대적으로 약한 역상관관계(r=.26)를 보였으나, 운동 기간(r=.75)에는 강한 역상관관계를 보이는 것으로 나타났다.

유산소성 훈련의 다양한 빈도에 따른 근육의 적응 효과는 동시 훈련 프로그램의 맥락에서 직접적인 연구가 진행되었다.[46] 대상자들은 주 3일 저항성 프로그램을 수행하였고, 주당 0일, 1일, 3일씩 차등적으로 유산소성 지구력 훈련을 추가로 실시하였다. 그 결과 팔 둘레 증가와 유산소성 훈련 빈도 사이에 역상관관계를 보였다(0일=4.3%, 1일=2.8%, 3일=1%). 이러한 결과는 근비대가 주목적이라면 유산소성 지구력 훈련의 빈도는 낮게 유지되어야 한다는 것을 의미한다.

방식

유산소성 훈련은 다양한 형태로 변형되어 수행될 수 있지만 달리기와 사이클링이 동시 운동의 맥락에서 가장 많이 활용되고 있다. Wilson과 그의 연구자들[79]의 메타 분석에 따르면 달리기는 근비대에 특히 부정적 영향을 보였고, 이에 반해 사이클링은 통계적으로 유의한 감소 효과를 나타내지는 않았다. 이와 같은 연구 결과를 통

KEY POINT

만약 근비대가 운동의 주목적이라면, 유산소성 훈련의 빈도는 낮게 유지되어야 하고, 회복 기간이 유산소성 운동과 저항성 운동 사이에 반드시 포함되어야만 한다. 아마도 두 운동을 서로 다른 날에 진행하는 것이 좋을 것이다.

해 연구진들은 달리기에 의한 근육 성장의 억제는 근육의 신장성 수축에 따른 초과적 손상과 관련된 것이라고 추측하고 있다. 이러한 과정을 통해 회복 능력을 억제할 수 있고, 따라서 운동 후 적응 반응을 약화시킬 수 있다. 이를 통해 연구진들은 달리기보다 사이클링이 프리웨이트 운동에 훨씬 더 생화학적 유사성을 보이며, 따라서 훈련에 대한 효과가 더 크게 나타난다고 주장했다. 이와 반대로 Panissa와 그의 연구자들[61]은 저항성 운동 직전 고강도 사이클링을 실시한 결과 트레드밀 달리기를 한 경우보다 근력 강화에 더 부정적인 영향을 미쳤다고 보고하고 있으며, 이러한 이유로 시간이 지남에 따라 근육 장력의 만성적인 감소를 일으키고, 나아가 근비대에 해로운 영향을 미칠 가능성이 있다고 보고하였다. 종합해보면, 저항성 훈련 프로그램과 함께 유산소성 운동이 진행될 때, 유산소성 운동의 형태에 따라 어떤 형태가 근육 적응에 더 큰 부정적 효과를 일으킬지에 대한 증거는 여전히 불명확하며, 상황에 따라 달리기와 사이클링 모두 해로운 영향을 미칠 수도 있다.

일정

훈련 프로그램에 따라 유산소성 지구력 운동은 저항성 훈련과 같은 날에 혹은 서로 다른 날에 수행할 수 있다. 몇몇 연구들은 유산소성 운동과 저항성 운동의 순서가 어떻게 세포 내 신호 전달 체계에 영향을 미치는지에 대해 연구하였고, 이를 통해 근력 훈련 직전에 유산소성 훈련을 실시함으로써 저항성 운동 중 힘의 생성을 저해하는 잔류 피로를 발생시킬 수 있다는 내용의 급성 억제(간섭) 가설을 제안하였다.[45] 하지만 이 가설은 근육의 훈련에 의한 적응 반응과 이에 따른 근력 강화 즉, 근력 적응에 특화된 것이고, 주어진 기계적 장력이 실제로 동화작용을 보장하지는 않는다는 기존 이론에도 불구하고, 근비대에 대한 영향을 충분히 설명하기에는 부족함이 있다.

Coffey와 연구자들[18]은 무릎 신전 운동과 중강도 사이클링을 복합적으로 실시한 세션 후의 세포 내 급성 반응을 조사하였다. 저항성 운동 이전의 사이클링은 Akt의 인산화를 높이는 결과를 보였지만, IGF-1 mRNA는 감소시켰다. 상대적으로 MuFR-1 mRNA의 농도에 대해서는 반대의 결과가 보여졌다. 동일한 연구실에서 진행한 후속 연구에서는 무릎 신전 전, 고강도 스프린트 사이클링 운동을 실시하였고, 이를 통해 저항성 운동을 먼저 실시하였을 때보다 $p70^{S6K}$의 인산화가 감소된 것을 확인하였다.[17] 또한, PI3K/Akt 신호 전달 경로를 통한 번역 개시의 상위 조절은 글리코겐을 고갈시키는 유산소성 운동 이후에 저항성 훈련을 진행하였을 때와는 다른 양상을 보일 수도 있다.[21] 이러한 연구 결과들을 종합해보면, 유산소성 운동이 저항성 운동에 앞서 수행될 때 억제 효과가 더 크게 나타난다는 결론을 낼 수 있다. 이와 관련하여 Babcock과 연구자들[7]은 90분간의 유산소성 사이클링을 저항성 운동 직후 실시하였을 때, 저항성 운동 단독으로 실시하였을 때에 비하여 위성세포 반응이 완전히 감소된 것을 발견하였다.

근육의 성장과 동시 운동의 순서에 대한 장기적인 효과를 연구한 데이터는 많지 않다. 하지만 이 중 대다수의 연구에서 근력 강화는 훈련의 순서에 따른 차이를 보이지 않았다.[14,20,35] 근비대의 관점에서, Cadore와 연구자들[11]은 유산소성 훈련과 무산소 훈련의 순서에 상관없이 상지와 하지 근육 두께의 동일한 증가를 발견하였다. 이와 유사하게 Davitt와 연구자들[22]은 운동 순서에 따라 유산소성 지구력 운동에 의한 신체 구성의 변화가 나타나지 않았다고 보고하고 있다. 이러한 연구들은 동시 운동 동안 운동 유형의 순서는 중요하지 않다는 것을 의미한다.

하지만 운동 강도와 관련 짓는다면 운동 순서는 그 효과에 영향을 미칠 수 있다. 더 높은 강도의 유산소성 지구력 운동은 순차적으로 이어지는 힘의 발생을 약화시키는 반면, 저강도의 연속적인 유산소성 운동은 잔류 피로에 영향을 덜 줄 수 있다.[31] 고강도의 사이클링과 트레드밀 운동 모두 최대 반복 횟수와 총 저항성 운동량이 유산소성 운동을 진행한 경우 부정적인 효과를 보였다.[61] 흥미로운 것은 달리기에 비해 사이클 후의 근육 성장 억제 정도가 더 높게 나타났다는 것이다. 암 컬 운동 후 중강도 사이클링을 실시한 경우 암 컬 운동만 실시한 경우에 비해 팔꿈치 굴곡근 근비대가 감소된 것으로 나타났다.[71] 이와 반대로 다른 연구에서는 고강도 인터벌 사이클링을 저항성 운동 이후 실시하였을 때, 근비대에 대한 부정적 효과가 나타나지 않았다고 보고하고 있다.[73] 또한, 저항성 훈련 이전의 에어로빅 훈련은 저항성 훈련 운동량에 부정적인 영향을 미친다는 연구도 있다.[31] 이러한 운동량과 근육 적응 간의 관계로 볼 때, 운동 순서에 따른 전체 운동량의 감소는 근비대를 약화시킬 수 있다고 생각해볼 수 있다.

이 주제에 관한 본문의 내용을 고려한다면, 근비대 억제(간섭) 효과를 최소화하기 위해서는 유산소성 운동과 저항성 운동 사이에 긴 중간 회복 기간을 포함시키거나 각각의 운동을 서로 다른 날에 실시하는 것이 최선일 것이다. 실제로 Wilson과 연구자들[79]은 유산소성 운동과 저항성 운동을 서로 다른 날에 분리하여 실시하였을 때 같은 날 시행하였을 때보다 근비대 효과가 더 크게 나타났다고 보고하고 있다(effect size: 1.05 vs. 0.8).

흥미로운 점은 유산소성 사이클 운동 6시간 후 저항성 훈련을 실시한 경우 mTOR와 $p70^{S6K}$의 인산화가 저항성 훈련 단독으로 실시하였을 때보다 더 크게 유도되었다는 것이다.[53] 이러한 사실은 유산소성 운동이 동화 신호에 대한 실제 강화 효과가 있다는 것을 의미하지만, 이러한 연구 결과들의 실질적인 의미는 아직 밝혀지지 않았다.

저항성 훈련 프로그램에 유산소성 운동을 추가적으로 시행하면 혈류의 흐름에 도움을 주어 장기적으로 봤을 때 근비대에 간접적으로 도움이 될 수 있다는 사례가 만들어질 수 있다. 유산소성 운동은 혈관 리모델링과 모세혈관 확장을 통해 혈관신생을 증가시킨다는 것이 정설이다.[10] 이러한 적응 반응은 근육의 적응에 잠재적 영향을 미친다. 일례로, 근육으로의 혈류 증가는 산소, 성장 인

연구 결과

동시 훈련

연구 결과들을 통해 동시 훈련은 근비대 반응에 부정적 영향을 미치는 것으로 알려져 있다. 전략적으로 완화된 유산소성 훈련의 양과 강도는 이에 대한 부정적 영향을 감소시켜 줄 수 있다. 의견이 갈리기는 하지만 사이클과 같은 부하가 없는 유산소성 활동은 달리기에 비해 근비대에 대한 부정적 효과가 적은 것으로 보인다. 저항성 훈련 프로그램의 맥락에서 다양한 방식에 대한 교차 훈련의 영향에 대한 연구는 없다. 그러한 변화가 결과를 향상시킬지 방해할지는 여전히 명확히 알 수는 없다.

동시 훈련을 연구한 대다수의 결과에서는 훈련되지 않은 대상자를 통해 진행하였고, 따라서 운동을 꾸준히 진행한 사람에 대해서는 추론하기가 어렵다. 소수의 연구에서 운동을 꾸준히 수행한 경험이 있는 대상자를 통해 연구 결과를 도출하였는데, 더 큰 근육 성장 방해가 나타났다고 보고하고 있다. Kraemer와 연구자들[52]은 2년간 주 3일 이상 운동을 실시한 군인 대상자를 모집하였고, 이들에게 유산소성 운동과 저항성 운동의 적합성에 관한 연구를 실시하였다. 대상자들은 유산소성 지구력 운동 그룹, 저항성 운동 그룹, 동시 운동 그룹으로 임의 할당되었다. 유산소성 지구력 운동은 정상 상태와 고강도 인터벌 훈련의 조합으로 구성되었다. 12주 후 저항성 훈련 그룹에 속한 대상자들에서만 Type I, Type IIa, Type IIc 근섬유 직경의 증가가 나타났고, 동시 훈련 그룹에서는 Type IIa 근섬유의 증가만이 나타났다. Bell과 연구자들[8]은 이와 유사한 결과를 체육대학 학생들을 통해 도출했는데, 이들 중 적어도 몇몇은 근력 운동과 유산소성 운동을 경험했다. 대상자들은 12주간 사이클 운동, 저항성 운동, 그리고 혼합 운동을 실시하였다. 그 결과 저항성 훈련을 실시한 대상자들에서만 Type I과 Type II 근섬유의 횡단면적이 증가되었고, 동시 운동을 진행한 대상자들은 Type II 근섬유의 횡단면적 증가만이 나타났다. 또한, Type II 근섬유의 근비대 정도는 동시 훈련을 실시한 그룹에 비해 저항성 훈련만을 실시한 그룹에서 현저히 크게 나타났다(28% vs. 14%). 이를 고려해볼 때, 동시 훈련은 잘 훈련된 개인에 있어서는 좋지 않은 것으로 보인다.

동시 훈련을 다룬 대부분의 연구들이 상대적으로 적은 기간 동안 진행되었다는 것도 고려되어야 한다. Hickson[40]은 8주까지의 유산소성 운동과 저항성 운동의 혼합 프로토콜은 근육 성장을 방해한다는 증거가 없다는 것을 발견하였다. 이 발견은 근비대에 대한 부정적인 영향이 수개월 동안 나타나지 않을 수 있지만, 궁극적으로 근육 크기의 장기적인 증가는 비기능적인 과훈련의 결과로 손상될 수 있음을 나타낸다.

자, 영양소 등을 더 많이 전달 가능케 하고, 이는 근육의 리모델링을 용이하게 해준다. 또한, 더 높은 모세 혈관 밀도와 근 세포 확산 능력을 가진 사람은 근섬유 위성세포들에 더 높은 활성과 확장성을 보이며, 더 높은 성장 잠재력을 보인다. 저항성 훈련 단독으로 실시한 연구에서는 모세혈관 확장이 충분하지 못하다. 단지 동시 운동만이 이러한 적응을 유도할 수 있다.[73] 그러나 앞서 논의되었듯이 유산소성 훈련의 운동 강도와 운동 시간, 저항성 훈련의 양 등이 반드시 고려되어야 부정적 효과를 배제시킬 수 있다. 또한, 일정의 순서를 효과적으로 잡아야 하며, 유산소성 훈련과 저항성 훈련 사이에 충분한 회복 기간이 고려되어야 한다.

중요 사항

- 유산소성 운동은 평소 운동하지 않는 사람에게는 근비대를 촉진시킬 수 있고, 이 근비대는 Type I 섬유로 국한된다. 근비대 효과의 정도는 훈련의 강도, 양, 빈도, 방식 그리고 개인의 컨디션이 감소 수준 등에 따라 다르게 나타난다.
- 일반적으로 훈련이 되지 않은 사람의 근육량 증가를 위해서는 HRR의 80%를 초과하는 유산소성 훈련이 요구된다.
- 비록 높게 컨디션이 감소된 사람들은 상대적으로 낮은 유산소성 훈련 운동량에도 근비대의 증가를 경험할 수 있고, 이들은 더 높은 훈련 양에 의해 더 활성화될 수 있다.
- 사이클 운동은 걷기, 달리기, 조깅보다 근육량 증가를 위해 더욱 효과적일 수 있는데, 이러한 걷는 행위는 일상에서 더 자주 수행되기 때문이다.
- 동시 훈련은 근비대 효과를 방해할 수 있다. 높은 유산소성 훈련 강도의 영향은 잘 설명되지 않았지만, 높은 유산소성 훈련 운동량은 근비대에 있어 특히 해로운 것으로 보인다.
- 동시 훈련의 부정적 효과는 유산소성 훈련과 저항성 훈련 사이에 회복 시기를 둠으로써 최소화시킬 수 있고, 서로 다른 날에 운동을 실시함으로써 더 큰 효과를 얻을 수 있다.
- 만약 저항성 운동 프로그램에 더한 유산소성 운동이 잘 구성된다면, 혈관신생 효과의 이득을 통해 장기적으로 근비대 효과를 증진시킬 수도 있다.

chapter 7

최대 근비대를 위한 요인들

몇몇 개인 고유의 특성이 저항성 운동에 의한 근비대 반응과 골격근 근육량에 영향을 미친다. 유전자, 나이, 성별, 훈련 경험 등이 그것인데, 이 장에서는 이러한 요인들과 각각이 근육 크기에 미치는 영향을 전반적으로 알아보고자 한다.

유전자

이론적으로 근섬유 크기의 최대치는 개인의 유전형과 표현형에 의해 정해지는 것으로 알려져 있는데, 유전형은 개체의 유전자 구성을 의미하고, 표현형은 이것들이 얼마나 발현되었는가를 의미한다. 다시 말해, 유전적으로 코드화된 정보(유전형)가 일련의 유전자 발현 과정을 통해 근육의 특성(표현형)을 만들어내는 것이다. 예를 들어, 근비대의 관점에서 보면 누군가는 엘리트 보디빌더가 될 수 있는 유전적 구성을 가지고 있지만, 저항성 훈련 프로그램에 참여한 이력이 없다면 유전형은 표현형으로 나타나지 않게 되는 것이다.

근육 유전형과 표현형에 대한 연구는 광범위하게 진행되었는데, 쌍둥이들을 대상으로 한 연구에서 기본적인 근육량의 90% 정도가 유전적으로 결정되었다고 알려져 있고,[33] 이 중 개인 간의 근비대 정도의 차이를 보인 경우는 저항성 훈련 프로그램의 차이로부터 기인한 것으로 보고되어 있다. 500명의 대상자를 통한 Hubal과 연구자들[36]의 연구에 따르면 12주간의 점증적 저항성 훈련을 수행한 결과 남성과 여성 모두에서 서로 다른 팔꿈치 주관절 굴곡근 근육의 성장 차이를 보였다고 한다. 몇몇 대상자들은 상완이두근의 횡단면적이 59%까지 증가한 반면, 몇몇은 근육 성장이 적거나 거의 없었다. 이와 유사하게, Bamman과 연구자들[7]은 젊은 남성과 노인 남성 그리고 노인 여성들 그룹을 대상으로 16주간의 점증 부하 저항성 운동을 실시하였는데, 그 결과 상위 25%에서는 근육 횡단면적이 58%까지 증가하였고, 하위 25%에서는 근육 증가가 나타나지 않았다고 보고하고 있다. 전체적으로는 28%의 근육 증가가 나타났다. 이러한 결과로부터 대상자들을 저항성 운동에 대한 반응자와 무반응자라는 개념으로 분류하였고, 이를 통해 근육 발달에 대한 유전자의 중요성이 강조된다는 결론을 도출했다.

훈련에 의한 근비대 효과를 연구한 초기 연구에서는 12주간의 저항성 훈련 프로그램 이후 단단한 체형을 가진 사람들이 날씬한 사람들에 비해 제지방량의 증가가 더 크게 나타났다고 보고하고 있다.[88] 하지만 후속 연구에서는 기본적인 근육량의 차이가 운동에 의해 근비대가 일어나는 정도를 예측하기에는 좋지 않은 예측 인자라고 말하고 있다. 이는 정상적인 성장과 발달 동안 반복적인 저항성 무게 부하를 주었을 경우 근육량 획득에 서로 다른 유전자 세트가 다양한 유전적 영향을 미친다는 것을 의미한다. 또한, 근비대의 변화에 대한 정도는 근섬유 유형에 의해 다양화될 수 있는데, 가자미근과 같은 지근섬유가 발달하였다고 반드시 족척근과 같은 속근 섬유의 발달도 우수하다거나 이 반대의 경우가 성립하는 것은 아니다.[40] 그리고 나이가 들수록 근육의 유전형이 표현형으로 발현되는 정도는 감소된다.[83]

유전적 요인들은 근비대의 잠재력에 영향을 준다. 선구적인 다학제 간 연구를 통해 '근육 크기와 근력에 관한 기능성 단일 염기 다형성'이라는 운동과 유전체에 관한

KEY POINT

다양한 유전적 요인들이 근비대 잠재력에 영향을 미치고, 이러한 영향은 나이가 들어감에 따라 감소된다.

연구가 발표되었고, 이를 통해 사람 간의 근육 성장 차이를 설명할 수 있는 17개의 유전자를 발견하였다.[59] 이 중 BMP2(bone morphogenetic protein 2) 유전자는 근비대와 밀접한 관련이 있는 것으로 보고되고 있다. Devaney와 연구자들[20]은 BMP2 유전자의 다형성이 강도 높은 운동에 대한 근육 성장의 차이를 만들어낸다고 보고하였다. 특히, 12주간의 점증 부하 저항성 훈련을 실시하였을 때 A 대립 유전자를 가진 사람들에 비해 CC 유전형을 가진 젊은 남성들에게서 더 큰 근육량 증가가 관찰되었다고 한다. BMP2 유전자는 특성 차이의 3.9%를 설명해줄 수 있는 것으로 알려져 있고, ACE(angiotensin-I converting enzyme) 유전자와 ACTN3(α-actinin-3) 유전자의 다형성 또한 운동에 의한 근육 성장의 차이를 나타내는 원인이 된다.[23]

근비대의 정도는 성장인자와 염증 관련 인자들과도 유전적으로 연결되어 있다. IGF-1의 한 형태인 MGF 유전자의 발현은 이러한 관점에서 특히 중요한데, Bamman과 연구자들[7]의 연구에 따르면 MGF는 남성과 여성에게 서로 다르게 발현되는데, 극단적으로 근비대가 일어난 반응자들에서는 MGF mRNA가 폭발적으로 증가한 반면, 그렇지 않은 사람들은 단지 증가의 경향성만을 보였다고 한다. 흥미로운 것은 다른 연구들에서와 달리 IGF-1 Ea 유전자 발현의 유전적 차이가 근육량 증가에 영향을 미치지 않았다는 것이다.[59] 염증반응 인자들과 관련하여, 체외 실험 상황과 동물 모델에서는 동화작용을 하는 IL-15(Interleukin-15)가 주목받고 있다. Richman과 연구자들[68]은 10주간의 저항성 훈련 후 153명의 젊은 남성과 여성을 대상으로 진행한 연구를 통해 근비대의 차이에 따라 IL-15의 다형성에 차이가 발생되었다고 보고하였다. 이러한 결과는 최근 수행된 저항성 운동 후 IL-15Rα(IL-15 신호 전달을 조절하는 리셉터) 유전자 발현의 증가와 근섬유 단백질 합성의 증가에 양적 상관관계(r=.66)를 가진다는 상위 조절에 관한 연구와 일맥상통한다.[58] 그러나 다른 연구에서는 IL-15와 근육 크기의 관계에 대해서 상관관계가 나타나지는 않았다고 보고하고 있다.[64] 이와 관련된 이후의 연구들은 IL-15가 인간의 근육량 증가를 조절하는 것과는 반대로 산화적 표현형을 더 잘 발현한다는 연구들이 보고되고 있다.[65] 이러한 차이들은 인간의 근육 발달에 있어 유전자가 하는 역할의 복잡함을 나타낸다고 볼 수 있다.

근육 세포의 위성세포의 개인차가 근비대의 잠재성에 대한 차이를 만들어낸다는 연구 결과도 보고하고 있다. 66명의 훈련되지 않은 남성과 여성을 대상으로 실시된 집단 비교에서 저항성 운동에 대한 약한 반응자(moderate responder)와 무반응자(nonresponder)에 비해 극단적인 근비대 반응을 보인 반응자은 정상 수준에서 더 많은 위성세포를 가지고 있었고, 훈련 동안 사용 가능한 위성세포의 풀(pool)을 확장시킬 수 있었다고 한다.[62] 또한, 극단적인 근비대 반응을 보인 대상자들은 기존의 근섬유에 새로운 핵을 통합하는 능력이 우수하였고, 이러한 결과는 저항성 훈련에 따른 급성 위성세포 반응이 장기적인 근비대 결과를 예측할 수 있는 요인이 된다는 최근의 연구와 일치한다.[8]

최근 진행된 연구에서는 마이크로 RNA(miRNAs)가 저항성 운동에 대해 개인 간에 중요한 역할을 할 수도 있다는 것을 보여준다. miRNA는 코딩되지 않은 RNA 분자로 단백질을 코딩하는 유전자의 번역을 조절하는 분자이며,[19] miRNA 유전자 발현 패턴의 미세 조정을 도울 뿐만 아니라 유전자 발현의 on-off 스위치의 역할도 한다.[95] 지금까지 수백만 개의 miRNA들이 발견되었고, 이들 중 많은 수가 운동과 같은 세포 외부 자극에 반응하고, 근육의 표현형에 영향을 미치는 것으로 알려져 있다.[9,19] Davidsen과 연구자들[19]은 저항성 훈련에 의한 근육 성장과 miRNA의 양 간에 상관관계가 있다는 것을 발견하였는데, 특히 근비대 반응이 적게 나타난 대상자들에게서 miR-378, -26a, -29a 유전자의 하위 조절 그리고 miR-451 유전자의 상위 조절이 나타났으며, 이러한 변화는 mTOR 신호 전달 체계의 억제를 유도했다고 보고하였다. miR-1, miR-29c, miR-128a, miR-133a/b 등도 이와 관련성을 보이는 miRNA들이며, miRNA의 전체적인 영역에 걸친 유전학의 영향은 충분히 연구되어야 할 필요가 있다고 주장하였다.

근육 형태학은 저항성 훈련에 대한 근비대의 유전적 차이를 보여주는 또 하나의 요인이다. 사체를 통한 연구에서 개인 간 근섬유 수의 차이가 관찰되었는데,[2] 24주령까지 근섬유의 수는 일정하게 나타나는데, 이 이상의 증가는 이상 증식이 아니라 거의 전적으로 근비대에 의한 것이라고 볼 수 있다.[83] 논리적으로 더 많은 근섬유의 수는 근육 크기를 증가시키는 데 이점이 있다. 근섬유 수와 전체 근육 횡단면적 간에 정적 상관관계를 밝혀낸 연구가 이러한 내용을 뒷받침하고 있다. 또한, 남성 보디빌더 그룹과 대조군을 비교한 결과 가장 큰 상완 이두근이 가장 많은 근섬유 수를 보였다.[48]

근섬유 유형의 차이 또한, 저항성 운동에 대한 근육의 표현형 차이를 만들어낸다. 대략 45%의 근섬유 유형이 유전적 요인과 연관성이 있는데,[78] 개인 간 근섬유 유형의 비율에는 상당한 이질성이 존재한다. 예를 들어, 대략 25%가 외측광근(vstus lateralis)에서 35% 미만이거나 65% 이상의 Type I 섬유를 가지고 있으며, 전체 분포 범위는 5~90%이다.[78] 게다가 특정 근육에서 특정 근섬유 유형의 분포는 신체 전체에 대한 근섬유 유형의 구성을 대표하지 않는다. 하나의 근육에 높은 Type I 섬유 비율을 보여도 다른 근육에서는 Type II 섬유의 비율이 높게 나타날 수 있는 것이다. 근섬유 유형의 다양한 비율은 근비대 적응의 차이를 나타내는 논리적 근거가 된다. 개인 차이는 있지만 통상적으로 속근 섬유는 저항성 운동에 의해 지근섬유보다 50%가량 더 성장한다.[42] 일례로 Type II 섬유 비율이 높은 운동선수들은 Type I 섬유의 비율이 높은 운동선수들에 비해 외적으로 더 근육질의 모습을 보인다. 흥미롭게도 군집 분석 연구 결과에서는 저항성 훈련에 따른 근비대 정도가 Type I과 Type II 근섬유의 사전 비율에 따라 달라지지 않은 것으로 나타났다.[7] 그러나 Haun과 연구자들[35]은 최근에 이와 반대되는 연구 결과를 발표했는데, 6주간의 저항성 훈련 프로그램을 통해 사전 Type II 섬유의 비율이 근비대 정도를 예측할 수 있는 강한 예측 인자라고 보고하였다. 또한, 연구 결과에 따르면 가장 높은 근비대 반응을 보인 대상자들은 잠재적으로 성장에 대한 높은 한계를 나타냈으며, Type II 섬유의 횡단면적이 더 작은 경향을 보였다고 한다.

비록 유전자들이 독립적인 것처럼 보이지만, 유전자의 특정 위치, DNA 시퀀스, 염색체의 위치 등 다양한 유전적 구성에 의한 상호 작용을 보이며, 이러한 요인들에 의해 궁극적으로 유전적 능력을 결정한다.[59] 단일 유전자의 근비대 영향은 크지 않은 것 같지만, 각각의 유전자의 조합은 표현형에 엄청난 영향을 미칠 수 있다. 따라서 저항성 훈련에 대한 '무반응자'라는 용어는 이러한 관점에서 틀린 말이 된다. 연구 기반의 저항성 훈련 프로토콜에 의해 대략 25%의 대상자가 근육 성장이 거의 일어나지 않거나 아주 조금 일어났지만,[7] 이 대상자들의 근육량 증가가 불가능한 것은 아니다. 대부분 저항성 훈련 연구의 기간은 보통 수개월 이내로 짧다. 만약 더 긴 기간 지속적인 운동을 실시하였다면, 이 대상자들 역시 근비대가 왕성하게 일어난 대상자들만큼은 아닐지라도 통계적으로 유의한 근육량 증가를 불러올 수 있었을 것이다.[16] 또한, 하나의 훈련 프로토콜에서 근비대 반응이 없었다 하더라도 이들이 다른 훈련 프로토콜에도 반응이 나타나지 않을 것이라는 것은 아니다. 다시 말해 근섬유 유형에 따른 훈련 접근법이 근비대에 대한 유전적 능력을 향상시킬 수 있다는 것이다. 특히, Type I 섬유가 지배적인 사람들은 가벼운 무게를 통해서도 우수한 결과를 얻는 반면, Type II 섬유가 지배적인 사람들은 무거운 무게를 적용한 경우 최상의 결과를 보이게 된다.[26] 이러한 가설에 대해서는 더 많은 연구가 되어야 한다. 또한, 몇몇 사람들은 낮은 운동량과 빈도에서 더 좋은 효과를 내기도 하는데,[62] 이러한 결과는 유전적 제한점이 앞서 언급한 변인들을 조절함으로써 적어도 어떤 부분에서는 극복될 수 있다는 것을 의미한다.

근비대에 대한 유전적 성향이 특정 근육에 국한될 수 있다는 것도 알아야 한다. 일련의 저항성 훈련 후 관련 근육 그룹의 성장에 어려움을 호소하는 사람들이 있다. 실제로 실험실에서 진행된 연구 중 한 명의 대상자는 대퇴사두근 근비대가 나타나고, 팔꿈치 굴곡근에서는 변화가 없었지만, 동일한 프로그램을 적용한 다른 대상자는 이와 전혀 반대 양상의 근비대가 나타났다. 이것이 관련 근육에서의 크기 증가가 나타나지 않았다는 것을 의미하지는 않지만 추가적인 근비대를 위해서는 대상에 따른 상대적인 훈련 전략이 적용되는 것이 필요하다는 것을 의미한다.

KEY POINT

비록 학술적으로 반응자와 무반응자라는 용어로 나누어 쓰고 있지만, 무반응자도 초기 상태에 비해 상당한 근비대가 일어난다. 그러나 이들은 추가적인 근비대를 얻기 위해 더 긴 기간의 지속적인 훈련과 훈련 전략이 필요하다.

연구 결과

근육은 후천적 기억을 할까?

뇌와 마찬가지고, 골격근은 이전의 기계적 움직임에 대한 기억을 가지고 있다. 골격근의 기억은 이전 자극을 다시 경험하게 될 때 기존에 세포와 조직에서 보유하고 있던 반응을 의미한다.[77] 전통적으로 근육 기억의 컨셉은 운동 행위를 다시 배우기 위해 적용되었지만, 최근의 증거는 그것이 근비대와도 관련이 있을 수 있다는 것을 보여준다.

1장에서 우리는 위성세포가 근육을 위한 기억을 제공한다고 논의하였고, 훈련 감소에 따른 근비대의 손실은 훈련을 다시 시작함으로써 다시 획득할 수 있다. 그 이유는 근섬유의 번역을 유용하게 하는 근세포 핵의 보유 때문이다. 근육은 또한, 동일한 동화 신호가 주어졌을 때 근비대 효과를 더욱 향상시켜 줄 수 있는 후천적 기억 능력을 가지고 있다. 후성 유전학은 유전자 코드의 변경 없이 구조적인 세포의 변형에 의해 일어나는 유전자 발현과 활성의 변화로 정의 내릴 수 있다.[77] 이러한 변형은 일차적으로 DNA와 히스톤 단백질에 의해 일어나지만(메틸화와 아세틸화), 이러한 변화는 RNA의 전사 후 조절에도 일어날 수 있다. 유전자의 DNA 메틸화 감쇠는 메틸화의 제거는 기계적으로 유전자 전사를 원활하게 진행될 수 있도록 해주기 때문에 유전자 발현을 강화시킨다.[75]

후성유전학적 근육의 기억에 대한 컨셉이 각광 받는 연구로 떠오르고 있다. 일회성 운동은 특정 유전자들의 다양한 프로모터들을 탈메틸화시키고, 이로 인해 관련된 유전자는 발현된다. 탈메틸화는 유산소성 운동 강도와 깊은 관련이 있는데, 고강도 운동에 있어서는 PPAR-γ, PGC-1α, PDK4, MEF2A과 같은 유전자가 타깃이 된다. 이러한 효과는 운동 직후에 일어나고, 몇몇의 경우(PPAR-δ)에는 운동 후 3시간에 나타난다.[55] 가장 흥미로운 점은 근육은 명백히 이 분자적 정보를 보유할 수 있고 동일한 운동 스트레스가 주어졌을 때 적합한 적응이 이루어질 수 있도록 이 기억을 사용할 수 있다는 것이다.

Adam Sharples의 연구실에서의 연구는 후성 유전학적 기억이 저항성 훈련으로부터 획득된 근비대 효과로 확장될 수 있는 증거를 제공했다.[75] 이들은 훈련되지 않은 남성들을 대상으로 주당 3회, 7주간 진행된 엄격한 전신 저항성 운동 프로그램 수행하였고, 이후 7주간 운동을 수행하지 않은 훈련 감소 기간을 가졌다. 그 이후 다시 동일한 운동을 7주간 실시하였는데, 그 결과 훈련 감소 기간 동안 운동을 실시한 근육들의 다양한 근비대 관련 유전자들이 과메틸화된 상태로 남아 있었고, 이들의 발현은 재훈련 시에 더 크게 증가되었다. 특히 몇몇 유전자들은 재부하에 따라 통계적으로 유의하게 발현이 증가되었고(RPL35a, UBR5, SETD3, PLA2G16), 이들의 발현은 제지방량의 변화와 깊은 관련이 있다.

UBR5 유전자는 특히 운동에 의한 근비대와 관련이 있는데, 이는 사람과 쥐 실험 모두를 통해 DNA 메틸화, 유전자, 단백질 수준의 변화가 관여된 것이기 때문이다. 인간 유전자에 관한 연구는 UBR5 유전자의 특정 다형성이 속근 섬유의 횡단면적을 크게 확장시키는 것과 관련이 있고, 훈련되지 않은 사람이나 유산소적 특성을 갖는 운동선수들과 비교하여 근력, 근파워 운동선수들에서 좀 더 보편적으로 발생된다고 보고하고 있다.[76] 비록 추측이기는 하나, 이러한 연구 결과는 개개인이 보유한 UBR5 다형성이 근육 기억을 위한 유전적 그리고 후성 유전적 경향을 가질 수도 있는 것을 의미한다.

위성세포 또한 '기억'을 가지고 있다는 증거가 있는데, 이는 자극에 반응하고 적응하는 근육의 독특한 능력과 관련이 있다. 중요한 것은 이러한 적응 능력들이 지속적으로 발전되고, 적어도 어떤 부분에 있어서는 사람의 근비대 반응이 이전의 훈련 경험에 의해 예측될 수 있다는 것을 의미한다. 또한, 감소된 무게의 짧은 기간은 성장에 부정적인 영향을 미치지 않고, 실제로 근육의 동화 능력의 감수성을 올려주는 전략이 될 수도 있으며, 따라서 미래의 근비대에 대한 자극제가 될 수 있다는 추측의 근거를 제공한다.

나이

노화 과정은 근육의 양과 질 모두의 변화와 관련이 있다. 인간의 근육량은 20~40세 사이에 최대치에 도달한다.[14] 그 이후 매년 약 0.5%의 근 감소가 일어나며, 50세 이후 1~2%의 연간 감소량 증가가 나타나고, 60세 이후 3%의 감소가 나타난다(그림 7.1).[91,97] 이러한 나이에 따른 근조직의 소실을 근감소증라고 한다. 좌식 생활자들은 활동적인 사람들에 비해 더 큰 비율의 근육량 감소를 보인다.[91] 근감소증에 의한 변화는 근육 단백질 합성의 감소나 단백질 분해의 증가로부터 기인한 것이지만, 최근 연구를 통해 이러한 단백질 합성과 분해의 균형이 건강한 사람들에서 반드시 노화와 함께 오는 것은 아니라고 보고되고 있다.[11] 오히려 만성적 염증 시스템이 노약자의 근육 단백질 대사를 중재하는 것으로 보인다.[11] 다양한 질병 상태와 라이프스타일이 노화에 따른 근육의 감소를 가속화시키는 것으로 알려져 있다.

근감소증은 근섬유의 위축뿐만 아니라 넓어진 근소포체 영역과 Z-밴드 그리고 근섬유 분해가 특징이다.[79] 이러한 부정적 변화는 Type I 섬유와 Type II 섬유 모두에서 관찰되지만, 속근 섬유에서 현저히 나타난다. Type II 섬유는 실제로 세포예정사가 진행되고 있다는 증거가 존재한다. 이러한 근섬유의 수는 젊은 좌식 생활자 남성에서 80세 이상이 되었을 때 60%에서 30% 미만으로 감소한다.[24] 인체 해부를 통해 얻은 결과 젊은 성인에 비해 노인의 대퇴사두근 근육은 18% 더 적었고, 총 근섬유의 수는 25% 적었다. 이는 대략 110,000개의 근섬유가 노화에 따라 감소되었음을 의미한다.[44] 또 다른 연구에서는 근섬유의 타입에 상관없이 그 수가 50대에서 70대 사이에서 크게 감소되었다고 보고하고 있다.[45] 또한, 골격근 단백질의 화학적, 물리적 변화가 나타나는데, 이러한 변화는 근수축 능력, 미토콘드리아 작용, 그리고 단백질 합성 효소의 속도 등을 감소시키고, 근육 단백질의 발현과 번역 후 과정을 조절하며, 최대 근력을 감소시키고 근육 단위당 근력과 근 파워를 감소시키게 된다.[96] 이와 같은 변화들은 테스토스테론, GH, IGF-1 등의 체내 순환 시스템의 만성적 감퇴에 의해 나타난다.[13] 근섬유의 근감소증에 의한 변화는 세포 외 기질의 좋지 않은 구조적 변화를 동반하는데, 이것이 근조직의 리모델링을 더욱 방해하게 된다.[29]

위성세포의 수준 역시 나이에 따라 변화되는데, Type II 근섬유에서 극명하게 나타난다. Type II 섬유당 위성세포의 수는 젊은 사람에 비해 노인에서 명백히 낮게 관찰되고, 이 수치는 전체 근세포 핵의 수와 관계가 있다.[89] 일부 연구에서 통계적으로 유의한 차이를 보이지는 못했지만,[70] 많은 연구들이 이와 같은 사실을 뒷받침하고 있다.[38,67] 근섬유 유형에 따른 위성세포의 변화와 관련한 데이터는 아직 부족한 실정이다.[89] 또한, 노화된 근육으로부터의 위성세포는 근육 손상이 발생되었을 때 활성화와 증식이 원활하게 이루어지지 못해 자가 손상 회복이 감소되게 된다.[22] 전체적으로 내용을 고려해보면, Type II

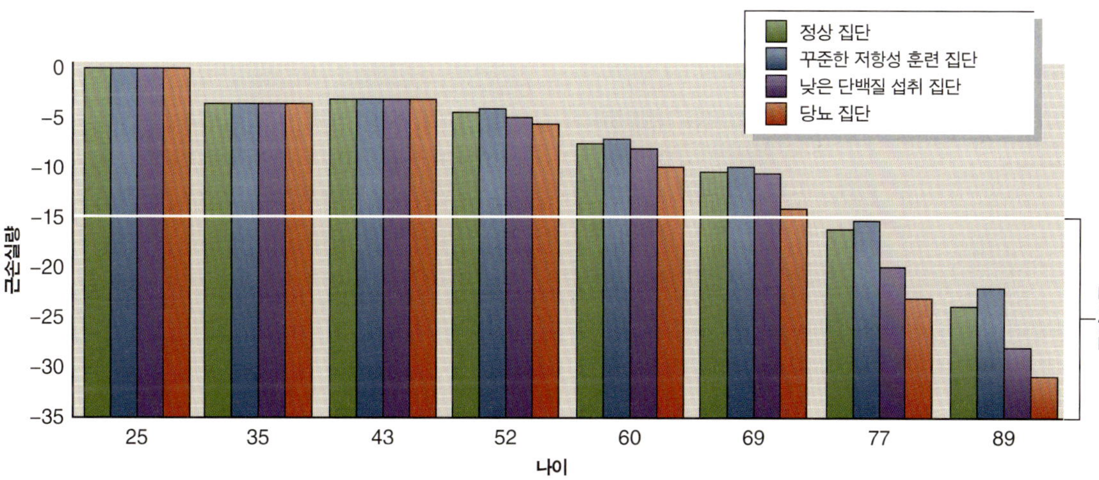

그림 7.1 나이에 따른 근육량 손실 비율

Data from Buford et al.[12]

섬유의 노화에 따른 근위축은 위성세포 수와 자극에 대응하는 능력의 감소로부터 기인한 것으로 보이는데, 이러한 변화는 근감소증을 가속화킬 수 있다.

규칙적인 저항성 훈련은 노인의 근손실을 감소시킬 수 있고, 젊은 좌식 생활자들에게는 유전적, 환경적 그리고 훈련과 관련된 요인들에 따라 제지방량의 증가를 야기할 수도 있다. 그러나 근비대의 잠재성은 나이가 들어감에 따라 약화된다. 이러한 동화 무감각 증상은 저항성 운동에 대한 급성 반응에 의해 나타나는데, Kumar와 연구자들[43]에 따르면 노인들을 대상으로 한 연구에서 무릎 굴곡과 신전 운동 후, 1RM의 60~90%에서 $p70^{S6K}$와 eIF4EB1의 인산화가 감소되는 것으로 보고하고 있다.[43] 또한, 노인 대상자들에서 운동 후 1~2시간 시점에서 $p70^{S6K}$ 단백질의 인산화는 근육 단백질 합성과 연관성이 없는 것으로 나타났지만, 젊은 사람들에서는 연광성이 있는 것으로 나타났다. 다른 연구들에서는 비슷한 연구 결과를 보고하고 있다.[27,43,92] 이러한 연구 결과들은 노화에 따른 저항성 운동에 대한 세포 내 신호 전달과 근육 단백질 합성에 대한 동화 저항의 증거가 된다.

비록 몇몇 연구들에서는 근육 단백질 합성과 나이의 연관성이 없다고 보고하고 있지만,[32,71] 대부분 장기간 실시된 연구들은 노인에게서 근비대 반응이 감소된다는 결과를 보이고 있다.[42,50,52,93] 근육 성장을 위한 시간적 경과는 나이가 들어감에 따라 변화되는데, 이는 저항성 훈련 초기 근비대 반응의 지연에 의한 것으로 보인다.[46,85] 또한, 노인의 상당수가 젊은 사람들에 비해 저항성 운동에 대한 무반응자인 것으로 보인다.[7] 노화에 따른 근육 발달 감소의 근본적인 이유는 명확하진 않지만, 만성적 동화 호르몬의 구성과 양적 변화가 원인으로 보인다.[54] 또 다른 잠재적인 매개 요인으로는 아나볼릭 저항과 만성적 낮은 수준의 전신성 염증, 위성세포 기능의 억제, 혈관 생성의 감소, 감소된 리보좀 생합성 등과 이들의 복합적인 작용 등이 있다. 다시 말해, 앞서 언급한 근육 적응을 제한하는 요인을 가지지 않은 노인은 일련의 저항성 훈련 수행 후 강한 근육 성장을 보일 수 있다. 20%를 초과하는 근비대는 이러한 사람들에서 관찰되며, Type I과 Type II 근섬유 모두에서 증가가 나타난다.[7] 심지어 75세 이상의 노인들에서도 저항성 훈련에 의해 근육의 횡단면적이 1.5~15.6% 증가가 관찰되었다.[84] 적당히 높은 수준의 운동량은 근육량을 최대화시키는 데 이롭다는 메타 분석 데이터도 있다.[61]

KEY POINT

40세 이후 연간 근육량 감소가 점차적으로 증가한다. 규칙적인 저항성 훈련은 이러한 손실을 감소시킬 수 있다. 비록 노인에서 근비대 반응이 감소되지만, 근육량을 향상시킬 수 있다. 그러나 높은 강도의 훈련을 꾸준히 진행해야 이러한 근육량 향상을 유지할 수 있다.

노화의 진행은 운동 후 회복을 약화시킨다는 연구가 있고, 몇몇 연구들에서는 비슷한 운동 자극 후 젊은 사람들에 비해서 안정 시 상황까지 회복되는 데 더 오랜 시간이 걸린다고 보고되어 있다.[25] 이러한 변화는 운동에 의해 유발된 근육 손상 또는 피로 반응의 상승 또는 이 모두와 관련성이 있는 것으로 추측된다. 메커니즘과 상관없이, 연구 결과들에 따르면 노인들은 적은 훈련으로도 신경근 능력의 재생에 효과를 볼 수 있다고 한다. 또한, 영양 보충과 마사지 등의 대안적 전략이 운동 후의 회복 촉진을 위해 고려되어야 한다. 비록 회복을 위한 능력의 개인 간 차이가 노인들에게 존재하지만, 전체적인 내용을 보면, 회복을 조절하는 것에 더욱 주의를 기울이는 것이 근비대 효과를 위해 가장 명확한 방법이라고 볼 수 있다.

노인들은 또한, 젊은 사람들처럼 많은 양의 운동을 감당하기 어렵다. Bamman과 연구자들은 이러한 가설을 확인하기 위해 젊은 대상자와 노인 대상자들이 골고루 분배된 66명의 남자와 여성을 통해 저항성 훈련에 대한 반응을 조사하였다.[7] 실험 참가자들은 스쿼트, 레그 프레스, 레그 익스텐션으로 구성된 16주간의 훈련 프로그램을 수행하였다. 모든 대상자들이 각각의 운동을 3세트씩, 주 3일, 총 주당 27세트의 하지 운동을 실시하였다. 군집 분석 결과 대부분의 근비대가 나타나지 않은 무반응자는 노인이었고, 반대로 아주 적은 수의 노인 대상자가 상당한 근비대 반응을 보인 극단적 반응자의 범주에 포함되었다. 젊은 대상자들에서는 이와 반대되는 결과가 나타났다. 비록 운동량이 독립 변인으로 분류되지는 않았지만, 이 연구의 결과를 통해 운동 프로토콜이 노인 대상자에게 너무 까다로운 것일 수도 있다는 것을 의심해볼 수 있다. 연구에서 이에 대한 특별한 언급은 없었지만, 운동량은 대상자의 연령에 따라 면밀히 검토되어야 한다.

Bickel과 연구자들[10]의 연구에 따르면 저항성 훈련을 통해 달성한 근비대 수준을 유지하기 위해서 노인들은 더 많은 주간 최소 운동량이 필요하다고 보고하고 있다. 70명의 젊은 실험 참가자와 노인 참가자를 통해 16주간 실시된 주 3일 저항성 훈련 프로그램 수행 후 대상자들은 운동에 참여하지 않는 그룹과 운동 프로그램의 1/3 수준의 운동을 진행한 그룹, 1/9 수준의 운동을 수행한 그룹의 세 가지 훈련 감소 프로토콜에 임의 할당되었다. 예상대로 점진적인 저항성 훈련은 젊은 대상자와 노인 대상자 모두에서 근비대 효과를 보였고, 이후의 1/3 수준의 운동과 1/9 수준의 운동 모두 젊은 사람들의 근비대를 유지하는 데는 충분하였으나, 이 그룹에 속한 노인 대상자들의 근육 크기는 감소된 것이 관찰되었다.

성별

골격근 조직의 발달과 유지에는 상당한 성별에 따른 차이가 존재한다. 평균적으로 여성은 남성에 비해 근육량이 적다. 여성에 비해 남성은 대략 10kg의 제지방량을 더 보유하고 있다.[69] 이러한 차이는 사춘기 동안 그리고 나이가 들어감에 따라 극명하게 나타난다.

성별에 따른 이러한 차이는 호르몬의 차이가 만들어내는 것으로 알려져 있는데, 남성의 테스토스테론 농도는 여성에 비해 대략 10배 정도 높다. 1장에서 논의된 바와 같이 테스토스테론은 동화 호르몬으로 근섬유 단백질 합성을 증가시키고 근육 단백질 분해를 감소시키는 역할을 한다.[87,98] 이론적으로 여성의 낮은 혈중 테스토스테론은 근육량 증가의 잠재적 능력을 감소시킨다. 그러나 테스토스테론의 부족으로 인한 동화작용의 감소는 어느 정도 에스트로겐 수치가 높아져 부분적으로 상쇄되는 것으로 보인다. 에스트로겐의 동화작용에 대한 효과는 근육 단백질 분해를 감소시키는 작용으로 이루어지는데, 호르몬 대체요법이 갱년기 여성의 유비퀴틴-단백질분해효소복합체 시스템(ubiquitin-proteasome system)의 상향 조절을 억제한다는 연구 결과가 이를 뒷받침한다.[66] 또한, 에스트로겐은 저항성 훈련 후 근육 단백질 발현에 긍정적 영향을 미치며, 동화 자극의 민감성을 높이는 역할을 수행한다.[21]

상대적인 기준으로 저항성 훈련 후 남성과 여성은 비슷한 근비대 효과를 경험하게 된다.[1,36,42] 그러나 이러한 결과들은 여성들의 낮은 근육량에서부터 기인한 것으로 명확한 이해가 필요하다. 절대적인 관점에서 근비대를 통한 근육량 증가는 여성보다 남성에서 월등하다.[37] Ivey와 연구자들[37]은 9주간의 무릎 신전 운동 후 여성에 비해 남성의 근육량 증가가 거의 2배에 달했다고 보고했다. 엘리트 보디빌더를 대상으로 한 연구에서는 상완 이두근의 횡단면적이 여성에 비해 2배 넓었다고 보고되었다.[4] 이러한 성별에 따른 차이는 근본적으로 남성의 Type II 근섬유의 면적이 넓다는 것으로부터 기인한 것이다. 또한, 남성은 더 많은 수의 근섬유를 보유하고 있다고 보고되어 있다.[72] 따라서 비록 여성이 저항성 운동을 통해 근육을 성장시킬 수는 있지만 근비대에 대한 잠재성은 남성보다 낮을 수밖에 없는 것이다.

노화는 여성의 근육량에 특히 부정적 영향을 미치는 것으로 보인다. 폐경기 이후의 높은 단백질 합성률에도 불구하고, 노인 여성은 근 손실이 가속화되는 것을 경험하는데, 이러한 현상은 에스트로겐 생성의 감소 때문이다.[34] 단백질 섭취에 따른 동화 반응이 노인 여성에서 크게 약화되는 것 역시 원인으로 작용한다.[80] 또한, 저항성 훈련에 대한 근비대 반응은 운동 후 근육 단백질 합성을 증가시킴으로써 일어나는데,[81] 노인 여성에서는 기능을 못하게 된다.[6,42] 실제로 여성들은 남성에 비해 전 연령대에서 신체적으로 약한 수치를 보이고,[30] Type II 근섬유 크기, 위성세포의 수, 근육 핵 영역 등이 더 낮은 수치를 보인다.[39] 이러한 내용들을 종합해보면, 여성의 폐경에 따른 에스트로겐 양의 감소가 남성의 노화에 따른 테스토스테론 농도의 감소보다 근육량 감소에 더욱 좋지 않은 영향을 미치는 것으로 보인다.

이와 같은 방해 요인들이 존재함에도 불구하고, 노인 여성도 저항성 운동을 통해 기본적인 근육량의 증가가 나타날 수 있다.[15,57,90] 훈련에 의한 근비대는 CRP(C-reactive protein)과 TNF-α(tumor necrosis factor-alpha) 등과 같은 일차적인 염증 지표들과 관련이 있다.[57] 인과관계의 존재 여부는 분명하지 않지만, 이러한 관련성은 노인 여성들이 근육을 형성하는 데 어려움을 제공할 가능성이 크다. 또한, 노인 여성은 노인 남성에 비해 운동에

KEY POINT

저항성 운동 후 남성과 여성 모두 유사한 근비대 상황을 맞이하게 되지만, 남성이 더 큰 근비대 효과를 얻게 되는데, 이러한 결과는 남성의 더 높은 테스토스테론 레벨로부터 기인한 것이다.

의한 혈류량의 증가가 약화된 것으로 나타나는데, 이는 근육으로의 아미노산 전달을 원활하지 못하게 하고, 따라서 훈련에 의한 동화 반응을 약화시킨다.[82] 따라서 추가적인 유산소성 훈련의 실시는 혈관 신생을 촉진시키고, 그로 인해 잠재적으로 영양소 이동을 용이하게 할 수 있으며, 이 문제에 대한 효과적인 대응책이 될 수 있다.

운동 능력과 관련하여, 저항성 운동 후 회복에서 여성이 남성보다 더 빠르다는 보고도 있다.[31] 이러한 연구 결과는 남성보다 여성이 더 가벼운 무게로 운동을 해서인지, 아니면 성별에 관련된 또 다른 어떤 요인이 관여한 것인지 명확하지는 않지만 이러한 이유로 여성은 근육 발달을 저해하지 않고도 상대적으로 짧은 휴식을 통해 목표를 달성할 수 있다고 추론해볼 수 있다. 이는 여성에게 더 나은 훈련 효율을 제공하고, 최대의 결과를 내기 위한 시간을 절약해줄 수 있다.

훈련 상태

대부분의 저항성 훈련 연구들은 훈련되지 않은 대상자들로 진행되어왔다. 저항성 훈련을 지속적으로 수행한 사람들의 수보다 훈련을 하지 않은 사람의 수가 더 많음으로써 발생되는 연구 대상자 선정의 용이함 때문이었다. 그러나 훈련을 꾸준히 실시한 대상자들의 근비대 반응은 훈련을 실시하지 않은 사람들과 상당한 차이를 보이고,[60] 따라서 훈련 초기 상황 이외에 이를 일반화시키기에는 제한점이 있다.

훈련을 지속적으로 수행한 사람과 그렇지 않은 사람 간의 근비대 잠재력의 차이는 천정 효과(ceiling effect) 또는 적응의 창(window of adaptation)으로부터 기인한다(그림 7.2). 훈련의 초기 신경 근육 시스템은 성장에 대한 상한선이 높기 때문에 어떠한 자극에도 즉각적으로 반응한다. 심지어 항정 상태를 유지하는 심폐 지구력 운동도 좌식 생활자들에게는 근비대 효과를 나타낸다.[41] 그러나 저항성 운동을 꾸준히 진행하고 유전적 한계점에 가까워질수록 근육 크기를 증가시키는 것은 더욱 어려워진다. 이론적으로는 근육량 증가는 에너지 측면과 움직임 측면에서 비효율적이고, 이에 따라 사람의 몸은 늘릴 수 있는 제지방량의 한계가 결정되어 있다. 최상위 보디빌더들을 대상으로 5개월 간 실시한 저항성 훈련 결과 대략 3~7%의 상대적으로 적은 양의 근비대만이 나타났고, 이를 통해 대상자들이 유전적으로 결정된 최대치에 도달한

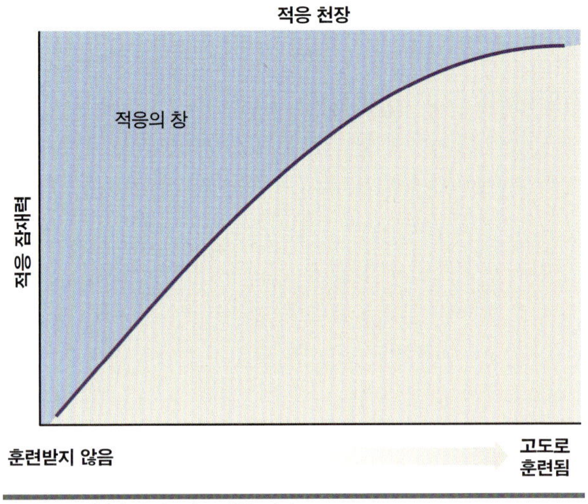

그림 7.2 천정 효과 또는 적응 기간

것으로 보인다는 연구 결과가 이러한 가설을 뒷받침해준다.[5]

훈련된 대상자와 훈련되지 않은 대상자 사이의 세포 내 동화 신호 전달의 변화는 동물과 사람 모델을 통해 입증되었다. Ogasawara와 연구자들[56]은 이틀에 1회, 12회, 18회씩 비복근의 경피적 전기 자극을 통해 수컷 쥐를 최대 등척성 수축에 노출시켰고 이후 12일간 훈련 감소를 진행하였으며, 측정 전 추가적인 운동을 실시하였다. 1회 운동을 실시한 그룹에서 $p70^{S6K}$, 리보좀 단백질 S6, $p90^{RSK}$의 인산화가 증가되었으나, 반복적인 운동을 실시한 그룹에서는 인산화 수준이 억제된 결과를 보였다. 이러한 결과는 저항성 훈련을 지속적으로 반복할 경우 동화 신호 전달을 둔감하게 만들었다는 것을 의미한다. Coffey와 연구자들[17]은 잘 훈련된 사이클 선수와 파워리프팅 선수들을 대상으로 등속성 무릎 신전 운동의 효과를 연구하였는데, 운동 후 근생검 결과 AMPK가 사이클 선수들에게서 통계적으로 유의하게 증가된 결과를 보였지만, 파워리프팅 선수에게서는 이러한 변화가 나타나지 않았다. 게다가 $p70^{S6K}$와 리보좀 단백질 S6의 인산화는 사이클 선수에서 현저한 증가가 관찰되었지만, 파워리프팅 선수에게서는 관찰되지 않았다. 이와 유사하게 Wilkinson과 연구자들[94]의 연구에서는 10주간의 저항성 훈련 후 Akt와 $p70^{S6K}$ 인산화의 증가가 일어난 기간이 감소되었다. 또 다른 연구는 꾸준히 진행된 저항성 훈련 프로그램의 수행 후 좌식 생활자에 비해 동화 신호 전달 경로에서 중요한 역할을 하는 ERK 1/2의 인산화가 역도 선

수와 파워리프팅 선수에게서 감소되었다고 보고하였다.[28] 이러한 결과들은 근세포 근비대에 포함된 유전자가 저항성 훈련 프로토콜에 의해 억제된다는 것을 보여준다.[53] 그렇기는 하지만, 또 다른 연구에서는 이러한 연구 결과와 상반되는 결과를 제시하고 있는데, 특히 단백질의 높은 섭취를 포함한 영양 전략이 잘 훈련된 개인의 근비대를 향상시킬 수 있다는 제안을 하고 있다.[47]

이와 유사하게 저항성 운동 후의 일시적인 신호 전달 체계의 변화를 연구한 결과들에서는 근육 단백질 합성 반응이 훈련이 잘된 리프터들에서 약화되었다고 보고하고 있다. 훈련되지 않은 사람들의 48~72시간 동안 근육 단백질 합성이 증가된 상태로 유지되는 반면,[51,63] 평소 훈련이 된 대상자들은 대략 36시간에서 기존 상태로 돌아오는 변화를 보였다고 한다.[86] 그러나 이러한 반응에는 상당한 개인차가 존재하고, 일부 훈련이 된 사람들의 근육 단백질 합성 향상은 48시간이나 그 이상 나타나기도 했다.[49] 훈련 이후 일정 기간의 근육 단백질 합성의 약화는 적어도 일부분 반복된 훈련에 대한 보호 반응으로 나타난다. 잘 훈련된 개인은 근육 조직의 분해가 감소하고, 근육 조직의 리모델링에 대한 필요성이 적어진 상태이며, 이에 따라 저항성 운동 스트레스에 대해 근육이 적응되어 있는 것이다.[18]

동화 반응의 장기적인 변화는 저항성 훈련 초기 수개월 간 점점 뚜렷해진다. 예를 들어, Wilkinson과 연구자들[94]은 근육 단백질 합성 반응이 10주간의 저항성 훈련 프로그램에 의해 완화되는데, 이는 근섬유 단백질은 지속적으로 자극 받지만 미토콘드리아 단백질의 활성은 억제되기 때문이라고 말하고 있다. 이러한 결과는 신체가 특정 운동에 따른 적응에 대해 세포 수준에서 빠르게 반응하기 위한 변화이다(특정 요구에 대한 특별한 적응 원리, SAID). 하지만 운동 프로그램의 새로운 면이 부족하여 운동 진행에 따른 신체의 적응과 이에 대한 자극이 상대적으로 감소함에 따라 반응 속도가 둔화될 수밖에 없는 것이다. 따라서 지속적인 근비대 효과를 누리기 위해서는 신경 근육 시스템에 점증적인 자극이 될 수 있도록 새로운 운동 시도가 충분히 이루어져야 한다.

KEY POINT

사람들이 저항성 훈련을 실시하고, 유전적 한계에 도달할수록 근육의 크기를 늘리는 것은 점점 어려워진다. 의미 있는 근비대 반응은 훈련된 근육의 동화 반응을 회복할 수 있는 짧은 기간의 강도를 낮춘 훈련의 전략적 설정을 포함한 적절한 프로그램 다양성의 조절을 통해 이루어질 수 있다.

천정 효과는 관념적인 개념이라는 것을 알아야 한다. 비록 이론적으로 근비대의 최대치는 존재하지만, 사람들은 결코 실제 유전적 가능성의 최대치를 알지 못한다. 근육량이 증가할 수 있는 능력치는 항상 제시된다. 실제로 근육 증가는 훈련 초기 단계보다 비록 훨씬 느린 속도로 진행되기는 하지만 이미 많이 발달되어 있는 상태에서도 이루어질 수 있다. 다양한 연구 결과들에서 운동 경험이 풍부한 사람들일지라도 근육에 대한 새로운 자극이 적용될 때 근육은 주목할 만한 성장을 보이게 된다고 보고하고 있다.[3,73,74] Alway와 연구자들[5]의 연구에서는 보디빌딩 선수들에서 보통의 근육 성장에 대한 연구 결과를 통해 운동 프로그램의 다양한 변인들에 대한 정확한 조정은 근비대에 대한 유전적 최대치에 도달할 수 있는 유의미한 근비대 반응을 이끌어낼 수 있으며, 또한, 운동 간 짧게 진행되는 훈련 감소는 훈련이 진행된 근육의 동화 반응을 회복시킬 수 있다고 보고하고 있다.[56] 이러한 근거를 통해 Alway와 연구자들의 연구[5]에 포함된 보디빌더들은 아마도 운동량과 강도 그리고 조직의 리모델링과 회복을 훈련 사이클에 따라 적절히 조정함으로써 근비대 효과를 초과적으로 달성할 수도 있었을 것이다.

중요 사항

- 근비대 반응에 관여하는 유전적 요인은 광범위하다. 유전자들의 다양한 배열은 근육 획득 능력에 있어 중요한 역할을 한다. 다발성 유전자 위치의 상호 작용은 궁극적으로 어떤 사람의 근육량 증가에 대한 유전적 잠재력을 결정하게 된다. 근육 형태학에서의 유전적 차이들은 또한, 근육을 만들 수 있는 능력의 정도를 관장한다고 믿어진다. 비록 반응자와 무반응자라는 용어가 이 책에서는 논의되었지만, 이러한 분류는 지나치게 단순화된 것이다. 거의 모든 사람들은 근육량을 지속적인 저항성 훈련을 반복적으로 수행함으로써 기저 상태보다 증가시킬 수 있지만, 근비대의 최대치는 개인 간에 크게 차이가 날 수 있다.
- 생물학적 노화는 근육량에 현저한 영향을 미친다. 최대 근량은 20~30대 사이에 나타나고, 이후 점차적으로 근육량의 감소가 나타난다(즉, 근감소증). 노화에 따른 동화 호르몬과 위성세포 기능의 감소는 근감소증의 원인이라고 널리 알려져 있다. 만성적인 낮은 수준의 염증 반응 역시 이러한 과정에 영향을 미친다. 규칙적인 저항성 운동은 노화와 관련된 근 손실을 약화시키는 데 도움을 줄 수 있고, 심지어 좌식 생활자 젊은이들 이상으로 근비대를 향상시킬 수도 있다. 그러나 근비대의 잠재력은 나이가 들어감에 따라 감소하게 되고 이로 인해 노인들은 한 번 달성한 근비대 수준을 유지하기 위해서는 더 높은 수준의 최소 운동량이 필요하다.
- 근육을 만드는 능력은 성별에 따라 다르다. 비록 여성이 주어진 저항성 훈련에 의해 상대적으로 같은 수준의 근육을 획득하였다 하더라도, 남성은 절대적 기준에서 훨씬 더 많은 근육을 획득하였을 것이다. 이러한 차이는 적어도 어떤 면에서는 테스토스테론의 순환의 차이로부터 기인한 것으로 보여진다. 폐경에 따른 에스트로겐 감소에 의해 여성은 남성보다 노화에 따른 근육 손실을 더 크게 경험하게 되는 경향이 있다.
- 근비대에 대한 능력은 훈련이 운동을 수행하면 할수록 점차적으로 감소된다. 이러한 현상은 천장 효과로부터 발생된 것인데, 이는 지속적인 저항성 훈련 프로그램 참여에 의한 근육 단백질 생성 능력의 세포 내 동화 신호 전달 체계의 변화에 따른 것이다. 하지만 비록 이론적으로 최대치가 존재하지만, 사람들은 절대 그들의 유전적 잠재력의 실제 한계를 알 수는 없다. 더 큰 근육량의 증가가 항상 존재하기 때문이다.

chapter 8

최대 근비대를 위한 프로그램 설계

이 장은 이전의 장들의 정보를 기반으로 과학적인 근비대 훈련의 실제 적용을 탐구한다. 운동 선택에 대한 고려 사항들은 완전한 근육 발달을 보장하기 위해 움직임이 어떻게 상승 효과적으로 다양할 수 있는지에 관해 초점을 맞춰 생체 역학적 관점에서 논의될 수 있다. 프로그램 디자인의 논의는 다음과 같다. 자극과 피로의 적절한 관리에 의한 근비대의 반응을 최대화하기 위해 주기화된 훈련 사이클 과정의 프로그램 변인을 조작하는 것에 미묘한 차이를 상세히 기술한다. 관련 개념들의 실제적 적용을 설명하기 위해 많은 예들이 이 장을 통해 제공된다. 이런 예들이 프로그램 디자인의 기술을 나타내고 오직 설명의 목적으로 사용되는 것임을 이해하는 것이 중요하다. 기초적인 과학적 원리에 주의를 기울이면서, 리프터들은 자신의 필요 및 능력과 함께 개인적인 경험을 활용하여 전략적인 계획을 만들어내야 한다. 이것은 훈련의 증거 기반 접근법의 본질이다.

생체역학

생체역학은 어떻게 내부 및 외부 힘이 생체에 영향을 미치는지에 대한 연구이다. 특히 근골격계에 주의가 기울여진다. 다양한 생물역학 요소들이 근비대 위주의 프로그램을 위한 운동을 선택할 때 반드시 고려되어야 한다. 이러한 요소들은 길이-장력 관계, 훈련 각도, 운동면, 손과 발의 간격, 그리고 운동 유형을 포함하는데, 이러한 요소들이 이 장에서 다루어진다. 다음 장인, 운동 선택 전략은 근비대를 최대화하기 위해 이 요소들을 어떻게 저항성 훈련 프로그램 디자인에 적용하는지를 탐구한다.

길이-장력 관계

힘을 만드는 근섬유의 능력은 근섬유분절의 액틴과 마이오신의 필라멘트의 위치에 근거한다. 길이-장력 관계(그림 8.1)로 알려진 이 현상은 운동하는 동안 그 근섬유분절들을 좀 더 또는 덜 활동적이게 하면서 근섬유분절의 목표 근육들 또는 일부에 이용될 수 있다. 최적의 힘 생산 능력은 종종 대략적으로 액틴과 마이오신 필라멘트들의 중첩이 최대화되는 휴식 기간에 발생한다고 여겨진다. 따라서 최적의 십자형교 형태를 촉진시킨다. 휴식 기간의 125~140%에서 근육은 힘 생산에 훨씬 더 큰 이점을 줄지도 모른다. 왜냐하면 근섬유분절의 이완은 근섬유를 함께 사용하고 칼슘 민감도를 강화시키기 때문이다. 근섬유

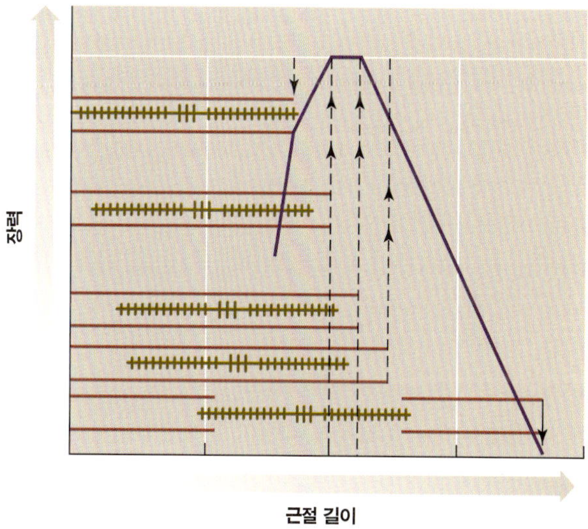

그림 8.1 길이-장력 관계

KEY POINT

근비대를 위해 길이-장력 관계, 훈련 각도, 운동면, 손과 발의 간격, 운동 유형은 모두 프로그램 안에서 매우 섬세하게 조작될 수 있다.

의 근접성과 높아진 칼슘친화력으로부터의 교차연결 부착에 대한 더 큰 잠재성은 중첩 지점에서 더 적은 마이오신 헤드의 손상을 극복한다는 가설이 있다.[84]

두 가지 주요한 전략들이 훈련 선택 관점에서의 길이 길이-장력 관계를 이용하기 위해 활용될 수 있다. 그것은 능동적 불충분과 수동적 장력이다. 능동적 불충분은 근육 활동이 다른 어느 한 관절에서 시작되어 두 관절 근육이 다른 한 관절에서 짧아질 때를 말한다. 근육은 부착이 가까울 때 짧아지는 능력을 잃기 때문에 그것은 기능적으로 길이-장력 곡선에서 불리한 위치에 있다. 이는 근력 감소를 야기한다. 예를 들어, 상완이두근 컬 동작을 수행하는 동안 어깨가 굴곡될 때 견갑골에서 상완이두근의 기시점과 팔꿈치 아래의 정지점이 더 가까워지고 상완이두근의 힘을 만드는 능력은 제한된다. 또는 수동적 장력은 역동적인 움직임을 또 다른 관절에서 수행하는 동안 두 관절 근육이 한 관절에서 길게 늘어질 때를 말한다. 이는 우호적인 길이-장력 관계를 형성하고 힘을 생산하는 근육의 능력을 향상시킨다. 예를 들면, 상완삼두근의 장두는 어깨 굴곡과 팔꿈치 신전을 각각 수행하면서 어깨와 팔꿈치 관절을 교차한다. 근육은 어깨를 신전하는 동안 짧아지기 때문에 그것은 어깨 굴곡하는 동안 길어진다. 그러므로 머리 위 상완삼두근을 신전하는 것 같은 어깨관절이 굽어지는 운동 수행은 근육을 이완의 위치에 두게 되고 결과적으로 더 큰 힘을 가능하게 한다.

길이-장력 관계를 분리해서 보는 것은 체내 운동학의 복잡성을 단순화한다는 점에 유의해야 한다. 다양한 요인들이 기능력에 영향을 미친다. 그것들은 절대근육 길이를 포함한 길이 범위, 근섬유분절의 수, 힘줄 길이와 뻣뻣함, 모멘트 암, 활동 관절 또는 관절가동범위이다.[84] 또한, 근섬유의 활동적인 힘과 티틴, 근막, 건 같은 탄성 구성 요소로부터의 수동적인 힘 둘 다 움직임의 관절 범위의 전체에서 발생되고 이는 차례로 근비대 자극을 바꿀 수 있다. 다른 근육들을 목표로 하는 능동적 불충분과 수동적 장력 개념의 사용은 운동을 선택하고 지도하는 데 단순하고 실행 가능한 전략이다.

훈련 각도

근섬유는 중력에 직접 반하여 놓였을 때 최적으로 수축한다. 근육이 가장 잘 작용하는 훈련의 각도를 바꾸는 것은 더 대칭적인 근육 발달을 가능하게 하면서 섬유질의 전체 스펙트럼을 목표로 한다. 따라서 운동을 선택할 때 주어진 근육의 섬유 방향은 반드시 고려되어야 한다. 예를 들어, 어깨 관절을 바깥으로 회전시킨 상태에서 측면 상승을 수행하면 전면삼각근을 중력에 직접 반대하도록 위치시킨다. 즉 중간 삼각근을 목표로 하기 위해서 헤드는 내측 어깨 회전으로 움직임을 수행해야 하며, 이것은 이 섬유들이 대부분의 작업을 수행하도록 방향을 잡는다.

운동면

인간의 몸은 3차원 공간에서 움직이도록 설계되어 있다. 이 기능을 설명하기 위해 신체를 세 개의 해부학적 면으로 분할할 수 있다(그림 8.2). 즉, 신체를 좌우 반으로 나누고 굴곡과 신전을 포괄하는 시상면, 신체를 앞과 뒤 부

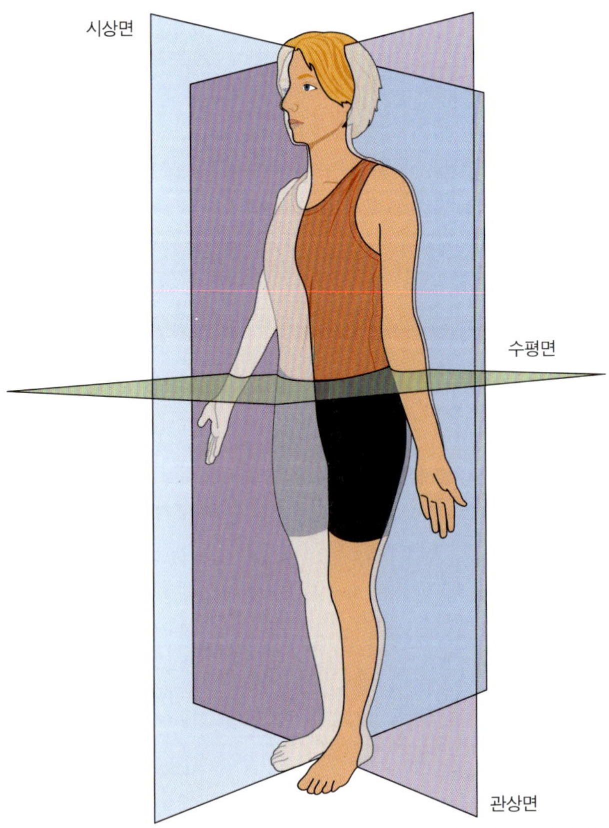

그림 8.2 운동면

분으로 나누고 외전, 내전, 상승, 하강, 내번, 외번 및 측면 굴곡을 포함하는 관상면, 그리고 몸을 위쪽과 아래쪽 부분으로 나누고 수평 방향 내전, 수평 방향 외전, 회전, 회내 및 손발의 외전을 포함하는 횡단면이 있다. 이러한 면은 엄격하게 정의되지만 작업 요구 사항과 개별 가동성에 따라 모든 평면에서 대각선 이동이 가능하다는 점에 유의한다.

운동을 효율적이고 효과적으로 수행하기 위해 근골격계는 과제의 방향 요건에 근거하여 근육을 참여시킨다. 이와 같이 근육 활성화는 몸이 작용하는 운동면에 따라 변한다. 근육 발달을 극대화하기 위한 다양한 면에서 훈련의 적용은 관절의 자유도에 따라 달라진다. 다중 자유도(예: 볼과 소켓 관절)를 갖는 관절은 다면 훈련의 혜택을 받을 수 있지만, 단일 자유도(예: 경첩 관절)를 가진 관절은 그렇지 않다.

손과 발의 간격

사지의 위치는 근육 활성화 패턴을 바꿀 수 있다. 주어진 근육 내의 섬유 방향은 궁극적으로 손과 발 간격의 변화가 활성화에 영향을 미치는 정도를 지시한다. 그러한 변형의 영향은 다소 미묘한 경향이 있지만, 그럼에도 불구하고 근육 발달에 의미 있는 차이를 촉진하기에 충분할 수 있다.

운동 유형

다중 관절 운동은 많은 안정화 근육들을 정적으로 결합하면서 수많은 근육의 역동적인 활성화를 수반한다. 더욱이 하중이 여러 관절과 근육에 분산되기 때문에 과도한 관절 스트레스를 유발하지 않고 기계적 장력을 극대화하기 위해 무거운 무게가 사용될 수 있다. 따라서 다중 관절 운동은 전신을 효율적으로 훈련시키는 효과적인 수단을 제공한다. 그러나 일부 근육은 다른 근육보다 움직임에 더 큰 기여를 하기 때문에 제한적이다. 단일 관절 운동으로 개별 근육을 직접 공략할 수 있고, 근육의 전반적인 발달을 강화하는 독특한 신경근육 활성화 패턴을 이끌어낼 수 있다. 단일 관절 운동의 토크 각도 곡선은 프로그램 설계 시 고려되어야만 한다. Contreras와 연구자들[33]은 생체역학 모델을 채택하여 단일 관절 운동에 대한 3가지 부분의 토크 각도 분류 시스템을 제안하였다.

1. 긴-길이 강조된 힘 운동은 최대 토크를 생성하는 반면 주된 근육은 늘어나 있다.
2. 짧은-길이 강조된 힘 운동은 최대 토크를 생성하는 반면 주된 근육은 짧아진다(예: 고관절 추력, 그림 8.3b).
3. 중간-길이 강조된 힘 운동은 최대 토크를 생성하는 반면 주된 근육은 극단 사이에 있다(예: 45° 후방 연장, 그림 8.3c).

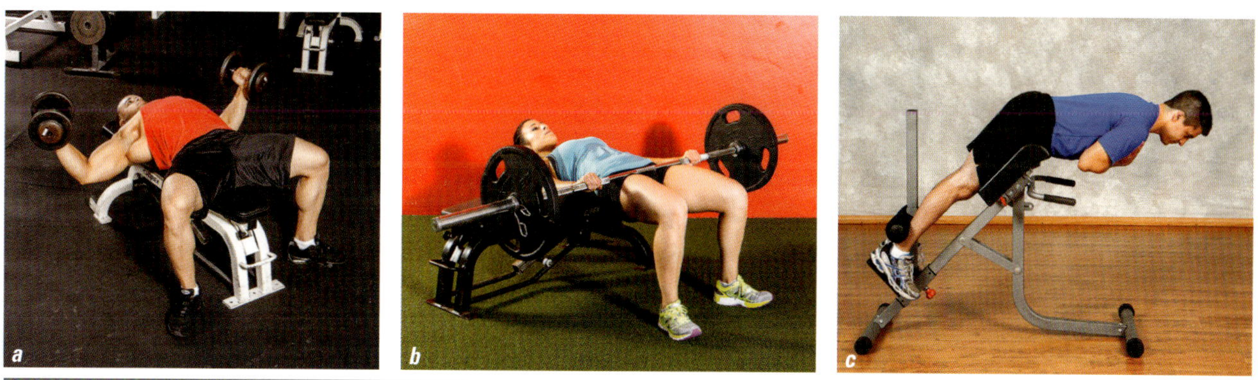

그림 8.3 단일 관절 운동을 위한 토크 각도 분류 시스템을 대표하는 운동. (a) 체스트 플라이: 원동력이 늘어나는 동안의 최대 토크, (b) 힙 쓰러스트: 원동력이 짧아지는 동안 최대 토크, (c) 45° 백 익스텐션: 원동력이 극단 사이에 있는 동안 최대 토크.

실제 적용

주의 집중과 근비대

주의 집중은 운동 학습에서 잘 알려진 측면이며, 그 사용은 근육 근비대에 중요한 의미를 가진다. 저항성 훈련 관점에서 조작적으로 정의되는 주의 집중은 각 반복 동안 사람이 생각하는 것을 가리킨다. 두 가지 주유 유형의 주의 집중은 문헌의 내부와 외부에서 인정되었다. 내부 집중은 수행 중 신체 움직임에 대한 생각을 포함하며, 외부 집중은 움직임의 결과에 대한 생각을 포함한다.

대다수의 연구는 성과 지향적인 과제를 수행할 때 외부 관심의 집중을 채택하는 것을 지지한다. 최근 문헌을 종합적으로 검토한 결과, 성과 지향적 결과(151개)를 조사한 연구의 90% 이상에서 외부와 내부 집중의 사용으로 인한 우수한 효과를 발견했다. 저항성 훈련 중 외부 집중의 성과 기반 우위는 내부 집중(제한된 행동 가설)에 비해 더 큰 힘 생산과 근육 활동 감소와 관련된 움직임의 경제성 향상 때문이라고 생각된다.[86] 그러나 성과 관련 측정의 개선이 반드시 근비대의 최대 증가와 동일하지는 않다는 점에 유의해야 한다. 근육 발달을 극대화하는 것이 목표일 때 내부 집중이 더 나은 접근법이라는 사례가 만들어질 수 있다.

근비대 지향적인 내부 관심의 집중을 사용하는 것은 정신과 근육의 연결을 발전시킨다는 오랜 보디빌딩 공리와 일치한다. 간단히 말해서, 이 전략은 리프트가 진행되는 동안 목표 근육을 시각화하고 의도적으로 운동신경을 그 근육으로 유도하는 것을 포함한다. 적절하게 실행되면 이론적으로 대상 근육의 자극을 증가시키는 동시에 다른 시너지 작용의 관여를 감소시킬 수 있다. 간접적인 증거는 내부 집중을 사용할 때 근비대 이점을 지지한다. 수많은 연구들은 주어진 근육의 활성화가 내부의 관심의 집중을 사용함으로써 향상된다는 것을 발견했다.

Snyder와 Leech[127]는 대상자들이 랫풀다운 운동을 수행하는 동안 이 근육에 초점을 맞추면서 광배근에서의 근전도(EMG) 활동을 크게 증가시킬 수 있음을 입증했다. 같은 연구소의 후속 연구는 피실험자들에게 벤치 프레스 수행 중 그 근육을 1RM[128]의 50%로 시각화하라는 지시를 받은 후 대흉근과 삼두근을 개별적인 표적으로 삼을 수 있다는 것을 보여주었다. 흥미롭게도, 하중을 1RM의 80%로 증가시켰을 때 효과의 크기는 상당히 줄어들었다. 이것은 더 무거운 하중을 가지고 훈련할 때 증가하는 힘 요구로 인해 단순히 하중을 들어 올리는 것에 유리하게 작용하는 근육에 집중하는 능력이 변화하기 때문일 수 있다. 그 의미는 내부 집중을 사용할 때의 근비대 관련 이점이 매우 무거운 부하로 훈련할 때 약화되거나 무효화될 수 있다는 것이다. 복부,[20, 35, 68] 대둔근,[81] 팔꿈치 굴곡[86, 137]을 포함한 다른 근육에서도 내적 집중을 통한 근육 활성화 능력을 보여주었다. 이 연구 결과는 주어진 근육을 목표로 하기 위해 내부 집중을 사용하는 것에 대한 강력한 근거를 제공한다.

논리적인 문제는 근육의 활성화를 증가시키는 것이 근육의 성장을 증가시키는 것으로 해석할 수 있는가 하는 것이다. 비록 이 주제에 대한 연구는 제한되어 있지만, 몇몇 증거들은 이것이 사실이라고 시사한다. Wakahara와 연구자들[138]은 그 주제를 조사하기 위해 두 가지 실험을 실시했다. 첫 번째 실험에서 근육 활성화는 훈련되지 않은 12명의 남성이 라잉 트라이셉스 익스텐션 운동을 8회 반복 5세트 하는 동안 T2-가중 자기공명영상촬영(MRI)으로 평가하였다. 그 결과는 상완삼두근의 활성화가 근육의 근위부와 중간 부분에서 원위부에 비해 현저하게 더 높았다는 것을 보여주었다. 두 번째 실험에서 12명의 추가 피험자는 12주에 걸쳐 일주일에 3일 동안 연구의 첫 번째 실험에서 사용된 것과 동일한 방법을 수행했다. 이 연구의 결론에 따르면, 근육 단면적의 증가는 운동 수행 중 가장 활성화되는 특정 부위에 해당된다. 같은 연구소의 후속 연구는 상완삼두근[139]에 대한 대체 운동을 이용한 유사한 연구 결과를 보고했다. 비록 피실험자들이 특정한 주의를 기울이지 않았지만, 그럼에도 불구하고, 그 발견은

주의 집중과 근비대 (계속)

더 큰 활성화가 근육량의 더 큰 증가로 이어질 수 있다는 것을 보여준다.

우리 연구소는 현재까지 주의력이 근비대[120]에 미치는 영향을 직접 조사하기 위한 유일한 연구를 실시했다. 훈련받지 않은 30명의 남성들은 내부 집중(즉, 근육에 집중)이나 외부 집중(즉, 리프트의 결과에 집중)을 이용하여 바이셉스 컬과 레그 익스텐션 동작을 무작위로 수행하도록 했다. 두 그룹 모두 연습 당 8~12회 4세트를 실시했고, 훈련은 주 3일씩 진행됐다. 8주 후, 내부 집중 그룹은 외부 집중을 채택한 그룹에 비해 팔꿈치 굴곡근 두께가 현저하게 증가하였다(각각 12.4% vs. 6.9%). 그러나 두 그룹 모두 대퇴사두근 성장에서 비슷한 증가를 달성했다. 비록 추측할 수 있지만, 근육 그룹 간의 불일치는 대부분의 사람들이 두 팔의 정신-근육 연결을 발달시키는 것이 더 쉽다고 생각하는데, 왜냐하면 팔은 손재주가 필요한 동작에 사용되기 때문에 뇌에 의해 조정된 미세한 운동 조절을 더 많이 하기 때문이다. 반면에 하체는 주로 보행에 사용되며, 이러한 전체적인 움직임 패턴을 수행하는 데 있어서 덜 의식적인 사고를 필요로 한다.

전체적으로 근육 활성화 증가와 활성화 부위에서 부위별 근비대가 나타나는 것을 결합한 결과는 근육 발달을 극대화하기 위한 내부 주의력 집중이 최선의 접근법임을 시사하는 것 같다. 지금까지 주제를 직접 조사한 유일한 연구는 그러한 접근법에 대한 추가적인 지원을 제공한다. 많은 체육관에서 유래한 보디빌딩의 교칙이 의심스러운 관행이기는 하지만, 운동 수행 중에 정신-근육 연계를 발달시키고 그것을 사용하는 것에 대한 근비대 이점의 주장들은 장점이 있는 것처럼 보인다.

운동 선택 전략

적절한 운동을 선택하는 것은 전신 근비대를 최대화하는 중요한 요인이다. 예를 들어, 어떤 근육은 움직임 패턴에 대한 영향력을 향상시키는 여러 개의 부착력을 가지고 있다. 게다가 근섬유는 신경 근육으로 세분되는 경우가 많은데, 각각은 자신의 신경분지[144, 148]에 의해 내장이 된다. 기능적으로 독립된 근육분절은 복잡한 운동 작업 중 최적의 효율을 위해 인간의 움직임을 미세 조정하는 중추신경계의 능력을 촉진한다.[143] 중요한 것은 이러한 근육 간 및 근육 내 구조적 차이가 다양한 운동을 이용한 근비대 위주의 훈련에 대해 다원적이고 다각적 접근 방식을 채택할 필요성을 강화시킨다. 최대 근비대는 수행된 운동을 체계적으로 변화시키고 목표된 근육질의 모든 측면을 완전하게 작용해야만 성취할 수 있다. 이 장에서는 각 주요 근육군에서 근비대를 최대화하기 위해 이러한 전략을 사용하는 방법을 설명한다.

KEY POINT

최대 근비대는 수행된 운동을 체계적으로 변화시키고 목표 근육계의 모든 측면을 완전하게 작용시키며, 관련된 각도와 면을 변화시키고, 다중 관절 및 단일 관절 운동을 모두 사용함으로써 가장 잘 달성할 수 있다.

실제 적용

다중 관절 운동 vs. 단일 관절 운동에서 운동량 계산하는 방법

근비대에 대한 저항성 운동량 권장 사항은 일반적으로 근육 그룹당 일주일에 수행되는 세트 수(즉, 세트 운동량)를 정량화하기 위해 노력하는 메타 분석 데이터를 기반으로 한다. 그러나 다중 관절 vs. 단일

다중 관절 운동 vs. 단일 관절 운동에서 운동량 계산하는 방법 (계속)

관절 운동 중 볼륨을 어떻게 설명할지를 결정할 때 난관이 발생한다. 이러한 움직임에서 작용 근육은 주동근(운동 수행의 주된 근육), 협력근(운동 수행의 주동근과 동시에 수축하는 2차 근육), 자세 안정을 유지하기 위해 등척성으로 수축하여 안정화하는 등의 역할을 할 수 있다.

최근 주제에 대한 메타 분석은 다중 관절 운동[119] 중 운동량 계산 시 주동근과 협력근 모두 동일하게 처리했다. 따라서 상완삼두근의 근비대를 판정하기 위해 벤치 프레스(단일 관절 운동)와 삼두근 푸시다운(단일 관절 운동) 세트가 1:1로 계산되었다. 랫풀다운(단일 관절 운동)과 암 컬(다중 관절 운동) 시 상완이두근, 레그 프레스(다중 관절 운동) 및 레그 익스텐션(다중 관절 운동) 시 사두근에 대해서도 같은 원리가 적용됐다. 이 접근 방식은 다중 관절 및 단일 관절 운동의 수행이 근육의 크기[54]를 비슷하게 증가시킨다고 결론 내린 최근의 검토 결과에 의해 정당화되었다.

그러나 다중 관절 운동이 협력근에서 상당한 근비대를 촉진시킬 수 있다는 것은 분명하지만, 이러한 움직임 동안 이들의 자극 정도는 여전히 의문이다. 근육 활성화는 길이-장력 관계, 근육 모멘트 암, 운동 볼륨을 포함한 다양한 생체역학 요소들에 의해 영향을 받는다(즉, 복잡한 운동 업무를 효율적으로 수행하기 위한 독특한 해결책을 결정하려는 신체의 시도). 이러한 변인의 상호 작용은 운동과 개인 간에 어느 정도 차이가 있어 복잡하다. 그러나 이러한 다양한 생체역학 요인을 특정 근육이나 근육의 일부를 보다 유리하게 작용하도록 변경하는 능력을 고려한다면(더 자세한 설명은 이 장의 생체역학 장을 참조), 단일관절 운동이 적어도 특정 운동과 특정 조건에서 다중관절 운동에 비해 더 큰 근비대를 유도할 수 있다는 것은 논리적으로 보인다(특정한 조건에서의 최소한의 관절 움직임과 연습 과정).

수많은 근전도 검사 연구는 다중 관절 운동과 단일 관절 운동 사이의 근육 활성화의 차이를 보고하였다. 예를 들어, 햄스트링을 대상으로 하는 단일 관절 운동(예: 다리 컬, 스티프-레그 데드리프트)은 다중 관절 하체 운동(예: 스쿼트, 레그 프레스)[5,150]보다 훨씬 큰 EMG 진폭을 나타낸다. 사두근과 관련하여, 연구는 바벨 스쿼트 및 레그 프레스[5,44]와 같은 다중 관절 운동보다 단일 관절 운동인 니 익스텐션 운동 중 대퇴직근에 대한 EMG 진폭이 더 높다는 것을 보여준다. 다중 관절 운동 중 근육 간 근육 활성화의 불일치가 상체 근육에 나타나며 주제에 대한 추가적인 통찰력을 제공하고 있다. 벤치 프레스 수행 시 대흉근의 활성화는,[27,108] 상완삼두근의 두 배이고, 상완이두근의 EMG 진폭은 랫풀다운 및 시티드 로우 운동에서 광배근의 진폭보다 낮다.[79,82] 일부 증거가 근육 활성화와 근비대 향상[138~140]의 상관관계를 나타내긴 하지만 상관관계 데이터에서 인과관계를 추론할 수 없으며, 향후 근비대 변화를 예측하는 데 있어 EMG의 효능은 아직 결정되지 않은 상태라는 점에 유의해야 한다.

이 주제에 대한 장기간 연구는 다소 모호하다. 일부 연구에서는 다중 관절 운동과 비교했을 때 단일 관절의 잠재적 우월성을 보여주고,[12,13,85] 다른 연구는 명백한 차이를 보이지 않는다.[11,14,37,52,53] 더 혼란스러운 문제들은 많은 연구들이 근육의 둘레를 측정하는 방법에 의해 근육량을 측정했는데, 이것은 근비대 변화를 예측하는 제한된 능력을 나타낸다. 제4장에서 논의한 바와 같이, 단일 관절 운동이 근육 성장을 최대화하는 데 추가적인 이점을 제공한다는 것을 제안하는 것 같다. 특별한 이점은 특정 근육의 개별적은 목표를 대상으로 하는 것과 관련이 있는 것으로 보인다(발표되지 않은 결과). 현재의 연구는 팔꿈치 굴곡근과 신전근에만 국한된다는 점이 지적되어야 한다. 하체 근육 발달에 대한 단일 관절과 다중 관절 운동의 효과를 비교하는 연구가 부족하기 때문에 이 근육 조직에 대해 강한 추론을 이끌어낼 수 없다.

최근 검토[121]에서 지적한 바와 같이, 실무자들은 단일 및 다중 관절 운동에 대한 세트 및 운동량 처방을 1:1로 검토한 다음, 논리적인 근거와 개인적 전문 지식을 활용하여 훈련 프로그램 설계를 지도함으로써 최상의 서비스가 제공된다. 운동 처방을 할 때, 운동의 생체역학적 측면과 생리학적 측면은 목표 근육의 적용된 해부학적 구조에 따라 고려되어야 하며, 이는 개인의 필요와 능력에 일치해야 한다.

등

등 근육은 세 가지 운동면에서 모두 단련되는 것으로 이점을 얻는다. 특히 관상면과 시상면은 근육 발달을 최적화하기 위해 이용되어야 한다. 광배근은 관상면에서 수행되는 어깨 내전에 의해 최대의 자극을 받는다. 오버그립을 이용한 풀업과 랫풀다운 운동은 광배근[82,154]을 공략하는 데 탁월하다. 그립 폭의 변화는 근육 활성화에 있어 작은 차이를 보이지만, 이러한 위치를 어깨너비에서 두 배 거리로 변화시키면 근육[6]을 완전히 자극하는 데 도움이 될 수 있다.

등 중간 근육(중간 승모근 및 능형근)은 시상면 운동(예: 밴트오버 로우와 시티드 로우)을 사용하여 가장 잘 활성화시킬 수 있다. 뉴트럴 그립은 상완이두근 활성화를 감소시키며, 이는 등 근육이 더 많은 양의 작업을 수행할 수 있게 한다. 논리적 근거에도 불구하고 로잉 동작 중 견갑골을 능동적으로 수축시키는 데 추가적인 이점은 없는 것으로 보인다.[79]

광배근 발달을 위해 종종 풀오버와 같은 시상면의 단일 관절 어깨 신전 운동이 권장된다. 풀오버의 근육 활성화가 광배근보다 대흉근에 훨씬 유리하다는 증거가 있으며, 활성화 수준은 생성된 외부 힘 레버 암[87]에 따라 달라진다. 그러나 풀오버는 시작 위치에서 광배근에 큰 스트레칭을 가하며, 이는 근손상 증가 또는 부하 시 장시간 근육 스트레스에 관련된 기타 요인을 통해 성장을 강조할 수 있다. 따라서 움직임의 시작 단계를 강조하는 데 초점을 맞춘 풀오버는 근비대 지향적인 루틴에 유용한 도움이 될 수 있다.

가슴

대흉근은 수평 내전 운동을 이용하여 횡단면에서 최대 활성화된다. 다중 관절 운동(플랫, 인클라인, 디클라인 벤치 프레스)과 단일 관절 운동(플랫, 인클라인, 디클라인 체스트 프레스) 모두 가슴 근육을 발달시키기 위해 실행 가능한 선택이다. 누르는 동작은 더 무거운 하중을 사용할 수 있게 하며, 체스트 플라이는 상대적으로 보조자들을 배재한 상태에서 목표 근육에 더 큰 고립을 제공한다. 따라서 두 가지 유형의 운동이 결합하면 비록 이 가설에 대한 증거가 부족하긴 하지만, 근비대 반응을 최대화할 수 있다.

흉근들은 다양한 훈련 각도를 사용함으로써 이익을 얻을 수 있다. 흉골두는 평평하게 누운 운동(그림 8.4a)과 아래로 기울어진 운동(그림 8.4b)[55]을 수행하는 동안 가장 잘 겨냥되는 반면, 쇄골두는 몸통이 30~45°(그림 8.4c)[76,136]의 각도로 기울었을 때 중력 힘과 더 정렬된다. 손 간격도 가슴 근육 활성화에도 영향을 미친다. 그립이 좁으면 쇄골두[15]가 더 크게 활성화된다. 이는 좁은 그립이 팔꿈치를 몸통에 가깝게 하여 운동을 시상면 어깨 굴곡 운동으로 만들기 때문일 것이다. 덤벨 풀오버(그림 8.4d)와 같은 단일 관절의 오버헤드 어깨 신전 운동은 대흉근[87]의 흉골두를 실질적으로 활성화시켜 종합 훈련 프로그램에 추가될 수 있다.

가슴 훈련 중 토크 각도는 또한, 운동의 양식과 관련하여 고려되어야 한다. 바벨과 덤벨 운동은 초기에 대흉근에 많은 부하를 가하지만, 근육은 마지막 위치에서 점점 힘을 받지 못한다. 반면 케이블 플리와 많은 기계들은 관절가동범위 전체에 걸쳐 근육의 장력을 더 일정하게 할 수 있게 하고, 이것은 근육 자극과 가슴의 대사 스트레스를 강화시킨다. 따라서 다양한 양식의 채택은 근비대 적응에 유리할 것이다. 밴드나 체인을 추가하면 프리웨이트 운동에서 근력 곡선의 균형을 맞추는 데 도움이 될 수 있으며, 잠재적으로 그 효과를 높일 수 있다.[24,51]

어깨

삼각근은 각 해부학적 평면에서 작동하는 세 개의 뚜렷한 갈래로 분할된다. 앞쪽 갈래는 견관절 굴곡근이고 시상면 움직임(예: 앞쪽 상승), 중간 갈래는 외전근, 관상면(예: 측면 상승)을 목표로 하며, 뒤쪽 갈래는 수평외전근이고 횡단면 움직임(예: 리버스 숄더 플라이, 벤트오버 래터럴 레이즈)을 목표로 한다.[19] 연구에 따르면, 각각의 갈래는 최소한 7개의 분리된 근육 부분으로 세분화되어 있으며, 각각은 중추신경계에 의해 독립적으로 조정될 수 있는 잠재력을 가지고 있다.[143] 이러한 부분의 훈련과 관련된 영향은 명확하지 않다.

삼각근을 운동할 때도 어깨 회전을 고려해야 한다. 관상면 운동인 숄더 프레스는 일반적으로 삼각근의 중간 갈래를 목표로 하는 것으로 생각된다. 단, 운동 중 어깨 관절이 바깥으로 회전하기 때문에 앞쪽 갈래는 중력에 직접 반대되는 위치에 놓이게 되어 자극의 대부분을 받게 된다. 중간 및 후면 갈래는 실질적으로 덜 활동적이다.[19] 중간 갈래를 중력에 직접 맞설 수 있는 위치에 놓기 위해서는 내부 어깨 회전이 필요하며, 이는 자연스럽게 넓은 그립 업라이트 로우[90,113]에서 이루어진다. 마찬가지

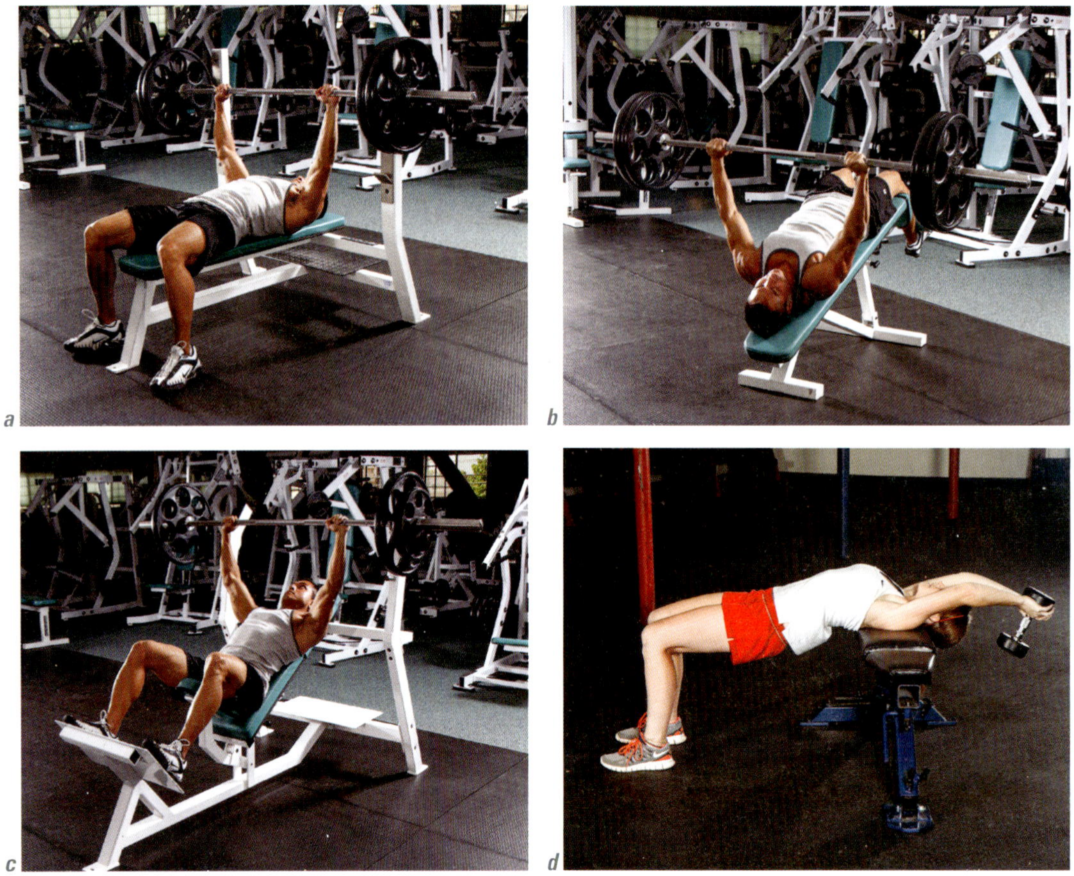

그림 8.4 다양한 훈련 각도에서 가슴을 겨냥한 운동. (a) 플랫 벤치 프레스, (b) 디클라인 벤치 프레스, (c) 인클라인 벤치 프레스, (d) 덤벨 풀오버

로 중간 삼각근의 최적 자극을 위해 래터럴 레이즈를 수행하는 동안 내부적으로 회전된 어깨(즉, 새끼손가락을 위쪽으로)를 유지해야 한다. 수평 외전근 운동 중 외부적으로 회전된 어깨 위치는 피험자 간에 기록되는 상당히 큰 개인 간 반응을 고려할 때 개인적 선호도가 가장 중요한 것으로 보이지만 후면 삼각근[115]을 가장 잘 목표로 하는 것으로 나타났다.

상완

팔꿈치는 경첩 관절이기 때문에 하나의 평면에서만 움직인다(시상). 팔꿈치에서 작용하는 근육은 누름, 당김, 젓기 등 다중 관절 상체 운동에 크게 관여된다. 단, 팔꿈치 굴곡근과 팔꿈치 신전근 모두 양관절(두 개의 관절을 가로지르는)의 근육을 포함하고 있다. 따라서 이러한 근육의 길이-장력 관계는 다중 관절 운동 시 최적이 아니다. 따라서 표적 단일 관절 운동은 더 강한 근육 수축과 그리고 더 큰 성장을 위한 잠재력을 제공한다.

팔꿈치 굴곡근과 관련하여, 상완이두근은 어깨와 팔꿈치 관절을 모두 가로지른다. 특히 긴 갈래는 어깨 굴곡근[80] 역할을 하므로 인체 뒤쪽으로 상완이 확장되는 운동(예: 경사 이두근 컬, 그림 8.5a)에서 최대 활동성을 발휘한다. 장두는 또한, 상완골 외전의 역할을 한다. 따라서 단두는 이 위치[59]에서 장두가 다소 능동적으로 부족하기 때문에 90° 까지 외전되는 운동을 수행함으로써 표적이 될 수 있다. 이두근이 강력한 요골 회외근임을 감안하여 손을 중립(예: 해머 컬, 그림 8.5b) 또는 내전(예: 리버스 컬, 그림 8.5c)하여 이두근 참여를 적극적으로 불충분하게 하고, 각각 상완의 굴곡근과 신전근 작용을 점진적으로 증가시킨다.

팔꿈치 신전근에 관해서, 상완삼두근의 장두는 어깨가 약 180°[77]로 구부러졌을 때 최적의 길이-장력 관계를 가지는데, 이는 근육질의 이러한 측면이 상완골이 머리 위에 있는 운동(예: 삼두근 신전) 시 가장 활발하다는 것을 의미한다. 반대로 내/측두는 삼두근 푸시다운과 같

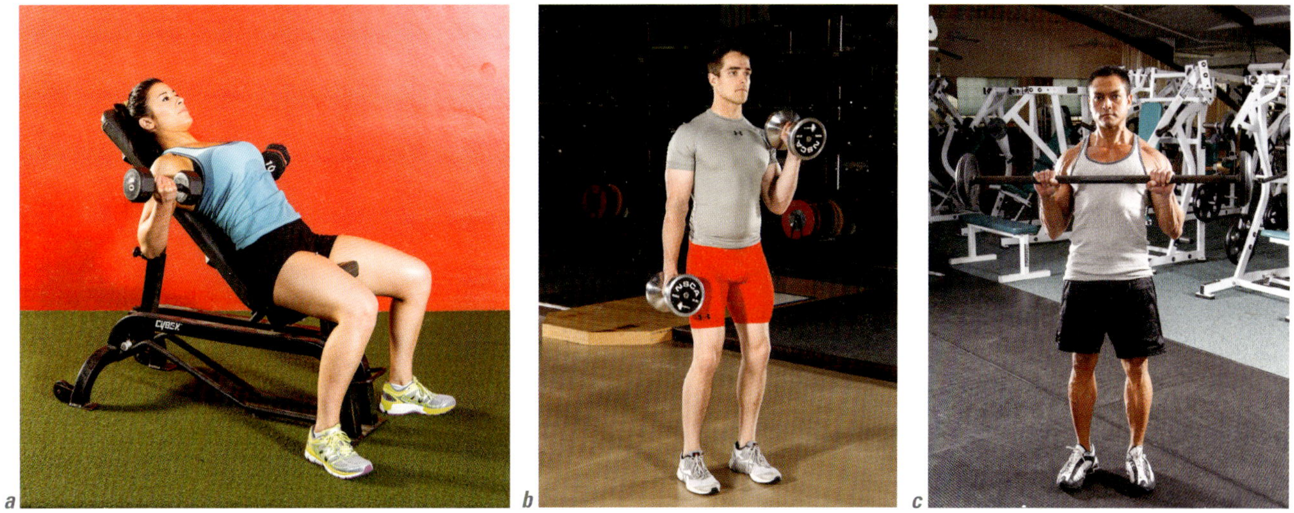

그림 8.5 팔꿈치 굴곡근을 목표로 하는 운동. (a) 인클라인 바이셉스 컬, (b) 해머 컬, (c) 리버스 컬

은 동작 중에 더 활동적이며, 이때 상완이 측면[139]에 고정된다. 이렇게 하면 장두가 덜 활동적이게 되어 다른 근육들이 더 많은 양의 작업을 수행하게 된다. 적용된 이론은 Stasinaki와 연구자들[130]의 연구 결과가 어느 정도 뒷받침하고 있는데, 연구자들은 상완 삼두 장두(머리 위 삼두 연장)와 단두(삼두 푸시다운) 운동에서 훈련되지 않은 피험자들을 비교했다. 6주간의 훈련 후 삼두근 장두의 성장에 통계적으로 유의한 차이는 관찰되지 않았지만, 근육 두께(15% vs. 10%)와 단면적(16~25% vs. 14~17%)에 대해 오버헤드 신전을 사용한 집단에 이득이 있었다. Wakahara와 연구자들[138, 139]의 두 번의 별도 실험은 그 개념을 더욱 뒷받침해준다. 한 연구[139]에서 클로즈-그립 벤치 프레스를 사용한 12주간의 훈련은 삼두근(내측 및 외측두에 해당)의 중간 부위에서 근위부(삼두근의 장두에 해당)에 비해 현저하게 큰 근비대를 유발했다. 다른 연구에서는 라잉 트라이셉스 익스텐션[138]을 12주 동안 수행한 후 원위부 및 중간 지점에 비해 근위부(장두)에서 더 큰 근비대가 관찰되었다.

엉덩이

둔근은 엉덩이의 주요 근육군을 이루고 있으며 대둔근, 중둔근, 소둔근을 포함한다. 둔근은 세 개의 이동 면 모두에서 기능하지만, 특히 수평면과 관상면에서 기능한다. 스쿼트, 런지, 레그 프레스 등 하체를 위한 시상면 다중 관절 운동은 대둔근을 많이 수반한다. 넓은 자세는 대둔근[95, 100]의 활성화를 증가시키며, 근육 활동이 가장 큰 것은 어깨너비[91]의 140%에서 발생한다. 그러나 이러한 운동에서 최대 고관절 신전 토크는 고관절이 구부러질 때 발생한다. 토크는 확장 중에 점진적으로 감소하며 운동 종료 시 최소로 감소한다. 이것은 고관절 신전[149]의 끝 범위에서 일어나는 대둔근의 최대 활성화에 반하는 것이다. 실제로 EMG 데이터는 힙 쓰러스트가 스쿼트[34]에 비해 대둔근의 활성화를 훨씬 더 크게 생성한다는 것을 보여준다. 또한, 엉덩이와 무릎에 협응하여 움직이는 동안 대퇴사두근의 세 가지 근육(외측광근, 중간광근, 내측광근)의 활성화가 강화되기는 하지만[152] 대둔근의 활동은 감소한다. 따라서 다중 관절의 하체 운동은 길어진 자세에서 최대 활성화가 일어나기 때문에 대둔근의 근육 손상을 유도하는 네 최대가 될 수 있는 반면 힙 쓰러스트와 같은 운동은 기계적 장력을 최적화하는 데 최선이 될 수 있다. 실제로 대둔근은 깊고 얕은 스쿼트를 할 때 최적으로 발달하는데, 이는 근육 손상이 더 많이 발생하는 길어진 자세[75]에 해당한다.

단일 관절 고관절 신전 운동은 또한, 대둔근의 최대 발달을 위해 통합되어야 한다. 근비대를 지배하는 메커니즘의 스펙트럼을 커버하기 위해 세 길이의 강조된 힙 움직임의 조합[33]을 포함하는 것은 물론 근육 조직[123]의 상하 분할 모두를 목표로 하는 것이 가장 좋다.

중둔근과 소둔근의 주된 작용은 허벅지를 외전하는 것이다. 따라서 케이블 힙 사이드 레이즈와 같은 관상면

외전 움직임은 이러한 근육을 목표로 해야 한다. 중둔근과 소둔근도 운동 중 활발한 외회전[26]의 혜택을 받는다.

대퇴전면

대퇴사두근은 주요한 무릎 신전근이므로 다중 관절과 단일 관절 하체 움직임의 이점을 모두 누릴 수 있다. 다중 관절 하체 운동(예: 스쿼트)은 넓은 근육에서 더 큰 활성화를 이끌어내는 반면, 무릎 신전은 대퇴직근[42, 45]을 목표로 하는 것으로 밝혀졌다. 이러한 결과는 다중 관절 하체 운동이 깊은 무릎 굴곡 시 대퇴사두근을 최대한 활성화시키는 반면 열린 사슬 무릎 신전 시 활성화는 전체 신전(145개)에서 가장 크다는 연구 결과와 일치한다. 또한, 고립된 다리 신전 훈련[43]을 사용하는 종단적 연구와 달리, 스쿼트 전용 훈련은 대퇴직근 근비대[75]에 현저한 증가를 보여주지 못했다. 이 연구 결과를 종합하면 운동 간의 시너지를 시사하는데, 운동 간의 시너지를 통해 다양한 근육 길이에서 최대 활성화를 달성할 수 있다.

하체 다중 관절 운동 사이의 근육 활성화의 차이는 근비대에 영향을 미칠 수 있다. 예를 들어, 백 스쿼트와 레그 프레스는 개별 대퇴사두근[5]의 서로 다른 활성화를 보여준다. 유사한 발견이 스쿼트의 변형에서 입증되었는데, 프론트 스쿼트는 백 스쿼트[153]보다 내측광근의 활성화가 더 큰 것으로 나타났다. 근육 활성화가 반드시 더 큰 근육 성장으로 이어지는 것은 아니지만, 훈련 주기 동안 회전하는 하체 다중 관절 운동은 운동량 균등 기준[48]으로 동일한 운동을 하는 것에 비해 대칭적인 대퇴사두근 발달을 촉진하는 것으로 보인다.

다중 관절 하체 운동 중 자세 폭은 대퇴사두근[91]의 근육 활동에 영향을 주지 않으며, 발 위치(즉, 경골 회전)를 30° 안쪽 회전에서 80° 바깥쪽 회전[64, 95]으로 변경하지 않는다. 반면에, 발 위치는 열린 사슬 단일 관절 운동에서 대퇴사두근 활동에 영향을 주고, 외부적으로 회전된 위치가 대퇴직근[125]의 더 큰 활성화를 이끌어낸다는 증거가 있다. 그러나 경골의 극한 회전은 정상적인 슬개골 움직임을 변화시킬 수 있고 바람직하지 않은 순간에 내반슬이나 외반슬을 잠재적으로 유발할 수 있다는 점을 고려할 때, 대퇴사두근의 측면을 목표로 하기 위해 발 위치를 변경하는 실질적인 가치는 여전히 의문이다. 비록 일부 증거가 더 넓은 자세, 특히 스모 스타일은 더 큰 내전근 활성화를 이끌어낼 수 있다는 것을 나타내지만, 이러한 발견은 보편적인 것[100]은 아니다.

대퇴후면

햄스트링은 두 개의 관절 근육 복합체다. 반막양근, 반건양근, 그리고 대퇴이두근의 장두는 고관절과 무릎 굴곡을 모두 수행한다. 대퇴이두근의 단두는 무릎 관절만을 가로지르고 따라서 순전히 무릎 굴곡근이다. 일반적인 생각과는 달리, 햄스트링은 다중 관절 하체 운동 중 적당히만 활동하며, 단일 관절 운동으로 EMG 활동량의 약 절반[145, 150]을 생성한다. 이것은 햄스트링이 엉덩이에서 짧아지고 있을 때 무릎에서 길어지며, 그 반대도 마찬가지인 것이다. 따라서 햄스트링의 길이는 성능 전반에 걸쳐 상당히 일정하게 유지되어 힘의 출력이 제한된다. 이러한 결과에 따라, 햄스트링의 근비대는 정기적인 스쿼트 운동[17, 75, 142] 이후 미미하여, 길이-장력 관계의 발달의 중요성을 강화한다.

햄스트링을 완전히 자극하기 위해서는 단일 관절 운동이 필요하다. 고관절 신전(예: 스티프 레그 데드리프트, 굿모닝)과 무릎 굴곡(예: 라잉 레그 컬)을 포함하는 운동은 실행 가능한 선택이다. Zevis와 연구자들[156]은 루마니안 데드리프트(고관절 신전 운동)가 반건양근을, 라잉 레그 컬(무릎 굴곡 운동)은 대퇴이두근을 대상으로 한다는 사실을 알아냈다. 더욱이 무릎 굴곡 운동이 근위부와 원위부 구획(141개) 사이에 기능적 차이가 존재한다는 연구 결과와 일치하여 햄스트링의 아래쪽 부분을 더욱 활성화(118개)한다는 증거가 있다. 따라서 최적의 근육 발달을 위해 두 가지 유형의 움직임이 모두 포함되어야 한다. 개별 햄스트링 근육은 고관절 신전 운동(닫힌 사슬)과 무릎 굴곡 운동(열린 사슬) 중 발 위치를 변경함으로써 추가로 목표를 지정할 수 있다. 발의 내측 회전은 반건양근과 반막양근을 목표로 하고, 외측 회전은 대퇴이두근[83]을 선호한다.

하퇴부

비복근과 가자미근은(통칭 하퇴삼두) 발목 관절의 주요 족저 굴곡근으로 종아리 부위의 근육 질량의 대부분을 차지한다. 비복근은 원위 대퇴골에서 기시하고 아킬레스건과 결합하여 종골에 부착되는 두 개의 관절을 지나는 근육이다. 발목에서는 비복근이 족저 굴곡근 역할을 하는 반면, 무릎에서는 굴곡 시 햄스트링을 돕는다. 따라서 다리를 편 상태의 족저 굴곡 운동(예: 스탠딩 캘프 레이즈)은 비복근을 최대로 늘려놓고 힘의 출력[62]을 최대화한다. 또는 다리를 굽힌 상태의 족저 굴곡 운동(예: 시티드 캘프 레이즈)을 하면 비복근을 저활성화시키게 되며, 단일 관절인 가자미근이 작업 대부분을 차지할 수 있게 한다.[62] 또한, 발 위치가 종아리 근육 활성화에 영향을 줄 수 있다는 증거가 있다. 발을 안쪽으로 돌리는 것은 비복근의 측두를 겨냥하는 반면, 발을 바깥쪽으로 돌리는 것은 비복근의 내측두를 목표로 하는데,[28,88,107] 근육 활동에 대한 이 전략의 전반적인 효과는 비교적 미미하고 근비대 관점에서는 실질적으로 의미가 의심스럽다.

복근

복직근은 척추 굴곡의 수행을 담당하는 주요 근육이다. 그것은 흉골 바로 밑에서 치골의 맨 위 지점까지 뻗어 있다. 복직근은 단 하나의 근육 막 대신 나눔힘줄에 의해 분할된다. 이 결합조직의 섬유질 띠는 근육을 뚜렷한 부분으로 분리시켜 잘 발달하면 복부에 소위 '식스팩'의 외모를 갖게 한다.

척추 굴곡에서 그것의 역할을 고려할 때, 크런치의 변화는 복직근을 역동적으로 작용하기 위한 실행 가능한 선택 사항이다. 다소 추측이긴 하지만 전통적 크런치 변형을 행하여 상복부를 겨냥하고 역 크런치 변형을 행하여 근육의 하부 측면을 발달시키는 데에는 확실한 근거가 있다. 이 가설은 복직근의 해부학적 설계와 일치한다. 나눔힘줄은 근육의 어느 정도의 기능적 독립성을 보여줄 뿐만 아니라, 그 상 · 하면은 하부 6개 또는 7개 흉부신경[56]의 복부 가지에 의해 분할되어 선택적 활성화를 위한 추가적인 메커니즘을 제공한다. 실제로 프로테니스 선수들은 복직근의 지배적인 면, 특히 더 원위적인 면에 비해 비지배적인 면에서 더 큰 근비대를 보여주는데, 이는 인간이 운동 수행 중에 복직근의 양쪽은 물론 각 근육의 상하부까지 차등적으로 구성할 수 있음을 보여준다.[110]

하복부 근육 활성화를 위한 역방향 크런치 변형의 능력을 연구하는 근전도 연구는 상반된 결과를 낳았다. 일부 연구에서는 유익한 효과[41,111,146]를 관찰하고 있으며, 다른 연구에서는 부위 간 활성화[30,46,78]에서 유의미한 차이를 발견하지 못했다. 불일치에 대한 잠재적인 설명은 운동을 수행하는 동안 골반을 배꼽(골반후방경사) 쪽으로 끌어 올려서 골반을 의식적으로 뒤로 기울이는 것에 따라 이점이 좌우될 수 있다는 것이다. 이는 Sarti와 연구자들[111]에 의해 입증되었는데, 그들은 복부 하부의 활성화가 리버스 크런치 동안 골반후방경사의 적절한 수행을 시작하는 참가자들의 능력에 의해 선행된다는 것을 발견했다. 일부 전문가들은 척추 굴곡 운동을 하는 것이 디스크[92]에 해롭다고 경고했지만, 척추 관련 질환이 없는 사람들은 그러한 주장을 지지하지 않는다.[32]

내외복사근은 척추 굴곡에서 복직근을 돕는다. 그러나 내외복사근은 또한, 척추의 회전과 측면의 굴곡 모두를 담당하는 주요 근육이다. 따라서 측면 굴곡의 변형과 회전 운동과 같은 운동을 포함하는 것은 그것들의 발달을 최적화하는 데 도움이 될 수 있다.

등척성 운동도 복부 부위를 발달시킬 수 있다. 플랭크와 브릿지 동작은 부가적인 복부 자극을 제공할 수 있는 방식으로 근육 조직을 정적으로 작동시킨다. 그러나 이러한 동작은 일반적으로 체중에 따라 수행되기 때문에 개인의 능력에 따라 자기 한계를 가질 수 있다. 잘 훈련된 사람들이 이러한 운동을 이용하여 복근에 과부하를 주는 것은 어려울 수 있다. 이익을 얻기 위해서는 수행 측면을 수정하여 점진적으로 움직임을 보다 난이도 있게 만들 필요가 있다. 예를 들어, 플랭크는 팔꿈치를 귀 쪽 방향으로 움직이고 골반 후방으로 기울이는 방법으로 수정할 수 있다. 이것은 복직근과 복사근의 활성화를 현저하게 증가시킨다.

주기화

근비대 중심의 저항성 훈련 프로그램 설계는 주기적 접근[63]에서 유리하다고 생각된다. 간단히 말해서, 주기화의 목표는 주어진 체력 요소를 시간 경과에 따라 최적화하는 것이다. 이것은 프로그램 변인을 조작하여 목표 결과에 일관적인 개선을 만드는 동시에 정체기나 침체기의 가능성을 최소화함으로써 달성된다.

주기화는 Selye의 일반적응증후군(GAS) 이론[36]에 기초하고 있는데, 이 이론은 신체가 스트레스에 대해 3단계의 반응(경계, 저항, 소진)을 겪는 것을 보여준다(그림 8.6).[124] GAS 이론이 적용된 예는 바이러스에 대한 신체의 반응이다. 처음에 바이러스에 노출되면 스트레스 요인에 대항하기 위해 면역 체계가 동원되는 경계 반응을 일으킨다. 면역 방어력이 충분히 강하면 바이러스는 진압되고 인체는 후속 노출에 대한 내성이 생긴다. 그러나 바이러스가 면역 반응을 압도하면 건강은 계속 나빠지고 중병이나 심지어 죽음으로 이어진다.

격렬한 육체적 활동이 강력한 스트레스 요인이라는 점을 감안할 때, GAS 이론은 운동과 관련이 있다. 엄격

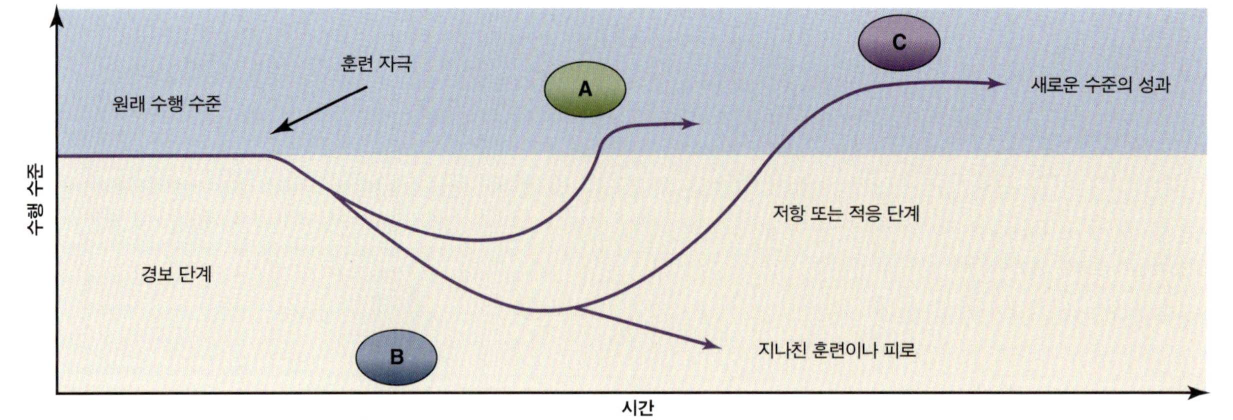

그림 8.6 Selye의 일반적인 적응 증후군 이론의 예시.
A: 일반적인 훈련, B: 과훈련, C: 초과 도달 또는 초과 보상.

Adapted by permission from A.C. Fry, "The Role of Training Intensity in Resistance Exercise Overtraining and Overreaching," in *Overtraining in Sport*, edited by R.B. Kreider, A.C. Fry, and M.L. O'Toole (Champaign, IL: Human Kinetics, 1998), 114.

한 저항성 훈련의 수행은 궁극적으로 단백질 합성과 기타 아나볼릭 과정의 증가를 초래하는 신체의 경계 반응을 개시한다. 이상적인 상황에서 운동 스트레스는 근육 단백질을 더 많이 주입시키는 초과 회복 반응을 일으키기에 충분하다. 적용된 스트레스가 점진적으로 신경근육계에 충분히 자극이 되지 않으면 정체가 뒤따르며 더 이상의 성장 증가는 일어나지 않는다. 또는 신체의 회복 과정에 대한 스트레스가 반복적으로 너무 크면 반응이 좋지 않아 과훈련 상태로 이어진다. 스트레스 요인 반응에서 개인 간 큰 변인이 있는 반면, 시간이 지남에 따라 지속적으로 작용하는 높은 수준의 스트레스는 면역 체계, 운동 조정, 인지, 기분, 신진대사, 호르몬 기능[69]을 하향 조절하여 근육 적응에 해로운 영향을 미친다는 것이 새롭게 나타나는 증거다. 비기능적 과훈련의 부정적인 결과를 피하고 지속적인 성장 증가를 보장하기 위해, 리프터들은 시간 경과에 따른 연습 프로그램을 주기화함으로써 이익을 얻을 수 있다.[8,155]

주기화 모델

저항성 훈련에 대한 근육 적응을 극대화하기 위해 일련의 주기화 모델이 제안되었다. 이 모델들 중 3개(전통적인 선형 주기화, 비선형(기복) 주기화, 역주기화)는 근비대에 대한 효과와 관련하여 연구되었다. 이 장에서는 이러한 각 모델에 대한 연구의 개요를 제공한다.

주기화는 정해진 훈련 체계가 아니라 개념이라는 점에 유의해야 한다. 따라서 한 개인의 고유한 요구와 능력에 기초하여 주기별 프로그램을 구성하는 방법은 사실상 무제한이다. 모든 훈련 변인을 조작할 수 있고, 조작 조합이 가능한 과잉을 감안할 때, 연구로부터 실질적인 추론을 이끌어낼 수 있는 능력은 제한적이다. 따라서 비록 주기화를 근비대의 극대화를 돕기 위한 전략으로 사용하는 논리가 존재하지만, 복수의 접근법은 여전히 실행 가능한 옵션으로 남아 있다.

전통적인 선형 주기화

주기화의 기원은 1950년대로 거슬러 올라갈 수 있다. Matveyev는 선수들에게 올림픽 경기[131]를 준비하기 위한 전통적인 선형 주기화 모델을 개발한 공로를 널리 인정받고 있다. 선형 모델은 세 가지 기본 단계로 구성된다. 일반적으로 6개월에서 몇 년까지의 전체 훈련 기간을 포함하는 대주기, 매크로 사이클을 몇 주부터 몇 달까지 지속되는 최소 두 개의 소분류로 분할하는 중주기, 그리고 매일 훈련의 변화에 초점을 맞춘 주간 단계로 더 세분되는 소주기. 고전적인 선형 모델에서 강도와 운동량은 반비례 구조로 되어 있어 중주기가 운동량은 크고 강도가 낮은 시기에서 운동량과 강도가 높은 시기로 진행되게 된다. 일반적인 3단계 선형 중주기는 부하 강도가 1RM(10~20회 반복)의 60~75%인 근비대 또는 근지구력 단계, 또는 둘 다에서 시작된다. 다음은 부하 강도 범위가 1RM의 80~90%(4~8회 반복)인 강도 단계다. 마지막 중

실제 적용

하루 중 운동하기에 가장 좋은 시간이 있는가?

생체리듬이 일상 업무 수행에 영향을 미칠 수 있다는 것은 잘 연구되어 있다. 이것은 대부분의 성과 지향적 자질에 적용된다. 근력의 관점에서 볼 때, 운동 수행이 최고조에 이르는 시간(즉, 정점 시각)은 저녁 6시[58] 전후에 발생하는 것으로 보인다. 따라서 이러한 현상을 이용하기 위해 오후 늦게 저항성 훈련을 실시해야 한다는 제안이 제기되었다. 짐작컨대, 훈련 중에 강도 수준이 높을수록 기계적 긴장이 높아져 근육의 이득이 커져야 한다.

일부 급성 데이터는 알려진 강도 정점에 기초한 훈련의 개념을 뒷받침한다. 예를 들어, Burley와 연구자들[23]은 아침에 수행된 동일한 운동과 비교하여 저녁 저항성 운동에 대한 우수한 아나볼릭 반응을 관찰했다. 그러나 다른 연구에서는 이러한 연구 결과를 반박하여 아침에 수행된 저항성 훈련 후 p70[S6K] 인산화가 저녁 시간[122]과 유사한 증가세를 보였다. 중요한 것은, 이러한 연구들은 단 한 번의 연습에 대한 반응만 살펴봤을 뿐, 적응이 시간에 따라 장기적으로 어떻게 영향을 받을 수 있는지는 고려하지 않았다는 것이다.

Grgic과 연구자들[58]에 의한 메타 분석은 하루 중 시간이 장기간의 운동으로 인한 근비대에 영향을 미치는지를 확인하려고 했다. 일반적으로 갖고 있는 신념과 일치하는 결과는 개인들이 아침보다 저녁 시간에 더 큰 기준의 강도를 보이는 경향이 있음을 보여주었다. 그러나 조사 결과의 분석은 훈련을 아침에 일관되게 할 때, 이러한 차이는 심지어 저녁 훈련 동안 강도와 비슷해지는 것을 보여주었다. 즉, 사람들은 그들이 훈련하는 시간에 적응하고, 따라서 그들의 정점의 변화를 보게 된다. 이 결과는 외견상 하루 중 시간이 성과 관점에서 무관한 고려 사항임을 나타낸다. 시간이 지남에 따라, 기계적인 장력은 아침이나 저녁에 훈련하느냐에 의해 영향을 받지 않아야 한다.

강도 결과와 일관되게, 근비대 변화 분석은 훈련이 하루 중 이른 시간 또는 늦은 시간에 수행되는지에 관계없이 유사한 근육 크기 증가를 보여준다. 메타 분석을 위한 포함 기준을 충족시키는 11개 연구 중 5개 연구만이 근비대를 평가했다는 점이 인정되어야 한다. 따라서 현재의 연구가 주제에 대해 강력한 결론을 도출하기에 충분하지 않기 때문에 이러한 연구 결과를 해석할 때 주의를 기울여야 한다.

현재 증거의 총체성을 고려하면, 정점 개념에 근거해 맹목적으로 훈련하는 것은 잘못이다. 오히려 개인의 선호와 편의가 운동을 선택할 때 고려되어야 한다. 일반적으로, 처음에 주어진 시간에 훈련에 잘 반응하지 못하는 사람들은 그 시간에 일관적인 준수로 적응하고 능숙하게 될 것이다. 그렇기는 하지만 하루의 대체 시간에 훈련을 얼마나 오래 하느냐에 상관없이, 일부 개인들은 운동 일정의 변화에 잘 적응하지 못할 수도 있다. 따라서 사람들은 자신의 성과를 인식하고 그에 따라 조정해야 한다. 시간이 지남에 따라 성과가 저하될 경우 하루 중 시간은 고려되어야 할 한 요소가 될 것이다.

주기는 강도를 더욱 증가시켜 1RM(2~5회 반복)의 95%에 근접하거나 초과함으로써 강도와 힘에 초점을 맞춘다. 각각의 강도의 증가는 신경근육계에 대한 더 큰 스트레스를 수용하기 위해 그에 상응하는 훈련량 감소를 충족한다. 궁극적으로, 훈련 결과가 경쟁으로 전환되도록 사람은 최종 중주기의 마지막에 정점을 찍는다.

저항성 훈련 프로그램을 주기화하는 것이 근육 성장을 촉진하는지의 여부를 결정하기 위한 여러 연구가 수행되었고, 결과는 엇갈렸다. 최근 이 주제에 대한 체계적인 검토 결과, 주기적 저항성 훈련 프로그램의 근비대 변화와 비주기적인 저항성 훈련 프로그램을 비교한 12개 연구가 확인되었다. 여러 문헌들을 고려한 후, 근육량 증가를 유도하기 위한 주기화 전략 훈련은 명확한 이점이 나타나지 않았다. 그러나 주기화에 대한 증거 기반 결론을 도출하려고 할 때, 주제에 대한 현재 연구의 몇 가지 중요한 한계에 주목하는 것이 중요하다.

첫째로, 대부분의 주기화 연구는 훈련되지 않은 개인들을 대상으로 수행되어 왔으며, 포함된 연구 중 단 2개만이 이전의 저항성 훈련 경험을 가진 피실험자들을 포함한다. 이는 훈련 초기 단계의 적응이 주로 모집, 속도, 코딩 및 근육 내, 근육 간 동기화에 있어 신경학적 개선을 지향하기 때문에 문제가 있다. 만약 그렇다면, 경험이 없는 대상자들은 운동 수행을 위한 더 나은 내인성 운동 패턴을 위해 첫 달이나 두 달 동안 같은 방법을 꾸준히 수행함으로써 이익을 얻을 수 있을 것이다. 개인이 리프팅 기술에 숙련된 후에야 체계적으로 변인을 조작하는 잠재적인 이익이 있을 것이다. 이 점과 일관되게, De Souza와 연구자들[39]은 훈련되지 않은 피험자들은 유사하게 주기화 또는 비주기화 방법에 참여한 첫 6주 동안 대퇴사두근 단면적을 증가시켰다는 것을 발견했다. 그러나 각각의 프로그램에서 6주간의 추가 훈련을 받은 후, 오직 주기화된 방법을 수행한 그룹만이 계속해서 근비대의 이득을 실현했다.

마찬가지로, 대부분의 주기화 연구의 기간은 상대적으로 짧고 일반적으로 최대 12주까지 지속된다. 과도한 훈련이 더 긴 기간에 걸쳐 나타나는 경향이 있다는 점을 고려할 때, 대부분의 연구는 단순히 주기화가 근비대 결과에 미치는 영향을 조사하도록 적절하게 설계되지 않았다. 현재까지 가장 긴 기간 동안 진행된 연구에서 Kraemer와 연구자들[73]은 9개월 동안 비주기 저항성 훈련 프로그램(3.3 vs. 1.6kg 또는 7.2 vs. 3.5lb)에 비해 주기화된 이후 여자 테니스 선수들이 훨씬 더 많은 양의 제지방량을 얻었다고 보고했다.

그러나 제지방량을 추정하기 위해 스킨폴드 방법을 사용했기 때문에 결과는 신중하게 보아야 한다. 이 주제에 대한 현재 연구의 또 다른 문제는 근비대를 평가하기 위한 간접적인 측정의 주요 사용이다. 포함 기준을 충족하는 12개 연구 중 단지 3개 연구만이 기준을 충족하는 부위별 측정 기법을 사용했다. 제3장에서 언급한 바와 같이, 부위별 측정 기법은 상대적으로 단기적인 훈련 연구에 걸쳐 발생하는 다소 미묘한 변화를 감지할 수 있는 더 큰 능력을 보여준다. 부위별 측정 기법(초음파)을 사용하여 저항성 훈련을 받은 개인의 근육 성장을 평가하기 위한 첫 번째 연구에서, 나의 연구실[114]은 모든 세션에 대해 8~12RM으로 세트를 수행하거나 무거운(3~5RM까지), 중간(8~12RM까지), 가벼운 것으로 부하를 가하는 8주 저항성 훈련 프로토콜에 대해 피험자를 무작위로 선정했고 세션은 매주 1회씩 교대로 수행된다. 근육 결과에서 통계적 차이는 발견되지 않았지만, 훈련 프로그램에 기복을 가했던 그룹은 사전 연구부터 사후 연구까지 이두근과 삼두근의 근육 두께 증가율이 다소 더 높았다. 이러한 변인에 대한 실질적인 의미는 여전히 의문이지만, 짧은 연구 기간은 이러한 방식으로 변인을 주기화함으로써 시간이 지남에 따라 더 큰 근비대의 이득이 실현될 가능성을 제기한다.

따라서 주제에 대한 연구가 모호하고 앞서 언급한 한계로 인해 혼동되지만, 문헌은 시간이 지남에 따라 체계적으로 변인을 조작하여 근비대 적응을 극대화할 수 있는 잠재적 이익을 제안하는 것 같다. 그리고 접근법의 논리적 근거는 근육의 형성을 목표로 주기화를 채택하는 것을 옹호한다. 더욱이, 상당한 증거는 주기화가 비주기적 접근법보다 강도 면에서 더 큰 이득을 도출한다는 것을 보여준다.[1,94,96,132,147] 기계적 장력이 근육 단백질 증가[116]의 주요 원동력임을 감안할 때 강도 증가만으로도 시간이 지날수록 우월한 근비대 이득을 촉진할 수 있다는 사례가 만들어질 수 있다. 표 8.1은 주기적 프로그램과 비주기적 프로그램과 관련된 연구의 요약을 제공한다.

비선형(기복) 주기화

결과를 개선하기 위해 원래의 주기화 모델에 대한 몇 가지 변형이 제안되었다. 대표적인 것이 흔히 변동 주기화라고 하는 비선형 주기화의 개념으로 Poliquin[103]이 문헌에 처음 소개한 것이다. 비선형적인 주기화는 전통적인 모델에서 내재된 문제를 다루는 것으로 생각되며, 즉 부하 강도의 점진적인 증가는 재생에 충분한 시간을 허용하지 않기 때문에 장기간에 걸쳐 신체에 과도한 스트레스를 주고 과훈련 가능성을 증가시킨다.[103] 더욱이, 훈련의 초기 단계에서 얻은 근비대 이득은 잘 유지되지 않고 있는데, 이는 근비대의 주요 요인인 운동량이 선형 매크로 사이클의 후반기에 걸쳐 점진적으로 감소하기 때문이다. 이러한 단점을 설명하기 위해 비선형 주기화 프로그램은 변동적인 방식으로 운동량과 강도를 변화시킨다. 따라서 비선형 접근법에서는 단계가 훨씬 짧다. Poliquin[103]은 원래 신체에 과중한 부담을 주지 않으면서 주어진 건강 결과를 최적화하기 위해 격주로 축적과 강화의 단계를 번갈아 제안했다. 이 접근 방식에 대한 일반적인 수정

표 8.1 주기별 프로그램 vs. 비주기별 프로그램의 근비대 훈련 연구 조사 요약

연구	대상	설계	연구 기간	근비대 측정법	결과
Ahmadizad et al.[1]	훈련된 32명의 젊은 청년들	비주기적, 선형 주기적 또는 비선형 주기적 총체 저항성 훈련 프로그램에 무작위 할당. 교육은 일주일에 3번 실시.	8주	BIA	조건 간 제지방에서 유의미한 차이가 없음.
Baker et al.[9]	저항성 훈련을 받은 22명의 청년들	선형 주기화, 비선형 주기화 또는 비주기적 분할 신체 저항성 훈련 프로토콜에 무작위 할당. 선형 프로토콜은 점진적으로 10RM에서 3RM으로 부하를 증가시켰고, 기복 프로토콜은 3RM과 10RM 사이에서 격주로 회전했으며, 비주기적 프로토콜은 매 세션 6RM을 수행했다. 모든 피실험자들은 매 세션마다 여러 세트의 연습을 했다. 교육은 일주일에 3일 실시.	12주	스킨폴드 기법	조건 간 제지방에서 유의미한 차이가 없음.
Conlon et al.[31]	훈련받지 않은 33명의 노년층 남녀	비주기적, 블록 주기적 또는 일별 비선형 주기 저항성 훈련 프로그램에 무작위 할당. 비주기적 그룹은 10RM에서 반복적으로 수행하였고, 주기적 그룹은 5RM과 15RM 사이에서 다양한 부하를 수행하였다. 모든 그룹은 일주일에 3일씩 수행되는 6가지 다른 운동 3세트를 수행.	22주	DXA	조건 간 제지방량에 유의미한 차이가 없음.
De Souza et al.[39]	훈련받지 않은 25명의 청년들	비주기화, 블록 주기화 또는 일별 비선형 주기화된 하체 저항성 훈련 프로그램에 무작위 할당. 비주기적 그룹은 8RM의 2~3세트를 수행했고, 주기적 그룹은 4~12RM의 2~4세트를 수행했다. 모든 그룹은 매주 2일씩 훈련.	12주	MRI(대퇴사두근)	모든 그룹은 연구의 첫 6주 동안 사두근 CSA를 증가시켰다. 그러나 오직 주기화된 그룹들만이 연구의 마지막 6주 동안 사두근 근비대를 증가.
Fink et al.[47]	훈련받지 않은 21명의 청년들	고부하 비주기화, 저부하 비주기화 또는 주간 비선형 주기화 저항성 훈련 프로그램에 무작위 할당. 주기화된 그룹은 2주마다 고부하 및 저부하 훈련을 순환한다. 모든 그룹은 일주일에 3번 수행되는 이두 컬 3세트 수행.	8주	MRI(상완이두근)	그룹 간 팔꿈치 굴곡근 CSA에 유의미한 차이가 없음.
Hunter et al.[65]	훈련받지 않은 28명의 노년층	고부하 비주기적 또는 일일 비선형 주기적 총체 저항성 훈련 프로그램에 무작위 할당. 비주기별 그룹은 1RM의 80%에서, 주기별 그룹은 1RM의 80%에서, 주기별 그룹은 1RM의 50%에서 훈련했다. 훈련은 일주일에 3번 실시하는 운동당 2세트로 구성	25주	BodPod	조건 간 제지방에서 유의미한 차이가 없음.
Kramer et al.[74]	39명의 청년들	무작위 비주기 싱글 세트, 비주기 멀티 세트 혹은 주기적인 기복 저항성 운동 프로그램. 10RM으로 비주기적 그룹 운동 반복, 연구 기간 중 전체적으로 다양한 하중과 총량의 주기적 그룹. 전체 그룹 주 3회 운동.	14주	스킨폴드 기법	조건 간 제지방에서 유의미한 차이가 없음.
Kramer et al.[73]	훈련받지 않은 31명의 젊은 여성	무작위 비주기 혹은 매일 기복 주기 전신 저항성 운동 프로그램. 8RM에서 10RM의 비주기 그룹 운동, 그리고 4RM에서 15RM까지의 다양한 주기적 그룹. 두 그룹 모두 주 3회 운동마다 3세트 실행.	36주	스킨폴드 기법	조건 간 제지방에서 유의미한 차이가 없음.
Marx et al.[89]	훈련받지 않은 22명의 젊은 여성	무작위 비주기 혹은 기복 전신 저항성 운동 프로그램. 8RM에서 12RM의 비주기적 그룹 운동, 3RM에서 30RM까지의 하중으로 모든 종류의 주기적 그룹 운동. 두 그룹 모두 주 3회 운동마다 3세트 실행.	24주	수중체중측정법	주기적 조건의 FFM 증가.
Schiotz et al.[112]	훈련받지 않은 14명의 청년들	비주기적 또는 매주 기복적인 전체 신체 저항성 훈련 프로그램에 무작위 할당. 비주기적 그룹은 1RM의 80%에서 훈련되었고, 주기적 그룹은 1RM의 50%에서 105%에 이르는 부하로 훈련되었다. 두 그룹 모두 일주일에 4일씩 훈련.	10주	스킨폴드 기법	조건 간 제지방에서 유의미한 차이가 없음.
Schoenfeld et al.[114]	훈련받은 19명의 청년들	무작위 비주기 혹은 기복 전신 저항성 운동 프로그램. 8RM에서 12RM의 비주기적 그룹 운동, 3RM에서 30RM까지의 하중으로 모든 종류의 주기적 그룹 운동. 두 그룹 모두 주 3회 운동마다 3세트 실행.	8주	초음파(팔꿈치 굴곡근, 팔꿈치 신전근, 대퇴사두근)	조건 간의 근육 두께에 큰 차이 없음. 상지근육 두께의 증가 폭은 약간 주기적인 그룹에 유리했음.

연구	대상	설계	연구 기간	근비대 측정법	결과
Stone et al.[133]	청년 20명(훈련 현황 미공개)	주기적 또는 비주기적인 분할 신체 저항성 훈련 프로토콜에 대한 무작위 할당. 주기별 그룹은 1~3주 동안 10회씩 5세트, 4주차에 5세트, 3회 3세트씩 교육을 받았다. 6주 동안 5세트, 그리고 3세트 2회 반복. 비주기화 그룹은 각 세션마다 6회 반복으로 3세트씩 수행했다. 모든 과목은 3주간의 훈련 과정 동안 6개의 다중 관절 훈련 실시.	6주	수중체중측정법	주기적 조건의 제지방 체중이 현저히 증가함.
Souza et al.[129]	활동적인 31명의 청년들	선형 주기화, 비선형 주기화 또는 비주기화된 하체 저항성 훈련 프로토콜에 무작위 할당. 선형 프로토콜에 있는 사람들은 1~4주 동안 12RM을 수행했고 5~6주 동안 12RM과 8RM 사이에서 12RM을 수행했고, 1~4주 동안 12RM과 8RM을 순환시켰으며, 5~6주 동안 6RM에서 10RM까지 순환했으며, 비주기적 프로토콜에 있는 사람들은 매 세션마다 8RM을 수행했다. 두 가지 연습에 대해 여러 세트가 수행되었다. 훈련은 일주일에 2일 실시.	6주	MRI	조건 간 사둔근 CSA에 큰 차이가 없음.

약어: RM(repetition maximum)=반복 횟수, MRI(magnetic resonance imaging)=자기공명영상 CSA(cross-sectional area)=단면적, BIA(bioelectrical impedance analysis)=생체전기저항분석법, DXA(dual X-ray absorptiometry)=이중 에너지 X-선 흡수법, FFM(fat-free mass)=제지방량

표 8.2 선형 vs. 비선형 주기화를 위한 근비대 훈련 연구 요약

연구	대상	설계	연구 기간	근비대 측정법	결과
Ahmadizad et al.[1]	훈련받은 32명의 청년들	비주기적, 선형 주기적 또는 기복 주기적 총체 저항성 훈련 프로그램에 무작위 할당. 훈련은 일주일에 3번 실시.	8주	BIA	조건 간 제지방에서 유의미한 차이가 없음.
Baker et al.[9]	훈련받은 22명의 청년들	선형 주기화 또는 비주기적 총체 저항성 훈련 프로토콜에 무작위 할당. 선형 프로토콜은 점진적으로 10RM에서 3RM으로 부하를 증가시켰고, 기복 프로토콜은 3RM과 10RM 사이에서 격주로 회전했으며, 비주기적 프로토콜은 매 세션 6RM을 수행했다. 모든 피실험자들은 매 세션마다 여러 세트의 연습을 했다. 교육은 일주일에 3일 실시.	12주	스킨폴드 기법	조건 간 제지방에서 유의미한 차이가 없음.
Buford et al.[22]	훈련받지 않은 28명의 젊은 남녀	선형 주기화, 일별 선형 또는 주별 선형 총체 저항성 훈련 프로그램에 무작위 할당. 교육은 일주일에 3번 실시.	9주	원주 및 스킨폴드 기법	그룹 간 근육 둘레 변화에서 유의미한 차이가 없음.
de Lima et al.[38]	훈련받지 않은 28명의 젊은 여성	선형 또는 비선형 주기 저항성 훈련 프로그램에 무작위 할당. 선형 프로토콜은 매주 30RM에서 25RM으로 4주 동안 부하를 증가시킨 후 20RM에서 15RM까지 이 순서를 반복하여 연구의 균형을 유지했다. 불균형 프로토콜은 매주 25~30RM과 15~20RM 사이에서 교체되었다. 스플릿 보디 방식으로 16가지 운동을 위해 여러 세트가 진행되었다. 훈련은 일주일에 4일 실시.	12주	스킨폴드 기법	조건 간 제지방에서 유의미한 차이가 없음.
Harries et al.[61]	훈련받은 26명의 청소년기 남자	선형 또는 비선형 주기 저항성 훈련 프로그램에 무작위 할당. 비선형 프로토콜은 매주 더 높은 반복과 더 낮은 반복 사이에서 다양했다. 여러 차례 연습이 진행됐지만 스쿼트와 벤치 프레스만 주기화됐다. 모든 훈련은 일주일에 2번 실시.	12주	BIA	조건 간 골격근 질량에 큰 차이가 없음.

연구	대상	설계	연구 기간	근비대 측정법	결과
Kok et al.[72]	훈련받지 않은 20명의 젊은 여성	선형 또는 비선형 주기 저항성 훈련 프로그램에 무작위 할당. 선형 프로토콜은 10RM, 6RM, 3RM으로 3주마다 점진적으로 부하를 증가시켰고, 불균형 프로토콜은 매주 10RM, 6RM, 3RM으로 부하를 변화시켰으며, 이후 연구 과정에서 이 주기를 반복했다. 일주일에 3일씩 수행되는 10개의 연습에 대해 3세트 수행.	9주	초음파(사둔근)	조건 간 대퇴부 두께에 큰 차이가 없음.
Monteiro et al.[94]	훈련받은 27명의 젊은 남성	선형 주기화, 비선형 주기화 또는 비주기 분할 신체 저항성 훈련 프로토콜에 무작위 할당. 선형 프로토콜에 있는 사람들은 점진적으로 12~15RM에서 부하를 4RM에서 5RM까지 증가시켰고, 비선형 프로토콜에 있는 사람들은 소주기에 걸쳐 4RM과 15RM 사이에서 회전되었고 비주기 프로토콜에 있는 사람들은 매 세션마다 8RM에서 10RM까지 부하를 증가시켰다. 13가지 운동을 위해 여러 세트가 수행되었다. 훈련은 일주일에 4일 실시.	12주	스킨폴드 기법	비주기화 집단은 제지방 감소가 일어났고, 주기화된 집단은 약간의 증가를 보였지만, 조건 간 제지방에서 큰 차이는 없었음.
Prestes et al.[105]	훈련받은 40명의 젊은 남성	선형 또는 비선형 주기 저항성 훈련 프로그램에 무작위 할당. 선형 프로토콜은 매주 부하를 12RM, 10RM, 8RM, 6RM으로 4주간 증가시킨 후 연구의 균형을 위해 이 순서를 반복했다. 불균형 프로토콜은 매주 10~12RM, 6~8RM 사이에서 번갈아 사용하였다. 모든 피험자들은 일주일에 4일씩 3세트씩의 여러 가지 운동을 함.	12주	스킨폴드 기법	조건 간 제지방에서 유의미한 차이가 없음.
Simao et al.[126]	훈련받은 30명의 젊은 남성	선형 또는 비선형 주기 저항성 훈련 프로그램에 무작위 할당. 선형 프로토콜은 첫 4주(2×12RM)에 국지적 근지구력에 초점을, 다음 4주(3×8RM)에 근비대에 초점을, 마지막 4주(4×3RM)에 근력에 초점을 맞췄다. 불균형 프로토콜은 2주마다 6주 동안 이러한 구성 요소를 변화시킨 후 다음 6주 동안 이 스케줄을 반복했다. 모든 피실험자들은 4개의 상체 운동을 여러 세트로 수행.	12주	초음파(팔꿈치 굴곡근, 신전근)	조건 간 이두근이나 삼두근의 두께에 유의미한 차이는 파악되지 않았으나, 이러한 조치에서는 불균형 그룹만 기준선으로부터 유의미한 증가를 보임.
Souza et al.[129]	활동적인 31명의 젊은 남성	선형 주기화, 비선형 주기화 또는 비주기화된 하체 저항성 훈련 프로토콜에 무작위 할당. 선형 프로토콜에 있는 사람들은 1~4주 동안 12RM을 수행했고 5~6주 동안 12~8RM을 수행했으며, 불균형 프로토콜에 있는 사람들은 1~4주 동안 12~8RPM 사이를 순환한 후 5~6주 동안 6~10RPM 사이에서 순환했으며, 비주기적 프로토콜에 있는 사람들은 매 세션마다 8RM을 수행했다. 두 가지 연습에 대해 여러 세트가 수행되었다. 훈련은 일주일에 2일 실시.	6주	MRI(대퇴사둔근)	조건 간 사두근 CSA에 큰 차이가 없음.

약어: BIA(bioelectrical impedance analysis)=생체전기저항분석법, RM(repetition maximum)=반복 횟수, CSA(cross-sectional area)=단면적, MRI(magnetic resonance imaging)=자기공명영상

은 일별 변동 주기화(DUP) 모델이다. 일반적으로 DUP는 일주일 동안 무거운, 중간, 가벼운 부하 세션을 번갈아 가며 수행한다.

운동량 증가 선형 및 비선형 주기화 모델의 근비대 적응을 직접 비교하기 위해 여러 연구가 수행되었다.[9, 38, 61, 72, 94, 94, 105, 126, 129] 요약은 154쪽의 표 8.2를 참조한다. 이 연구들 중 오직 한 연구만이 모델에서 유의미한 차이를 보고했다. 비선형 접근법은 훈련을 받지 않은 사람들[126]에서 팔꿈치 굴곡근과 팔꿈치 신전근의 두께를 월등히 증가시켰다. Pelzer와 연구자들[102]은 이 주제에 대한 보다 잘 통제된 연구 중 하나에서 총 훈련양, 부하, 각 부하 구역 내의 반복 횟수, 움직임 범위 및 긴장 상태에서의 시간에 대해 동일했던 선형 및 비선형 주기화된 방법이 대퇴사두근 성장에서 유사한 증가를 발생시킨다는 것을 발견했다. 따라서 당연히 메타 분석 데이터는 근비대가 두 접근법[57] 사이에 유사하다는 것을 나타낸다. 문헌의 본문을 전체적으로 보면, 선형 모델과 비선형 모델 모두 근육 성장의 증가를 촉진하기 위해 똑같이 실행 가능한 선택 사항인 것 같다.

역주기화

근비대를 극대화하기 위해 특별히 고안된 전통적인 주기화 모델의 또 다른 변화는 역주기화 방법이다. 앞에서 언급한 바와 같이 전통적인 선형 모델은 그에 상응하는 부하 증가를 설명하기 위해 훈련량을 점진적으로 감소시키는 것을 포함한다. 운동량과 근비대 사이의 강한 용량-반응 관계를 고려할 때, 이는 겉보기에는 대주기의 피크 단계에서 근육량을 최대화하는 데 역효과적이다. 역주기화는 대주기의 끝에 근비대 중주기를 배치하여 피크가 필요한 지점에서 운동량을 상대적으로 높게 함으로써 이 문제를 해결한다.

선형 및 역선형 모델의 근비대 적응을 비교하는 연구는 희박하다(157쪽의 표 8.3 참조). 이 주제에 대한 몇 가지 통제된 연구 중 하나에서, Prestes와 연구자들[104]은 저항성 훈련에서 경험이 있는 젊은 여성 그룹을 무작위로 만들어 부하가 12RM에서 14RM, 4RM에서 6RM으로 점진적으로 증가하는 전통적인 주기별 프로그램 또는 진행이 역전된 프로그램(4RM에서 6RM, 12RM에서 14RM)을 수행했다. 두 그룹 모두 전신에 대해 3세트의 복수 운동을 실시했으며, 훈련은 12주에 걸쳐 매주 3일씩 실시되었다. 스킨폴드 방법에 의해 평가된 체성분에서는 선형 주기화된 그룹의 피험자가 제지방량이 약 7% 증가시킨 반면, 역선형 주기화된 그룹의 피험자는 약 4% 제지방량의 증가를 보였다. 이러한 결과는 흥미롭고 다소 직관적이지 않지만, 스킨폴드 측정의 사용은 두 가지 주기적 모델의 근비대 효과의 차이에 대해 결정적인 결론을 도출하는 능력을 제한한다.

> **KEY POINT**
>
> 주기화의 선형 모델과 비선형 모델 모두 근비대를 극대화하는 데 똑같이 실현 가능한 것으로 보인다. 논리적인 근거에도 불구하고, 역주기화가 더 효과적인 것으로 보이지는 않았지만, 결정적인 결론을 도출할 수 있도록 더 많은 연구가 필요하다.

운동 강도 낮추는 기간

근육 단백질의 증식은 신체가 시간이 지남에 따라 현재의 상태를 넘어 반복적으로 도전될 것을 요구한다. 그러나 과도한 훈련과 불충분한 회복으로 신체의 자원을 지속적으로 혹사시키면 결국 과훈련 상태(즉, GAS의 탈진 국면)로 이어진다. 결론은 이화 단백질의 발현 증가(atrogin-1)와 아나볼릭 인자 감소(MyoD, myogenin, IGF-1)와 그에 상응하는 근육 단면적 감소[3]이다. 이런 부정적인 문제들은 훈련에서 짧은 휴식을 취함으로써 피할 수 있다는 증거가 있다. 동물 연구는 만성 저항성 훈련이 세포 내 아나볼릭 신호의 인산화 작용을 억제한다는 것을 보여주지만, 신호는 짧은 기간의 훈련 감소[98] 후에 회복된다. Ogasawara와 연구자들[97]은 15주간의 저항성 훈련 프로그램 중간 지점에서 3주간의 훈련 휴식을 취하는 것이 근육 적응에 지장을 주지 않는다는 것을 증명했다. 같은 연구소의 후속 연구 결과 3주간의 훈련 감소 및 6주간의 재훈련 주기를 반복하면 근육 단면적 개선이 6개월간의 지속적 저항성 훈련[99]과 유사한 것으로 나타났다.

훈련에서 휴식을 취하는 대신, 사람들은 운동 강도 저하 기간을 통해 근육 적응을 향상시킬 수 있을 것이다. 즉, 훈련 강도 또는 부피 또는 둘 다를 체계적으로 줄인다. 제대로 실행될 때, 운동 강도 저하는 지속적인 진전을 용이하게 하는 방식으로 회복과 원기 회복을 촉진한다.[18] 안타깝게도 현재까지 어떤 연구도 근비대 이득을 가장 잘 촉진하기 위해 운동량과 강도(또는 두 가지 모두)의

표 8.3 주기별 프로그램의 선형과 비선형 근비대 훈련 연구 조사 요약

연구	대상	설계	연구 기간	근비대 측정법	결과
Prestes et al.[104]	훈련된 20대 젊은 여성	12~14RM으로 시작하여 부하를 점진적으로 증가시켜 4~6RM으로 완료하거나 4~6RM으로 시작하여 부하를 점진적으로 감소시켜 12~14RM으로 완료하는 선형주기화 프로토콜에 무작위 할당. 모든 피험자는 주 3일 8회 또는 9회 3세트의 운동 수행.	12주	피부주름측정	선형주기화를 통한 FFM 증가.

약어: RM(repetition maximum)=최대 반복, FFM(fat-free mass)=제지방

감소 정도를 수량화하려고 시도하지 않았다. 일반적으로 3:1 비율의 훈련과 운동 강도 저하가 좋은 출발점이 된다. 그런 다음 개인의 필요와 능력에 따라 수정해야 한다.

부하 강도 주기화

앞에서 설명한 바와 같이 세션은 무거운 부하(1~5RM), 중간 부하(8~12RM), 가벼운 부하(20RM)를 포함하는 구역으로 분할될 수 있다. 이 변인에 대한 주기화 접근 방식은 선형 또는 변동 모델을 사용하여 수행될 수 있다. 부하는 주어진 세션 내에서 변경될 수 있다는 점에 유의해야 한다. 예를 들어, 하체 방법에는 5RM에서 수행되는 스쿼트, 10RM에서 수행되는 레그 프레스, 15RM에서 수행되는 레그 익스텐션이 포함될 수 있다. 또는 피라미드 시스템은 정해진 세트 횟수에 걸쳐 동일한 연습에 대해 다른 부하 구역을 사용할 수 있다. 오름차순(각 후속 세트에 따라 점진적으로 부하가 증가함)과 내림차순(각 후속 세트에 따라 부하가 점차 감소함) 피라미드는 모두 실행 가능한 옵션이다. 연구에 따르면 넓은 부하 구역(15RM, 10RM, 5RM 세트)으로 수행된 피라미드는 좁은 부하 구역(12RM, 10RM, 8RM 세트)에 비해 골격 근육량이 더 많이 증가한다고 한다.[40]

표 8.4는 한 세션에서 모든 근육이 훈련되는 주 3일 동안 변동하는 부하에 대한 전략을 보여준다. 표 8.5는 4일 상/하부 분할에 대한 변동 프로그램을 확장한다. 이 시나리오에서 모든 부하 범위는 3일 전신 프로그램의 1주가 아니라 10일 동안 훈련된다는 점에 주목한다.

159쪽의 표 8.6은 근비대는 다양한 부하에 대한 수정된 선형 접근 방식을 보여준다. 각 중주기의 기간은 일반적으로 1~3개월 사이지만, 사람의 목표와 능력에 따라 짧거나 길어질 수 있다. 근비대 중주기는 대주기의 끝에 있으므로 이때 성장이 최고조에 달한다는 점에 유의한다.

그림 8.7은 점증부하 접근법을 선형 모델의 맥락에서 어떻게 채택할 수 있는지를 보여준다. 점증 부하는 주간

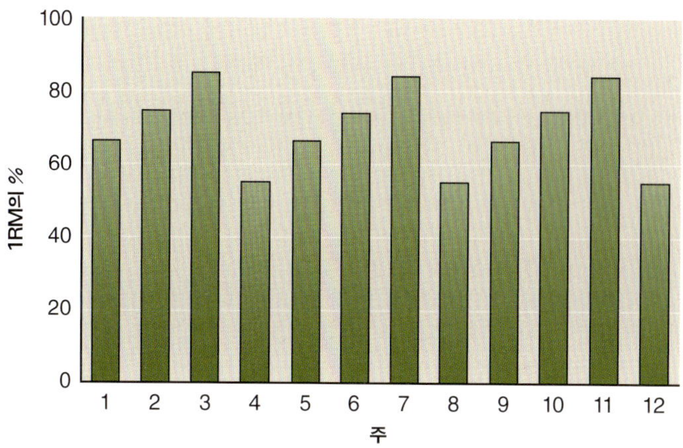

그림 8.7 중주기에서 파도 모양과 같은 단계별 부하의 유형

소주기 기간 동안 부하의 강도를 점진적으로 증가시키고 그 후에 실질적으로 강도가 감소되는 운동 강도 감소 기간을 포함한다. 이 구조는 적어도 이론적으로 과훈련의 가능성을 줄이면서 목표 반복 범위 내에서 광범위한 반복 스펙트럼을 사용할 수 있는 파형 부하 패턴을 생성한다. 그림 8.7의 예는 근비대 중주기에 특정하지만, 그 개념은 어떤 부하 구역에도 적용된다.

운동량과 빈도 주기

운동량과 근비대 사이에서 명확한 용량-반응 관계가 발견되었다. 더 많은 훈련량은 적어도 주어진 한계점까지 더 많은 근육 단백질 증가와 관련이 있다. 그러나 꾸준히 대량으로 훈련하면 회복 능력을 혹사시킬 수밖에 없어 과훈련 상태를 초래하게 된다. 훈련량이 큰 경우 매우 높은 강도[49]에서 지속적으로 훈련하는 것보다 신경내분비 교란이 더 큰 것으로 나타났다. 논리적인 해결책은 훈련 주기 동안 점진적으로 훈련량을 증가시키는 것이다. 주기는 유지 훈련량으로 시작되며, 그다음 훈련량은 기능적 과성취를 유도하는 최고 허용 용량에서 짧은 사이클

로 절정에 이르도록 체계적으로 증가하여 초과 회복 근비대 반응을 이끌어낸다. 활발한 회복 후 근육의 운동량과 민감도를 재설정하는 데 도움이 되는 유지 용량부터 시작하여 이 과정이 반복된다. 이 접근 방식을 지지하기 위해, Eduardo De Souza의 연구실에서 실시한 연구는 저항성 훈련량에 대한 개별적인 반응이 그 사람이 이전에 수행했던 양(개인 관련성)에 따라 예측될 수 있다는 것을 보여준다. 구체적으로는 가장 큰 근비대의 이득을 실현한 사람은 1.8세트의 훈련량이 늘어난 최하위 응답자에 비해 평균 6.6세트의 훈련량을 늘렸다. 이러한 결과는 훈련량이 적은 기간이 향후 더 높은 훈련량 주기에 더 잘

표 8.4 3일 주기화 프로그램 예시

운동	세트	빈도	휴식 시간
월요일(고강도)			
벤치 프레스	4 또는 5	3~5회	3분
벤트오버 바벨 로우	4 또는 5	3~5회	3분
밀리터리 프레스	4 또는 5	3~5회	3분
스쿼트	4 또는 5	3~5회	3분
루마니안 데드리프트	4 또는 5	3~5회	3분
수요일(중강도)			
인클라인 프레스	3 또는 4	8~12회	2분
렛 풀다운	3 또는 4	8~12회	2분
업라이트 로우	3 또는 4	8~12회	2분
EZ바 컬	2 또는 3	8~12회	2분
오버헤드 트라이셉스 익스텐션	2 또는 3	8~12회	2분
레그 프레스	3 또는 4	8~12회	2분
시티드 레그 컬	3 또는 4	8~12회	2분
스탠딩 카프 레이즈	2 또는 3	8~12회	2분
닐링 업도미널 케이블 크런치	2 또는 3	8~12회	2분
금요일(저강도)			
덤벨 인클라인 플라이	2 또는 3	15~25회	30~60초
시티드 케이블 로우	2 또는 3	15~25회	30~60초
머신 레터럴 레이즈	2 또는 3	15~25회	30~60초
덤벨 해머 컬	2 또는 3	15~25회	30~60초
케이블 푸시 다운	2 또는 3	15~25회	30~60초
니 익스텐션	2 또는 3	15~25회	30~60초
하이퍼익스텐션	2 또는 3	15~25회	30~60초
시티드 카프레이즈	2 또는 3	15~25회	30~60초
리버스 크런치	2 또는 3	15~25회	30~60초

Concepts adapted from B.J. Schoenfeld, 2013, *The M.A.X. Muscle Plan* (Champaign, IL: Human Kinetics, 2013).

표 8.5 4일 주기화 프로그램 예시

운동	세트	빈도	휴식 시간
1주차			
월요일(고강도 하체)			
스쿼트	5 또는 6	3~5회	3분
데드리프트	5 또는 6	3~5회	3분
레그 프레스	5 또는 6	3~5회	3분
글루트 햄 레이즈	5 또는 6	3~5회	3분
화요일(고강도 상체)			
벤치 프레스	5 또는 6	3~5회	3분
웨이티드 풀업	5 또는 6	3~5회	3분
스탠딩 푸시 프레스	5 또는 6	3~5회	3분
바벨 밴트 로우	5 또는 6	3~5회	3분
목요일(중강도 하체)			
프론트 스쿼트	3 또는 4	8~12회	2분
불가리안 스플릿 스쿼트	3 또는 4	8~12회	2분
바벨 힙 쓰러스트	3 또는 4	8~12회	2분
라잉 레그 컬	3 또는 4	8~12회	2분
스탠딩 카프 레이즈	3 또는 4	8~12회	2분
금요일(중강도 상체)			
인클라인 프레스	3 또는 4	8~12회	2분
플렛 덤벨 플라이	3 또는 4	8~12회	2분
렛 풀다운	3 또는 4	8~12회	2분
원 암 덤벨 로우	3 또는 4	8~12회	2분
밀리터리 프레스	3 또는 4	8~12회	2분
머신 레터럴 레이즈	3 또는 4	8~12회	2분
케이블 업도미널 크런치	3 또는 4	8~12회	2분
2주차			
월요일(저강도 하체)			
덤벨 런지	2 또는 3	15~25회	30~60초
니 익스텐션	2 또는 3	15~25회	30~60초
케이블 글루트 힙 익스텐션	2 또는 3	15~25회	30~60초
시티드 레그 컬	2 또는 3	15~25회	30~60초
리버스 하이퍼익스텐션	2 또는 3	15~25회	30~60초
시티드 카프 레이즈	2 또는 3	15~25회	30~60초
화요일(저강도 상체)			
해머 체스트 프레스	2 또는 3	15~25회	30~60초
케이블 플라이	2 또는 3	15~25회	30~60초
크로스 케이블 풀다운	2 또는 3	15~25회	30~60초
시티드 풀리 로우	2 또는 3	15~25회	30~60초
덤벨 시티드 숄더 프레스	2 또는 3	15~25회	30~60초
덤벨 리어 델토이드 레이즈	2 또는 3	15~25회	30~60초
리버스 크런치	2 또는 3	15~25회	30~60초

Concepts adapted from B.J. Schoenfeld, 2013, *The M.A.X. Muscle Plan* (Champaign, IL: Human Kinetics, 2013).

표 8.6 강도 조절을 위한 수정된 선형주기화 프로그램 예시

운동	세트	빈도	휴식 시간
근력 단계			
단주기 1: 전신 운동 프로그램, 3주간 주당 3회			
월요일, 수요일, 금요일			
벤치 프레스	3	3~5회	3분
덤벨 밴트 리버스 로우	3	3~5회	3분
스탠딩 밀리터리 프레스	3	3~5회	3분
바벨 스쿼트	3	3~5회	3분
데드리프트	3	3~5회	3분
단주기 2(운동 강도를 낮추어) 1주간 주당 2회			
월요일, 목요일			
인클라인 체스트 플라이	3	15~20회	2~3분
프론트 렛 풀다운	3	15~20회	2~3분
바벨 업라이트 로우	3	15~20회	2~3분
불가리안 스쿼트	3	15~20회	2~3분
라잉 햄스트링 컬	3	15~20회	2~3분
스탠딩 카프 레이즈	3	15~20회	2~3분
단주기 3: 상체/하체 분할 운동, 3주간 주당 4회			
월요일, 목요일			
바벨 체스트 프레스	4 또는 5	3~5회	3분
인클라인 덤벨 플라이 프레스	3	6~8회	2분
바벨 리버스 로우	4 또는 5	3~5회	3분
렛 풀다운	3	6~8회	2분
스탠딩 밀리터리 프레스	4 또는 5	3~5회	3분
덤벨 레터럴 레이즈	3	6~8회	2분
화요일, 금요일			
스쿼트	4 또는 5	3~5회	3분
데드리프트	4 또는 5	3~5회	3분
굿모닝	3	6~8회	2분
라잉 햄스트링 컬	3	6~8회	2분
스탠딩 카프 레이즈	3	6~8회	2분
대사 단계			
단주기 1: 전신 운동 프로그램, 3주간 주당 3회			
월요일, 수요일, 금요일			
인클라인 덤벨 체스트 프레스	3	15~25회	30~60초
원암 덤벨 로우	3	15~25회	30~60초
덤벨 숄더 프레스	3	15~25회	30~60초
시티드 덤벨 컬	3	15~25회	30~60초
덤벨 오버헤드 트라이셉스 익스텐션	3	15~25회	30~60초
레그 프레스	3	15~25회	30~60초
라잉 햄스트링 컬	3	15~25회	30~60초
스탠딩 카프 레이즈	3	15~25회	30~60초

운동	세트	빈도	휴식 시간
대사 단계			
단주기 2(운동 강도를 낮추어): 1 주간 주당 2회			
월요일, 목요일			
인클라인 체스트 플라이	3	15~20회	2~3분
프론트 렛 풀다운	3	15~20회	2~3분
바벨 업라이트 로우	3	15~20회	2~3분
불가리안 스쿼트	3	15~20회	2~3분
라잉 햄스트링 컬	3	15~20회	2~3분
스탠딩 카프 레이즈	3	15~20회	2~3분
근비대 단계			
단주기 1: 전신 운동 프로그램, 3주간 주당 3회			
월요일			
덤벨 체스트 프레스	3 또는 4	6~12회	2분
시티드 풀리 로우	3 또는 4	6~12회	2분
밀리터리 프레스	3 또는 4	6~12회	2분
인클라인 덤벨 컬	2 또는 3	6~12회	2분
트라이셉스 푸시다운	2 또는 3	6~12회	2분
프론트 스쿼트	3 또는 4	6~12회	2분
시티드 햄스트링 컬	3 또는 4	6~12회	2분
스탠딩 카프 레이즈	3 또는 4	6~12회	2분
단주기 2(운동 강도를 낮추어): 1주간 주당 2회			
월요일, 목요일			
인클라인 체스트 플라이	3	15~20회	2~3분
프론트 렛 풀다운	3	15~20회	2~3분
바벨 업라이트 로우	3	15~20회	2~3분
불가이란 스쿼트	3	15~20회	2~3분
라잉 햄스트링 컬	3	15~20회	2~3분
스탠딩 카프 레이즈	3	15~20회	2~3분
단주기 3: 상체/하체 분할 운동, 3주간 주당 4회			
월요일			
바벨 플렛 프레스	3 또는 4	6~12회	2분
인클라인 덤벨 플라이	3 또는 4	6~12회	2분
리버스 렛 풀다운	3 또는 4	6~12회	2분
시티드 와이드 그립 케이블 로우	3 또는 4	6~12회	2분
덤벨 숄더 프레스	3 또는 4	6~12회	2분
케이블 레터럴 레이즈	3 또는 4	6~12회	2분
바벨 컬	3 또는 4	6~12회	2분
오버헤드 덤벨 트라이셉스 익스텐션	3 또는 4	6~12회	2분
화요일			
바벨 스플릿 스쿼트	3 또는 4	6~12회	2분
니 익스텐션	3 또는 4	6~12회	2분

운동	세트	빈도	휴식 시간
스티프 데드리프트	3 또는 4	6~12회	2분
라잉 레그 컬	3 또는 4	6~12회	2분
스탠딩 카프 레이즈	3 또는 4	6~12회	2분
시티드 카프 레이즈	3 또는 4	6~12회	2분
케이블 닐링 트위스팅 로프 크런치	3 또는 4	6~12회	2분
목요일			
인클라인 머신 프레스	3 또는 4	6~12회	2분
펙덱	3 또는 4	6~12회	2분
친업	3 또는 4	6~12회	2분
원암 덤벨 로우	3 또는 4	6~12회	2분
덤벨 숄더 프레스	3 또는 4	6~12회	2분
닐링 케이블 리버스 플라이	3 또는 4	6~12회	2분
덤벨 바이셉스 컬	3 또는 4	6~12회	2분
덤벨 트라이셉스 킥백	3 또는 4	6~12회	2분
금요일			
레그 프레스	3 또는 4	6~12회	2분
덤벨 사이드 런지	3 또는 4	6~12회	2분
하이퍼익스텐션	3 또는 4	6~12회	2분
시티드 레그 컬	3 또는 4	6~12회	2분
시티드 카프 레이즈	3 또는 4	6~12회	2분
토 프레스	3 또는 4	6~12회	2분
리버스 크런치	3 또는 4	6~12회	2분
단주기 4(강도를 낮추어): 1주간 주2회			
월요일, 목요일			
인클라인 체스트 플라이	3	15~20회	2~3분
프론트 렛 풀다운	3	15~20회	2~3분
바벨 업라이트 로우	3	15~20회	2~3분
불가리안 스쿼트	3	15~20회	2~3분
라잉 햄스트링 컬	3	15~20회	2~3분
스탠딩 카프 레이즈	3	15~20회	2~3분
단주기 5: 3분할, 3주간 주당 6회			
월요일, 금요일			
렛 풀다운	3 또는 4	6~12회	2분
원암 덤벨 로우	3 또는 4	6~12회	2분
덤벨 풀오버	3 또는 4	6~12회	2분
인클라인 바벨 프레스	3 또는 4	6~12회	2분
디클라인 덤벨 프레스	3 또는 4	6~12회	2분
케이블 플라이	3 또는 4	6~12회	2분
바벨 업도미널 롤아웃	3 또는 4	6~12회	2분
트위스팅 크런치	3 또는 4	6~12회	2분
화요일, 토요일			
바벨 백 스쿼트	3 또는 4	6~12회	2분
덤벨 런진	3 또는 4	6~12회	2분
니 익스텐션	3 또는 4	6~12회	2분
힙 쓰러스트	3 또는 4	6~12회	2분
바벨 스티프 데드리프트	3 또는 4	6~12회	2분
레그 컬	3 또는 4	6~12회	2분
스탠딩 카프 레이즈	3 또는 4	6~12회	2분
시티드 카프 레이즈	3 또는 4	6~12회	2분
수요일, 일요일			
바벨 밀리터리 프레스	3 또는 4	6~12회	2분
머신 레터럴 레이즈	3 또는 4	6~12회	2분
머신 리어 델트 플라이	3 또는 4	6~12회	2분
케이블 오버헤드 트라이셉스 익스텐션	2 또는 3	6~12회	2분
해머 컬	2 또는 3	6~12회	2분
라잉 트라이셉스 익스텐션	2 또는 3	6~12회	2분
컨센트레이션 컬	2 또는 3	6~12회	2분
케이블 트라이셉스 킥백	2 또는 3	6~12회	2분
덤벨 인크라인 컬	2 또는 3	6~12회	2분
단주기 6(활동적 회복): 1 주간 가벼운 레크레이션 활동만 한다.			

Concepts adapted from B.J. Schoenfeld, 2013, *The M.A.X. Muscle Plan* (Champaign, IL: Human Kinetics, 2013).

실제 적용

수면은 근육 성장에 영향을 미치는가?

수면은 인간의 기본적인 욕구다. 인간의 생리와 인지에 중요한 것으로 여겨져 운동으로부터의 회복과 관련성이 있다. 세 가지 주요 요인이 수면의 회복 결과를 결정한다. 수면의 지속 시간(총 수면 시간), 수면의 질 및 단계(수면 시간)이다. 수면 관련 요인의 차질은 운동 성과[50]에 부정적인 영향을 미칠 수 있다는 연구 결과가 나왔다. 그러나 수면이 근비대에 미치는 영향은 주목을 덜 받았다.

최근 문헌 리뷰에서는 수면 패턴을 교란시키는 경향이 있는 교대 근무가 근육 단백질 합성의 감소와 단백질 분해[2]의 증가를 포함한 골격근 건강에 부정적인 영향과 관련이 있다고 결론지었다. 그러나 이러한 근로자들은 영양 섭취뿐만 아니라 자연광과 인공조명에 노출되는 것과 같은 다른 생활습관적 요소에서도 변화를 경험한다. 수면의 질 저하도 과훈련 증후군의 증상인데, 이 때문에 조절이 잘 안 된 수면 패턴이 과훈련[25]의 계기가 될 수 있다는 추측이 나온다. 그러나 다시 말하지만, 여러 다른 요인들도 조건(예: 작업 또는 연구 지속 시간 증가, 칼로리, 탄수화물 및 단백질 섭취량 감소, 기분 상태 악화, 수화 감소)에 관여한다고 알려져 있어 수면의 특정 역할에 대한 강한 결론을 도출하는 능력을 교란시킨다.

여러 관찰 연구는 비록 이러한 발견들이 보편적인 것은 아니지만, 수면 부족과 낮은 수준의 제지방 사이의 연관성을 보여주었다. 다른 관찰 연구는 짧은 수면 시간의 효과는 성별에 따라 다를 수 있으며, 남성들에 비해 여성의 제지방에 더 해로울 수 있다는 것을 보여준다. 게다가, 연구에 따르면 멜라토닌 치료를 1년간 적용 후 수면 패턴을 조절하는 데 도움을 줌으로써, 제지방 증가에 긍정적인 영향을 주었다고 한다.[4] 흥미롭게도, 과도한 수면 시간은 낮은 제지방[70,135]과 상관관계가 있다는 증거도 보여주는데, 이는 근육 성장을 최적화하기 위한 가장 효과적인 지점이 있을지도 모른다는 것을 암시한다. 그러나 이러한 연구들은 이 주제에 대한 흥미로운 증거를 제공하지만, 그것들은 본질적으로 상관관계가 있기 때문에 인과관계를 도출하는 데 사용될 수 없다.

규칙적인 저항성 훈련과 함께 근비대에 대한 수면 부족의 영향을 조사하는 통제된 연구는 부족하다. 8주간의 설치류 연구는 5개 조건 중의 한 조건으로 무작위로 시켰다. (1) 제어, (2) 수면 부족, (3) 저항성 훈련, (4) 모의 훈련(부하 없이 장비에서 훈련), (5) 저항성 훈련 및 수면 부족, 수면 부족은 플랫폼 표면 아래 1cm(0.4인치)까지 물이 채워진 스테인리스 저장소에 동물을 두는 것으로 구성됐다. 만약 동물이 잠이 들면, 그것은 출렁이는 물에 닿아서 잠에서 깰 것이다. 96시간 연속 수면 부족이 시행되었다. 저항성 훈련은 지속적으로 근육 능력에 도전하기 위해 점진적으로 저항성을 증가시켜 부하 계단 오르기를 포함했다. 결과에 따르면 저항성 훈련은 수면 부족 설치류에서 위축된 반면 근육량은 기준값으로 되돌아갔다. 정상적인 수면을 취하는 저항성 훈련 그룹은 훨씬 더 큰 근비대 증가(약 10% 이상)를 실현했다. 게다가 테스토스테론과 IGF-1의 수치가 무뎌졌고, 수면 부족 동물에서 코티솔 수치가 정상 수면을 취한 동물에 비해 높아졌다. 연구 결과가 흥미롭기는 하지만 수면 부족의 정도가 심했다는 점(96시간)에 유의해야 하며, 따라서 인간에게서 흔히 볼 수 있는 제한된 수면(방해된 수면 각성 주기)이 근비대 적응에 어떤 영향을 미치는지 예측하는 연구 결과가 일반화될 수는 없다. 현재까지 제한된 수면이 운동으로 인한 인간의 근육 성장 변화에 미치는 영향을 직접 조사하려고 노력한 연구는 없다. 따라서 주제의 실제적 함의에 대해 강한 추론을 이끌어낼 수 없다.

전반적으로, 현재의 증거는 수면이 근육 발달에 역할을 한다는 것을 암시한다. 그러나 수면 기능은 질적 측면과 양적 측면을 모두 포함하는 복잡한 것이며, 따라서 근비대를 최적화하기 위해 수면 권장 사항에 대한 추론을 이끌어내려고 할 때 다양한 요인을 고려해야 한다. 예를 들어, 설득력 있는 증거 체계는 수면 부족이 운동 수행에 해롭다는 것을 나타내지만, 제한된 수면 패턴의 효과는 덜 분명하

수면은 근육 성장에 영향을 미치는가? (계속)

다. 따라서 수행 손상으로 인한 근비대의 잠재적 해로운 점들은 이 맥락에서 고려를 보증한다. 게다가, 인간이 매일 밤 7시간에서 9시간의 수면을 필요로 한다는 지침에도 불구하고, 어떤 사람들은 더 많은 수면을 필요로 하고 어떤 사람들은 덜 필요로 하면서 꽤 광범위한 기간 동안 번성할 수 있다는 것을 암시한다. 궁극적으로 요구 사항은 개별적일 가능성이 높다. 따라서 가장 좋은 권장 사항은 훈련 중에 사람이 어떻게 느끼는지를 기준으로 수면의 필요성을 측정하는 것이다. 피로와 무기력에 대한 인식은 수면과 관련된 문제들이 결과를 방해하고 있다는 것을 나타낼 수 있다.

반응하도록 근육을 준비시킬 수 있다는 가능성을 신뢰하게 한다.

짧은 기간 대량 훈련을 통해 기능적 과잉 도달 상태를 유도하면 근비대를 강화할 수 있다는 증거는 Bjornsen과 연구자들이[16] 최근 제공한 것으로, 훈련을 받지 않은 남녀에게 5일 동안 7회의 혈류제한 훈련 세션 두 블록(매일 또는 매일 2회 실시)을 적용했고, 블록은 10일 회복 기간으로 분리했다. 훈련은 1회당 1RM의 20%로 일방적인 무릎 신전에서 고의실패 4세트로 구성됐다. 결과는 지연된 근비대 반응을 보여주었고, 그로 인해 근육의 크기는 첫 번째 블록 이후 감소했다가 초과 회복으로 되돌아갔고, 두 번째 블록의 중단 후 10일 후에 근육 크기의 증가가 정점을 찍었다.

짧은 주기에 대한 기능적 과성취 도달 제한의 중요성은 독일의 훈련량[60]에 관한 최근 연구에서 입증되었다. 취미로 훈련을 받은 남성들은 운동당 5세트 또는 10세트를 수행하는 12주간의 스플릿 보디 루틴을 수행하도록 배정되었다. 결과는 초기 6주 훈련 기간(각각 1kg 또는 2.2 lb, 이득 없음) 후 훈련량이 낮은 조건보다 훈련량이 큰 조건에서 다리의 제지방 증가가 더 큰 것으로 나타났다. 그러나 연구 마지막 6주 동안 결과는 후퇴했고, 더 많은 양을 가진 훈련들은 획득한 모든 이득을 잃게 하였다. 추측이 가능하지만, 이것은 근육이 신경내분비계에 상응하는 부정적인 효과와 함께 훈련량 자극에 둔감해졌음을 시사한다.

주어진 시간 동안(예: 매주) 모든 근육 그룹에 대해 수행된 전체 세트 수의 관점에서 훈련량 프로그래밍을 고려하는 것이 중요하다. 과훈련은 전체적으로 신체의 시스템(예: 신경근육, 내분비학, 면역학)을 혹사시킴으로써 초래되는 전신의 문제 현상이다. 따라서 각 사람은 부정적인 결과를 초래하지 않고 시간이 지남에 따라 수행할 수 있는 일정한 훈련량을 가지고 있다. 그 개념은 예산에 비유할 수 있다. 사용 가능한 금액은 고정되어 있으며, 아이템을 구매할 때 다른 아이템에 쓸 수 있는 남은 금액을 줄인다. 마찬가지로 특정 근육 그룹에 대한 양을 추가할 때 다른 근육 그룹의 양은 비례적으로 감소해야 신체 전체에 대한 훈련량이 상대적으로 일정하게 유지된다(즉, 훈련량 예산 내에서). 따라서 운동량은 '저장'하여 뒤처진 근육 그룹에 '소비'를 하고 그에 상응하여 훈련에 잘 반응하는 근육 그룹에 대해 적은 수의 세트를 수행하는 것이 이치에 맞는다.

이 전략은 훈련량 처방을 안내하는 실행 가능한 수단을 제공하지만 미묘한 주제를 단순화한다. 특히, 운동의 특정 구성 요소가 신체 시스템의 피로에도 영향을 미친다는 사실은 무시한다. 이러한 구성 요소에는 양식(프리웨이트 vs. 머신), 신체 부위(상체 vs. 하체) 및 성능에 관련된 관절의 수가 포함된다. 예를 들어, 다수의 스쿼트를 수행하는 것은 유사한 수의 팔 운동을 수행하는 것보다 신경근육 및 생리학적(즉, 대사) 관점에서 모두 실질적으로 더 많은 부담을 준다. 따라서 스쿼트에 비해, 과훈련 반응을 시작하지 않고 더 많은 양의 팔 운동을 방법에 포함할 수 있다. 따라서 채택된 연습에 특정한 고려 사항도 주어진 훈련 주기에 걸쳐 훈련량과 배분을 결정할 때 의사 결정에 반영되어야 한다.

회복 가능한 최대훈련량(MRV)은 교육 주기[66]에 걸친 훈련량 관리 전략으로 제안되었다. 최대훈련량은 시간 경과에 따른 부하를 유지하는 개인의 능력에 기초하여 회복을 평가하는 수행 지향 개념이다. 그것은 운영적으로 개인이 주어진 시간 단위로 수행할 수 있고 그 시간 틀에서 여전히 회복할 수 있는 최대 세트 수로 정의될 수 있으며, 보통 일주일 또는 소주기의 길이로 정의된다. 사용한 부하가 이전 주기보다 증가하거나 안정적이라면, 이전 소주기의 훈련량은 최대훈련량보다 낮았고 훈련량이 프로그램에 추가될 수 있다. 대안적으로, 들어 올린 양이 이전 소주기보다 적으면, 그 사람은 최대훈련량을 초과했을 수 있고, 따라서 다음 소주기에서 훈련량 감소와 그에 따른 피로감으로부터 이익을 얻을 수 있을 것이다. 이 주제에 대한 직접적인 연구는 수행되지 않았지만, 직관적으로 최대훈련량을 사용하여 훈련량 처방을 안내하는 데 도움이 되는 근거가 있는 것으로 보인다.

표 8.6의 근비대 단계는 훈련 주기 전체에 걸쳐 체계적으로 훈련량을 증가시키는 전략을 보여준다. 이 전략은 선형 모델과 기복 모델 모두에서 사용될 수 있다. 소주기 1은 모든 주요 근육들이 각 운동 세션에서 훈련되는 주 3일제 훈련 방법을 보여준다. 이 계획에서 훈련은 일반적으로 비연속일(예: 월요일, 수요일, 금요일)에 실시된다. 다른 날들은 회복을 위해 남겨져 있다. 소주기 3은 상체/하체 분할 방법을 사용하여 빈도수를 주 4일로 늘린다. 이러한 유형의 방법은 종종 2-On/1-Off, 2-On/2-Off 단위로 수행된다(예: 월, 화요일, 목요일 및 금요일의 훈련). 훈련량은 세션별로 동일하게 유지되지만, 더 높은 훈련 빈도수 때문에 주간 총 훈련량은 더 크다. 소주기 5는 전통적인 보디빌딩 방식의 분할 방법을 사용하여 빈도수를 매주 6일로 늘린다. 일반적으로 이러한 유형의 프로토콜에 대한 훈련은 3-On/1-Off 기준(예: 월, 화, 수, 금, 토, 일)에서 수행된다. 다시 말하지만, 이전 프로토콜과 마찬가지로 세션별 훈련량은 일정하게 유지되지만, 보다 빈번한 훈련의 결과로 주간 훈련량은 더욱 증가시킨다.

운동 선택 주기 조정

앞에서 지적한 바와 같이 근비대를 최대화하려면 생체역학적, 생리학적 요인을 고려하면서 다른 각도와 다른 운동면에서 근육을 작용시키는 다양한 운동을 수행해야 한다. 한 가지 고려 사항은 운동 선택의 변화와 빈도수이다. 일부 인기 있는 피트니스 프로그램은 '근육 혼동'이 최적화된 결과[29]의 핵심이라는 전제하에 세션별 운동 변경을 주장한다. 그러나 근육 혼동이라는 개념은 문헌에서 뒷받침되지 않으며, 컴퓨터화된 앱을 통해 무작위로 회전하는 운동이 근비대 적응을 강화하지 못하고 실제로 근육 발달을 무디게 할 수 있다는 증거가 있다.[10] 이유는 분명하지 않지만 운동을 너무 자주 바꾸면 수행에 지장을 줄 수 있어 대상 근육에 최대 장력을 발휘하는 능력이 떨어질 수 있다.

운동 선택을 주기화하는 효과에 대한 연구는 부족하다. 최근 한 연구는 자기조절 운동 선택이 개인들이 각 훈련 세션에 대한 연습을 자체 선택하여 고정된 연습 프로토콜에 비해 제지방에서 약간 더 큰 증가를 초래하는 것을 나타냈다.[106] 이것은 훈련 프로그램에서 운동 선택을 허용하는 것이 아마도 훈련 동기를 강화하거나 개인의 선호도에 맞춰 동작을 조정할 수 있는 능력을 제공함으로써 유익할 수 있다는 증거를 제공한다.

비록 과학적 근거가 부족하여 주제에 대한 명확한 권고안을 제시할 수 없지만, 최적의 성과를 유지하기 위해서는 일관된 운동이 필요하기 때문에 더 복잡한 운동이 규칙적인 회전에서 유지되는 사례가 만들어질 수 있다. 스쿼트, 로우, 프레스 등 다중 관절 프리웨이트 운동이 가장 적합하다. 또는 자유도 감소(예: 기계 운동 기반, 단일 관절 운동)를 포함하는 운동은 더 큰 새로움을 제공하고 그에 따라 근육의 발달을 강화하기 위해 더 자유롭게 변화될 수 있다.

중요 사항

- 근비대 위주의 프로그램을 위한 운동을 선택할 때 몇 가지 생체역학적으로 고려해야 할 필요가 있다. 여기에는 길이-장력 관계, 훈련 각도, 운동면, 손과 발의 간격, 운동 유형이 포함된다.
- 운동 선택을 위한 생체역학적 원리의 적용은 주어진 근육, 그것의 구조, 그리고 그것이 시작하는 관절에 한정된다. 기능 해부학과 신체 운동학을 기반으로 하는 운동을 결합하는 것은 주요 근육의 완전한 발전을 보장하는 데 필수적이다.
- 과훈련의 위험성을 줄이면서 지속적인 이득을 촉진하기 위해 근비대 위주의 훈련 프로그램은 주기화되어야 한다. 선형, 기복 및 역선형 접근을 포함하여 근육량을 최대화하기 위해 몇 가지 주기화된 모델을 사용할 수 있다. 연구는 한 모델이 다른 모델에 비해 우수하다는 것을 보여주지 않았으며, 따라서 각 모델은 프로그램 설계에서 실행 가능한 전략으로 간주될 수 있다. 중요한 것은 주기화는 엄격한 훈련 시스템이 아니라 일반적인 개념이다. 따라서 모델의 실행은 수행자의 필요성과 능력에 기초하여 수정되어야 한다.
- 강도나 훈련량을 줄이거나 둘 다 줄이는 운동 강도 저하 기간은 활기를 되찾고 회복을 촉진하기 위해 주기화된 프로그램으로 통합되어야 한다. 3:1 비율(주 단위)의 훈련과 운동 강도 조절은 출발점으로 삼기에 좋은 지침이다. 그런 다음 개별 반응에 따라 수정해야 한다.

chapter 9

근비대를 위한 영양

적절한 영양 섭취는 근육의 성장을 극대화하기 위해서 필수적이다. 이 장은 근비대와 관련된 영양의 측면에 초점을 맞췄다. 지방 감소에 관한 모든 논의는 그것이 어떻게 근육량 조절과 연관되어 있는가로 제한되어 있다. 또한, 그러한 논의는 건강한 성인에 국한되어 있다. 질환을 앓고 있는 성인의 식이 섭취뿐만 아니라, 일반적인 건강 및 웰니스에 미치는 식이의 영향도 다루지 않고 있다.

이 장은 영양생화학에 대해서 일반적인 이해를 하고 있다고 가정한다. 적절한 맥락을 제공하기 위한 기본적인 원리는 제시하지만, 주제의 뉘앙스에 대한 상세한 탐구는 이 책의 범위를 벗어난다. 보다 복잡한 사항을 탐구하고 싶은 이들은 Gropper와 Smith가 저술한 『Advanced Nutrition and Human Metabolism』이라는 아주 좋은 자료를 참조하기 바란다.

에너지 균형

에너지 섭취량과 에너지 소비량 간의 차이인 에너지 균형은 근육의 형성에 아주 중요한 영향을 미친다. 단기간의 에너지 결핍 중 세포의 분자신호는 변화되어 동화작용보다 이화작용에 더 유리하게 변화한다. 연구들에 의하면, 칼로리 제한은 FOXO 계열의 전사인자(transcription factor) 및 mTOR 신호의 하향 조절을 유발하고, atrogin-1 및 MuRF-1 발현은 상향 조절시키는 것으로 나타났다.[86, 105] 게다가, 영양소 결핍은 AMPK와 sirtuin 1 같은 NAD-dependent deacetylases를 활성화하는데, 이는 결과적으로 mTOR 인산화를 둔화시킨다.[88] AMPK가 산화스트레스 유전자의 발현과 함께 단백질 분해를 증가시키면서 번역 과정을 손상시키기 때문에 칼로리 부족은 이론적으로 근섬유 크기를 제한하는 단백질 교체의 비율을 높게 만든다.[143]

세포 분자 신호 전달 과정의 변화는 칼로리 제한이 근육 단백질 합성을 약화시킨다는 것을 보여주는 연구와 일치한다. Pasiakos와 연구자들[103]은 칼로리 유지 중에 얻은 값에 비하여 약 20% 정도의 에너지 결핍 이후에는 흡수 후 상태의 근육 단백질 합성률이 약 19% 정도 감소되었음을 보여줬다. 이러한 연구 결과는 Akt 및 4E-BP1의 인산화 감소와 관련이 있었다. 다른 연구에서는 5일 동안의 중등도 에너지 결핍(하루에 500kcal 이상)은 근육 단백질 합성을 에너지 균형 중에 얻은 수준의 27% 미만 정도로 감소시키는 것으로 나타났다.[8] 또한, 에너지 결핍 상태에서의 저항성 훈련은 근육 단백질 합성 수준을 에너지 균형에서의 휴식 시 수준에서 보이는 정도로 만들기에 충분했다.[8] 근육 단백질 합성의 에너지 요구 특성을 고려했을 때, 음식 가용성이 낮은 시기 동안에 관찰된 동화작용의 감소는 불필요한 사용으로부터 ATP를 절약하기 위한 인체의 절약 지향적 메커니즘을 나타내는 것이라고 추정되었다.[133] 중요한 것은 에너지 섭취량이 부족하면 단백질 섭취량과는 관계없이 에너지 공급을 위해 단백질 동원이 증가된다는 것이다.[127] 물론 문헌에서 보고한 바와 같이 체지방을 감소(즉, 에너지 결핍)시키면서 근육을 만든다는 것은 분명히 가능하다. 하지만, 근비대의 정도는 칼로리 초과 시에 달성되는 것보다는 낮을 것이다.

'칼로리 유지' 상태(즉, 칼로리 섭취와 에너지 소비가 동등한 상태. '에너지 균형' 또는 '칼로리 균형' 상태라고 불리기도 함)는 근육 성장을 유발하기 위한 차선책이다. 에너지 균형 기간 동안 신체 기관과 중요 조직에서 발생하는 단백질의 반복적인 이화작용은 주로 골격근에서 유래된 아미노산을 통해 흡수 후 상태로 다시 회복된다.[88] 저항성 훈련이 이러한 손실에 대응을 하지만, 그럼에도 불구하고 동화작용은 무뎌져서 근비대 성장을 약화시킨다.

반대로, 충분한 식이단백질 섭취는 저항성 훈련이 없어도 양적 에너지 균형만으로 동화작용을 일으키는 강력한 자극제가 된다.[27] 에너지 초과 및 저항의 결합과 관련된 제지방 조직의 증가량은 훈련 상태에 따라 달라진다. Rozenek와 연구자들[119]은 8주 동안 저항성 훈련과 함께 하루에 약 2000kcal 정도의 에너지를 추가로 섭취시켰을 때, 훈련되지 않은 연구 대상자들의 체중이 약 3kg 정도 증가되었고, 칼로리가 유지된 식단을 섭취한 대조군의 체질량은 유의하게 증가되지 않았음을 보고하였다. 에너지를 초과 섭취한 집단의 전체 체중 증가량은 실질적으로 제지방량의 축적에 의한 것이었다. 엘리트 운동선수들을 대상으로 한 연구에서 Garthe와 연구자들[42]은 연구 대상자들을 하루에 약 500kcal를 초과하거나 원하는 대로 섭취를 하는 식단에 무작위로 분류하였다. 모든 연구 대상자들은 주당 4일 동안의 동일한 근비대 유형 저항성 훈련 프로그램에 참여했는데, 이 프로그램은 8~12주에 걸쳐 수행되었다. 비록 연구 결과는 통계적 유의성에 도달하지 못했지만, 칼로리 유지 집단에 비해 칼로리 초과 집단에서 더 많은 제지방 체중 증가가 나타났다(1.2kg vs. 1.7kg). 흥미롭게도, 집단 간 제지방량의 차이는 하지 근육에 한정되어 나타났는데, 여기서 초과 에너지에 대한 이점이 눈에 띄었다. 초과 에너지와 관련된 더 많은 제지방 체중 증가는 칼로리 균형 상태에 비해 더 많은 지방 축적을 동반했다(0.2kg vs. 1.1kg). 남성 보디빌더 선수들을 대상으로 한 예비 연구에서 Ribeiro와 연구자들[114]은 고에너지 식사(하루에 6,000kcal 정도)를 섭취한 연구 대상자들이 보통의 에너지량(하루에 4,500kcal 정도)을 섭취한 연구 대상자들보다 근육량이 더 많이 증가되었다고 보고하였다(2.7% vs. 1.1%). 그러나 체지방률은 보통 에너지 섭취 집단에 비해 고에너지 섭취 집단에서 상당히 큰 폭으로 증가되었다(0.8% vs. 7.4%). 따라서 잘 훈련된 사람들은 제지방 조직을 만들기 위해서 초과된 에너지를 덜 사용한 것으로 보인다. 많은 양의 초과 에너지는 지방 조직 축적을 일으키게 된다. 더 많은 초과 에너지가 신체 조성의 변화에 어떠한 영향을 미쳤는지는 불분명하다.

상대적으로 훈련되지 않은 사람들은 많은 양의 초과 에너지(하루에 2,000kcal 정도)로 효과를 볼 수 있다. 이러한 집단의 경우, 단기간에 걸쳐 주로 체지방을 희생하여 제지방량 증가에 도달한다. 잘 훈련된 연구 대상자들에게 하루에 500~1,000kcal의 양의 에너지 균형은 제지방량의 증가에 더 바람직하다는 증거가 제시되었다.[42] 체지방 축적을 최소화하고자 하는 잘 훈련된 개인에게는 작은 양의 초과 에너지(하루에 200~300kcal)가 더 적합할 수 있다고 제시되기도 하였다.[42] 이렇게 집단 간의 차이는 훈련되지 않은 연구 대상자들이 훈련된 연구 대상자들보다 근비대와 관련된 잠재력이 높고 성장 비율의 속도가 빠르기 때문에, 새로운 조직의 형성을 위해 보다 많은 에너지와 기질을 수용하기 때문일 수 있다.

KEY POINT

저항성 훈련을 양의 에너지 균형과 결합하면 동화작용의 효과를 증대시킨다. 훈련되지 않은 사람들은 제지방량의 큰 증가를 경험한다. 잘 훈련된 사람들은 제지방 조직을 만들기 위해 초과 에너지를 덜 사용하기 때문에 더 낮은 양의 에너지 균형을 목표로 해야 한다.

다량영양소 섭취

에너지 균형에 더하여, 다량영양소(단백질, 탄수화물, 지방질) 섭취도 영양학적 관점에서 굉장히 중요하다. 이 장에서는 각 다량영양소의 섭취를 위한 실제적인 권고 사항과 함께, 근비대와의 관련성에 대해 논의한다.

단백질

식이단백질은 1g당 4kcal의 에너지를 제공하며, '아미노산'(아민과 산 집단 모두를 포함하는 질소 물질) 사슬로 구성되어 있다. 300개가 넘는 아미노산이 자연에서 확인되었지만, 그들 중 20개만이 인체 단백질을 형성하는 블록 역할을 한다. 영양에 의한 동화작용 효과는 주로 식이단백질 공급원으로부터 얻어진 아미노산이 인체 조직으로 이동 및 합성되는 과정을 통해 일어난다.[12] 곁사슬(side chain)의 변화로 인해, 아미노산의 생화학적 특성과 기능은 상당히 다르다.[153]

아미노산은 필수적(없어서는 안 됨) 또는 비필수(없어도 됨)로 분류될 수 있다. 필수 아미노산은 인체의 필

표 9.1 필수, 비필수, 조건적 필수 아미노산

필수 아미노산	비필수 아미노산
히스티딘(Histidine)	알라닌(Alanine)
이소류신(Isoleucine)	아르기닌(Arginine)*
류신(Leucine)	아스파라긴(Asparagine)*
리신(Lysine)	아스파르트산(Aspartic acid)
메티오닌(Methionine)	시스테인(Cysteine)
페닐알라닌(Phenylalanine)	글루탐산(Glutamic acid)
트레오닌(Threonine)	글루타민(Glutamine)*
트립토판(Tryptophan)	글리신(Glycine)*
발린(Valine)	프롤린(Proline)*
	세린(Serine)*
	티로신(Tyrosine)*

* 조건적 필수 아미노산

요량을 지원할 정도로 충분히 합성되지 않으므로, 식이를 통해 공급되어야 한다. 반면, 비필수 아미노산은 인체에서 합성될 수 있다. 단 하나의 필수 아미노산 결핍으로도 mRNA 번역 시작 단계의 억제를 통해 실질적으로 모든 세포 단백질의 합성을 손상시킨다.[39] 특정 아미노산은 아미노산 사용이 합성률보다 클 때 식이를 통해 요구되기 때문에, 조건적 필수 아미노산으로 분류된다.[153] 중요한 것은 적절한 세포 기능 및 성장을 위해 20개 아미노산이 모두 필요하다는 점이다. 표 9.1에 필수, 비필수, 조건적 필수 아미노산이 나열되어 있다.

혈장과 근세포 아미노산이 공복 수준 이상으로 증가하면 근육 단백질 합성의 강력한 상승으로 특징지어지는 동화작용 반응이 시작된다. 이러한 반응은 휴식 조건에서는 매우 일시적으로 나타난다. 근육 단백질 합성의 최고 자극은 아미노산 섭취 후 약 2시간 시점에 발생한 다음, 신속하게 공복 수준으로 돌아간다.[104] 따라서 운동을 하지 않은 상태에서 근육은 비교적 짧은 시간 동안 동화작용 효과를 일으킬 수 있다.

운동 수행력에 미치는 효과

운동은 단백질 섭취에 의한 동화작용 효과를 강력하게 하고, 반응의 정도와 기간 모두를 향상시킨다.[12] 짧은 대기 시간이 지나고 운동 후 45~150분 사이에 근육 단백질 합성이 급격하게 증가하며, 공복 상태에서의 상승은 4시간까지 지속된다.[12] 운동에 의해 근육 단백질 합성의 증가에도 불구하고, 영양소 섭취가 없을 때에는 운동 후 순단백질 균형은 부정적인 상태가 된다.[39] 필수 아미노산의 공급은 이러한 과정을 빠르게 변화시켜 단백질 균형은 긍정적인 상태가 되고 동화작용의 민감성은 24시간 이상 지속된다.[24]

'분지사슬아미노산(BCAAs)' 중 하나인 필수 아미노산인 류신은 특히 근육량 조절에 중요한 것으로 여겨진다. 류신은 체외와 체내에서 모두 근육 단백질 합성을 자극하는 것으로 나타났다. 작용 메커니즘은 mTOR 인산화 증가로 조절된 번역 개시의 향상에 의한 결과인 것으로 보인다.[104, 153] 이러한 주장은 mTOR의 활성화가 다른 두 BCAA인 발린과 이소류신에 의해 상대적으로 영향을 받지 않는다는 연구 결과에 의해 뒷받침된다.[153] 류신은 또한, 자가포식(autophagy) 억제를 통해 근육 단백질 분해를 약화시키면서 단백질 균형에 긍정적인 영향을 미친다.[153] 하지만 류신의 영향은 지속되는 것이 아니고 근육 단백질 합성의 활성화로 제한된다. 근육 단백질 합성 수준을 높게 유지시키는 것은 다른 필수 아미노산, 특히 BCAA의 충분한 섭취에 의존하는 것으로 보인다. 따라서 류신은 동화작용을 위한 '방아쇠(trigger)' 영양소로 불린다.

일부 연구자들은 근육 단백질 합성을 극대화하기 위해 혈액 내 일정 농도의 류신에 도달해야 한다고 가정하는 '류신 역치(threshold)'의 개념을 제안하였다.[52] 신체크기에 따라 섭취량이 영향을 미치긴 하지만, 젊고 건강한 사람이 역치를 달성하기 위해서는 2g의 류신을 경구 섭취하는 것이 필요하다.[92] 류신 필요량은 노인들에게서 더 많아진다. 노화 과정은 필수 아미노산에 대한 근육의 민감성을 약화시키고(즉, 동화작용 저항성), 이로 인하여 노인들은 젊은 사람들보다 식사에서 더 많은 섭취량이 필요하다.[36] 이것은 기전적으로 mTORC1 신호의 조절 장애에 의한 것으로 사료되며, 결과적으로 근육 단백질 합성을 향상시키기 위해 더 높은 류신혈증(leucinemia)이 요구된다.[106] Katsanos와 연구자들[62]의 연구에 의하면 노인 집단에서 6.7g의 필수 아미노산 보충은 휴식을 취하는 것에 비해 근육 단백질 합성을 향상시키기에는 불충분한 것으로 나타났다. 필수 아미노산을 1.7~2.8g의 류신으로 보충한 이후에야 근육 단백질 합성이 증가했다. 이러한 결과는 노인들은 류신 역치에 도달하기 위해서 젊은 사람보다 매번 약 두 배의 류신이 필요함을 시사하고 있다.

일단 역치에 도달하면 류신의 섭취 반응에 의한 동화작용 효과는 최고조에 이른다는 것에 주목해야 한다. 역치 이상으로 섭취를 증가시키는 것은 휴식 시 또는 저항성 운동 이후의 근육 단백질 합성에 추가적인 이점을 제공하지 않는다.[104] 게다가, 동물 모델을 대상으로 한 장기간의 연구에서는 다른 아미노산 없이 류신 보충만으로는 단백질 축적의 증가가 나타나지 않았다.[37,81] 이것은 류신 보충만으로는 전사나 번역 기능, 또는 둘 모두를 손상시키는 필수 아미노산 불균형을 초래할 가능성에 대해서 제시해주고 있다. 아니면 류신 보충이 근육 단백질 합성의 활성화를 유발하긴 했지만, 수축성 단백질의 합성 수준을 높게 일으키기 위한 기간이 불충분했을 수도 있다. 가능성이 어느 쪽이든, 연구 결과는 근육 발달을 촉진하기 위해서 모든 필수 아미노산의 완전한 섭취가 필요함을 강조하고 있다.

요구량

제지방량 축적은 매일의 식이단백질 요구량을 충족시키는 것에 따라 좌우된다. 단백질의 하루 섭취 권장량(RDA)은 체중 1kg당 0.8g이다. 이러한 권장량은 건강하고 운동을 하지 않는 98%의 성인이 음의 질소 균형을 나타내지 않는 데 있어서 충분한 양이라는 것을 보여준 연구에 기초하고 있다. 그러나 이러한 양이 주로 앉아만 있는 사람들에게는 충분할지 몰라도, 저항성 훈련을 하는 집단, 특히 근육 발달을 최대화하고자 하는 사람들에게까지 일반화될 수 없다. 우선 질소 균형의 유지는 매일 나타나는 단백질 손실이 새로운 인체 단백질 합성에 의해 상쇄된다는 것을 나타낸다. 근육을 얻기 위해서는 양의 질소 균형이 필요하다(즉, 단백질 합성이 시간이 지날수록 나타나는 분해를 초과해야 함). 격렬한 운동은 단백질 교체를 크게 증가시켜 추가적인 기질의 필요성을 증가시킨다. 물론 질소 균형 기술은 최적의 단백질 요구량보다 낮은 결과를 나타낼 수 있는 심각한 기술적 결함을 가지고 있지만,[107] 단백질 필요량을 알아보는 데 있어서 보편적으로 사용된다. 이러한 요인들을 종합적으로 고려할 때, 근육 크기를 증가시키려는 사람들의 단백질 요구는 RDA 지침에 제시된 양보다 상당히 높다.

저항성 훈련과 관련된 사람들의 단백질 요구 사항을 결정하기 위해 많은 연구가 수행되었다. Lemon과 연구자들[76]은 강도 높은 훈련의 초기 단계에서 초보 보디빌더들은 하루에 체중 1kg당 약 1.6~1.7g의 단백질을 필요로 한다는 사실을 발견하였으며, 이는 RDA의 약 두 배이다. 이러한 결과는 다른 연구자들에 의해서 확인되었다.[135] 그

KEY POINT

운동 후 근육 단백질 합성을 유지하기 위해서는 저항성 운동 후 단백질, 특히 류신이 풍부한 공급원(식품 또는 보충제)을 섭취하는 것이 중요하다. 근육의 크기를 최대화하고 싶은 사람은 RDA 지침에서의 권고량보다 상당히 더 많은 단백질이 필요하다. 노인들의 경우 눈에 띄는 근육 형성을 위해서는 젊은 성인들보다 섭취 시 더 많은 단백질이 요구된다.

리고 주기적인 저항성 운동과 결합된 단백질 보충을 다룬 49개의 장기적 연구로 구성된 메타 분석 결과 또한, 유사한 결론에 이르고 있다.[95] 이렇게 증가된 단백질 요구량은 제지방 조직의 축적 및 운동에 의해 손상된 근육의 복구뿐만 아니라 운동 중 아미노산의 산화를 상쇄하기 위해서도 필요하다.[22] 단백질 섭취와 근비대 간의 섭취-반응 관계는 하루에 체중 1kg당 약 2.2g에서 가장 두드러지게 나타났다.[14,22] 필요량 이상으로 상당히 많은 양의 식이단백질 섭취는 제지방 조직량 증가를 일으키지 않는다.[5] 심지어 잘 훈련된 역도 선수들의 경우에는 단백질 요구량이 실제로 감소한다는 일부 증거도 있다. Moore와 연구자들[91]은 이전에 훈련을 받지 않은 젊은 사람들의 경우 고강도 저항성 운동이 전신 류신 교체를 감소시켰다는 것을 발견했다. 하루에 체중 1kg당 약 1.4g의 섭취는 12주간의 훈련 동안 양의 질소 균형을 유지하기에 충분했다. 이러한 결과는 주기적인 저항성 훈련이 신체가 제지방 조직 합성을 위해 가용한 아미노산의 활용을 보다 효율적으로 변화시키며, 그로 인해 더 많은 단백질 섭취의 필요성을 경감시킨다는 것을 시사하고 있다. 대신 많은 훈련을 하고 있는 보디빌더, 특히 많은 양의 저항성 훈련을 수행하고 있는 보디빌더는 현행 권고량에서 최고치의 단백질을 섭취하는 것이 유리할 것으로 보인다. 이러한 집단에 대한 연구가 제한적임을 고려할 때, 요구량이 문헌에서 보고된 것보다 약간 더 높을 수도 있다고 여겨진다.[115]

단백질 섭취에 대한 권장 사항은 일반적으로 체중 1kg당 g을 토대로 한다. 이들 지침을 활용한 연구들은 체지방이 약 10~20%인 남성과 여성을 대상으로 수행되었다. 제지방량을 바탕으로 요구량을 반영하기 위해 이러한 결과를 추정하면, 남성은 하루에 체중 1kg당 2.0~2.6g,[14]

여성은 하루에 체중 1kg당 1.8~2.2g[152]이 된다.

최적의 1일 총 단백질 섭취량은 에너지 균형 상태와 신체조성에 의해 좌우된다. 초과 에너지는 1일 총 단백질 요구량을 감소시키는 경향을 나타내며, 단백질을 전혀 섭취하지 않는 경우 에너지 섭취만으로도 질소 균형을 향상시키기 때문이다.[127] Phillips와 Van Loon[107]은 에너지를 적게 섭취하는 기간 동안 제지방 조직의 손실을 예방하기 위해서는 하루에 체중 1kg당 2.7g까지의 단백질 섭취가 필요하다고 추정했다. Helms과 연구자들[54]도 이와 유사한 권고안을 제시하였으며, 칼로리 섭취가 제한된 사람들은 하루에 체중 1kg당 3.1g의 단백질 섭취가 이점을 제공한다고 하였다. 이렇게 에너지 섭취가 부족하거나 칼로리 섭취가 제한된 집단에서 단백질 섭취량의 증가는 PBK/Akt 및 FOXO 단백질의 인산화를 촉진시키고, 칼로리 제한과 관련된 단백질 분해 인자들을 억제하여 제지방 조직의 보존을 향상시킨다는 가설이 있다.

질

근육량 증가와 관련하여 단백질의 질 또한, 고려해야 한다. 단백질의 질은 주로 양과 비율의 측면에서 필수 아미노산 조성이 우선시된다. '완전 단백질'은 제지방 조직의 유지에 필요한 대략적인 양의 9개 필수 아미노산을 완전하게 포함한다. 한 개 이상의 필수 아미노산이 낮은 단백질은 불완전 단백질로 간주된다. 반면, 식물성 기반 단백질은 다양한 필수 아미노산의 양이 충분하지 않으므로 불완전 단백질이다.

단백질 공급원의 질을 평가하기 위해 몇 가지 지표가 사용된다(표 9.2 참조). 아마도 단백질 소화율 교정 아미노산 점수(PDCAAS)가 가장 널리 사용되는 지수일 것이다. 유청, 카제인, 콩에 대한 PDCAA 점수는 모두 동일하게 1.0이며, 이는 단백질 축적에 미치는 영향이 차이가 없음을 의미한다. 하지만, 단백질을 분리하여 비교한 연구를 통해 이것은 사실이 아닌 것으로 나타났다. Wilkinson과 연구자들[149]은 운동 후 단백질 18g이 포함된 탈지유를 섭취하는 것은 동일한 양의 콩보다 더 큰 정도로 근육 단백질 합성을 자극했음을 입증하였다. Tang과 연구자들[34]의 후속 연구에서는 가수분해 유청단백질(빠르게 소화 및 흡수되는 단백질)에 의해 제공된 10g의 필수 아미노산이 분리 대두단백질과 카제인(느리게 소화 및 흡수되는 단백질)에 비하여, 휴식과 운동 후 모두 혼합 근육 단백질 합성이 현저하게 증가된 것으로 나타났다. 이렇게 증가된 동화작용 반응은 빠르게 소화되는 유청의 특성 때문인 것으로 추정된다. 이론적으로 유청 섭취 후 혈액으로 류신이 빠르게 흡수되는 것은 콩과 카제인 섭취 이후의 류신 흡수보다 더 큰 동화작용 과정을 일으킨다.[107] 새로운 증거는 빠르게 흡수되는 단백질만 섭취하는 것보다는 빠르게 흡수되는 단백질과 느리게 흡수되는 단백질을 혼합 섭취하는 것이 잠재적으로는 더 우월할 수 있다는 것을 나타냈다. 구체적으로 유청에 카제인을 추가하는 것은 느리지만 보다 좀 더 긴 시간 동안 아미노산혈증(aminoacidemia, 혈액 내 아미노산 함량 증가)을 일으키며, 이는 보다 높은 질소 보유와 산화 감소를 유발하기 때문에 근육 단백질 합성 반응이 오랫동안 일어난다는 이론이다.[112] 일반적으로 고품질의 빠르게 소화되는 단백질은 섭취 후 처음 3시간 동안 근육 단백질 합성을 강하게 자극하는 반면, 느리게 소화되는 단백질은 6~8시간에 걸쳐 보다 점진적으로 자극을 하여 효과를 일으킨다.[34]

앞에서 기술한 결과로부터 실용적인 결론을 도출하려고 할 때, 주의를 기울여야 한다. 연구들이 단기간 동안 근육 단백질 합성을 측정한 점으로 미루어보아 1회의 운동 후 단백질 섭취로는 장시간 동안의 동화작용에 의한 효과를 반영하지 못한다. 특정 단백질 공급원을 섭취하는 것이 충분한 동물성 음식을 섭취한 사람의 근비대 결과에 실질적인 영향을 미친다는 증거는 거의 없다. 채식주의자들은 단백질의 질을 좀 더 인식해야 한다. 식물성 단백질은 대개가 불완전하므로, 채식주의자들은 충분한 필수 아미노산을 섭취하기 위해 시간 경과에 따라 올바

표 9.2 일반적으로 사용되는 척도상의 단백질 및 개별 질적 점수

단백질 공급원	PDCAAS	BV	PER
카제인	1.00	77	2.5
유청	1.00	104	3.2
계란	1.00	100	3.9
콩	1.00	74	2.2
소고기	0.92	80	2.9
검은콩	0.75	–	–
땅콩	0.52	–	1.8
밀 글루텐	0.25	64	0.8

PDCAAS=단백질 소화율 교정 아미노산 점수, BV=생물가, PER=단백질 효율

출처: J.R. Hoffman and M.J. Falvo, 2004, "Protein—Which Is Best?" *Journal of Sports Science and Medicine* 3, no. 3 (2004): 118–130.

표 9.3 최적의 근비대를 위한 다량영양소 권장 섭취량

다량영양소	섭취 권장량
단백질	1.6~2.2g/kg/day
탄수화물	≥3g/kg/day
지방	≥1g/kg/day 오메가-3 지방산은 남성은 ≥1.6g/day, 여성은 1.1g/day*

* 체중에 관계없이 절대량을 나타냄.

른 조합의 음식을 섭취하는 것에 초점을 맞춰야 한다. 예를 들어, 곡물에는 라이신과 트레오닌이 제한적이고, 콩과식물에는 메티오닌이 부족하다. 이 둘을 결합하면 부족한 부분을 상쇄할 수 있으므로 결핍을 예방하는 데 도움이 된다. 이들 식품을 같은 식사에서 함께 먹을 필요는 없고, 정기적으로 식단에 포함시키면 된다.

표 9.3은 최적의 근비대를 위한 식이단백질의 권장 섭취량에 대해 제공하고 있다.

탄수화물

탄수화물은 1g당 4kcal의 에너지를 제공하는 식이단백질과 유사한 식물성 화합물이다. 대체적으로, 탄수화물은 단순(1개 혹은 2개의 설탕분자로 구성된 단당류와 이당류) 혹은 다당류(많은 설탕분자를 함유하는)로 분류될 수 있다. 인체에 사용되기 위해서는 탄수화물은 통상 세 가지 형태의 단당류, 즉 포도당, 과당, 갈락토오스로 분해되어야 한다. 그런 다음, 이들 단당류는 즉각적인 에너지원으로 사용되거나, 향후 사용을 위해 저장된다.

탄수화물은 식사에서 필수적인 것은 아닌데, 인체는

실제 적용

단백질의 질을 평가하기 위한 방법

식품에 대한 단백질의 질을 평가하기 위해 몇 가지 방법이 개발되었다. 여기에는 단백질 소화율 교정 아미노산 점수(PDCAAS), 단백질 효율(PER), 단백가(CS), 생물가(BV), 순단백질 이용률(NPU) 등이 포함된다. 각 방법은 궁극적으로 식품의 필수 아미노산 조성과 아미노산의 소화성 및 생체이용성을 가지고 단백질의 질을 평가하기 위해 자체적인 기준을 사용한다.[122] 예를 들어, CS 방법은 식품에 포함된 각각의 필수 아미노산 함량을 분석한 후, 계란 단백질에 포함된 동일한 아미노산의 함량(100의 단백가를 가진 것으로 간주하여)으로 나눈다. 다소 비슷하게 PDCAAS 방법은 테스트하는 단백질의 필수 아미노산 함량을 참고 필수 아미노산 프로파일과 비교한 것에 기초하지만, 이름에서 파악할 수 있듯이 소화의 영향도 고려한다. PER 방법은 완전히 다른 접근법을 취한다. 즉, 테스트하는 단백질을 먹인 어린 생쥐의 체중 증가를 섭취된 단백질의 g과 비교하는 것으로 측정한다. 한편, BV와 NPU 방법은 질소 균형을 토대로 한다. 즉, BV는 신체가 보유한 질소를 측정하여 그것을 가지고 식이단백질로 흡수한 총 질소량으로 나누는 반면, NPU는 섭취한 단백질 양과 보유한 양을 단순히 비교한다.

측정한 단백질 질의 고유한 차이를 고려할 때, 이러한 방법들은 알려져 있는 단백질 함유 식품의 질과는 큰 차이를 초래할 수 있다. 어떤 단일 방법이 최선인지 판단하기 어렵지만, PDCAAS와 BV 방법이 단백질의 소화성을 고려하기 때문에 인간의 성장과 가장 관련성이 높을 수 있다. 각 방법은 단점이 있기 때문에 단백질의 질을 평가하는 가장 좋은 방법은 복합 측정 방법(특히, PDCAAS와 BV)을 고려하는 것이다.

최근에는 단백질의 질을 평가하는 우수한 접근법으로 새로운 단백질 채점 시스템(소화 가능 필수 아미노산 점수, DIAAS)이 제시되었다. DIAAS는 소장의 가장 끝부분인 회장에서의 단백질 소화 가능성을 토대로 하고 있으며, 기존의 측정 방법보다 더 높은 정확도를 제공하는 것으로 여겨진다.[108] DIAAS가 PDCAAS와 BV를 대체할 수 있는 가능성을 보여주긴 했지만, 많은 단백질 공급원이 이 방법을 사용하여 조사되지 않아서 실용성은 아직 낮다.

당신생(gluconeogenesis)을 통해 조직이 필요로 하는 포도당을 만들 수 있기 때문이다. 아미노산과 중성지방의 글리세롤 부분은 특히 식이 탄수화물이 없는 경우에 포도당 생산을 위한 기질 역할을 한다. 그럼에도 불구하고, 최적의 근비대가 목표인 경우에는 식사에 탄수화물이 풍부한 식품을 포함시키는 것이 논리적으로 타당하다.

무엇보다도 중간 강도로 반복한 저항성 훈련 중 ATP 생산의 80%는 해당과정에 의한 것이다.[72] 따라서 근육 내 글리코겐의 상당한 감소는 저항성 운동 중 ATP 재합성을 제한하고, 높은 힘을 생성해내는 과정에서 근수축의 유지를 어렵게 만든다. 또한, 글리코겐 풀이 근형질세망으로부터의 칼슘 방출과 관련된 중요 단백질과의 밀접한 접촉으로 국소화된다. 이러한 저장소의 감소는 칼슘 방출 억제를 통해 근피로의 시작을 촉진시킨다.[100] 세포 내 칼슘의 기질이자 조절자로서 글리코겐은 중요하기 때문에, 다수의 연구들은 글리코겐 수준이 낮은 상태에서는 수행력이 감소된다고 하였다. Leveritt와 Abernethy[78]는 근육 글리코겐 고갈이 1RM의 80% 강도로 스쿼트를 할 때, 3세트에서의 반복 횟수를 크게 감소시킨다는 사실을 발견했다. 저탄수화물 식사를 하게 했을 때 Leveritt와 Abernethy[78]의 연구 결과와 유사하게 무산소성 수행력이 눈에 띄게 감소된 것으로 나타났다.[74] 글리코겐 수준의 감소는 등척성 근력을 저하시키고,[55] 운동으로 유발된 근육의 약화를 증가시키는 것으로 보고되었다.[156] 피로의 발생은 글리코겐 분해로 일어나는 에너지 생산 저하와 관련이 있기 때문에, 낮은 글리코겐 수준은 운동량이 높을 때에 특히 문제가 될 수 있다.[128,147]

운동 수행력에 미치는 영향

식이 탄수화물이 운동 수행력을 향상시키는 것으로 나타나긴 했지만, 긍정적인 효과를 위해서는 적당한 양만 필요한 것으로 보인다. Mitchell과 연구자들[90]은 탄수화물 65%로 구성된 식이가 탄수화물 40% 식이에 비해, 15RM으로 15세트를 하는 하체 운동 중에 수행된 운동량에 더 큰 영향을 미치지 못함을 발견했다. 마찬가지로 저탄수화물 식이(총 칼로리의 25%)가 초고강도 운동 중 탈진에 이르는 시간을 현저하게 줄이는 것으로 나타났지만, 고탄수화물 식이(총 칼로리의 70%)는 탄수화물 50%의 대조 식이에 비해, 운동 수행력을 향상시키지 못했다.[79] 이와 대조적으로, Paoli와 연구자들[101]은 30일 동안의 케토제닉(ketogenic) 식이(하루 탄수화물을 50g 미만으로 포함하는 식이) 이후 엘리트 체조선수 집단의 무산소성 운동 수행력에 부정적인 영향을 미치지 않았음을 보고했다. 연구 대상자가 키토(keto)에 적응함에 따라, 격렬한 운동 중에도 근기능을 더 잘 유지했었을 가능성이 있다. 교란 요인은 키토 집단의 연구 대상자들이 대조군 연구 대상자들보다 상당히 더 많은 식이단백질 양을 섭취했다는 것이다(201g vs. 84g). 따라서 키토 집단의 연구 대상자들은 보다 많은 체지방이 감소되고 더 많은 제지방량을 보유하게 되었는데, 이러한 변화가 시간 경과에 따른 운동 수행력 저하를 줄이는 데 도움이 되었을 수도 있다.

얼마나 긴 시간 동안의 탄수화물 감소가 운동 수행력의 지표에 어떠한 영향을 미치는가에 대해서는 아직 명확하지 않다. Meirelles와 Gomes[89]는 케토제닉 식이에 비해 약간 높게 탄수화물 식이를 섭취했을 경우, 보다 큰 전신 근력 향상(레그 프레스, 트라이셉스 푸시다운, 바이셉스 풀다운 운동과 8~10RM 조합)이 나타났음을 입증했다(19% vs. 14% 증가). 그러나 두 집단 모두 전체적으로 에너지가 부족한 상태였기 때문에, 근육을 키우기 위한 식단으로 일반화하기에는 아직 제한점이 존재한다. 이와 유사한 연구 결과가 크로스핏을 훈련하는 사람들을 대상을 한 코호트에서 보고되었다. 관습적인 식습관을 그대로 유지한 연구 대상자들은 훈련 12주 후에 1RM 스쿼트 근력이 약 5kg 증가된 반면에, 케토제닉 식이를 따른 연구 대상자들은 근력이 증가되지 않았다.[64] 주의할 점은 케토제닉 집단은 에너지 결핍 상태였던 반면에, 대조군은 칼로리를 유지한 상태였다는 것이다. 한편, Greene과 연구자들[47]은 3개월 간 케토제닉 식이가 탄수화물 섭취 감소로 인한 제지방량의 감소에도 불구하고, 더 많은 탄수화물 식이에 비해 파워리프터 및 역도 선수의 근력 관련 수행력을 저하시키지 않았다는 결과를 발견했다.

글리코겐도 세포 내 신호 조절에 의해 근비대에 직접적인 영향력을 미칠 수 있다. 이러한 작용은 아마도 AMPK에 미치는 조절 효과를 통해 이루어지는 것 같다. 2장에서 논의한 바와 같이, AMPK는 에너지 가용성을 촉진하는 세포 에너지 센서 역할을 한다. 이는 해당작용, 베타산화, 단백질 분해와 같은 이화작용의 증가뿐만 아니라, mTORC1의 인산화를 포함한 에너지 섭취 과정을 억제하면서 이루어진다.[46] 글리코겐은 무세포 분석에서 정제된 AMPK를 억제하는 것으로 나타났으며,[87] 글리코겐 고갈은 생체 내에서 인간의 AMPK 활성도와 관련이 있다.[151] 또한, 케토제닉 식이는 쥐의 mTOR 신호를 감소시

KEY POINT

운동 수행력을 향상시키기 위해서는 적당량의 식이 탄수화물이 필요하다. 운동에 의한 근비대를 최적화하기 위해 얼마나 많은 탄수화물을 섭취해야 하는지는 아직 불분명하지만, 하루에 체중 1kg당 3g을 섭취하는 것이 적정한 시작점이다.

키는데, 이는 항전간(antiepileptic) 작용을 설명하는 이론의 근거가 된다.[154]

낮은 글리코겐 수준이 운동으로 유발된 세포 내 신호 전달 과정을 변화시킨다는 증거가 있다. Creer와 연구자들[29]은 훈련된 유산소성 지구력 운동선수들을 선정하여, 저탄수화물 식이(총 칼로리의 2%) 또는 고탄수화물 식이(총 칼로리의 77%) 후, 1RM의 70%에 해당하는 하중을 받으며 무릎 신전 운동을 10회, 총 3세트를 수행하도록 했다. 근육 글리코겐 함량은 고탄수화물에 비해 저탄수화물 조건에서 눈에 띄게 더 낮았다(건조 중량 591 vs. 174mmol/kg). 초기 단계 Akt 인산화는 높은 글리코겐 저장 상태에서만 현저하게 상승했다. mTOR 인산화는 ERK1/2 경로가 근육 글리코겐 함량 상태에 의해 비교적 영향을 받지는 않았지만, Akt 반응과 흡사했다. 또한, 글리코겐 억제는 $p70^{S6K}$ 활성화를 방해하고 번역을 억제하며, 근육 성장을 조절하는 유전자의 mRNA 수를 감소시키는 것으로 나타났다.[26,31] 반면에, Camera와 연구자들[21]은 글리코겐 수준은 다수 세트의 하체 저항성 훈련 프로토콜 수행에 따른 초기 운동 후 회복 기간 동안 세포 내 동화작용 관련 신호 전달 또는 근육 단백질 합성 반응에 아무런 영향을 미치지 않았다고 보고했다. 이렇게 연구들 간의 상반된 결과에 대한 그럴듯한 설명은 아직 명확하지는 않다.

연구 결과 탄수화물 섭취가 호르몬 분비에도 영향을 미치는 것으로 나타났다. 식이에서 총 칼로리와 지방 섭취량이 동일했음에도 불구하고, 10일 동안의 저탄수화물 섭취에 비해 고탄수화물 섭취를 했을 때 건강한 남성의 테스토스테론 농도가 지속적으로 더 높았다(371 vs. 468ng/dL).[4] 이러한 변화는 저탄수화물 섭취에 비해 고탄수화물 섭취에서 관찰된 낮은 코티솔 농도의 변화와 일치하였다. 이러한 탄수화물 제한이 격렬한 운동과 결합될 때에도 유사한 결과가 나타났다. Lane과 연구자들[73]은 3일 연속으로 강도 높은 훈련을 한 후 30% 정도의 칼로리를 탄수화물로 섭취했을 때, 코티솔 대비 유리(free) 테스토스테론 비율이 40% 이상 크게 감소했다고 보고하였다. 총 칼로리의 60%를 탄수화물로 섭취한 대조군 선수들에게서는 아무런 변화가 나타나지 않았다. 이러한 호르몬 분비의 변화가 근육 적응에 부정적인 영향을 미치는가에 대해서는 아직 알려지지 않았다.

케토제닉 식이에 대한 대부분의 연구가 좌식 생활을 하는 사람들을 대상으로 이루어지긴 했지만, 저탄수화물이나 탄수화물이 풍부한 식이가 저항성 훈련으로 유발된 근비대 적응에 미치는 장기간의 영향을 조명하는 연구 결과가 나오고 있다. 과체중이면서 훈련되지 않은 여성들을 대상으로 한 초기 연구에서 케토제닉 식이와 저항성 훈련의 결합은 10주 후 제지방량은 증가시키지 않은 반면, 일반적이고 습관화된 식이를 한 대조군은 1.6kg의 제지방량을 증가시킨 것으로 나타났다.[60] Vargas와 연구자들[144]은 저항성 훈련이 잘된 남성들에게 무작위로 케토제닉 식이(하루에 약 42g의 탄수화물) 또는 비케토제닉 식이(총 칼로리에서 탄수화물을 55% 섭취)를 하면서 8주간 저항성 훈련 프로그램을 수행하게 하였다. 집단 간 단백질 섭취량은 동일하였으며(하루에 체중 1kg당 2g), 영양사가 두 집단을 개별적으로 감독하였다. 연구 결과, 비케토제닉 집단은 1.3kg의 제지방량을 얻은 반면, 케토제닉 식이 집단은 약간의 감소를 보인 것으로 나타났다. 이러한 결과는 Kephart와 연구자들[64]의 연구 결과와 일치하고 있으며, 일반적인 식이를 한 크로스핏 훈련자들은 외측광근의 두께와 다리의 제지방량이 약간 늘어난 반면, 케토제닉 식이를 한 훈련자들은 두 가지 측정 인자의 수치가 감소된 것으로 나타났다. Meirelles와 Gomes[89]도 약간 높은 탄수화물을 섭취하는 것이 케토제닉 식이를 섭취한 경우에 비하여 대퇴사두근에서 더 많은 근비대 향상이 일어났음을 보고한 바 있다(4.0% vs. −2.1%). 그러나 상완의 근육량 변화는 두 집단이 거의 비슷했다. 잘 훈련된 사람들에 대한 연구에서 파워리프터와 역도 선수들은 교차 방식의 실험을 했을 때, 일반적인 탄수화물 식이보다는 케토제닉 식이에서 2.3kg의 제지방량이 손실된 것으로 나타났다.[47] 전체적으로 최근 연구들의 결과는 매우 낮은 양의 탄수화물을 섭취하는 식이는 근육 성장을 극대화시키는 데 있어서 좋은 방법이 아님을 보여주고 있다. 그러나 이러한 연구들에서 케토제닉 식이 집단은 칼로리 결핍에 대한 가능성이 가장 높았으며, 이는 그 자체로 저항성 훈련에 의한 동화작용 반응을 손상시킬 수 있다는 점에 유의할 필요가 있다. 그러므로 좋지 않은 영향이 탄수화물의 극심한 섭취 감소 또는 낮은 에너지 섭취, 혹은 둘 다의 결합에 의한 것인지는 아직 명확하게 판단하기 어렵다.

요구량

현재의 증거에 의하면, 근비대를 최대화하기 위한 탄수화물의 이상적인 섭취량에 대해서 확실한 결론을 내릴 수는 없다. Slater와 Phillips[128]는 보디빌더를 포함한 근력을 주로 훈련하는 유형의 운동선수를 위해서는 하루에 체중 1kg당 4~7g의 탄수화물 섭취를 제안하였다. 이러한 권고가 합리적이긴 하지만, 그 근거는 다소 자의적이며 식이 반응과 관련된 개인차는 고려되지 않은 것이다. 휴식 중 또는 다양한 강도의 운동 중 에너지원으로 탄수화물을 사용하는 것은 운동선수들 사이에서도 무려 4배 정도 차이가 난다. 이와 같은 차이는 근섬유 구성, 식이요법, 나이, 훈련, 글리코겐 수준, 그리고 유전적 특징과 같은 다양한 요인들에 의해 영향을 받는다.[53] 적어도 충분한 양의 탄수화물을 섭취해서 적절한 글리코겐 저장량을 유지하는 것은 신중한 일이다. 이러한 목표를 달성하기 위해 필요한 탄수화물의 양은 몇 가지 요인들(예: 신체 크기, 탄수화물 공급원, 운동량 등)에 따라 다르지만, 하루에 체중 1kg당 약 3g의 섭취면 충분할 거 같다. 그런 다음 훈련에 대한 개인의 선호도와 반응을 바탕으로 추가적인 탄수화물 섭취를 고려해야 한다.

표 9.3은 근비대를 최적화하기 위해 필요한 탄수화물의 권장 섭취량에 대해 제공하고 있다.

지방

'지질'로도 알려진 지방은 많은 신체 기능에서 매우 중요한 역할을 하는 필수 영양소이다. 기능에는 내부 장기 보호를 위한 완충 작용, 비타민 흡수 보조, 세포막과 호르몬, 프로스타글란딘 생성 촉진이 포함된다. 지방은 1g당 9kcal로, 단위당 단백질 또는 탄수화물의 두 배가 넘는 에너지를 제공한다.

지방은 두 가지 기본적인 범주로 분류된다. 모든 탄소 원자의 양쪽에 수소 원자가 있는 '포화지방산'(즉, 탄소가 수소로 포화됨)과 탄소 사슬에 1개 이상의 이중 결합을 포함하고 있는 '불포화지방산'(즉, 탄소 사슬에 따라 수소 원자가 없는 것)이 있다. 하나의 이중 결합을 가진 지방은 단일 불포화지방산이라 불리고, 올레산염이 가장 흔하다. 두 개 이상의 이중 결합을 가진 지방은 다중 불포화지방산이라 불린다. 다중 불포화지방산에는 두 가지가 포함된다. 오메가-6 리놀레산염('오메가-6' 또는 'n-6 지방산'으로도 불림)과 오메가-3 알파-리놀레산염('오메가-3' 또는 'n-3 지방산'으로도 불림)이다. 이들 지방은 특정 효소의 결핍으로 인해 인체에서 만들어질 수 없으므로, 음식으로부터 얻어야 하는 필수 요소이다.

지방의 추가적인 하위 분류는 탄소사슬 길이에 따라 만들어질 수 있다. 사슬은 4~24개 사이의 범위를 갖고 있으며, 수소원자가 탄소원자를 감싸고 있다. 4~6개의 탄소사슬을 지닌 지방산은 '단쇄지방산'으로 불린다. 8~12개의 탄소사슬을 지닌 지방산은 '중쇄지방산', 12개가 넘는 탄소사슬을 가진 것은 '장쇄지방산'으로 불린다.

운동 수행력에 미치는 영향

지방 섭취는 저항성 운동 수행력에는 거의 영향을 미치지 않는다. 앞에서 언급한 바와 같이, 저항성 훈련은 주로 무산소성 과정으로부터 에너지를 얻는다. 해당과정, 특히 빠른 해당과정은 저항성 훈련 시 중간 반복으로 다양한 세트를 수행할 수 있게 하는 주요 에너지 시스템이다.[72] 근육 내 중성지방이 고강도 저항성 훈련 중에 추가적인 에너지원을 제공하긴 하지만,[38] 지방의 기여는 무산소성 운동 능력을 제한하는 요인은 아니다.

지방 섭취는 테스토스테론 농도에 영향을 미치는 것으로 나타났다. 테스토스테론은 지질인 콜레스테롤에서 유래되었다. 따라서 저지방 식이는 테스토스테론 생성에서 약간의 감소와 관련이 있다.[35, 50] 그러나 지방과 호르몬 생성 간의 관계는 복잡하고, 에너지 섭취와 다량영양소 비율, 지방 섭취 형태까지도 상관관계가 있다.[145] 게다가 극단적인 고지방 식이는 실제로 테스토스테론 농도를 억제하는 것으로 나타났다.[146] 테스토스테론 생성을 최적화하는 지방 섭취의 상한과 하한이 있는 것으로 보이며, 그 위 또는 아래에서는 호르몬 생성이 잘 일어나지 않을 수도 있다.[121] 정상적인 생리학적 범위 내의 테스토스테론 수준에서 약간의 변화가 근비대에 어떠한 영향을 미치는지는 여전히 명확하지 않다.

섭취되는 지방의 형태가 신체 구성에 직접적인 영향을 미친다는 것을 보여주는 증거가 있다. Rosqvist와 연구자들[117]은 정상 체중을 가진 젊은 남성과 여성이 n-6 지

KEY POINT

'다중 불포화지방산'은 근육 단백질 합성을 향상시키는 데 중요한 것으로 여겨지고 있으며, 포화지방산보다 우선순위에 두어야 한다. 호르몬의 변화를 부정적으로 변화시키지 않으려면 최소 하루에 체중 1kg당 1g의 지방이면 충분한 것으로 나타났다.

방산이 많은 음식을 과도하게 섭취하는 것은 포화지방을 과식하는 것에 비해 제지방량을 약 3배 증가시킨다는 것을 찾아냈다. 이러한 결과는 지방의 섭취 형태에 따라 세포막 유동성에 서로 다른 영향을 줄 수 있다는 것을 생각하게 한다. 특히, 다가 불포화지방산은 막의 유동성을 향상시키는 것으로 나타난 반면, 포화지방산은 정반대의 효과를 나타냈다.[96] 세포막은 영양소, 호르몬, 세포 안과 밖의 화학적 신호를 보내는 통로를 조절하는 데 있어서 매우 중요한 역할을 한다. 막이 딱딱한 경우, 외부 자극에 둔감해져 단백질 합성을 포함한 세포 과정을 억제한다. 반대로, 보다 유동적인 세포막은 투과성이 늘어나 물질 및 단백질 합성과 관련된 2차 전달물질 분자가 쉽게 세포질에 침투할 수 있도록 해준다.[131] 이것은 세포막 유동성을 감소시키는 과도한 포화지방산의 부정적인 영향에 비해, 다중 불포화지방산이 근육 단백질 합성에 미치는 긍정적인 영향을 위한 생리학적 기반이 된다.[18]

n-3 지방산은 특히 단백질 대사에 중요한 역할을 하는 것으로 여겨진다. 다수의 연구에서 n-3 지방산 보충제는 동물[15, 44]과 인간[97, 120, 129]이 가진 다른 형태의 지방에 비해, 더 많은 근육 단백질 축적을 일으키는 것으로 나타났다. 이러한 영향은 부분적으로 n-3 지방산으로 매개된 세포막 유동성 증가에 의해 조절될 수 있으며,[3] 이는 향상된 mTOR/p70^{S6K} 신호 반응을 촉진한다.[129] 추가적인 이점은 유비퀴틴-프로테아솜 경로의 억제와 관련된 단백질 분해 감소에 의한 변화일 수 있으며, 이것은 이론적으로는 더 많은 근육 단백질 축적으로 이어질 수 있다. 이러한 연구 결과는 흥미롭지만, 앞에서 언급한 연구들은 잘 구성된 저항성 훈련 프로토콜과 함께 수행되지는 않았다. 아직 n-3 보충제와 잘 관리된 운동 프로그램을 결합한 연구는 제한되어 있으며, 연구 결과 또한 상반된다.[118] 따라서 n-3 지방산이 근비대 적응을 최적화시키려는 사람들에게 어떠한 영향을 미치는지에 대해서는 여전히 추측으로 남아 있다.

요구량

탄수화물 섭취와 유사하게, 근육 성장을 최적화하기 위해 필요한 지방량에 대해 구체적인 지침은 제시될 수 없다. 일반적으로 지방 섭취는 단백질과 탄수화물 섭취를 고려한 후에 칼로리 균형을 이루도록 해야 한다. 칼로리가 초과된 경우, 식이지질에 대한 기초 요구량을 충족시키는 데는 문제가 없다. 제한적인 데이터를 기준으로 볼 때, 호르몬 변화를 방지하기 위해서는 하루에 체중 1kg당 1g이면 충분한 것으로 보인다. 지방의 칼로리 대부분을 불포화지방산 공급원으로부터 얻는 데 초점을 맞추는 것에 신경을 써야 할 것이다. 특히, 다중 불포화지방산은 적절한 생물학적 기능뿐만 아니라, 근육 단백질 축적에도 필수적이다.

근비대의 최적화를 위한 지방의 권장 섭취량은 표 9.3에 나와 있다.

섭취 빈도

영양소 섭취 빈도는 근육 단백질 축적에 영향을 미칠 수 있다. 류신 역치에 대한 증거를 고려해보면, 하루 종일 단백질이 풍부한 여러 끼의 식사를 하는 것이 이에 해당될 수 있다. 연구에 따르면 10g의 필수 아미노산이 용량 의존적이고 포화 가능한 효과가 있는 것으로 나타났으며, 이는 약 20g의 고품질 단백질 공급원과 맞먹는 양이다.[12] 이러한 결과는 'muscle full' 개념과 일치하며, 근육 단백질 합성이 일단 포화 수준에 도달하면 추가적인 단백질 섭취에 반응하지 않는다고 하였다.[11] 그런 경우, 순환하는 아미노산은 단백질을 필요로 하는 다른 과정에 연료를 공급하거나 단백질 분해를 억제하거나, 또는 산화를 위해 전환된다.[33] 'muscle full' 상태에서는 1시간 내에 근원섬유의 단백질 합성이 자극되지만, 아미노산 가용성이 지속적으로 향상됨에도 불구하고 3시간 이내에 그러한 자극은 본래의 수준으로 돌아온다.[34] 따라서 하루 중 몇 시간마다 단백질을 섭취하면 근육 단백질 합성 수준을 향상시키고, 근육 단백질 분해를 약화시킴으로써 근육 단백질 축적을 최적화한다는 가설이 성립된다.[13, 128]

Areta와 연구자들[7]은 빈번한 단백질 섭취를 지지하였고, 이들은 단백질 섭취의 다양한 분포가 동화작용 반응에 미치는 영향을 조사하였다. 저항성 훈련을 받은 24

KEY POINT

하루 동안 몇 시간마다 단백질을 섭취하는 것이 지속적으로 근육 단백질 합성 수준을 향상시키고, 근육 단백질 분해를 약화시킴으로써 근육 단백질 축적을 최적화한다는 가설이 있다.

명의 남성을 무작위로 선정하여, 저항성 훈련 후 12시간의 회복기 동안 유청단백질 80g을 잦은 섭취(매 1시간 30분마다 회당 10g씩 총 8회 섭취), 중간 섭취(매 3시간마다 회당 20g씩 총 4회 섭취), 또는 간격이 길고 회당 많은 섭취(6시간마다 회당 40g씩 총 2회 섭취) 조건으로 각각 구분하여 섭취시켰다. 연구 결과, 회복기 동안 중간 간격 섭취 조건이 근육 단백질 합성의 자극 측면에서 잦은 섭취나 간격이 길고 회당 많은 섭취 조건보다 더 우수한 것으로 나타났다. 이러한 결과는 류신 역치 개념과 일치한다. 중간 섭취 조건에서 제공된 유청단백질 20g은 역치 도달에 충분했으며, 이 정도의 양을 보다 자주 섭취하면 하루 종일 근육 단백질 합성을 증가시킬 수 있었다. 반면에 10g의 잦은 섭취는 류신의 최대 효과를 유발하기에는 불충분했고, 간격이 길고 회당 많은 섭취는 근육 단백질 합성을 향상시키기에는 빈도가 부족했다. 하지만, 본 연구의 몇 가지 한계점은 결과를 실제로 적용하는 데 있어서 방해가 된다. 실험에서 빠르게 소화되고 흡수되는 유청단백질만을 제공하면 다른 영양소에 의한 교란 효과를 최소화시킬 수 있지만, 실제 생활에서의 식이 패턴과는 거의 연관성이 없기 때문이다. 혼합 식사 섭취는 장에서의 통과 시간을 증가시키고, 이것은 류신의 역치 자극을 위해 더 많은 단백질 섭취를 필요로 하며, 그 이후 5시간 동안 나머지 아미노산을 방출한다. 또한, 저항성 훈련이 잘된 젊은 남성 연구 대상자들에게 제공된 1일 총 단백질인 80g은 양의 단백질 균형을 유지하기 위해 요구되는 양에 훨씬 못 미친다.

Mamerow와 연구자들[85]의 최근 연구는 이러한 주제를 좀 더 이해할 수 있게 하였다. 무작위 교차 설계 연구에서, 8명의 건강한 연구 대상자들은 두 가지 실험 조건에 모두 참여하였고, 한 실험 조건당 7일간의 기간 동안 아침, 점심, 저녁 식사 시간에 동일한 양의 에너지 및 단백질을 섭취하였다. 한 실험 조건에서는 매 식사마다 균형적으로 단백질을 섭취하게 하였고, 다른 실험 조건에서는 하루 단백질 섭취량의 2/3를 저녁식사 때 집중해서 섭취하게 하였다. 단백질 섭취량은 하루에 체중 1kg당 1.6g으로 동화작용을 최대화시키기에 충분했다. 모든 식사는 연구진이 개별적으로 준비했다. 연구 결과, 불균형하게 단백질을 섭취한 실험 조건에 비해 단백질을 균형 있게 섭취한 실험 조건에서 근육 단백질 합성이 약 25% 더 높은 것으로 나타나면서 Areta와 연구자들의 연구 결과와 일치하였다.

몇몇의 장기간 연구들이 혼합 식사와 함께, 단백질 섭취 빈도가 신체조성에 미치는 영향에 대해 조사하였다. Arnal과 연구자들[9]은 노인 여성들에 대한 2주간의 중재 연구에서 한 번에 단백질을 52g 정도 섭취하면서 하루에 필요한 총 단백질의 79%를 섭취하는 것이 1일 4회에 걸쳐 동일한 단백질을 섭취한 조건에 비해 더 많은 제지방량을 유지했다고 보고하였다. 그리고 거의 비슷한 영양 프로토콜을 사용한 동일 연구자들의 후속 연구에서, 젊은 여성 집단의 섭취 빈도 간에는 차이가 없는 것으로 나타났다.[10] 이러한 결과는 Adechian과 연구자들[2]의 연구 결과와 일치하는데, 이들은 젊은 비만여성 집단에서 단백질을 한 번에 80% 정도 섭취하는 것과 4회로 구분하여 동일한 양의 단백질을 섭취하는 것 사이에는 신체조성에 차이가 없었다고 하였다. 이렇게 연구들 간의 상반된 결과는 연구 대상자들의 나이와 관련된 차이에서 기인된 것으로 보인다. 앞서 언급했듯이, 노화 과정은 단백질 섭취에 대한 근육의 둔감화를 일으키므로, 류신 역치의 도달에서 있어서 식사당 더 많은 단백질 섭취를 필요로 하게 된다. 노인은 동화작용을 최대로 유발하기 위해 약 40g의 질 높은 단백질 섭취가 필요한 것으로 추정된다. 젊은 성인은 대략 그 절반의 양이 필요하다.[150, 155] 노인을 대상으로 한 연구에서 분산 섭취 집단은 식사당 약 26g의 단백질을 섭취했고,[9] 이것은 각 섭취가 이루어지는 동안 류신 역치에 한참 못 미치는 양이다. 반면에, 한 회에 많은 양의 단백질을 섭취한 집단은 80% 정도의 단백질 식사를 통해 류신 역치에 도달했으며, 이는 동화작용의 증가를 촉진하는 데 있어서 충분했을 수도 있다. 젊은 사람을 연구 대상자로 한 연구들[2, 10]에서, 분산 섭취 집단은 식사당 20g을 초과하여 섭취했으므로, 이론상으로는 류신 역치를 초과했다. 이러한 연구들에서의 제한점은 연구 대상자들이 저항성 운동을 하지 않았다는 것이다. 그래서 근비대를 최적화하려는 사람들에게 일반화하기에는 어렵다.

실제 적용

근육 형성을 위해 한 끼에 얼마나 많은 단백질을 섭취할 수 있는가?

피트니스 분야에서 흔히 듣는 주장은 인체는 한 끼 식사에 기껏 20~30g의 단백질을 흡수할 수 있다는 것이다. 이러한 믿음은 하루 종일 몇 시간마다 단백질이 풍부한 식사를 하는 것을 지지하는 데 사용된다. 그러나 이러한 주장의 진실성은 의심스럽다.

무엇보다도 '흡수'라는 용어를 '활용'과 구별하는 것이 중요하다. 영양학적 관점에서 흡수는 장으로부터 순환에 이르는 영양소의 이동을 일컫는다. 따라서 사람이 주어진 식사에서 얼마나 많은 단백질을 흡수할 수 있는지에 대한 한계는 사실상 존재하지 않는다. 소화가 된 이후, 단백질의 아미노산은 장자벽을 통과하여 순환계로 들어가고 사실상 모든 아미노산은 조직 수준에서 사용할 수 있게 된다. 개별 자유형 아미노산을 사람이 섭취할 때, 장세포를 통한 운반 경쟁과 같은 잠재적인 문제가 발생한다. 이러한 경우에 가장 높은 농도를 가진 아미노산이 농도가 덜한 아미노산을 희생시키고, 우선적으로 흡수된다.[49]

이러한 정보를 보면, 인체가 근육 형성을 위해 한 끼로부터 얼마나 많은 단백질을 사용할 수 있는가하는 의문이 들게 한다. 이 부분은 근육 발달을 최적화하기 위해 중요하며, 섭취 후 사용되지 않은 아미노산은 에너지를 위해 산화되거나, 대안적인 신체 화합물을 형성하기 위해 아미노기 전달을 일으키기 때문이다.[94]

Areta와 연구자들[7]의 연구에 의하면, 조직 수준에서 제한된 양의 단백질만 사용할 수 있는 것으로 나타났다. 이 연구는 대상자를 무작위로 피험자들을 분류하여 4세트의 레그 익스텐션 운동을 수행하게 한 이후, 휴식 시에 단백질을 1시간 30분마다 10g씩 총 8회 섭취, 3시간마다 20g씩 총 4회 섭취, 또는 6시간마다 40g씩 총 2회 섭취를 각각 시켰다. 연구 결과, 20g 섭취가 12시간의 회복 기간 동안 근육 단백질 합성에 가장 큰 효과를 보이는 것으로 나타났으며, 이것은 사용에 대한 상한 역치가 40g 미만임을 시사한다. 이러한 결과는 표면상으로 설득력이 있어 보이지만, 데이터로부터 실제적인 부분을 도출하려면 몇 가지 교란 변인이 반드시 고려되어야 한다. 우선, 연구자들은 단백질 공급원으로 유청단백질을 사용하였다. 유청단백질은 빠르게 소화되고 흡수되는 단백질이다. 유청단백질의 흡수율은 시간당 약 10g으로 추정된다.[16] 이는 40g이 이 집단의 연구 대상자들이 6시간 지점에서 다음 번 단백질을 섭취하기 훨씬 전인 4시간 내에 40g을 완전하게 흡수시켰을 것이라는 부분을 암시하게 한다. 이와 대조적으로, 조리된 계란 단백질의 흡수율은 시간당 약 3g으로, 훨씬 더 긴 시간 동안 동화작용 효과를 나타낸다.[16] 또한, 사람들 대부분은 탄수화물과 지방이 결합된 혼합 식사를 통해 단백질을 섭취한다. 이러한 영양소의 추가적 섭취는 흡수를 더 느리게 하며, 아미노산이 순환계로 진입하면서 시간을 더 걸리게 한다. 마지막으로, 연구 대상자들은 평균 체중이 약 82kg인 젊은 남성들이었다. 따라서 총 80g의 단백질 섭취는 동화작용을 최대화하기 위한 1일 요구량(약 130~180g)에 턱없이 부족했다. 정리하면, 이러한 각각의 요인들은 개별적으로 또는 복합적으로 연구 결과에 영향을 미쳤을 수 있으므로 현실 세계에서의 모습을 생각하여 적용하기에는 한계가 있을 수도 있다.[126]

Macnaughton과 연구자들[84]의 후속 연구에서, 운동 프로그램의 형태도 교란 변인이 될 수 있는 것으로 나타났다. 이 연구에서 연구 대상자들은 전신 저항성 훈련 프로그램에 참여했는데, 이에 반해 Areta와 연구자들[7]의 연구에서는 레그 익스텐션 운동만 포함되었다. 운동이 끝난 직후, 연구 대상자들은 20g 또는 40g의 유청단백질을 섭취했다. 연구 결과, Areta와 연구자들[7]의 결과와는 대조적으로, 근원섬유 단백질 합성률은 단백질을 40g 섭취했을 때가 20g 섭취했을 때보다 약 20% 더 높았다. 이러한 결과는 더 많은 근육을 활성화하는 것이 조직 형성을 위해 더 많은 단백질 양을 사용하는 인체의

근육 형성을 위해 한 끼에 얼마나 많은 단백질을 섭취할 수 있는가? (계속)

능력을 증가시킬 수 있음을 시사한다.

보다 최근에 노년층에 대한 연구에서는 한 번에 많은 양의 단백질을 섭취하는 것과 일회성 전신 저항성 운동 후 측정된 근육 단백질 합성 사이에는 명확한 용량-반응 관계가 있는 것으로 나타났다.[57] 0, 15, 30, 45g으로 섭취량을 증가시킬수록 단백질 합성률은 점점 더 올라갔으며, 높은 섭취량은 낮은 섭취량보다 통계적으로 더 큰 효과를 보였다. 그러므로 노년층은 젊은 성인에 상응하는 수준의 동화작용을 달성하기 위해서 운동 후 더 많은 단백질 섭취량을 필요로 할 수도 있다.

간헐적 단식에 대한 연구 데이터는 섭취량당 활용이 생각과는 다르게 더 높을 수도 있다는 장기적인 증거를 제공하였다. Tinsley와 연구자들[138]은 훈련된 여성들을 대상으로 8주간의 감독 아래 수행되는 전신 저항성 운동 프로그램에서 하루 종일 또는 8시간의 음식 섭취 제한과는 상관없이 체지방량 축적과 근비대가 유사하게 나타났다. 연구 결과의 기전에 대한 근거는 아직 밝혀지지 않았지만, 아미노산의 산화에 할애된 제한된 시간 범위 내로 섭취가 한정될 경우, 신체가 조직 형성 목적으로 단백질을 사용하는 것이 더 효율적으로 변화됨을 추정할 수 있다.

요약하면, 개인이 주어진 식사에서 얼마나 많은 단백질을 활용할 수 있는지에 대한 역치가 존재함을 의심의 여지가 없다. 즉, 일정량을 초과하면 아미노산은 근육 형성에 사용되기보다는 에너지원을 만들어내기 위해 산화된다. 그러나 증거는 역치가 한 번에 20~30g이라는 일반적인 주장보다는 더 높게 나타난다는 것을 보여주고 있다. 단백질 공급원, 다른 영양소와의 혼합 섭취, 운동에 관여하는 근육량과 같은 몇 가지 외부 요인들이 역치에 영향을 줄 수 있음을 유의하는 것이 중요하다. 나이, 훈련 상태, 제지방, 체중 같은 개별적인 요인들도 고려되어야 한다.

간헐적 단식 프로토콜에 대한 Grant Tinsley 실험실에서의 연구는 주제에 대해 좀 더 새로운 통찰력을 제공해줬다. 그들의 첫 번째 연구[137]에서 여가 활동을 하는 훈련받지 않은 남성들을 대상으로 통상적인 식이를 하는 대조군으로, 또는 훈련하는 날에 대한 제한 없이 운동하지 않는 날(주 4일) 4시간 내에 1일 칼로리 모두를 섭취하는 실험군으로 무작위 배정하였다. 두 집단 모두 엄격하게 관리되는 보디빌딩 스타일의 저항성 훈련 프로그램을 주당 3일씩 수행하였다. 8주의 연구 후 결과는 대조군의 식이에서 더 많은 제지방량을 얻은 것으로 나타났으며, 이는 4시간으로 섭취를 제한한 것이 동화작용을 방해했음을 시사하고 있다. 그러나 저항성 훈련을 한 남성들[93]과 여성들[138]을 대상으로 한 후속 연구에서는 낮과 저녁에 걸쳐 섭취를 분산시키는 것보다는 8시간 동안에 하루의 모든 음식을 섭취한 시간 제한 섭취 집단에서 제지방 및 기타 근비대 관련 요인이 비슷하게 증가된 것으로 나타났다. 이러한 결과는 최소 8시간 이상의 영양 섭취 기간 동안 영양 섭취가 짧은 시간 간격으로 제한될 때, 신체는 근육을 만들기 위해 더 많은 양의 단백질을 사용하는 데 있어서 더 효율적이 된다는 것을 시사한다. 그렇긴 하지만, 연구 결과는 예비 연구에서 나온 것이며, 부정확한 영양에 대한 자기 보고의 맥락에서 고려되어야 한다.[123] 단백질이 풍부한 식사의 동화작용 효과가 5~6시간 지속되는 것을 고려할 때,[75] 근비대의 최적화를 목적으로 하는 사람들은 하루에 체중 1kg당 1.6~2.2g을 섭취하기 위해 적어도 식사를 4회로 나누어 한 끼 식사에서 체중 1kg당 0.4~0.55g의 단백질 섭취를 목표로 하는 것이 좋다.[126] 매일 4회 이상의 식사에 걸쳐 단백질 섭취의 빈도를 증가시키는 것은 보다 빈번한 섭취를 선호하는 사람들에게는 선택 사항이지만, 그러한 접근 방식은 추가적인 이점을 나타내지 않는 것으로 보인다.[83]

동화작용을 향상시키기 위한 전략으로 수면 직전의 단백질 섭취가 제안되고 있다.[130] 권장 사항들은 일반적으로 단백질 공급원으로 카제인을 사용하라고 권고하고 있

실제 적용

근비대를 위한 식사 빈도

단백질이 풍부한 식사의 동화작용 효과가 5~6시간 지속되는 점을 고려할 때,[75] 근비대의 최적화를 추구하는 사람들은 단백질을 식사마다 체중당 0.4~0.55g을 적어도 4번에 걸쳐 나누어 섭취하는 것에 신경을 써야 할 것이다.[126] 이러한 빈도 패턴은 하루 종일 신체의 동화작용을 유지하게 해주며, 근육에서 저항성 훈련에 의한 민감도 효과의 이점을 24시간 이상 갖게 한다.[12]

으며, 이는 카제인의 소화 및 흡수가 느리게 진행되면서 수면 동안에 방출되기 때문이다. 연구에서는 수면 전 보충제 섭취로 인해 동화작용이 향상되었음을 보여주었지만, 섭취 시기보다는 1일 총 단백질 요구량에 부응하면서 이점이 나타난 것으로 보인다.[61] 따라서 1일 단백질 섭취 목표에 부합하기 위한 수단으로 카제인 섭취 전략을 사용할 수 있지만, 그 결과는 수면 전의 섭취에 의해 달라지지 않는다.

영양 섭취 시기

영양 섭취 시기는 운동에 대한 적응 반응을 최적화하기 위한 전략이다. 운동 후 시간은 흔히 근육 형성 관점에서 영양 섭취 시기의 가장 중요한 부분으로 여겨진다. 이것은 운동을 끝낸 후 약 1시간 이내에 영양 섭취를 하면 운동에 의한 근비대 반응을 향상시킨다는 '기회의 창'을 바탕으로 한다.[65] 영양 섭취 시기 이론에 의하면 이 기회의 창을 벗어나서 영양 섭취를 지연하는 것은 근육 성장에 부정적인 영향을 미친다. 일부 연구자들은 영양 섭취 시기는 하루 영양 섭취량보다 신체조성에 더 중요하다고 주장하기도 했다.[24]

단백질은 근비대 반응을 최적화하는 데 있어서 매우 중요한 영양소이다. 앞에서 언급한 바와 같이, 동화작용은 비필수 아미노산의 작은 도움을 받아서 주로 필수 아미노산이 중재한다.[19,140] 탄수화물 섭취가 운동 후 단백질 섭취의 동화작용 효과를 촉진하여, 근육 단백질 축적을 증가시키는 것으로 제시되었다.[58]

영양 섭취 시기에 대한 근거는 충분하다. 격렬한 운동은 높은 비율로 저장되어 있던 에너지원(글리코겐과 아미노산 포함)의 고갈을 초래하고 근섬유의 구조적 손상(파열)을 유발한다. 가설에 의하면, 이러한 운동 후 신체에 영양소를 공급하는 것은 에너지 재보충과 손상된 조직의 재생을 촉진할 뿐만 아니라, 궁극적으로는 근육 발달을 증가시키는 최고의 보상 방식이다. 실제로, 수많은 연구들이 플라시보 효과를 넘어서 저항성 훈련 후에 급속하게 증가하는 근육 단백질 합성을 위해 영양 섭취 시기의 효율성을 지지하고 있다.[111,139,141,142] 이러한 결과는 운동이 영양소 섭취에 대한 근육의 민감성을 증가시키게 한다는 설득력 있는 증거를 제공한다.

기회의 창

기회의 창이란 개념은 처음에는 급속한 근육 단백질 합성을 나타낸 데이터로부터 만들어졌다. 이 주제에 대한 초기 연구 중 하나에서 Okamura와 연구자들[99]은 개들에게 150분간 트레드밀 운동을 하게 한 후 즉시 아미노산을 주입했을 때, 2시간 늦게 주입했을 때보다 더 많은 단백질 합성 반응을 일으키는 것을 발견했다. 이후, Levenhagen과 연구자들[77]의 인간 대상 연구에서, 최대산소섭취량의 60% 강도에서 60분간 사이클링 이후 즉시 단백질을 섭취했을 때 하지(전신 포함) 단백질 합성이 3시간 정도 지연되는 것에 비해 훨씬 더 많이 증가된 것으로 나타났다. 이러한 연구에서 혼란스러운 문제는 두 연구 모두 중간 강도의 유산소성 운동을 장시간 동안 수행했다는 것이다. 이것은 연구 결과가 수축성 단백질의 합성이 아닌, 미토콘드리아 및 다른 근소포체 단백질에 의한 결과일 가능성을 제기하게 한다. 이와는 대조적으로 Rasmussen과 연구자들[111]은 저항성 훈련 후 단백질 섭취 시기의 급성 영향을 조사하였고, 운동 후 1시간과 3시간에서의 섭취 사이 단백질 합성 반응에는 유의한 차이가 없다고 하였다.

앞에서 언급한 연구들이 운동 후 영양 섭취 반응의 기전에 흥미로운 관점을 제공하긴 했지만, 근육을 형성하

KEY POINT

수많은 연구들이 저항성 훈련 후 근육 단백질 합성의 빠른 증가에 대한 영양 섭취 시기의 효과를 지지하고 있지만, 이러한 연구들은 단백질 섭취 시기가 근비대에 장기적인 영향을 미친다는 것을 증명하지는 못하고 있다. 그러나 이러한 영양 섭취 방법으로 인해 나타날 수 있는 부정적인 영향이 없고 긍정적일 수도 있음을 고려할 때, 근비대를 최적화하는 것을 열망하는 사람들은 저항성 훈련을 마친 후 바로 단백질을 섭취해야 한다.

기 위한 영양소 섭취 시기의 효과에 대해 실용적인 결론을 도출하는 것과는 반대로 근비대 적응과 관련된 가설을 생성하는 데에는 한계를 드러냈다. 운동 후 회복기에 급성적으로 측정되는 근육 단백질 합성은 근육 조직에서 나타나는 세포 신호의 만성적 상향 조절과 종종 분리되며,[28] 규칙적인 저항성 훈련으로부터의 장기간 근비대 적응을 반드시 예측하는 것은 아니다.[136] 또한, 훈련되지 않은 연구 대상자들의 운동 후 근육 단백질 합성의 증가는 저항성 훈련을 받은 연구 대상자들에게 그대로 나타나지 않는다.[1] 영양 섭취 시기가 근비대 효과를 만들어내는지를 판단할 수 있는 유일한 방법은 시간 경과에 따라 근육의 크기가 변하는 것을 측정하는 훈련 관련 연구를 실시하는 것이다.

운동 후 단백질이 근비대에 미치는 영향

많은 장기간 연구들이 운동 후 단백질 섭취가 근육 성장에 미치는 영향을 직접적으로 조사했다. 이러한 실험의 결과는 서로 상반되고 있으며, 아마도 연구 설계와 방법론에서의 차이 때문인 것으로 보인다. 주제를 명확하게 하기 위해, 단백질 섭취 시기에 대한 메타 분석을 실시하였다.[124] 이 연구의 포함 기준은 연구가 무작위 통제실험을 했어야 한다는 것이다. 한 집단은 운동 전후 1시간 이내에 단백질을 섭취했고, 다른 집단은 운동 후 최소 2시간 동안 단백질을 섭취하지 않았어야 했다. 또한, 연구는 최소 6주에 걸쳐서 최소 6g의 필수 아미노산을 제공한 경우여야 했으며, 이 양은 저항성 훈련 후 근육 단백질 합성을 크게 증가시키는 것으로 입증된 양이다.[19,65] 이러한 기준을 바탕으로 23건의 연구를 분석했고, 전체 연구 대상자의 수는 525명이었다. 데이터의 단순 풀링 분석 결과, 근비대에 대해 단백질 섭취 시기와 관련하여 작지만 통계적으로 유의한 영향(0.20)이 나타났다. 그러나 회귀분석에 의하면, 섭취 시기를 잘 지킨 집단과 섭취 시기를 지키지 않은 집단의 섭취량은 각각 체중 1kg당 1.7g과 체중 1kg당 1.3g으로 사실상 전체적 효과는 더 많은 단백질 섭취에 의한 것으로 나타났다. 섭취 시기를 지키지 않은 집단의 평균 단백질 섭취량은 저항성 훈련과 관련된 단백질 합성을 최적화하기 위해 필요하다고 여겨지는 양보다 훨씬 낮았다. 몇몇의 연구들만이 실제로 조건들 간의 단백질 섭취량을 일치시키려는 노력을 했다. 이들 연구에 대한 하위 분석에서 단백질 섭취 시기와 관련해서는 통계적으로 유의한 효과가 없는 것으로 나타났다. 연구 결과들은 단백질 섭취 시기가 근비대에 미치는 영향이 있다고 하더라도 비교적 작다는 강력한 증거를 제공하였다. 훈련에 가까운 시간에 단백질을 섭취하는 것으로 인해 나타나는 부정적인 영향은 없으며, 비교적 작은 효과라도 실질적으로 의미가 있을 수 있다는 점을 고려할 때, 이러한 섭취 방법은 운동 후 근육 적응을 최적화시키는 것을 열망하는 사람들에게 유리한 비용편익 비율을 제공한다.

운동 후 탄수화물이 근비대에 미치는 영향

운동 후 영양 섭취에 탄수화물을 포함시키는 것은 근비대 반응 촉진과 관련하여 단백질 섭취에 시너지 효과를 줄 수 있는 것으로 종종 주장되었다.[58] 이러한 주장은 주로 탄수화물에 의한 인슐린 분비라는 이론화된 동화작용을 토대로 한다. 인슐린이 동화작용 성질을 갖고 있는 것으로 알려져 있지만,[17,40] 새로운 연구는 이 호르몬이 단백질 합성 조절에서 자극적인 역할보다는 관대한 역할을 한다는 것을 보여줬다.[106] 비록 증거가 혈상 인슐린 수준이 저항성 훈련의 자극적 효과에 대한 근육 단백질 합성의 내화성 반응을 일으킬 수 있음을 시사하고 있지만,[68] 생리학적 수준에서 호르몬 분비는 운동 후 동화작용에 거의 영향을 미치지 못한다.[48] 중요한 것은 탄수화물이 아미노산 섭취와 결합되었을 때 운동 후 근육 단백질 균형을 좋게 하는 데 있어서 추가적인 이점을 보여주지 못했다는 점이다.[45,70,132]

인슐린이 제지방량에 미치는 주된 영향은 근육의 이화작용을 줄이는 역할과 관련이 있다.[30,43,56,66] 현재로서는 정확한 메커니즘이 잘 정립되어 있지 않지만, 항이화작용 효과는 PI3K/Akt의 인슐린-중재 인산화와 관련된 것으

KEY POINT

운동을 공복 상태에서 수행하지 않는다면, 근비대를 목표로 할 경우 탄수화물 섭취를 통해 운동 후 인슐린을 상승시킬 필요가 없다. 각각의 세션에서 동일한 근육을 사용하면서 하루에 2회로 나눠(즉, 아침과 저녁) 저항성 훈련을 하는 사람에게는 글리코겐 보충을 빠르게 하는 것이 적절하다.

로 여겨지며, 이는 결국 포크헤드 전사인자의 활성을 무디게 한다.[67] 유비퀴틴-프로테아솜 경로의 다른 요소들의 억제 또한 이 과정에서 역할을 하는 것으로 이론화되어 있다.[48]

이러한 항이화작용 특성을 활용하기 위해 전통적인 영양 섭취 시기 이론에서는 운동 후 가능한 한 빠르고 높게 인슐린 수준을 상승시키는 것에 대한 이점을 제시하였다. 근육 단백질 분해는 운동 직후에 약간만 상승하고 그 이후에 급격히 상승한다.[71] 공복 상태에서 단백질 분해는 운동 후 195분 시점에 눈에 띄게 증가했고, 단백질 균형은 음의 상태를 유지했다.[109] 단백질 분해 정도는 3시간 시점에 50%까지 증가했고, 증가된 단백질 분해 상태는 고강도 저항성 훈련 후 24시간까지 지속되었다.[71] 근비대가 근육 단백질 합성과 단백질 분해 간의 차이를 나타낸다는 점을 고려할 때, 단백질 분해의 감소는 수축 단백질의 축적을 향상시켜 근비대를 촉진시킬 것으로 추측된다.

인슐린을 높이는 개념이 이론상으로는 논리적이긴 해도 운동 후에 그렇게 될 수 있으려면 궁극적으로 운동 전 언제 음식을 섭취했는지에 달려 있다. 인슐린이 근육 단백질에 미치는 영향은 공복 수준의 3~4배에서 안정적인 균형을 이룬다(약 15~30mU/L 범위).[48,113] 일반적인 혼합 식사는 섭취 후 1~2시간 후에 이러한 효과를 얻으며, 식사 크기에 따라 3~6시간(또는 그 이상) 동안 상승된 수준에 머문다. 예를 들어, 75g의 탄수화물, 37g의 단백질, 17g의 지방으로 구성된 고체 음식은 섭취 후 30분 내에 공복 상태의 3배에 달하는 인슐린 농도를 일으키고, 1시간 후에는 5배로 높아진다. 5시간이 지난 시점에도 그 수준은 공복 시의 2배를 유지한다.[25] 따라서 이화 과정을 줄이고 동화 과정으로 재빨리 바꿔야 할 필요성은 운동 전 영양소 섭취를 하지 않은 경우에만 관련이 있다.

아미노산은 혈중 인슐린 수준을 높게 할 수 있다는 점을 알아야 한다. 45g의 유청단백질은 근육 단백질 균형을 최대화하는 데 충분한 인슐린 수준(15~30mU/L)을 만든다.[110] 아미노산 섭취를 통해 이러한 생리학적 역치에 도달한 상태에서 인슐린 수준을 좀 더 높이고자 혼합물에 탄수화물을 추가하는 것은 근비대 적응과 관련해서 고려할 가치가 없다.[48,51,132]

운동 직후 탄수화물을 섭취하면 근육 글리코겐 저장률을 크게 높이고, 섭취를 2시간 지연시키면 재합성률이 50% 감소된다는 증거가 있다.[59] 이러한 결과는 운동이 인슐린으로부터 자극된 포도당 흡수에 미치는 강화 효과 때문이며, 이는 운동 중 글리코겐 사용 정도와 강한 양적 상관관계를 나타낸다.[116] 이러한 현상의 원인이 되는 메커니즘에는 포도당의 근육 흡수를 촉진하는 단백질인 포도당 수송 단백질(GLUT-4)의 높은 위치로의 이동, 글리코겐 저장 촉진에 관여하는 주요 효소인 글리코겐 합성효소의 활성 증가가 포함된다.[98] 이 요인들이 결합하여 운동 후 포도당 흡수를 촉진하고 글리코겐 보충 속도를 가속화한다.

글리코겐은 근비대를 목적으로 하는 운동 수행에 있어서 매우 중요한 것으로 간주된다.[72] MacDougall과 연구자들[82]은 1RM의 80% 강도로 근육이 완전하게 지칠 때까지 수행된 팔꿈치 굴곡 운동 3세트가 근육의 글리코겐 농도를 24% 정도 낮춘 것을 발견했다. 이와 유사한 결과가 외측광근에서도 보고되었다. 12RM으로 3세트 운동을 했을 때 글리코겐 저장량은 약 26% 감소되었고, 6세트는 약 38%의 감소를 일으켰다. 이러한 결과는 동일한 근육군을 자극하기 위해 여러 운동과 세트를 포함시켜 운동량이 높은 전형적인 보디빌딩 훈련 프로그램이 국소 근육 부위에 저장된 글리코겐을 훈련 중에 고갈시킬 수 있음을 나타낸다. 많은 양의 글리코겐 감소는 저항성 운동 중 모든 근섬유 형태에서 나타나지만, 특히 가장 큰 힘을 생성하고 근비대 반응에 높은 잠재력을 가진 Type II 근섬유에서 뚜렷하게 나타난다.[69] 글리코겐 고갈로 인한 수행력의 감소는 운동에 대한 근비대 반응을 극대화할 수 있는 능력을 손상시킬 가능성이 있다.

저항성 훈련 중 해당과정에 의존함에도 불구하고, 대부분의 리프터들에게는 빠른 글리코겐 보충의 실질적인 중요성에 대해 의문이 든다. 운동 중 글리코겐이 완전히 고갈되더라도 운동 후 탄수화물 섭취 지연 여부와 상관없이 24시간 내에 글리코겐의 완전한 보충이 이루어진다.[41,102] 따라서 글리코겐을 빠르게 보충해야 할 필요성은 각각의 세션에서 동일한 근육을 사용하면서 하루에 2회로 나눠(즉, 아침과 저녁) 저항성 훈련을 하는 사람들에게만 있다.[6] 하루 종일 충분한 탄수화물을 섭취하는 사람에게는 글리코겐 저장률은 제한적인 요인이 아니다. 근육을 키우는 관점에서 볼 때, 섭취 시기의 문제를 걱정하는 것이 아니라 1일 탄수화물 요구량을 충족시키는 데 초점을 맞춰야 한다.

영양 섭취 시기와 관련하여, 인체는 고강도 운동 후 동화작용을 일으킬 준비가 되어 있다는 설득력 있는 증거가 있다. 근육이 영양 섭취에 민감해지므로 근육 단백질 합성은 아미노산이 섭취될 때까지 둔해진다. 그러나 대다수 연구들은 동화작용을 위한 기회의 창은 문헌에서 흔히 인용되는 운동 후 1시간보다 상당히 크다는 것을 시사한다. 또한, 운동 후 기회의 창의 적절성은 운동 전 식사 시간에 따라 달라진다는 증거가 있다. 한 연구에서 우리 연구소는 저항성 훈련을 받은 남성들을 무작위로 분류하여 전신 저항성 운동 바로 전 또는 운동 직후에 25g의 단백질이 포함된 보충물을 섭취하게 했다.[125] 10주 이후, 두 집단은 단백질 섭취의 시기와 상관없이 제지방량과 근육 두께의 측정 결과에서 유사한 변화를 보였다. 이 결과는 운동 전 단백질이 풍부한 식사는 운동 후 기회의 창의 지속 시간을 증가시킨다는 것을 보여준다. 한편, 공복 상태에서 훈련을 하는 경우에는 동화작용을 촉진하기 위해서 운동 직후 바로 단백질을 섭취하는 것이 더 중요해진다.

따라서 영양 섭취 시기의 실제 적용은 전체 운동과 가까운 시기 동안(운동 전, 중, 후)에 고려되어야 한다. 연구 결과가 다소 모호하긴 하지만, 식사량에 따라 운동 전후 약 4~6시간 내에 양질의 단백질(제지방 체중 1kg당 약 0.4~0.5g)을 섭취하는 것이 중요할 것이다. 반면, 부분적으로 혹은 완전한 공복 상태에서 훈련하는 사람들은 운동 직후 단백질을 섭취하는 것이 보다 나은 결과를 가져오게 한다.

실제 적용

영양 섭취 시기에 대한 지침

식사량에 따라 운동 전후 약 4~6시간 내에 양질의 단백질(제지방 체중 1kg당 약 0.4~0.5g)을 섭취하는 것이 중요하다. 부분적으로 혹은 완전한 공복 상태에서 저항성 훈련을 하는 사람들은 운동 후 가능한 빨리, 바람직하게는 45분 이내에 단백질(제지방 체중 1kg당 약 0.4~0.5g)을 섭취해야 한다. 하루에 두 번(같은 날 아침과 저녁) 운동하는 사람들은 탄수화물(제지방 체중 1kg당 약 1.0~1.5g)을 운동 후 1시간 이내에 섭취해야 한다.

중요 사항

- 저항성 훈련에 대한 근비대 반응을 최적화하기 위해서는 양적 에너지 균형이 필요하다. 제한된 저항성 훈련 경험을 가진 사람들은 많은 양의 지방 축적을 초래하지 않고, 보다 많은 에너지 초과로부터 이점을 얻을 수 있다. 한편, 잘 훈련된 사람들은 원치 않는 체지방 축적을 방지하기 위해 보다 적은 초과량(하루에 ≤500 kcal)이 요구된다.
- 근비대를 최대화하고자 하는 사람들은 적어도 하루에 체중 1kg당 1.6g의 단백질을, 그리고 아마도 하루에 체중 1kg당 2.2g의 단백질을 섭취해야 한다. 육류 위주의 식사를 하는 사람들에게는 질적인 요인은 문제가 되지 않는다. 채식주의자들은 시간이 지남에 따라 다양한 단백질 공급원을 섭취해야 한다는 것을 인지해야 한다. 그래야 충분한 양의 필수 아미노산을 보충할 수 있다.

- 탄수화물 섭취량은 글리코겐이 충분하게 저장될 수 있도록 적어도 하루에 체중 1kg당 3g이어야 한다. 보다 많은 탄수화물 섭취는 수행력과 동화작용을 향상시킬 수 있지만, 이것은 사람에 따라 다를 수도 있다.
- 지방은 단백질과 탄수화물 양을 산정한 후에 영양소 섭취의 균형을 이루도록 해야 한다. 대부분의 지방을 불포화 원천으로부터 얻는 데 초점을 두어야 한다.
- 동화작용을 최적화시키기 위해, 단백질 섭취는 적어도 네 끼에 걸쳐 고르게 섭취되어야 한다. 끼니마다 체중 1kg당 0.4~0.55g이 섭취되어야 하며, 하루에 체중 1kg당 1.6~2.2g 정도가 되어야 한다.
- 운동 전후의 영양 섭취 시기는 운동과 가까운 시기 동안에 고려되어야 한다. 식사량에 따라 양질의 단백질(제지방 체중 1kg당 약 0.4~0.5g)을 운동 전후 약 4~6시간 이내에 섭취하는 것이 중요할 것이다. 부분적으로 혹은 완전한 공복 상태에서 훈련하는 사람들은 운동 후 가능한 빨리 단백질을 섭취해야 한다.

참고문헌

Chapter 1

1. Aagaard, P, Andersen, JL, Dyhre-Poulsen, P, Leffers, AM, Wagner, A, Magnusson, SP, Halkjaer-Kristensen, J, and Simonsen, EB. A mechanism for increased contractile strength of human pennate muscle in response to strength training: changes in muscle architecture. *J. Physiol.* 534: 613-623, 2001.
2. Aagaard, P, Simonsen, EB, Andersen, JL, Magnusson, P, and Dyhre-Poulsen, P. Neural adaptation to resistance training: changes in evoked V-wave and H-reflex responses. *J. Appl. Physiol. (1985)* 92: 2309-2318, 2002.
3. Aagaard, P, Simonsen, EB, Andersen, JL, Magnusson, P, and Dyhre-Poulsen, P. Increased rate of force development and neural drive of human skeletal muscle following resistance training. *J. Appl. Physiol. (1985)* 93: 1318-1326, 2002.
4. Abernethy, PJ, Jurimae, J, Logan, PA, Taylor, AW, and Thayer, RE. Acute and chronic response of skeletal muscle to resistance exercise. *Sports Med.* 17: 22-38, 1994.
5. Adams, G. The Molecular Response of Skeletal Muscle to Resistance Training. *Deutsche Zeitschrift für Sportmedizin* 61: 61-67, 2010.
6. Adams, G, and Bamman, MM. Characterization and regulation of mechanical loading-induced compensatory muscle hypertrophy. *Comprehensive Physiology* 2829, 2012.
7. Adams, GR, and McCue, SA. Localized infusion of IGF-I results in skeletal muscle hypertrophy in rats. *J. Appl. Physiol.* 84: 1716-1722, 1998.
8. Adams, GR. Invited Review: Autocrine/paracrine IGF-I and skeletal muscle adaptation. *J. Appl. Physiol.* 93: 1159-1167, 2002.
9. Ahtiainen, JP, Pakarinen, A, Alen, M, Kraemer, WJ, and Häkkinen, K. Muscle hypertrophy, hormonal adaptations and strength development during strength training in strength-trained and untrained men. *Eur. J. Appl. Physiol.* 89: 555-563, 2003.
10. Ahtiainen, JP, Hulmi, JJ, Kraemer, WJ, Lehti, M, Nyman, K, Selanne, H, Alen, M, Pakarinen, A, Komulainen, J, Kovanen, V, Mero, AA, and Häkkinen, K. Heavy resistance exercise training and skeletal muscle androgen receptor expression in younger and older men. *Steroids* 76: 183-192, 2011.
11. Alegre, LM, Jimenez, F, Gonzalo-Orden, JM, Martin-Acero, R, and Aguado, X. Effects of dynamic resistance training on fascicle length and isometric strength. *J. Sports Sci.* 24: 501-508, 2006.
12. Alway, SE, Gonyea, WJ, and Davis, ME. Muscle fiber formation and fiber hypertrophy during the onset of stretch-overload. *Am. J. Physiol.* 259: C92-102, 1990.
13. Amiridis, IG, Martin, A, Morlon, B, Martin, L, Cometti, G, Pousson, M, and van Hoecke, J. Co-activation and tension-regulating phenomena during isokinetic knee extension in sedentary and highly skilled humans. *Eur. J. Appl. Physiol. Occup. Physiol.* 73: 149-156, 1996.
14. Andersen, JL, Klitgaard, H, and Saltin, B. Myosin heavy chain isoforms in single fibres from m. vastus lateralis of sprinters: influence of training. *Acta Physiol. Scand.* 151: 135-142, 1994.
15. Andersen, MB, Pingel, J, Kjaer, M, and Langberg, H. Interleukin-6: a growth factor stimulating collagen synthesis in human tendon. *J. Appl. Physiol. (1985)* 110: 1549-1554, 2011.
16. Antonio, J, and Gonyea, WJ. Role of muscle fiber hypertrophy and hyperplasia in intermittently stretched avian muscle. *J. Appl. Physiol.* 74: 1893-1898, 1993.
17. Antonio, J, and Gonyea, WJ. Progressive stretch overload of skeletal muscle results in hypertrophy before hyperplasia. *J. Appl. Physiol. (1985)* 75: 1263-1271, 1993.
18. Aperghis, M, Velloso, CP, Hameed, M, Brothwood, T, Bradley, L, Bouloux, PM, Harridge, SD, and Goldspink, G. Serum IGF-I levels and IGF-I gene splicing in muscle of healthy young males receiving rhGH. *Growth Horm. IGF Res.* 19: 61-67, 2009.
19. Atherton, PJ, and Smith, K. Muscle protein synthesis in response to nutrition and exercise. *J. Physiol.* 590: 1049-1057, 2012.
20. Bamman, MM, Petrella, JK, Kim, JS, Mayhew, DL, and Cross, JM. Cluster analysis tests the importance of myogenic gene expression during myofiber hypertrophy in humans. *J. Appl. Physiol.* 102: 2232-2239, 2007.
21. Barton, ER. Viral expression of insulin-like growth factor-I isoforms promotes different responses in skeletal muscle. *J. Appl. Physiol.* 100: 1778-1784, 2006.
22. Barton-Davis, ER, Shoturma, DI, and Sweeney, HL. Contribution of satellite cells to IGF-I induced hypertrophy of skeletal muscle. *Acta Physiol. Scand.* 167: 301-305, 1999.
23. Bazgir, B, Fathi, R, Rezazadeh Valojerdi, M, Mozdziak, P, and Asgari, A. Satellite Cells Contribution to Exercise Mediated Muscle Hypertrophy and Repair. *Cell. J.* 18: 473-484, 2017.
24. Bellamy, LM, Joanisse, S, Grubb, A, Mitchell, CJ, McKay, BR, Phillips, SM, Baker, S, and Parise, G. The Acute Satellite Cell Response and Skeletal Muscle Hypertrophy following Resistance Training. *PLoS One* 9: e109739, 2014.
25. Bhasin, S, Storer, TW, Berman, N, Callegari, C, Clevenger, B, Phillips, J, Bunnell, TJ, Tricker, R, Shirazi, A, and Casaburi, R. The effects of supraphysiologic doses of testosterone on muscle size and strength in normal men. *N. Engl. J. Med.* 335: 1-7, 1996.
26. Bhasin, S, Woodhouse, L, and Storer, TW. Proof of the effect of testosterone on skeletal muscle. *J. Endocrinol.* 170: 27-38, 2001.
27. Bhasin, S, Woodhouse, L, Casaburi, R, Singh, AB, Mac, RP, Lee, M, Yarasheski, KE, Sinha-Hikim, I, Dzekov, C, Dzekov, J, Magliano, L, and Storer, TW. Older men are as responsive as young men to the anabolic effects of graded doses of testosterone on the skeletal muscle. *J. Clin. Endocrinol. Metab.* 90: 678-688, 2005.
28. Biolo, G, Williams, BD, Fleming, RY, and Wolfe, RR. Insulin action on muscle protein kinetics and amino acid transport during recovery after resistance exercise. *Diabetes* 48: 949-957, 1999.
29. Blazevich, AJ, Gill, ND, Bronks, R, and Newton, RU. Training-specific muscle architecture adaptation after 5-wk training in athletes. *Med. Sci. Sports Exerc.* 35: 2013-2022, 2003.
30. Blazevich, AJ, Cannavan, D, Coleman, DR, and Horne, S. Influence of concentric and eccentric resistance training on architectural adaptation in human quadriceps muscles. *J. Appl. Physiol.* 103: 1565-1575, 2007.

31. Bodnar, D, Geyer, N, Ruzsnavszky, O, Olah, T, Hegyi, B, Sztretye, M, Fodor, J, Dienes, B, Balogh, A, Papp, Z, Szabo, L, Muller, G, Csernoch, L, and Szentesi, P. Hypermuscular mice with mutation in the myostatin gene display altered calcium signalling. *J. Physiol.* 592: 1353-1365, 2014.
32. Borst, SE. Interventions for sarcopenia and muscle weakness in older people. *Age Ageing* 33: 548-555, 2004.
33. Brahm, H, Piehl-Aulin, K, Saltin, B, and Ljunghall, S. Net fluxes over working thigh of hormones, growth factors and biomarkers of bone metabolism during short lasting dynamic exercise. *Calcif. Tissue Int.* 60: 175-180, 1997.
34. Broholm, C, and Pedersen, BK. Leukaemia inhibitory factor—an exercise-induced myokine. *Exerc. Immunol. Rev.* 16: 77-85, 2010.
35. Brook, MS, Wilkinson, DJ, Smith, K, and Atherton, PJ. It's not just about protein turnover: the role of ribosomal biogenesis and satellite cells in the regulation of skeletal muscle hypertrophy. *Eur. J. Sport. Sci.* 19: 952-963, 2019.
36. Bruusgaard, JC, Johansen, IB, Egner, IM, Rana, ZA, and Gundersen, K. Myonuclei acquired by overload exercise precede hypertrophy and are not lost on detraining. *Proc. Natl. Acad. Sci. U. S. A.* 107: 15111-15116, 2010.
37. Burd, NA, West, DW, Staples, AW, Atherton, PJ, Baker, JM, Moore, DR, Holwerda, AM, Parise, G, Rennie, MJ, Baker, SK, and Phillips, SM. Low-load high volume resistance exercise stimulates muscle protein synthesis more than high-load low volume resistance exercise in young men. *PLoS One* 5: e12033, 2010.
38. Burd, NA, Mitchell, CJ, Churchward-Venne, TA, and Phillips, SM. Bigger weights may not beget bigger muscles: evidence from acute muscle protein synthetic responses after resistance exercise. *Appl. Physiol. Nutr. Metab.* 37: 551-554, 2012.
39. Buresh, R, Berg, K, and French, J. The effect of resistive exercise rest interval on hormonal response, strength, and hypertrophy with training. *J Strength Cond Res* 23: 62-71, 2009.
40. Campos, GER, Luecke, TJ, Wendeln, HK, Toma, K, Hagerman, FC, Murray, TF, Ragg, KE, Ratamess, NA, Kraemer, WJ, and Staron, RS. Muscular adaptations in response to three different resistance-training regimens: specificity of repetition maximum training zones. *Eur. J. Appl. Physiol.* 88: 50-60, 2002.
41. Carolan, B, and Cafarelli, E. Adaptations in coactivation after isometric resistance training. *J. Appl. Physiol. (1985)* 73: 911-917, 1992.
42. Chan, ST, Johnson, AW, Moore, MH, Kapadia, CR, and Dudley, HA. Early weight gain and glycogen-obligated water during nutritional rehabilitation. *Hum. Nutr. Clin. Nutr.* 36: 223-232, 1982.
43. Charette, SL, McEvoy, L, Pyka, G, Snow-Harter, C, Guido, D, Wiswell, RA, and Marcus, R. Muscle hypertrophy response to resistance training in older women. *J. Appl. Physiol. (1985)* 70: 1912-1916, 1991.
44. Christian, JF, and Lawrence, JC. Control of protein synthesis by insulin. *Eurekah Bioscience* 1: 711-721, 2005.
45. Coffey, VG, Shield, A, Canny, BJ, Carey, KA, Cameron-Smith, D, and Hawley, JA. Interaction of contractile activity and training history on mRNA abundance in skeletal muscle from trained athletes. *Am. J. Physiol. Endocrinol. Metab.* 290: E849-55, 2006.
46. Conboy, IM, Conboy, MJ, Wagers, AJ, Girma, ER, Weissman, IL, and Rando, TA. Rejuvenation of aged progenitor cells by exposure to a young systemic environment. *Nature* 433: 760-764, 2005.
47. Cornelison, DD, and Wold, BJ. Single-cell analysis of regulatory gene expression in quiescent and activated mouse skeletal muscle satellite cells. *Dev. Biol.* 191: 270-283, 1997.
48. Crewther, B, Keogh, J, Cronin, J, and Cook, C. Possible stimuli for strength and power adaptation: acute hormonal responses. *Sports Med.* 36: 215-238, 2006.
49. Crewther, BT, Cook, C, Cardinale, M, Weatherby, RP, and Lowe, T. Two emerging concepts for elite athletes: the short-term effects of testosterone and cortisol on the neuromuscular system and the dose-response training role of these endogenous hormones. *Sports Med.* 41: 103-123, 2011.
50. Dahmane, R, Djordjevic, S, Simunic, B, and Valencic, V. Spatial fiber type distribution in normal human muscle Histochemical and tensiomyographical evaluation. *J. Biomech.* 38: 2451-2459, 2005.
51. Del Vecchio, A, Casolo, A, Negro, F, Scorcelletti, M, Bazzucchi, I, Enoka, R, Felici, F, and Farina, D. The increase in muscle force after 4 weeks of strength training is mediated by adaptations in motor unit recruitment and rate coding. *J. Physiol.* 597: 1873-1887, 2019.
52. Denne, SC, Liechty, EA, Liu, YM, Brechtel, G, and Baron, AD. Proteolysis in skeletal muscle and whole body in response to euglycemic hyperinsulinemia in normal adults. *Am. J. Physiol.* 261: E809-14, 1991.
53. Deshmukh, AS, Murgia, M, Nagaraj, N, Treebak, JT, Cox, J, and Mann, M. Deep proteomics of mouse skeletal muscle enables quantitation of protein isoforms, metabolic pathways, and transcription factors. *Mol. Cell. Proteomics* 14: 841-853, 2015.
54. Doessing, S, Heinemeier, KM, Holm, L, Mackey, AL, Schjerling, P, Rennie, M, Smith, K, Reitelseder, S, Kappelgaard, AM, Rasmussen, MH, Flyvbjerg, A, and Kjaer, M. Growth hormone stimulates the collagen synthesis in human tendon and skeletal muscle without affecting myofibrillar protein synthesis. *J. Physiol.* 588: 341-351, 2010.
55. Dowling, JJ, Konert, E, Ljucovic, P, and Andrews, DM. Are humans able to voluntarily elicit maximum muscle force? *Neurosci. Lett.* 179: 25-28, 1994.
56. Duchateau, J, Semmler, JG, and Enoka, RM. Training adaptations in the behavior of human motor units. *J. Appl. Physiol.* 101: 1766-1775, 2006.
57. Dumont, NA, Wang, YX, and Rudnicki, MA. Intrinsic and extrinsic mechanisms regulating satellite cell function. *Development* 142: 1572-1581, 2015.
58. Dungan, CM, Murach, KA, Frick, KK, Jones, SR, Crow, SE, Englund, DA, Vechetti, IJ Jr, Figueiredo, VC, Levitan, BM, Satin, J, McCarthy, JJ, and Peterson, CA. Elevated myonuclear density during skeletal muscle hypertrophy in response to training is reversed during detraining. *Am. J. Physiol. Cell. Physiol.* 316: C649-C654, 2019.
59. Egner, IM, Bruusgaard, JC, Eftestol, E, and Gundersen, K. A cellular memory mechanism aids overload hypertrophy in muscle long after an episodic exposure to anabolic steroids. *J. Physiol.* 591: 6221-6230, 2013.
60. Egner, IM, Bruusgaard, JC, and Gundersen, K. Satellite cell depletion prevents fiber hypertrophy in skeletal muscle. *Development* 143: 2898-2906, 2016.
61. Ehrnborg, C, and Rosen, T. Physiological and pharmacological basis for the ergogenic effects of growth hormone in elite sports. *Asian J. Androl.* 10: 373-383, 2008.
62. Febbraio, MA, and Pedersen, BK. Contraction-induced myokine production and release: is skeletal muscle an endocrine organ? *Exerc. Sport Sci. Rev.* 33: 114-119, 2005.

63. Fernandez-Gonzalo, R, Lundberg, TR, and Tesch, PA. Acute molecular responses in untrained and trained muscle subjected to aerobic and resistance exercise training versus resistance training alone. *Acta Physiol. (Oxf)* 209: 283-294, 2013.

64. Figueiredo, VC, and McCarthy, JJ. Regulation of Ribosome Biogenesis in Skeletal Muscle Hypertrophy. *Physiology (Bethesda)* 34: 30-42, 2019.

65. Fluckey, JD, Vary, TC, Jefferson, LS, and Farrell, PA. Augmented insulin action on rates of protein synthesis after resistance exercise in rats. *Am. J. Physiol.* 270: E313-9, 1996.

66. Fornaro, M, Hinken, AC, Needle, S, Hu, E, Trendelenburg, AU, Mayer, A, Rosenstiel, A, Chang, C, Meier, V, Billin, AN, Becherer, JD, Brace, AD, Evans, WJ, Glass, DJ, and Russell, AJ. Mechano-growth factor peptide, the COOH terminus of unprocessed insulin-like growth factor 1, has no apparent effect on myoblasts or primary muscle stem cells. *Am. J. Physiol. Endocrinol. Metab.* 306: E150-6, 2014.

67. Fry, CS, Kirby, TJ, Kosmac, K, McCarthy, JJ, and Peterson, CA. Myogenic Progenitor Cells Control Extracellular Matrix Production by Fibroblasts during Skeletal Muscle Hypertrophy. *Cell. Stem Cell.* 20: 56-69, 2017.

68. Fujita, S, Abe, T, Drummond, MJ, Cadenas, JG, Dreyer, HC, Sato, Y, Volpi, E, and Rasmussen, BB. Blood flow restriction during low-intensity resistance exercise increases S6K1 phosphorylation and muscle protein synthesis. *J. Appl. Physiol.* 103: 903-910, 2007.

69. Gelfand, RA, and Barrett, EJ. Effect of physiologic hyperinsulinemia on skeletal muscle protein synthesis and breakdown in man. *J. Clin. Invest.* 80: 1-6, 1987.

70. Glass, DJ. PI3 kinase regulation of skeletal muscle hypertrophy and atrophy. *Curr. Top. Microbiol. Immunol.* 346: 267-278, 2010.

71. Goldspink, G. Mechanical signals, IGF-I gene splicing, and muscle adaptation. *Physiology (Bethesda)* 20: 232-238, 2005.

72. Goldspink, G. Impairment of IGF-I gene splicing and MGF expression associated with muscle wasting. *Int. J. Biochem. Cell Biol.* 38: 481-489, 2006.

73. Goodman, CA, Mayhew, DL, and Hornberger, TA. Recent progress toward understanding the molecular mechanisms that regulate skeletal muscle mass. *Cell. Signal.* 23: 1896-1906, 2011.

74. Gordon, SE, Kraemer, WJ, Vos, NH, Lynch, JM, and Knuttgen, HG. Effect of acid-base balance on the growth hormone response to acute high-intensity cycle exercise. *J. Appl. Physiol.* 76: 821-829, 1994.

75. Goto, K, Ishii, N, Kizuka, T, and Takamatsu, K. The impact of metabolic stress on hormonal responses and muscular adaptations. *Med. Sci. Sports Exerc.* 37: 955-963, 2005.

76. Gotshalk, LA, Loebel, CC, Nindl, BC, Putukian, M, Sebastianelli, WJ, Newton, RU, Häkkinen, K, and Kraemer, WJ. Hormonal responses of multiset versus single-set heavy-resistance exercise protocols. *Can. J. Appl. Physiol.* 22: 244-255, 1997.

77. Gundersen, K. Excitation-transcription coupling in skeletal muscle: the molecular pathways of exercise. *Biol. Rev. Camb. Philos. Soc.* 86: 564-600, 2011.

78. Haddad, F, and Adams, GR. Inhibition of MAP/ERK kinase prevents IGF-I-induced hypertrophy in rat muscles. *J. Appl. Physiol.* 96: 203-210, 2004.

79. Häkkinen, K, and Pakarinen, A. Acute hormonal responses to two different fatiguing heavy-resistance protocols in male athletes. *J. Appl. Physiol.* 74: 882-887, 1993.

80. Häkkinen, K, Alen, M, Kallinen, M, Newton, RU, and Kraemer, WJ. Neuromuscular adaptation during prolonged strength training, detraining and re-strength-training in middle-aged and elderly people. *Eur. J. Appl. Physiol.* 83: 51-62, 2000.

81. Häkkinen, K, Pakarinen, A, Kraemer, WJ, Newton, RU, and Alen, M. Basal concentrations and acute responses of serum hormones and strength development during heavy resistance training in middle-aged and elderly men and women. *J. Gerontol. A Biol. Sci. Med. Sci.* 55: B95-105, 2000.

82. Häkkinen, K, Pakarinen, A, Kraemer, WJ, Häkkinen, A, Valkeinen, H, and Alen, M. Selective muscle hypertrophy, changes in EMG and force, and serum hormones during strength training in older women. *J. Appl. Physiol.* 91: 569-580, 2001.

83. Hameed, M, Lange, KH, Andersen, JL, Schjerling, P, Kjaer, M, Harridge, SD, and Goldspink, G. The effect of recombinant human growth hormone and resistance training on IGF-I mRNA expression in the muscles of elderly men. *J. Physiol.* 555: 231-240, 2004.

84. Hand, BD, Kostek, MC, Ferrell, RE, Delmonico, MJ, Douglass, LW, Roth, SM, Hagberg, JM, and Hurley, BF. Influence of promoter region variants of insulin-like growth factor pathway genes on the strength-training response of muscle phenotypes in older adults. *J. Appl. Physiol.* 103: 1678-1687, 2007.

85. Hansen, S, Kvorning, T, Kjaer, M, and Sjogaard, G. The effect of short-term strength training on human skeletal muscle: the importance of physiologically elevated hormone levels. *Scand. J. Med. Sci. Sports* 11: 347-354, 2001.

86. Hanssen, KE, Kvamme, NH, Nilsen, TS, Ronnestad, B, Ambjornsen, IK, Norheim, F, Kadi, F, Hallen, J, Drevon, CA, and Raastad, T. The effect of strength training volume on satellite cells, myogenic regulatory factors, and growth factors. *Scand. J. Med. Sci. Sports* 23: 728-739, 2013.

87. Harber, MP, Konopka, AR, Douglass, MD, Minchev, K, Kaminsky, LA, Trappe, TA, and Trappe, S. Aerobic exercise training improves whole muscle and single myofiber size and function in older women. *Am. J. Physiol. Regul. Integr. Comp. Physiol.* 297: R1452-9, 2009.

88. Harridge, SD. Plasticity of human skeletal muscle: gene expression to in vivo function. *Exp. Physiol.* 92: 783-797, 2007.

89. Haun, CT, Vann, CG, Osburn, SC, Mumford, PW, Roberson, PA, Romero, MA, Fox, CD, Johnson, CA, Parry, HA, Kavazis, AN, Moon, JR, Badisa, VLD, Mwashote, BM, Ibeanusi, V, Young, KC, and Roberts, MD. Muscle fiber hypertrophy in response to 6 weeks of high-volume resistance training in trained young men is largely attributed to sarcoplasmic hypertrophy. *PLoS One* 14: e0215267, 2019.

90. Henneman, E, Somjen, G, and Carpenter, DO. Functional Significance of Cell Size in Spinal Motoneurons. *J. Neurophysiol.* 28: 560-580, 1965.

91. Heslin, MJ, Newman, E, Wolf, RF, Pisters, PW, and Brennan, MF. Effect of hyperinsulinemia on whole body and skeletal muscle leucine carbon kinetics in humans. *Am. J. Physiol.* 262: E911-8, 1992.

92. Hill, M, Wernig, A, and Goldspink, G. Muscle satellite (stem) cell activation during local tissue injury and repair. *J. Anat.* 203: 89-99, 2003.

93. Hooper, DR, Kraemer, WJ, Focht, BC, Volek, JS, DuPont, WH, Caldwell, LK, and Maresh, CM. Endocrinological Roles for Testosterone in Resistance Exercise Responses and Adaptations. *Sports Med.* 47: 1709-1720, 2017.

94. Hornberger, TA, and Esser, KA. Mechanotransduction and the regulation of protein synthesis in skeletal muscle. *Proc. Nutr. Soc.* 63: 331-335, 2004.

95. Houtman, CJ, Stegeman, DF, Van Dijk, JP, and Zwarts, MJ. Changes in muscle fiber conduction velocity indicate recruitment of distinct motor unit populations. *J. Appl. Physiol.* 95: 1045-1054, 2003.

96. Huey, KA. Potential Roles of Vascular Endothelial Growth Factor During Skeletal Muscle Hypertrophy. *Exerc. Sport Sci. Rev.* 46: 195-202, 2018.

97. Huxley, AF. The origin of force in skeletal muscle. *Ciba Found. Symp.* (31): 271-290, 1975.

98. Iida, K, Itoh, E, Kim, DS, del Rincon, JP, Coschigano, KT, Kopchick, JJ, and Thorner, MO. Muscle mechano growth factor is preferentially induced by growth hormone in growth hormone-deficient lit/lit mice. *J. Physiol.* 560: 341-349, 2004.

99. Imanaka, M, Iida, K, Murawaki, A, Nishizawa, H, Fukuoka, H, Takeno, R, Takahashi, Y, Okimura, Y, Kaji, H, and Chihara, K. Growth hormone stimulates mechano growth factor expression and activates myoblast transformation in C2C12 cells. *Kobe J. Med. Sci.* 54: E46-54, 2008.

100. Kadi, F, Schjerling, P, Andersen, LL, Charifi, N, Madsen, JL, Christensen, LR, and Andersen, JL. The effects of heavy resistance training and detraining on satellite cells in human skeletal muscles. *J. Physiol.* 558: 1005-1012, 2004.

101. Kamen, G, and Knight, CA. Training-related adaptations in motor unit discharge rate in young and older adults. *J. Gerontol. A Biol. Sci. Med. Sci.* 59: 1334-1338, 2004.

102. Kami, K, and Senba, E. Localization of leukemia inhibitory factor and interleukin-6 messenger ribonucleic acids in regenerating rat skeletal muscle. *Muscle Nerve* 21: 819-822, 1998.

103. Kelley, G. Mechanical overload and skeletal muscle fiber hyperplasia: a meta-analysis. *J. Appl. Physiol.* 81: 1584-1588, 1996.

104. Kettelhut, IC, Wing, SS, and Goldberg, AL. Endocrine regulation of protein breakdown in skeletal muscle. *Diabetes Metab. Rev.* 4: 751-772, 1988.

105. Kidgell, DJ, Sale, MV, and Semmler, JG. Motor unit synchronization measured by cross-correlation is not influenced by short-term strength training of a hand muscle. *Exp. Brain Res.* 175: 745-753, 2006.

106. Kim, H, Barton, E, Muja, N, Yakar, S, Pennisi, P, and Leroith, D. Intact insulin and insulin-like growth factor-I receptor signaling is required for growth hormone effects on skeletal muscle growth and function in vivo. *Endocrinology* 146: 1772-1779, 2005.

107. Kim, JS, Cross, JM, and Bamman, MM. Impact of resistance loading on myostatin expression and cell cycle regulation in young and older men and women. *Am. J. Physiol. Endocrinol. Metab.* 288: E1110-9, 2005.

108. Kim, JS, Petrella, JK, Cross, JM, and Bamman, MM. Load-mediated downregulation of myostatin mRNA is not sufficient to promote myofiber hypertrophy in humans: a cluster analysis. *J. Appl. Physiol. (1985)* 103: 1488-1495, 2007.

109. Klover, P, and Hennighausen, L. Postnatal body growth is dependent on the transcription factors signal transducers and activators of transcription 5a/b in muscle: a role for autocrine/paracrine insulin-like growth factor I. *Endocrinology* 148: 1489-1497, 2007.

110. Knight, CA, and Kamen, G. Adaptations in muscular activation of the knee extensor muscles with strength training in young and older adults. *J. Electromyogr. Kinesiol.* 11: 405-412, 2001.

111. Kosek, DJ, Kim, JS, Petrella, JK, Cross, JM, and Bamman, MM. Efficacy of 3 days/wk resistance training on myofiber hypertrophy and myogenic mechanisms in young vs. older adults. *J. Appl. Physiol.* 101: 531-544, 2006.

112. Kraemer, WJ, Marchitelli, L, Gordon, SE, Harman, E, Dziados, JE, Mello, R, Frykman, P, McCurry, D, and Fleck, SJ. Hormonal and growth factor responses to heavy resistance exercise protocols. *J. Appl. Physiol.* 69: 1442-1450, 1990.

113. Kraemer, WJ, Gordon, SE, Fleck, SJ, Marchitelli, LJ, Mello, R, Dziados, JE, Friedl, K, Harman, E, Maresh, C, and Fry, AC. Endogenous anabolic hormonal and growth factor responses to heavy resistance exercise in males and females. *Int. J. Sports Med.* 12: 228-235, 1991.

114. Kraemer, WJ, Aguilera, BA, Terada, M, Newton, RU, Lynch, JM, Rosendaal, G, McBride, JM, Gordon, SE, and Häkkinen, K. Responses of IGF-I to endogenous increases in growth hormone after heavy-resistance exercise. *J. Appl. Physiol.* 79: 1310-1315, 1995.

115. Kraemer, WJ, and Ratamess, NA. Hormonal responses and adaptations to resistance exercise and training. *Sports Med.* 35: 339-361, 2005.

116. Kvorning, T, Andersen, M, Brixen, K, and Madsen, K. Suppression of endogenous testosterone production attenuates the response to strength training: a randomized, placebo-controlled, and blinded intervention study. *Am. J. Physiol. Endocrinol. Metab.* 291: E1325-32, 2006.

117. Kvorning, T, Andersen, M, Brixen, K, Schjerling, P, Suetta, C, and Madsen, K. Suppression of testosterone does not blunt mRNA expression of myoD, myogenin, IGF, myostatin or androgen receptor post strength training in humans. *J. Physiol.* 578: 579-593, 2007.

118. Lange, KH, Andersen, JL, Beyer, N, Isaksson, F, Larsson, B, Rasmussen, MH, Juul, A, Bulow, J, and Kjaer, M. GH administration changes myosin heavy chain isoforms in skeletal muscle but does not augment muscle strength or hypertrophy, either alone or combined with resistance exercise training in healthy elderly men. *J. Clin. Endocrinol. Metab.* 87: 513-523, 2002.

119. Loebel, C, and Kraemer, W. A brief review: Testosterone and resistance exercise in men. *J. Strength and Conditioning Research* 12: 57-63, 1998.

120. Loenneke, JP, Wilson, GJ, and Wilson, JM. A mechanistic approach to blood flow occlusion. *Int. J. Sports Med.* 31: 1-4, 2010.

121. Loenneke, JP, Fahs, CA, Wilson, JM, and Bemben, MG. Blood flow restriction: the metabolite/volume threshold theory. *Med. Hypotheses* 77: 748-752, 2011.

122. Lupu, F, Terwilliger, JD, Lee, K, Segre, GV, and Efstratiadis, A. Roles of growth hormone and insulin-like growth factor 1 in mouse postnatal growth. *Dev. Biol.* 229: 141-162, 2001.

123. Lynn, R, and Morgan, DL. Decline running produces more sarcomeres in rat vastus intermedius muscle fibers than does incline running. *J. Appl. Physiol.* 77: 1439-1444, 1994.

124. MacDougall, JD, Ward, GR, Sale, DG, and Sutton, JR. Biochemical adaptation of human skeletal muscle to heavy resistance training and immobilization. *J. Appl. Physiol.* 43: 700-703, 1977.

125. MacDougall, JD, Sale, DG, Elder, GC, and Sutton, JR. Muscle ultrastructural characteristics of elite powerlifters and bodybuilders. *Eur. J. Appl. Physiol. Occup. Physiol.* 48: 117-126, 1982.

126. MacDougall, JD, Sale, DG, Alway, SE, and Sutton, JR. Muscle fiber number in biceps brachii in bodybuilders and control subjects. *J. Appl. Physiol.* 57: 1399-1403, 1984.

127. Madarame, H, Neya, M, Ochi, E, Nakazato, K, Sato, Y, and Ishii, N. Cross-transfer effects of resistance training with blood flow restriction. *Med. Sci. Sports Exerc.* 40: 258-263, 2008.

128. Matheny, RW, Merritt, E, Zannikos, SV, Farrar, RP, and Adamo, ML. Serum IGF-I-deficiency does not prevent compensatory skeletal muscle hypertrophy in resistance exercise. *Exp. Biol. Med. (Maywood)* 234: 164-170, 2009.

129. Matsakas, A, Foster, K, Otto, A, Macharia, R, Elashry, MI, Feist, S, Graham, I, Foster, H, Yaworsky, P, Walsh, F, Dickson, G, and Patel, K. Molecular, cellular and physiological investigation of myostatin propeptide-mediated muscle growth in adult mice. *Neuromuscul. Disord.* 19: 489-499, 2009.

130. Mayhew, DL, Hornberger, TA, Lincoln, HC, and Bamman, MM. Eukaryotic initiation factor 2B epsilon induces cap-dependent translation and skeletal muscle hypertrophy. *J. Physiol.* 589: 3023-3037, 2011.

131. McCall, GE, Byrnes, WC, Fleck, SJ, Dickinson, A, and Kraemer, WJ. Acute and chronic hormonal responses to resistance training designed to promote muscle hypertrophy. *Can. J. Appl. Physiol.* 24: 96-107, 1999.

132. McCarthy, JJ, and Esser, KA. Counterpoint: Satellite cell addition is not obligatory for skeletal muscle hypertrophy. *J Appl Physiol* 103: 1100-1102, 2007.

133. McCarthy, JJ, Murach, KA. Anabolic and catabolic signaling pathways that regulate skeletal muscle mass. In: Nutrition and Enhanced Sports Performance. Anonymous Cambridge, MA: Academic Press, 2019. pp. 275-290.

134. McCaulley, GO, McBride, JM, Cormie, P, Hudson, MB, Nuzzo, JL, Quindry, JC, and Travis Triplett, N. Acute hormonal and neuromuscular responses to hypertrophy, strength and power type resistance exercise. *Eur. J. Appl. Physiol.* 105: 695-704, 2009.

135. McCroskery, S, Thomas, M, Maxwell, L, Sharma, M, and Kambadur, R. Myostatin negatively regulates satellite cell activation and self-renewal. *J. Cell Biol.* 162: 1135-1147, 2003.

136. McPherron, AC, Lawler, AM, and Lee, SJ. Regulation of skeletal muscle mass in mice by a new TGF-beta superfamily member. *Nature* 387: 83-90, 1997.

137. Michaud, M, Balardy, L, Moulis, G, Gaudin, C, Peyrot, C, Vellas, B, Cesari, M, and Nourhashemi, F. Proinflammatory cytokines, aging, and age-related diseases. *J. Am. Med. Dir. Assoc.* 14: 877-882, 2013.

138. Milewska, M, Domoradzki, T, Majewska, A, Blaszczyk, M, Gajewska, M, Hulanicka, M, Ciecierska, A, and Grzelkowska-Kowalczyk, K. Interleukin-8 enhances myocilin expression, Akt-FoxO3 signaling and myogenic differentiation in rat skeletal muscle cells. *J. Cell. Physiol.* 234: 19675-19690, 2019.

139. Minderis, P, Kilikevicius, A, Baltusnikas, J, Alhindi, Y, Venckunas, T, Bunger, L, Lionikas, A, and Ratkevicius, A. Myostatin dysfunction is associated with reduction in overload induced hypertrophy of soleus muscle in mice. *Scand. J. Med. Sci. Sports* 26: 894-901, 2016.

140. Mitchell, CJ, Churchward-Venne, TA, Bellamy, L, Parise, G, Baker, SK, and Phillips, SM. Muscular and systemic correlates of resistance training-induced muscle hypertrophy. *PLoS One* 8: e78636, 2013.

141. Moritani, T, and deVries, HA. Neural factors versus hypertrophy in the time course of muscle strength gain. *Am. J. Phys. Med.* 58: 115-130, 1979.

142. Morton, RW, Sato, K, Gallaugher, MPB, Oikawa, SY, McNicholas, PD, Fujita, S, and Phillips, SM. Muscle Androgen Receptor Content but Not Systemic Hormones Is Associated With Resistance Training-Induced Skeletal Muscle Hypertrophy in Healthy, Young Men. *Front. Physiol.* 9: 1373, 2018.

143. Mosher, DS, Quignon, P, Bustamante, CD, Sutter, NB, Mellersh, CS, Parker, HG, and Ostrander, EA. A mutation in the myostatin gene increases muscle mass and enhances racing performance in heterozygote dogs. *PLoS Genet.* 3: e79, 2007.

144. Moss, FP, and Leblond, CP. Satellite cells as the source of nuclei in muscles of growing rats. *Anat. Rec.* 170: 421-435, 1971.

145. Mouser, JG, Loprinzi, PD, and Loenneke, JP. The association between physiologic testosterone levels, lean mass, and fat mass in a nationally representative sample of men in the United States. *Steroids* 115: 62-66, 2016.

146. Murach, KA, Fry, CS, Kirby, TJ, Jackson, JR, Lee, JD, White, SH, Dupont-Versteegden, EE, McCarthy, JJ, and Peterson, CA. Starring or Supporting Role? Satellite Cells and Skeletal Muscle Fiber Size Regulation. *Physiology (Bethesda)* 33: 26-38, 2018.

147. Murach, KA, Dungan, CM, Peterson, CA, and McCarthy, JJ. Muscle Fiber Splitting Is a Physiological Response to Extreme Loading in Animals. *Exerc. Sport Sci. Rev.* 47: 108-115, 2019.

148. Nader, GA, von Walden, F, Liu, C, Lindvall, J, Gutmann, L, Pistilli, EE, and Gordon, PM. Resistance exercise training modulates acute gene expression during human skeletal muscle hypertrophy. *J. Appl. Physiol. (1985)* 116: 693-702, 2014.

149. Nakada, S, Ogasawara, R, Kawada, S, Maekawa, T, and Ishii, N. Correlation between Ribosome Biogenesis and the Magnitude of Hypertrophy in Overloaded Skeletal Muscle. *PLoS One* 11: e0147284, 2016.

150. Narici, MV, Roi, GS, Landoni, L, Minetti, AE, and Cerretelli, P. Changes in force, cross-sectional area and neural activation during strength training and detraining of the human quadriceps. *Eur. J. Appl. Physiol. Occup. Physiol.* 59: 310-319, 1989.

151. Nederveen, JP, Joanisse, S, Snijders, T, and Parise, G. The influence and delivery of cytokines and their mediating effect on muscle satellite cells. *Current Stem Cell Reports* 3: 192-201, 2017.

152. Nielsen, AR, Mounier, R, Plomgaard, P, Mortensen, OH, Penkowa, M, Speerschneider, T, Pilegaard, H, and Pedersen, BK. Expression of interleukin-15 in human skeletal muscle effect of exercise and muscle fibre type composition. *J. Physiol.* 584: 305-312, 2007.

153. Nielsen, AR, and Pedersen, BK. The biological roles of exercise-induced cytokines: IL-6, IL-8, and IL-15. *Appl. Physiol. Nutr. Metab.* 32: 833-839, 2007.

154. Nindl, BC, Hymer, WC, Deaver, DR, and Kraemer, WJ. Growth hormone pulsatility profile characteristics following acute heavy resistance exercise. *J. Appl. Physiol.* 91: 163-172, 2001.

155. Norheim, KL, Cullum, CK, Andersen, JL, Kjaer, M, and Karlsen, A. Inflammation Relates to Resistance Training-induced Hypertrophy in Elderly Patients. *Med. Sci. Sports Exerc.* 49: 1079-1085, 2017.

156. Ochi, E, Ishii, N, and Nakazato, K. Time course change of IGF1/Akt/mTOR/p70s6k pathway activation in rat gastrocnemius muscle during repeated bouts of eccentric exercise. *JSSM* 9: 170-175, 2010.

157. O'Connor, RS, and Pavlath, GK. Point:Counterpoint: Satellite cell addition is/is not obligatory for skeletal muscle hypertrophy. *J. Appl. Physiol.* 103: 1099-1100, 2007.

158. Ogborn, D, and Schoenfeld, BJ. The role of fber types in muscle hypertrophy: Implications for loading strategies. *Strength Cond J* 36: 20-25, 2014.

159. Olsson, KE, and Saltin, B. Variation in total body water with muscle glycogen changes in man. *Acta Physiol. Scand.* 80: 11-18, 1970.

160. O'Neil, TK, Duffy, LR, Frey, JW, and Hornberger, TA. The role of phosphoinositide 3-kinase and phosphatidic acid in the regulation of mammalian target of rapamycin following eccentric contractions. *J. Physiol.* 587: 3691-3701, 2009.

161. Paul, AC, and Rosenthal, N. Different modes of hypertrophy in skeletal muscle fibers. *J. Cell Biol.* 156: 751-760, 2002.

162. Peake, JM, Della Gatta, P, Suzuki, K, and Nieman, DC. Cytokine expression and secretion by skeletal muscle cells: regulatory mechanisms and exercise effects. *Exerc. Immunol. Rev.* 21: 8-25, 2015.

163. Pedersen, BK. Muscles and their myokines. *J. Exp. Biol.* 214: 337-346, 2011.

164. Pedersen, BK, and Febbraio, MA. Muscles, exercise and obesity: skeletal muscle as a secretory organ. *Nat. Rev. Endocrinol.* 8: 457-465, 2012.

165. Perez-Lopez, A, McKendry, J, Martin-Rincon, M, Morales-Alamo, D, Perez-Kohler, B, Valades, D, Bujan, J, Calbet, JAL, and Breen, L. Skeletal muscle IL-15/IL-15Ralpha and myofibrillar protein synthesis after resistance exercise. *Scand. J. Med. Sci. Sports* 28: 116-125, 2018.

166. Petrella, JK, Kim, JS, Cross, JM, Kosek, DJ, and Bamman, MM. Efficacy of myonuclear addition may explain differential myofiber growth among resistance-trained young and older men and women. *Am. J. Physiol. Endocrinol. Metab.* 291: E937-46, 2006.

167. Petrella, JK, Kim, J, Mayhew, DL, Cross, JM, and Bamman, MM. Potent myofiber hypertrophy during resistance training in humans is associated with satellite cell-mediated myonuclear addition: a cluster analysis. *J. Appl. Physiol.* 104: 1736-1742, 2008.

168. Phillips, SM, Tipton, KD, Aarsland, A, Wolf, SE, and Wolfe, RR. Mixed muscle protein synthesis and breakdown after resistance exercise in humans. *Am. J. Physiol.* 273: E99-107, 1997.

169. Phillips, SM. Physiologic and molecular bases of muscle hypertrophy and atrophy: impact of resistance exercise on human skeletal muscle (protein and exercise dose effects). *Appl. Physiol. Nutr. Metab.* 34: 403-410, 2009.

170. Pierce, JR, Clark, BC, Ploutz-Snyder, LL, and Kanaley, JA. Growth hormone and muscle function responses to skeletal muscle ischemia. *J. Appl. Physiol.* 101: 1588-1595, 2006.

171. Pillon, NJ, Bilan, PJ, Fink, LN, and Klip, A. Cross-talk between skeletal muscle and immune cells: muscle-derived mediators and metabolic implications. *Am. J. Physiol. Endocrinol. Metab.* 304: E453-65, 2013.

172. Pistilli, EE, and Quinn, LS. From anabolic to oxidative: reconsidering the roles of IL-15 and IL-15Ralpha in skeletal muscle. *Exerc. Sport Sci. Rev.* 41: 100-106, 2013.

173. Ploutz, LL, Tesch, PA, Biro, RL, and Dudley, GA. Effect of resistance training on muscle use during exercise. *J. Appl. Physiol. (1985)* 76: 1675-1681, 1994.

174. Pucci, AR, Griffin, L, and Cafarelli, E. Maximal motor unit firing rates during isometric resistance training in men. *Exp. Physiol.* 91: 171-178, 2006.

175. Qiao, C, Li, J, Jiang, J, Zhu, X, Wang, B, Li, J, and Xiao, X. Myostatin propeptide gene delivery by adeno-associated virus serotype 8 vectors enhances muscle growth and ameliorates dystrophic phenotypes in mdx mice. *Hum. Gene Ther.* 19: 241-254, 2008.

176. Quinn, LS, Anderson, BG, Conner, JD, Pistilli, EE, and Wolden-Hanson, T. Overexpression of interleukin-15 in mice promotes resistance to diet-induced obesity, increased insulin sensitivity, and markers of oxidative skeletal muscle metabolism. *Int J Interferon Cytokine Mediator Res* 3: 29-42, 2011.

177. Quinn, LS. Interleukin-15: a muscle-derived cytokine regulating fat-to-lean body composition. *J. Anim. Sci.* 86: E75-83, 2008.

178. Randrianarison-Huetz, V, Papaefthymiou, A, Herledan, G, Noviello, C, Faradova, U, Collard, L, Pincini, A, Schol, E, Decaux, JF, Maire, P, Vassilopoulos, S, and Sotiropoulos, A. Srf controls satellite cell fusion through the maintenance of actin architecture. *J. Cell Biol.* 217: 685-700, 2018.

179. Raue, U, Trappe, TA, Estrem, ST, Qian, HR, Helvering, LM, Smith, RC, and Trappe, S. Transcriptome signature of resistance exercise adaptations: mixed muscle and fiber type specific profiles in young and old adults. *J. Appl. Physiol. (1985)* 112: 1625-1636, 2012.

180. Raught, B, and Gingras, AC. eIF4E activity is regulated at multiple levels. *Int. J. Biochem. Cell Biol.* 31: 43-57, 1999.

181. Rayagiri, SS, Ranaldi, D, Raven, A, Mohamad Azhar, NIF, Lefebvre, O, Zammit, PS, and Borycki, AG. Basal lamina remodeling at the skeletal muscle stem cell niche mediates stem cell self-renewal. *Nat. Commun.* 9: 1075-018-03425-3, 2018.

182. Reeves, GV, Kraemer, RR, Hollander, DB, Clavier, J, Thomas, C, Francois, M, and Castracane, VD. Comparison of hormone responses following light resistance exercise with partial vascular occlusion and moderately difficult resistance exercise without occlusion. *J. Appl. Physiol.* 101: 1616-1622, 2006.

183. Reidy, PT, Borack, MS, Markofski, MM, Dickinson, JM, Fry, CS, Deer, RR, Volpi, E, and Rasmussen, BB. Post-absorptive muscle protein turnover affects resistance training hypertrophy. *Eur. J. Appl. Physiol.* 117: 853-866, 2017.

184. Reihmane, D, and Dela, F. Interleukin-6: possible biological roles during exercise. *Eur. J. Sport. Sci.* 14: 242-250, 2014.

185. Ribeiro, AS, Avelar, A, Schoenfeld, BJ, Ritti Dias, RM, Altimari, LR, and Cyrino, ES. Resistance training promotes increase in intracellular hydration in men and women. *Eur. J. Sport. Sci.* 14: 578-585, 2014.

186. Riechman, SE, Balasekaran, G, Roth, SM, and Ferrell, RE. Association of interleukin-15 protein and interleukin-15 receptor genetic variation with resistance exercise training responses. *J. Appl. Physiol.* 97: 2214-2219, 2004.

187. Rieu, I, Magne, H, Savary-Auzeloux, I, Averous, J, Bos, C, Peyron, MA, Combaret, L, and Dardevet, D. Reduction of low grade inflammation restores blunting of postprandial muscle anabolism and limits sarcopenia in old rats. *J. Physiol.* 587: 5483-5492, 2009.

188. Rigamonti, AE, Locatelli, L, Cella, SG, Bonomo, SM, Giunta, M, Molinari, F, Sartorio, A, and Muller, EE. Muscle expressions of MGF, IGF-IEa, and myostatin in intact and hypophysectomized rats: effects of rhGH and testosterone alone or combined. *Horm. Metab. Res.* 41: 23-29, 2009.

189. Rommel, C, Bodine, SC, Clarke, BA, Rossman, R, Nunez, L, Stitt, TN, Yancopoulos, GD, and Glass, DJ. Mediation of IGF-1-induced skeletal myotube hypertrophy by PI(3)K/Akt/mTOR and PI(3)K/Akt/GSK3 pathways. *Nat. Cell Biol.* 3: 1009-1013, 2001.

190. Ronnestad, BR, Nygaard, H, and Raastad, T. Physiological elevation of endogenous hormones results in superior strength training adaptation. *Eur. J. Appl. Physiol.* 111: 2249-2259, 2011.

191. Rossetti, ML, Steiner, JL, and Gordon, BS. Androgen-mediated regulation of skeletal muscle protein balance. *Mol. Cell. Endocrinol.* 447: 35-44, 2017.

192. Rubin, MR, Kraemer, WJ, Maresh, CM, Volek, JS, Ratamess, NA, Vanheest, JL, Silvestre, R, French, DN, Sharman, MJ, Judelson, DA, Gomez, AL, Vescovi, JD, and Hymer, WC. High-affinity growth hormone binding protein and acute heavy resistance exercise. *Med. Sci. Sports Exerc.* 37: 395-403, 2005.

193. Sabourin, LA, and Rudnicki, MA. The molecular regulation of myogenesis. *Clin. Genet.* 57: 16-25, 2000.

194. Saclier, M, Yacoub-Youssef, H, Mackey, AL, Arnold, L, Ardjoune, H, Magnan, M, Sailhan, F, Chelly, J, Pavlath, GK, Mounier, R, Kjaer, M, and Chazaud, B. Differentially activated macrophages orchestrate myogenic precursor cell fate during human skeletal muscle regeneration. *Stem Cells* 31: 384-396, 2013.

195. Sahlin, K, Soderlund, K, Tonkonogi, M, and Hirakoba, K. Phosphocreatine content in single fibers of human muscle after sustained submaximal exercise. *Am. J. Physiol.* 273: C172-8, 1997.

196. Sale, DG. Neural adaptation to resistance training. *Med. Sci. Sports Exerc.* 20: S135-45, 1988.

197. Sandri, M. Signaling in muscle atrophy and hypertrophy. *Physiology (Bethesda)* 23: 160-170, 2008.

198. Schoenfeld, BJ. The mechanisms of muscle hypertrophy and their application to resistance training. *J. Strength Cond Res.* 24: 2857-2872, 2010.

199. Schoenfeld, BJ. Postexercise hypertrophic adaptations: a reexamination of the hormone hypothesis and its applicability to resistance training program design. *J. Strength Cond Res.* 27: 1720-1730, 2013.

200. Schuelke, M, Wagner, KR, Stolz, LE, Hubner, C, Riebel, T, Komen, W, Braun, T, Tobin, JF, and Lee, SJ. Myostatin mutation associated with gross muscle hypertrophy in a child. *N. Engl. J. Med.* 350: 2682-2688, 2004.

201. Schuenke, MD, Herman, JR, Gliders, RM, Hagerman, FC, Hikida, RS, Rana, SR, Ragg, KE, and Staron, RS. Early-phase muscular adaptations in response to slow-speed versus traditional resistance-training regimens. *Eur. J. Appl. Physiol.* 112: 3585-3595, 2012.

202. Schwartz, LM. Skeletal Muscles Do Not Undergo Apoptosis During Either Atrophy or Programmed Cell Death-Revisiting the Myonuclear Domain Hypothesis. *Front. Physiol.* 9: 1887, 2019.

203. Sculthorpe, N, Solomon, AM, Sinanan, AC, Bouloux, PM, Grace, F, and Lewis, MP. Androgens Affect Myogenesis In Vitro and Increase Local IGF-1 Expression. *Med. Sci. Sports Exerc.* 44: 610-615, 2012.

204. Semmler, JG, and Nordstrom, MA. Motor unit discharge and force tremor in skill- and strength-trained individuals. *Exp. Brain Res.* 119: 27-38, 1998.

205. Semsarian, C, Wu, MJ, Ju, YK, Marciniec, T, Yeoh, T, Allen, DG, Harvey, RP, and Graham, RM. Skeletal muscle hypertrophy is mediated by a Ca2+-dependent calcineurin signalling pathway. *Nature* 400: 576-581, 1999.

206. Serrano, AL, Baeza-Raja, B, Perdiguero, E, Jardi, M, and Munoz-Canoves, P. Interleukin-6 is an essential regulator of satellite cell-mediated skeletal muscle hypertrophy. *Cell. Metab.* 7: 33-44, 2008.

207. Seynnes, OR, de Boer, M, and Narici, MV. Early skeletal muscle hypertrophy and architectural changes in response to high-intensity resistance training. *J. Appl. Physiol.* 102: 368-373, 2007.

208. Shan, T, Xu, Z, Wu, W, Liu, J, and Wang, Y. Roles of Notch1 Signaling in Regulating Satellite Cell Fates Choices and Postnatal Skeletal Myogenesis. *J. Cell. Physiol.* 232: 2964-2967, 2017.

209. Siff, M. Supertraining. Denver, CO; Supertraining Institute, 2009.

210. Sinha-Hikim, I, Cornford, M, Gaytan, H, Lee, ML, and Bhasin, S. Effects of testosterone supplementation on skeletal muscle fiber hypertrophy and satellite cells in community-dwelling older men. *J. Clin. Endocrinol. Metab.* 91: 3024-3033, 2006.

211. Smilios, I, Pilianidis, T, Karamouzis, M, and Tokmakidis, SP. Hormonal responses after various resistance exercise protocols. *Med. Sci. Sports Exerc.* 35: 644-654, 2003.

212. Solomon, AM, and Bouloux, PM. Modifying muscle mass - the endocrine perspective. *J. Endocrinol.* 191: 349-360, 2006.

213. Sotiropoulos, A, Ohanna, M, Kedzia, C, Menon, RK, Kopchick, JJ, Kelly, PA, and Pende, M. Growth hormone promotes skeletal muscle cell fusion independent of insulin-like growth factor 1 up-regulation. *Proc. Natl. Acad. Sci. U. S. A.* 103: 7315-7320, 2006.

214. Spangenburg, EE, Le Roith, D, Ward, CW, and Bodine, SC. A functional insulin-like growth factor receptor is not necessary for load-induced skeletal muscle hypertrophy. *J. Physiol.* 586: 283-291, 2008.

215. Spangenburg, EE. Changes in muscle mass with mechanical load: possible cellular mechanisms. *Appl. Physiol. Nutr. Metab.* 34: 328-335, 2009.

216. Spiering, BA, Kraemer, WJ, Vingren, JL, Ratamess, NA, Anderson, JM, Armstrong, LE, Nindl, BC, Volek, JS, Häkkinen, K, and Maresh, CM. Elevated endogenous testosterone concentrations potentiate muscle androgen receptor responses to resistance exercise. *J. Steroid Biochem. Mol. Biol.* 114: 195-199, 2009.

217. Staron, RS, Leonardi, MJ, Karapondo, DL, Malicky, ES, Falkel, JE, Hagerman, FC, and Hikida, RS. Strength and skeletal muscle adaptations in heavy-resistance-trained women after detraining and retraining. *J. Appl. Physiol.* 70: 631-640, 1991.

218. Suga, T, Okita, K, Morita, N, Yokota, T, Hirabayashi, K, Horiuchi, M, Takada, S, Omokawa, M, Kinugawa, S, and Tsutsui, H. Dose effect on intramuscular metabolic stress during low-intensity resistance exercise with blood flow restriction. *J. Appl. Physiol.* 108: 1563-1567, 2010.

219. Takano, H, Morita, T, Iida, H, Asada, K, Kato, M, Uno, K, Hirose, K, Matsumoto, A, Takenaka, K, Hirata, Y, Eto, F, Nagai, R, Sato, Y, and Nakajima, T. Hemodynamic and hormonal responses to a short-term low-intensity resistance exercise with the reduction of muscle blood flow. *Eur. J. Appl. Physiol.* 95: 65-73, 2005.

220. Takarada, Y, Nakamura, Y, Aruga, S, Onda, T, Miyazaki, S, and Ishii, N. Rapid increase in plasma growth hormone after low-intensity resistance exercise with vascular occlusion. *J. Appl. Physiol.* 88: 61-65, 2000.

221. Tatsumi, R, and Allen, RE. Active hepatocyte growth factor is present in skeletal muscle extracellular matrix. *Muscle Nerve* 30: 654-658, 2004.

222. Tatsumi, R. Mechano-biology of skeletal muscle hypertrophy and regeneration: possible mechanism of stretch-induced activation of resident myogenic stem cells. *Anim. Sci. J.* 81: 11-20, 2010.

223. Tatsumi, R, Hattori, A, Ikeuchi, Y, Anderson, JE, and Allen, RE. Release of hepatocyte growth factor from mechanically stretched skeletal muscle satellite cells and role of pH and nitric oxide. *Mol. Biol. Cell* 13: 2909-2918, 2002.

224. Tesch, PA, and Larsson, L. Muscle hypertrophy in bodybuilders. *Eur. J. Appl. Physiol. Occup. Physiol.* 49: 301-306, 1982.

225. Tesch, PA. Skeletal muscle adaptations consequent to long-term heavy resistance exercise. *Med. Sci. Sports Exerc.* 20: S132-4, 1988.

226. Thomson, DM. The Role of AMPK in the Regulation of Skeletal Muscle Size, Hypertrophy, and Regeneration. *Int. J. Mol. Sci.* 19: 10.3390/ijms19103125, 2018.

227. Timmons, JA. Variability in training-induced skeletal muscle adaptation. *J. Appl. Physiol.* 110: 846-853, 2011.

228. Toigo, M, and Boutellier, U. New fundamental resistance exercise determinants of molecular and cellular muscle adaptations. *Eur. J. Appl. Physiol.* 97: 643-663, 2006.

229. Tomiya, A, Aizawa, T, Nagatomi, R, Sensui, H, and Kokubun, S. Myofibers express IL-6 after eccentric exercise. *Am. J. Sports Med.* 32: 503-508, 2004.

230. Trappe, S, Luden, N, Minchev, K, Raue, U, Jemiolo, B, and Trappe, TA. Skeletal muscle signature of a champion sprint runner. *J. Appl. Physiol. (1985)* 118: 1460-1466, 2015.

231. Trappe, TA, Raue, U, and Tesch, PA. Human soleus muscle protein synthesis following resistance exercise. *Acta Physiol. Scand.* 182: 189-196, 2004.

232. Travison, TG, Vesper, HW, Orwoll, E, Wu, F, Kaufman, JM, Wang, Y, Lapauw, B, Fiers, T, Matsumoto, AM, and Bhasin, S. Harmonized Reference Ranges for Circulating Testosterone Levels in Men of Four Cohort Studies in the United States and Europe. *J. Clin. Endocrinol. Metab.* 102: 1161-1173, 2017.

233. Urban, RJ, Bodenburg, YH, Gilkison, C, Foxworth, J, Coggan, AR, Wolfe, RR, and Ferrando, A. Testosterone administration to elderly men increases skeletal muscle strength and protein synthesis. *Am. J. Physiol.* 269: E820-6, 1995.

234. Van Cutsem, M, Duchateau, J, and Hainaut, K. Changes in single motor unit behaviour contribute to the increase in contraction speed after dynamic training in humans. *J. Physiol.* 513 (Pt 1): 295-305, 1998.

235. van der Pijl, R, Strom, J, Conijn, S, Lindqvist, J, Labeit, S, Granzier, H, and Ottenheijm, C. Titin-based mechanosensing modulates muscle hypertrophy. *J. Cachexia Sarcopenia Muscle* 9: 947-961, 2018.

236. van Wessel, T, de Haan, A, van der Laarse, WJ, and Jaspers, RT. The muscle fiber type-fiber size paradox: hypertrophy or oxidative metabolism? *Eur. J. Appl. Physiol.* 110: 665-694, 2010.

237. Veldhuis, JD, Keenan, DM, Mielke, K, Miles, JM, and Bowers, CY. Testosterone supplementation in healthy older men drives GH and IGF-I secretion without potentiating peptidyl secretagogue efficacy. *Eur. J. Endocrinol.* 153: 577-586, 2005.

238. Velloso, CP. Regulation of muscle mass by growth hormone and IGF-I. *Br. J. Pharmacol.* 154: 557-568, 2008.

239. Vierck, J, O'Reilly, B, Hossner, K, Antonio, J, Byrne, K, Bucci, L, and Dodson, M. Satellite cell regulation following myotrauma caused by resistance exercise. *Cell Biol. Int.* 24: 263-272, 2000.

240. Vingren, JL, Kraemer, WJ, Ratamess, NA, Anderson, JM, Volek, JS, and Maresh, CM. Testosterone physiology in resistance exercise and training: the up-stream regulatory elements. *Sports Med.* 40: 1037-1053, 2010.

241. Viru, M, Jansson, E, Viru, A, and Sundberg, CJ. Effect of restricted blood flow on exercise-induced hormone changes in healthy men. *Eur. J. Appl. Physiol. Occup. Physiol.* 77: 517-522, 1998.

242. Vollestad, NK, Vaage, O, and Hermansen, L. Muscle glycogen depletion patterns in type I and subgroups of type II fibres during prolonged severe exercise in man. *Acta Physiol. Scand.* 122: 433-441, 1984.

243. Wang, Q, and McPherron, AC. Myostatin inhibition induces muscle fibre hypertrophy prior to satellite cell activation. *J. Physiol.* 590: 2151-2165, 2012.

244. Wen, Y, Alimov, AP, and McCarthy, JJ. Ribosome Biogenesis is Necessary for Skeletal Muscle Hypertrophy. *Exerc. Sport Sci. Rev.* 44: 110-115, 2016.

245. West, DW, Kujbida, GW, Moore, DR, Atherton, P, Burd, NA, Padzik, JP, De Lisio, M, Tang, JE, Parise, G, Rennie, MJ, Baker, SK, and Phillips, SM. Resistance exercise-induced increases in putative anabolic hormones do not enhance muscle protein synthesis or intracellular signalling in young men. *J. Physiol.* 587: 5239-5247, 2009.

246. West, DW, Burd, NA, Tang, JE, Moore, DR, Staples, AW, Holwerda, AM, Baker, SK, and Phillips, SM. Elevations in ostensibly anabolic hormones with resistance exercise enhance neither training-induced muscle hypertrophy nor strength of the elbow flexors. *J. Appl. Physiol.* 108: 60-67, 2010.

247. West, DW, and Phillips, SM. Anabolic processes in human skeletal muscle: restoring the identities of growth hormone and testosterone. *Phys. Sportsmed* 38: 97-104, 2010.

248. West, DW, and Phillips, SM. Associations of exercise-induced hormone profiles and gains in strength and hypertrophy in a large cohort after weight training. *Eur. J. Appl. Physiol.* 112: 2693-2702, 2012.

249. Yamaguchi, A, Fujikawa, T, Shimada, S, Kanbayashi, I, Tateoka, M, Soya, H, Takeda, H, Morita, I, Matsubara, K, and Hirai, T. Muscle IGF-I Ea, MGF, and myostatin mRNA expressions after compensatory overload in hypophysectomized rats. *Pflugers Arch.* 453: 203-210, 2006.

250. Yang, SY, and Goldspink, G. Different roles of the IGF-I Ec peptide (MGF) and mature IGF-I in myoblast proliferation and differentiation. *FEBS Lett.* 522: 156-160, 2002.

251. Yao, W, Fuglevand, RJ, and Enoka, RM. Motor-unit synchronization increases EMG amplitude and decreases force steadiness of simulated contractions. *J. Neurophysiol.* 83: 441-452, 2000.

252. Yarasheski, KE, Campbell, JA, Smith, K, Rennie, MJ, Holloszy, JO, and Bier, DM. Effect of growth hormone and resistance exercise on muscle growth in young men. *Am. J. Physiol.* 262: E261-7, 1992.

253. Yarasheski, KE, Zachwieja, JJ, Campbell, JA, and Bier, DM. Effect of growth hormone and resistance exercise on muscle growth and strength in older men. *Am. J. Physiol.* 268: E268-76, 1995.

254. Zammit, PS. All muscle satellite cells are equal, but are some more equal than others? *J. Cell. Sci.* 121: 2975-2982, 2008.

255. Zanou, N, and Gailly, P. Skeletal muscle hypertrophy and regeneration: interplay between the myogenic regulatory factors (MRFs) and insulin-like growth factors (IGFs) pathways. *Cell Mol. Life Sci.* 70: 4117-4130, 2013.

256. Zhao, W, Pan, J, Zhao, Z, Wu, Y, Bauman, WA, and Cardozo, CP. Testosterone protects against dexamethasone-induced muscle atrophy, protein degradation and MAFbx upregulation. *J. Steroid Biochem. Mol. Biol.* 110: 125-129, 2008.

257. Zou, K, Meador, BM, Johnson, B, Huntsman, HD, Mahmassani, Z, Valero, MC, Huey, KA, and Boppart, MD. The alpha(7) beta(1)-integrin increases muscle hypertrophy following multiple bouts of eccentric exercise. *J. Appl. Physiol.* 111: 1134-1141, 2011.

Chapter 2

1. Abe, T, Beekley, MD, Hinata, S, Koizumi, K, and Sato, Y. Day-to-day change in muscle strength and MRI-measured skeletal muscle size during 7 days KAATSU resistance training: A case study. 2005;1:71-6. 39. *Int J Kaatsu Training Res.* 1: 71-76, 2005.

2. Abe, T, Yasuda, T, Midorikawa, T, Sato, Y, Kearns, C, Inoue, K, Koizumi, K, and Ishii, N. Skeletal muscle size and circulating IGF-1 are increased after two weeks of twice daily KAATSU resistance training. *Int J Kaatsu Training Res,* 1: 6-12, 2005.

3. Abe, T, Kearns, CF, and Sato, Y. Muscle size and strength are increased following walk training with restricted venous blood flow from the leg muscle, Kaatsu-walk training. *J. Appl. Physiol.* 100: 1460-1466, 2006.

4. Adams, G. The Molecular Response of Skeletal Muscle to Resistance Training. *Deutsche Zeitschrift für Sportmedizin* 61: 61-67, 2010.

5. Akima, H, and Saito, A. Activation of quadriceps femoris including vastus intermedius during fatiguing dynamic knee extensions. *Eur. J. Appl. Physiol.* 113: 2829-2840, 2013.

6. Allen, DG, Whitehead, NP, and Yeung, EW. Mechanisms of stretch-induced muscle damage in normal and dystrophic muscle: role of ionic changes. *J. Physiol.* 567: 723-735, 2005.

7. Aronson, D, Violan, MA, Dufresne, SD, Zangen, D, Fielding, RA, and Goodyear, LJ. Exercise stimulates the mitogen-activated protein kinase pathway in human skeletal muscle. *J. Clin. Invest.* 99: 1251-1257, 1997.

8. Aronson, D, Wojtaszewski, JF, Thorell, A, Nygren, J, Zangen, D, Richter, EA, Ljungqvist, O, Fielding, RA, and Goodyear, LJ. Extracellular-regulated protein kinase cascades are activated in response to injury in human skeletal muscle. *Am. J. Physiol.* 275: C555-61, 1998.

9. Atherton, PJ, Phillips, BE, and Wilkinson, DJ. Exercise and regulation of protein metabolism. In: Progress in molecular biology and translational science. Anonymous Cambridge, MA: Academic Press, 2015. pp. 75-98.

10. Bamman, MM, Shipp, JR, Jiang, J, Gower, BA, Hunter, GR, Goodman, A, McLafferty, CLJr, and Urban, RJ. Mechanical load increases muscle IGF-I and androgen receptor mRNA concentrations in humans. *Am. J. Physiol. Endocrinol. Metab.* 280: E383-90, 2001.

11. Bamman, MM. Take two NSAIDs and call on your satellite cells in the morning. *J. Appl. Physiol.* 103: 415-416, 2007.

12. Barash, IA, Mathew, L, Ryan, AF, Chen, J, and Lieber, RL. Rapid muscle-specific gene expression changes after a single bout of eccentric contractions in the mouse. *Am. J. Physiol. Cell. Physiol.* 286: C355-64, 2004.

13. Barton, ER, Morris, L, Musaro, A, Rosenthal, N, and Sweeney, HL. Muscle-specific expression of insulin-like growth factor I counters muscle decline in mdx mice. *J. Cell Biol.* 157: 137-148, 2002.

14. Bassel-Duby, R, and Olson, EN. Signaling pathways in skeletal muscle remodeling. *Annu. Rev. Biochem.* 75: 19-37, 2006.

15. Baum, C, Kennedy, DL, and Forbes, MB. Utilization of nonsteroidal antiinflammatory drugs. *Arthritis Rheum.* 28: 686-692, 1985.

16. Behm, DG. Neuromuscular implications and applications of resistance training. *J Strength Cond Res* 9: 264-274, 1995.

17. Belcastro, AN, Shewchuk, LD, and Raj, DA. Exercise-induced muscle injury: a calpain hypothesis. *Mol. Cell. Biochem.* 179: 135-145, 1998.

18. Biazon, TMPC, Ugrinowitsch, C, Soligon, SD, Oliveira, RM, Bergamasco, JG, Borghi-Silva, A, and Libardi, CA. The Association Between Muscle Deoxygenation and Muscle Hypertrophy to Blood Flow Restricted Training Performed at High and Low Loads. *Front. Physiol.* 10: 446, 2019.

19. Blaauw, B, Schiaffino, S, and Reggiani, C. Mechanisms modulating skeletal muscle phenotype. *Compr. Physiol.* 3: 1645-1687, 2013.

20. Bodine, SC, Stitt, TN, Gonzalez, M, Kline, WO, Stover, GL, Bauerlein, R, Zlotchenko, E, Scrimgeour, A, Lawrence, JC, Glass, DJ, and Yancopoulos, GD. Akt/mTOR pathway is a crucial regulator of skeletal muscle hypertrophy and can prevent muscle atrophy in vivo. *Nat. Cell Biol.* 3: 1014-1019, 2001.

21. Bondesen, BA, Mills, ST, Kegley, KM, and Pavlath, GK. The COX-2 pathway is essential during early stages of skeletal muscle regeneration. *Am. J. Physiol. Cell. Physiol.* 287: C475-83, 2004.

22. Bondesen, BA, Mills, ST, Kegley, KM, and Pavlath, GK. The COX-2 pathway is essential during early stages of skeletal muscle regeneration. *Am. J. Physiol., Cell Physiol.* 287: 475-483, 2004.

23. Bondesen, BA, Mills, ST, and Pavlath, GK. The COX-2 pathway regulates growth of atrophied muscle via multiple mechanisms. *Am. J. Physiol., Cell Physiol.* 290: 1651-1659, 2006.

24. Brentano, MA, and Martins Kruel, LF. A review on strength exercise-induced muscle damage: applications, adaptation mechanisms and limitations. *J. Sports Med. Phys. Fitness* 51: 1-10, 2011.

25. Brown, D, Hikim, AP, Kovacheva, EL, and Sinha-Hikim, I. Mouse model of testosterone-induced muscle fiber hypertrophy: involvement of p38 mitogen-activated protein kinase-mediated Notch signaling. *J. Endocrinol.* 201: 129-139, 2009.

26. Bruunsgaard, H, Galbo, H, Halkjaer-Kristensen, J, Johansen, TL, MacLean, DA, and Pedersen, BK. Exercise-induced increase in serum interleukin-6 in humans is related to muscle damage. *J. Physiol.* 499 (Pt 3): 833-841, 1997.

27. Bruunsgaard, H. Physical activity and modulation of systemic low-level inflammation. *J. Leukoc. Biol.* 78: 819-835, 2005.

28. Burd, NA, Dickinson, JM, Lemoine, JK, Carroll, CC, Sullivan, BE, Haus, JM, Jemiolo, B, Trappe, SW, Hughes, GM, Sanders, CEJr, and Trappe, TA. Effect of a cyclooxygenase-2 inhibitor on postexercise muscle protein synthesis in humans. *Am. J. Physiol. Endocrinol. Metab.* 298: E354-61, 2010.

29. Buresh, R, Berg, K, and French, J. The effect of resistive exercise rest interval on hormonal response, strength, and hypertrophy with training. *J Strength Cond Res* 23: 62-71, 2009.

30. Burian, M, and Geisslinger, G. COX-dependent mechanisms involved in the antinociceptive action of NSAIDs at central and peripheral sites. *Pharmacol. Ther.* 107: 139-154, 2005.

31. Burkholder, TJ. Mechanotransduction in skeletal muscle. *Front. Biosci.* 12: 174-191, 2007.

32. Campos, GER, Luecke, TJ, Wendeln, HK, Toma, K, Hagerman, FC, Murray, TF, Ragg, KE, Ratamess, NA, Kraemer, WJ, and Staron, RS. Muscular adaptations in response to three different resistance-training regimens: specificity of repetition maximum training zones. *Eur. J. Appl. Physiol.* 88: 50-60, 2002.

33. Carruthers, NJ, and Stemmer, PM. Methionine oxidation in the calmodulin-binding domain of calcineurin disrupts calmodulin binding and calcineurin activation. *Biochemistry (N. Y.)* 47: 3085-3095, 2008.

34. Cerda-Kohler, H, Henriquez-Olguin, C, Casas, M, Jensen, TE, Llanos, P, and Jaimovich, E. Lactate administration activates the ERK1/2, mTORC1, and AMPK pathways differentially according to skeletal muscle type in mouse. *Physiol. Rep.* 6: e13800, 2018.

35. Chan, MHS, Carey, AL, Watt, MJ, and Febbraio, MA. Cytokine gene expression in human skeletal muscle during concentric contraction: evidence that IL-8, like IL-6, is influenced by glycogen availability. *Am. J. Physiol. Regul. Integr. Comp. Physiol.* 287: 322-327, 2004.

36. Chen, TC, Yang, TJ, Huang, MJ, Wang, HS, Tseng, KW, Chen, HL, and Nosaka, K. Damage and the repeated bout effect of arm, leg, and trunk muscles induced by eccentric resistance exercises. *Scand. J. Med. Sci. Sports* 29: 725-735, 2019.
37. Chen, TC, Lin, K, Chen, H, Lin, M, and Nosaka, K. Comparison in eccentric exercise-induced muscle damage among four limb muscles. *Eur. J. Appl. Physiol.* 111: 211-223, 2011.
38. Chin, ER. Role of Ca2+/calmodulin-dependent kinases in skeletal muscle plasticity. *J. Appl. Physiol.* 99: 414-423, 2005.
39. Choi, J, Takahashi, H, and Itai, Y. The difference between effects of 'power-up type' and 'bulk-up type' strength training exercises: with special reference to muscle cross-sectional area. *Jpn J Phys Fitness Sports Med* 47: 119-129, 1998.
40. Cirillo, F, Resmini, G, Ghiroldi, A, Piccoli, M, Bergante, S, Tettamanti, G, and Anastasia, L. Activation of the hypoxia-inducible factor 1alpha promotes myogenesis through the noncanonical Wnt pathway, leading to hypertrophic myotubes. *FASEB J.* 31: 2146-2156, 2017.
41. Clarke, MS, and Feeback, DL. Mechanical load induces sarcoplasmic wounding and FGF release in differentiated human skeletal muscle cultures. *FASEB J.* 10: 502-509, 1996.
42. Clarke, MS, Bamman, MM, and Feeback, DL. Bed rest decreases mechanically induced myofiber wounding and consequent wound-mediated FGF release. *J. Appl. Physiol.* 85: 593-600, 1998.
43. Clarkson, PM, Byrnes, WC, McCormick, KM, Turcotte, LP, and White, JS. Muscle soreness and serum creatine kinase activity following isometric, eccentric, and concentric exercise. *Int. J. Sports Med.* 7: 152-155, 1986.
44. Clarkson, PM, Nosaka, K, and Braun, B. Muscle function after exercise-induced muscle damage and rapid adaptation. *Med. Sci. Sports Exerc.* 24: 512-520, 1992.
45. Clarkson, PM, and Hubal, MJ. Exercise-induced muscle damage in humans. *Am. J. Phys. Med. Rehabil.* 81: 52-69, 2002.
46. Cook, SB, Murphy, BG, and Labarbera, KE. Neuromuscular function after a bout of low-load blood flow-restricted exercise. *Med. Sci. Sports Exerc.* 45: 67-74, 2013.
47. Croisier, JL, Camus, G, Venneman, I, Deby-Dupont, G, Juchmes-Ferir, A, Lamy, M, Crielaard, JM, Deby, C, and Duchateau, J. Effects of training on exercise-induced muscle damage and interleukin 6 production. *Muscle Nerve* 22: 208-212, 1999.
48. Crossland, H, Kazi, AA, Lang, CH, Timmons, JA, Pierre, P, Wilkinson, DJ, Smith, K, Szewczyk, NJ, and Atherton, PJ. Focal adhesion kinase is required for IGF-I-mediated growth of skeletal muscle cells via a TSC2/mTOR/S6K1-associated pathway. *Am. J. Physiol. Endocrinol. Metab.* 305: E183-93, 2013.
49. Damas, F, Phillips, SM, Libardi, CA, Vechin, FC, Lixandrao, ME, Jannig, PR, Costa, LA, Bacurau, AV, Snijders, T, Parise, G, Tricoli, V, Roschel, H, and Ugrinowitsch, C. Resistance training-induced changes in integrated myofibrillar protein synthesis are related to hypertrophy only after attenuation of muscle damage. *J. Physiol.* 594: 5209-5222, 2016.
50. Dangott, B, Schultz, E, and Mozdziak, PE. Dietary creatine monohydrate supplementation increases satellite cell mitotic activity during compensatory hypertrophy. *Int. J. Sports Med.* 21: 13-16, 2000.
51. Debold, EP. Recent Insights into the Molecular Basis of Muscular Fatigue. *Med. Sci. Sports Exerc.* , 2012.
52. Dhawan, J, and Rando, TA. Stem cells in postnatal myogenesis: molecular mechanisms of satellite cell quiescence, activation and replenishment. *Trends Cell Biol.* 15: 666-673, 2005.
53. Dimitrova, NA, and Dimitrov, GV. Interpretation of EMG changes with fatigue: facts, pitfalls, and fallacies. *J. Electromyogr. Kinesiol.* 13: 13-36, 2003.
54. Dreyer, HC, Fujita, S, Cadenas, JG, Chinkes, DL, Volpi, E, and Rasmussen, BB. Resistance exercise increases AMPK activity and reduces 4E-BP1 phosphorylation and protein synthesis in human skeletal muscle. *J. Physiol.* 576: 613-624, 2006.
55. Drummond, MJ, Fujita, S, Abe, T, Dreyer, HC, Volpi, E, and Rasmussen, BB. Human muscle gene expression following resistance exercise and blood flow restriction. *Med. Sci. Sports Exerc.* 40: 691-698, 2008.
56. Dungan, CM. Less is more: the role of mTORC1 activation in the progression of ageing-mediated anabolic resistance. *J. Physiol.* 595: 2781-2782, 2017.
57. Dunn, SE, Burns, JL, and Michel, RN. Calcineurin is required for skeletal muscle hypertrophy. *J. Biol. Chem.* 274: 21908-21912, 1999.
58. Dunn, SE, Chin, ER, and Michel, RN. Matching of calcineurin activity to upstream effectors is critical for skeletal muscle fiber growth. *J. Cell Biol.* 151: 663-672, 2000.
59. Ebbeling, CB, and Clarkson, PM. Exercise-induced muscle damage and adaptation. *Sports Med.* 7: 207-234, 1989.
60. Eliasson, J, Elfegoun, T, Nilsson, J, Kohnke, R, Ekblom, B, and Blomstrand, E. Maximal lengthening contractions increase p70 S6 kinase phosphorylation in human skeletal muscle in the absence of nutritional supply. *Am. J. Physiol. Endocrinol. Metab.* 291: 1197-1205, 2006.
61. Elkina, Y, von Haehling, S, Anker, SD, and Springer, J. The role of myostatin in muscle wasting: an overview. *J. Cachexia Sarcopenia Muscle* 2: 143-151, 2011.
62. Enoka, RM. Eccentric contractions require unique activation strategies by the nervous system. *J. Appl. Physiol.* 81: 2339-2346, 1996.
63. Evans, WJ, and Cannon, JG. The metabolic effects of exercise-induced muscle damage. *Exerc. Sport Sci. Rev.* 19: 99-9125, 1991.
64. Farup, J, de Paoli, F, Bjerg, K, Riis, S, Ringgard, S, and Vissing, K. Blood flow restricted and traditional resistance training performed to fatigue produce equal muscle hypertrophy. *Scand. J. Med. Sci. Sports* 25: 754-763, 2015.
65. Febbraio, MA, and Pedersen, BK. Muscle-derived interleukin-6: mechanisms for activation and possible biological roles. *FASEB J.* 16: 1335-1347, 2002.
66. Fernandez-Gonzalo, R, Lundberg, TR, and Tesch, PA. Acute molecular responses in untrained and trained muscle subjected to aerobic and resistance exercise training versus resistance training alone. *Acta Physiol. (Oxf)* 209: 283-294, 2013.
67. Figueiredo, VC, and McCarthy, JJ. Regulation of Ribosome Biogenesis in Skeletal Muscle Hypertrophy. *Physiology (Bethesda)* 34: 30-42, 2019.
68. Finkenzeller, G, Newsome, W, Lang, F, and Haussinger, D. Increase of c-jun mRNA upon hypo-osmotic cell swelling of rat hepatoma cells. *FEBS Lett.* 340: 163-166, 1994.
69. Flann, KL, LaStayo, PC, McClain, DA, Hazel, M, and Lindstedt, SL. Muscle damage and muscle remodeling: no pain, no gain? *J. Exp. Biol.* 214: 674-679, 2011.
70. Foley, JM, Jayaraman, RC, Prior, BM, Pivarnik, JM, and Meyer, RA. MR measurements of muscle damage and adaptation after eccentric exercise. *J. Appl. Physiol.* 87: 2311-2318, 1999.
71. Folland, JP, Irish, CS, Roberts, JC, Tarr, JE, and Jones, DA. Fatigue is not a necessary stimulus for strength gains during resistance training. *Br. J. Sports Med.* 36: 370-373, 2002.

72. Formigli, L, Lombardo, LD, Adembri, C, Brunelleschi, S, Ferrari, E, and Novelli, GP. Neutrophils as mediators of human skeletal muscle ischemia-reperfusion syndrome. *Hum. Pathol.* 23: 627-634, 1992.

73. Foster, WH, Tidball, JG, and Wang, Y. P38gamma Activity is Required for Maintenance of Slow Skeletal Muscle Size. *Muscle Nerve* 45: 266-273, 2012.

74. Frey, JW, Farley, EE, O'Neil, TK, Burkholder, TJ, and Hornberger, TA. Evidence that mechanosensors with distinct biomechanical properties allow for specificity in mechanotransduction. *Biophys. J.* 97: 347-356, 2009.

75. Friedmann, B, Kinscherf, R, Borisch, S, Richter, G, Bartsch, P, and Billeter, R. Effects of low-resistance/high-repetition strength training in hypoxia on muscle structure and gene expression. *Pflugers Arch.* 446: 742-751, 2003.

76. Frigeri, A, Nicchia, GP, Verbavatz, JM, Valenti, G, and Svelto, M. Expression of aquaporin-4 in fast-twitch fibers of mammalian skeletal muscle. *J. Clin. Invest.* 102: 695-703, 1998.

77. Fry, AC. The role of resistance exercise intensity on muscle fibre adaptations. *Sports Med.* 34: 663-679, 2004.

78. Fry, CS, Glynn, EL, Drummond, MJ, Timmerman, KL, Fujita, S, Abe, T, Dhanani, S, Volpi, E, and Rasmussen, BB. Blood flow restriction exercise stimulates mTORC1 signaling and muscle protein synthesis in older men. *J. Appl. Physiol.* 108: 1199-1209, 2010.

79. Fujino, H, Xu, W, and Regan, JW. Prostaglandin E2 induced functional expression of early growth response factor-1 by EP4, but not EP2, prostanoid receptors via the phosphatidylinositol 3-kinase and extracellular signal-regulated kinases. *J. Biol. Chem.* 278: 12151-12156, 2003.

80. Fujita, T, Brechue, WF, Kurita, K, Sato, Y, and Abe, T. Increased muscle volume and strength following six days of low-intensity resistance training with restricted muscle blood flow. *Int J KAATSU Training Res* 4: 1-8, 2008.

81. Fujita, S, Abe, T, Drummond, MJ, Cadenas, JG, Dreyer, HC, Sato, Y, Volpi, E, and Rasmussen, BB. Blood flow restriction during low-intensity resistance exercise increases S6K1 phosphorylation and muscle protein synthesis. *J. Appl. Physiol.* 103: 903-910, 2007.

82. Garma, T, Kobayashi, C, Haddad, F, Adams, GR, Bodell, PW, and Baldwin, KM. Similar acute molecular responses to equivalent volumes of isometric, lengthening, or shortening mode resistance exercise. *J. Appl. Physiol.* 102: 135-143, 2007.

83. Gibala, MJ, MacDougall, JD, Tarnopolsky, MA, Stauber, WT, and Elorriaga, A. Changes in human skeletal muscle ultrastructure and force production after acute resistance exercise. *J. Appl. Physiol.* 78: 702-708, 1995.

84. Gibala, MJ, Interisano, SA, Tarnopolsky, MA, Roy, BD, MacDonald, JR, Yarasheski, KE, and MacDougall, JD. Myofibrillar disruption following acute concentric and eccentric resistance exercise in strength-trained men. *Can. J. Physiol. Pharmacol.* 78: 656-661, 2000.

85. Giordani, L, Parisi, A, and Le Grand, F. Satellite cell self-renewal. In: Current topics in developmental biology. Anonymous Cambridge, MA: Academic Press., 2018. pp. 177-203.

86. Glass, DJ. PI3 kinase regulation of skeletal muscle hypertrophy and atrophy. *Curr. Top. Microbiol. Immunol.* 346: 267-278, 2010.

87. Godfrey, RJ, Whyte, GP, Buckley, J, and Quinlivan, R. The role of lactate in the exercise-induced human growth hormone response: evidence from McArdle disease. *Br. J. Sports Med.* 43: 521-525, 2009.

88. Goldberg, AL, Etlinger, JD, Goldspink, DF, and Jablecki, C. Mechanism of work-induced hypertrophy of skeletal muscle. *Med. Sci. Sports* 7: 185-198, 1975.

89. Gomez-Cabrera, MC, Domenech, E, and Vina, J. Moderate exercise is an antioxidant: upregulation of antioxidant genes by training. *Free Radic. Biol. Med.* 44: 126-131, 2008.

90. Goodman, CA, Mayhew, DL, and Hornberger, TA. Recent progress toward understanding the molecular mechanisms that regulate skeletal muscle mass. *Cell. Signal.* 23: 1896-1906, 2011.

91. Goodman, CA, and Hornberger, TA. New roles for Smad signaling and phosphatidic acid in the regulation of skeletal muscle mass. *F1000Prime Rep.* 6: 20-20. eCollection 2014, 2014.

92. Goodman, CA. Role of mTORC1 in mechanically induced increases in translation and skeletal muscle mass. *J. Appl. Physiol. (1985)* 127: 581-590, 2019.

93. Gordon, SE, Kraemer, WJ, Vos, NH, Lynch, JM, and Knuttgen, HG. Effect of acid-base balance on the growth hormone response to acute high-intensity cycle exercise. *J. Appl. Physiol.* 76: 821-829, 1994.

94. Goto, K, Ishii, N, Kizuka, T, and Takamatsu, K. The impact of metabolic stress on hormonal responses and muscular adaptations. *Med. Sci. Sports Exerc.* 37: 955-963, 2005.

95. Gotshalk, LA, Loebel, CC, Nindl, BC, Putukian, M, Sebastianelli, WJ, Newton, RU, Häkkinen, K, and Kraemer, WJ. Hormonal responses of multiset versus single-set heavy-resistance exercise protocols. *Can. J. Appl. Physiol.* 22: 244-255, 1997.

96. Gumucio, JP, Sugg, KB, and Mendias, CL. TGF-beta superfamily signaling in muscle and tendon adaptation to resistance exercise. *Exerc. Sport Sci. Rev.* 43: 93-99, 2015.

97. Gundermann, D. Mechanisms of Blood Flow Restriction Exercise in Skeletal Muscle Adaptations. , 2016.

98. Gundermann, DM, Fry, CS, Dickinson, JM, Walker, DK, Timmerman, KL, Drummond, MJ, Volpi, E, and Rasmussen, BB. Reactive hyperemia is not responsible for stimulating muscle protein synthesis following blood flow restriction exercise. *J. Appl. Physiol.*, 2012.

99. Gute, DC, Ishida, T, Yarimizu, K, and Korthuis, RJ. Inflammatory responses to ischemia and reperfusion in skeletal muscle. *Mol. Cell. Biochem.* 179: 169-187, 1998.

100. Guyton, A. Textbook of medical physiology. In: Anonymous Philadelphia, PA: WB Saunders, 1986. pp. 366-368.

101. Haddad, F, and Adams, GR. Inhibition of MAP/ERK kinase prevents IGF-I-induced hypertrophy in rat muscles. *J. Appl. Physiol.* 96: 203-210, 2004.

102. Häkkinen, K, and Pakarinen, A. Acute hormonal responses to two different fatiguing heavy-resistance protocols in male athletes. *J. Appl. Physiol.* 74: 882-887, 1993.

103. Hall, JK, Banks, GB, Chamberlain, JS, and Olwin, BB. Prevention of muscle aging by myofiber-associated satellite cell transplantation. *Sci. Transl. Med.* 2: 57ra83, 2010.

104. Handayaningsih, A, Iguchi, G, Fukuoka, H, Nishizawa, H, Takahashi, M, Yamamoto, M, Herningtyas, E, Okimura, Y, Kaji, H, Chihara, K, Seino, S, and Takahashi, Y. Reactive oxygen species play an essential role in IGF-I signaling and IGF-I-induced myocyte hypertrophy in C2C12 myocytes. *Endocrinology* 152: 912-921, 2011.

105. Hardy, D, Besnard, A, Latil, M, Jouvion, G, Briand, D, Thepenier, C, Pascal, Q, Guguin, A, Gayraud-Morel, B, Cavaillon, JM, Tajbakhsh, S, Rocheteau, P, and Chretien, F. Comparative Study of Injury Models for Studying Muscle Regeneration in Mice. *PLoS One* 11: e0147198, 2016.

106. Harridge, SD. Plasticity of human skeletal muscle: gene expression to in vivo function. *Exp. Physiol.* 92: 783-797, 2007.

107. Haussinger, D, Lang, F, and Gerok, W. Regulation of cell function by the cellular hydration state. *Am. J. Physiol.* 267: E343-55, 1994.

108. Haussinger, D. The role of cellular hydration in the regulation of cell function. *Biochem. J.* 313 (Pt 3): 697-710, 1996.

109. Hawley, JA. Molecular responses to strength and endurance training: are they incompatible? *Appl Physiol Nutr Metab* 34: 355-361, 2009.

110. Henneman, E, Somjen, G, and Carpenter, DO. Functional Significance of Cell Size in Spinal Motoneurons. *J. Neurophysiol.* 28: 560-580, 1965.

111. Hill, M, and Goldspink, G. Expression and splicing of the insulin-like growth factor gene in rodent muscle is associated with muscle satellite (stem) cell activation following local tissue damage. *J. Physiol. (Lond.)* 549: 409-418, 2003.

112. Hornberger, TA, McLoughlin, TJ, Leszczynski, JK, Armstrong, DD, Jameson, RR, Bowen, PE, Hwang, ES, Hou, H, Moustafa, ME, Carlson, BA, Hatfield, DL, Diamond, AM, and Esser, KA. Selenoprotein-deficient transgenic mice exhibit enhanced exercise-induced muscle growth. *J. Nutr.* 133: 3091-3097, 2003.

113. Hornberger, TA, Chu, WK, Mak, YW, Hsiung, JW, Huang, SA, and Chien, S. The role of phospholipase D and phosphatidic acid in the mechanical activation of mTOR signaling in skeletal muscle. *Proc. Natl. Acad. Sci. U. S. A.* 103: 4741-4746, 2006.

114. Hornberger, TA, Chu, WK, Mak, YW, Hsiung, JW, Huang, SA, and Chien, S. The role of phospholipase D and phosphatidic acid in the mechanical activation of mTOR signaling in skeletal muscle. *Proc. Natl. Acad. Sci. U. S. A.* 103: 4741-4746, 2006.

115. Horsley, V, and Pavlath, GK. Prostaglandin F2(alpha) stimulates growth of skeletal muscle cells via an NFATC2-dependent pathway. *J. Cell Biol.* 161: 111-118, 2003.

116. Houtman, CJ, Stegeman, DF, Van Dijk, JP, and Zwarts, MJ. Changes in muscle fiber conduction velocity indicate recruitment of distinct motor unit populations. *J. Appl. Physiol.* 95: 1045-1054, 2003.

117. Howatson, G, and Milak, A. Exercise-induced muscle damage following a bout of sport specific repeated sprints. *J Strength Cond Res* 23: 2419-2424, 2009.

118. Howell, JN, Chleboun, G, and Conatser, R. Muscle stiffness, strength loss, swelling and soreness following exercise-induced injury in humans. *J. Physiol. (Lond.)* 464: 183-196, 1993.

119. Hudson, MB, and Price, SR. Calcineurin: a poorly understood regulator of muscle mass. *Int. J. Biochem. Cell Biol.* 45: 2173-2178, 2013.

120. Huey, KA. Potential Roles of Vascular Endothelial Growth Factor During Skeletal Muscle Hypertrophy. *Exerc. Sport Sci. Rev.* 46: 195-202, 2018.

121. Hyldahl, RD, and Hubal, MJ. Lengthening our perspective: morphological, cellular, and molecular responses to eccentric exercise. *Muscle Nerve* 49: 155-170, 2014.

122. Hyldahl, RD, Chen, TC, and Nosaka, K. Mechanisms and Mediators of the Skeletal Muscle Repeated Bout Effect. *Exerc. Sport Sci. Rev.* 45: 24-33, 2017.

123. Ingemann-Hansen, T, Halkjaer-Kristensen, J, and Halskov, O. Skeletal muscle phosphagen and lactate concentrations in ischaemic dynamic exercise. *Eur. J. Appl. Physiol. Occup. Physiol.* 46: 261-270, 1981.

124. Ito, N, Ruegg, UT, and Takeda, S. ATP-Induced Increase in Intracellular Calcium Levels and Subsequent Activation of mTOR as Regulators of Skeletal Muscle Hypertrophy. *Int. J. Mol. Sci.* 19: 10.3390/ijms19092804, 2018.

125. Jacinto, E, and Hall, MN. Tor signalling in bugs, brain and brawn. *Nat. Rev. Mol. Cell Biol.* 4: 117-126, 2003.

126. Jackson, MJ. Free radicals generated by contracting muscle: by-products of metabolism or key regulators of muscle function? *Free Radic. Biol. Med.* 44: 132-141, 2008.

127. Ji, LL, Gomez-Cabrera, MC, and Vina, J. Exercise and hormesis: activation of cellular antioxidant signaling pathway. *Ann. N. Y. Acad. Sci.* 1067: 425-435, 2006.

128. Katch, VL, Katch, FI, Moffatt, R, and Gittleson, M. Muscular development and lean body weight in body builders and weight lifters. *Med. Sci. Sports Exerc.* 12: 340-344, 1980.

129. Kawada, S, and Ishii, N. Skeletal muscle hypertrophy after chronic restriction of venous blood flow in rats. *Med. Sci. Sports Exerc.* 37: 1144-1150, 2005.

130. Kefaloyianni, E, Gaitanaki, C, and Beis, I. ERK1/2 and p38-MAPK signalling pathways, through MSK1, are involved in NF-kappaB transactivation during oxidative stress in skeletal myoblasts. *Cell. Signal.* 18: 2238-2251, 2006.

131. Koh, TJ, and Pizza, FX. Do inflammatory cells influence skeletal muscle hypertrophy? *Front. Biosci. (Elite Ed)* 1: 60-71, 2009.

132. Komulainen, J, Kalliokoski, R, Koskinen, SO, Drost, MR, Kuipers, H, and Hesselink, MK. Controlled lengthening or shortening contraction-induced damage is followed by fiber hypertrophy in rat skeletal muscle. *Int. J. Sports Med.* 21: 107-112, 2000.

133. Kon, M, Ikeda, T, Homma, T, and Suzuki, Y. Effects of low-intensity resistance exercise under acute systemic hypoxia on hormonal responses. *J. Strength Cond Res.* 26: 611-617, 2012.

134. Kosek, DJ, Kim, JS, Petrella, JK, Cross, JM, and Bamman, MM. Efficacy of 3 days/wk resistance training on myofiber hypertrophy and myogenic mechanisms in young vs. older adults. *J. Appl. Physiol.* 101: 531-544, 2006.

135. Kraemer, WJ, Marchitelli, L, Gordon, SE, Harman, E, Dziados, JE, Mello, R, Frykman, P, McCurry, D, and Fleck, SJ. Hormonal and growth factor responses to heavy resistance exercise protocols. *J. Appl. Physiol.* 69: 1442-1450, 1990.

136. Kraemer, WJ, Gordon, SE, Fleck, SJ, Marchitelli, LJ, Mello, R, Dziados, JE, Friedl, K, Harman, E, Maresh, C, and Fry, AC. Endogenous anabolic hormonal and growth factor responses to heavy resistance exercise in males and females. *Int. J. Sports Med.* 12: 228-235, 1991.

137. Kraemer, WJ, Fleck, SJ, Dziados, JE, Harman, EA, Marchitelli, LJ, Gordon, SE, Mello, R, Frykman, PN, Koziris, LP, and Triplett, NT. Changes in hormonal concentrations after different heavy-resistance exercise protocols in women. *J. Appl. Physiol.* 75: 594-604, 1993.

138. Kraemer, WJ, Aguilera, BA, Terada, M, Newton, RU, Lynch, JM, Rosendaal, G, McBride, JM, Gordon, SE, and Häkkinen, K. Responses of IGF-I to endogenous increases in growth hormone after heavy-resistance exercise. *J. Appl. Physiol.* 79: 1310-1315, 1995.

139. Kraemer, WJ, and Ratamess, NA. Hormonal responses and adaptations to resistance exercise and training. *Sports Med.* 35: 339-361, 2005.

140. Kraemer, WJ, Adams, K, Cafarelli, E, Dudley, GA, Dooly, C, Feigenbaum, MS, Fleck, SJ, Franklin, B, Fry, AC, Hoffman,

JR, Newton, RU, Potteiger, J, Stone, MH, Ratamess, NA, and Triplett-McBride, T. American College of Sports Medicine position stand. Progression models in resistance training for healthy adults. *Med. Sci. Sports Exerc.* 34: 364-380, 2002.

141. Kramer, HF, and Goodyear, LJ. Exercise, MAPK, and NF-kappaB signaling in skeletal muscle. *J. Appl. Physiol. (1985)* 103: 388-395, 2007.

142. Krentz, JR, Quest, B, Farthing, JP, Quest, DW, and Chilibeck, PD. The effects of ibuprofen on muscle hypertrophy, strength, and soreness during resistance training. *Appl. Physiol. Nutr. Metab.* 33: 470-475, 2008.

143. Krentz, JR, and Farthing, JP. Neural and morphological changes in response to a 20-day intense eccentric training protocol. *Eur. J. Appl. Physiol.* 110: 333-340, 2010.

144. Kuipers, H. Exercise-induced muscle damage. *Int. J. Sports Med.* 15: 132-135, 1994.

145. Lambert, CP, and Flynn, MG. Fatigue during high-intensity intermittent exercise: application to bodybuilding. *Sports Med.* 32: 511-522, 2002.

146. Lambert, IH, Hoffmann, EK, and Pedersen, SF. Cell volume regulation: physiology and pathophysiology. *Acta Physiol. (Oxf)* 194: 255-282, 2008.

147. Lang, F, Busch, GL, Ritter, M, Volkl, H, Waldegger, S, Gulbins, E, and Haussinger, D. Functional significance of cell volume regulatory mechanisms. *Physiol. Rev.* 78: 247-306, 1998.

148. Lang, F. Mechanisms and significance of cell volume regulation. *J. Am. Coll. Nutr.* 26: 613S-623S, 2007.

149. Latham, T, Mackay, L, Sproul, D, Karim, M, Culley, J, Harrison, DJ, Hayward, L, Langridge-Smith, P, Gilbert, N, and Ramsahoye, BH. Lactate, a product of glycolytic metabolism, inhibits histone deacetylase activity and promotes changes in gene expression. *Nucleic Acids Res.* 40: 4794-4803, 2012.

150. Laurentino, GC, Ugrinowitsch, C, Roschel, H, Aoki, MS, Soares, AG, Neves, MJr, Aihara, AY, Fernandes Ada, R, and Tricoli, V. Strength training with blood flow restriction diminishes myostatin gene expression. *Med. Sci. Sports Exerc.* 44: 406-412, 2012.

151. Lehman, N, Ledford, B, Di Fulvio, M, Frondorf, K, McPhail, LC, and Gomez-Cambronero, J. Phospholipase D2-derived phosphatidic acid binds to and activates ribosomal p70 S6 kinase independently of mTOR. *FASEB J.* 21: 1075-1087, 2007.

152. Lessard, SJ, MacDonald, TL, Pathak, P, Han, MS, Coffey, VG, Edge, J, Rivas, DA, Hirshman, MF, Davis, RJ, and Goodyear, LJ. JNK regulates muscle remodeling via myostatin/SMAD inhibition. *Nat. Commun.* 9: 3030-018-05439-3, 2018.

153. Lilja, M, Mandic, M, Apro, W, Melin, M, Olsson, K, Rosenborg, S, Gustafsson, T, and Lundberg, TR. High doses of anti-inflammatory drugs compromise muscle strength and hypertrophic adaptations to resistance training in young adults. *Acta Physiol. (Oxf)* , 2017.

154. Loenneke, JP, Wilson, GJ, and Wilson, JM. A mechanistic approach to blood flow occlusion. *Int. J. Sports Med.* 31: 1-4, 2010.

155. Loenneke, JP, Fahs, CA, Wilson, JM, and Bemben, MG. Blood flow restriction: the metabolite/volume threshold theory. *Med. Hypotheses* 77: 748-752, 2011.

156. Loenneke, JP, Wilson, JM, Marin, PJ, Zourdos, MC, and Bemben, MG. Low intensity blood flow restriction training: a meta-analysis. *Eur. J. Appl. Physiol.* , 2011.

157. Loenneke, JP, Thiebaud, RS, and Abe, T. Does blood flow restriction result in skeletal muscle damage? A critical review of available evidence. *Scand. J. Med. Sci. Sports* 24: e415-422, 2014.

158. Low, SY, Rennie, MJ, and Taylor, PM. Signaling elements involved in amino acid transport responses to altered muscle cell volume. *FASEB J.* 11: 1111-1117, 1997.

159. Lu, SS, Lau, CP, Tung, YF, Huang, SW, Chen, YH, Shih, HC, Tsai, SC, Lu, CC, Wang, SW, Chen, JJ, Chien, EJ, Chien, CH, and Wang, PS. Lactate and the effects of exercise on testosterone secretion: evidence for the involvement of a cAMP-mediated mechanism. *Med. Sci. Sports Exerc.* 29: 1048-1054, 1997.

160. MacDougall, JD, Ray, S, Sale, DG, McCartney, N, Lee, P, and Garner, S. Muscle substrate utilization and lactate production. *Can. J. Appl. Physiol.* 24: 209-215, 1999.

161. Mackey, AL, Kjaer, M, Dandanell, S, Mikkelsen, KH, Holm, L, Dossing, S, Kadi, F, Koskinen, SO, Jensen, CH, Schroder, HD, and Langberg, H. The influence of anti-inflammatory medication on exercise-induced myogenic precursor cell responses in humans. *J. Appl. Physiol.* 103: 425-431, 2007.

162. MacNeil, LG, Melov, S, Hubbard, AE, Baker, SK, and Tarnopolsky, MA. Eccentric exercise activates novel transcriptional regulation of hypertrophic signaling pathways not affected by hormone changes. *PLoS One* 5: e10695, 2010.

163. Mahmassani, ZS, Son, K, Pincu, Y, Munroe, M, Drnevich, J, Chen, J, and Boppart, MD. alpha7beta1 Integrin regulation of gene transcription in skeletal muscle following an acute bout of eccentric exercise. *Am. J. Physiol. Cell. Physiol.* 312: C638-C650, 2017.

164. Malm, C. Exercise-induced muscle damage and inflammation: fact or fiction? *Acta Physiol. Scand.* 171: 233-239, 2001.

165. Manini, TM, and Clark, BC. Blood flow restricted exercise and skeletal muscle health. *Exerc. Sport Sci. Rev.* 37: 78-85, 2009.

166. Manini, TM, Vincent, KR, Leeuwenburgh, CL, Lees, HA, Kavazis, AN, Borst, SE, and Clark, BC. Myogenic and proteolytic mRNA expression following blood flow restricted exercise. *Acta Physiol. (Oxf)* 201: 255-263, 2011.

167. Martineau, LC, and Gardiner, PF. Insight into skeletal muscle mechanotransduction: MAPK activation is quantitatively related to tension. *J. Appl. Physiol.* 91: 693-702, 2001.

168. Martineau, LC, and Gardiner, PF. Skeletal muscle is sensitive to the tension-time integral but not to the rate of change of tension, as assessed by mechanically induced signaling. *J. Biomech.* 35: 657-663, 2002.

169. Martins, KJ, St-Louis, M, Murdoch, GK, MacLean, IM, McDonald, P, Dixon, WT, Putman, CT, and Michel, RN. Nitric oxide synthase inhibition prevents activity-induced calcineurin-NFATc1 signalling and fast-to-slow skeletal muscle fibre type conversions. *J. Physiol.* 590: 1427-1442, 2012.

170. Mascher, H, Tannerstedt, J, Brink-Elfegoun, T, Ekblom, B, Gustafsson, T, and Blomstrand, E. Repeated resistance exercise training induces different changes in mRNA expression of MAFbx and MuRF-1 in human skeletal muscle. *Am. J. Physiol. Endocrinol. Metab.* 294: E43-51, 2008.

171. Masuda, K, Choi, JY, Shimojo, H, and Katsuta, S. Maintenance of myoglobin concentration in human skeletal muscle after heavy resistance training. *Eur. J. Appl. Physiol. Occup. Physiol.* 79: 347-352, 1999.

172. Mayhew, DL, Hornberger, TA, Lincoln, HC, and Bamman, MM. Eukaryotic initiation factor 2B epsilon induces cap-dependent translation and skeletal muscle hypertrophy. *J. Physiol.* 589: 3023-3037, 2011.

173. McCarthy, JJ, Murach, KA. Anabolic and catabolic signaling pathways that regulate skeletal muscle mass. In: Nutrition and Enhanced Sports Performance. Anonymous Cambridge, MA: Academic Press, 2019. pp. 275-290.

174. McCaulley, GO, McBride, JM, Cormie, P, Hudson, MB, Nuzzo, JL, Quindry, JC, and Travis Triplett, N. Acute hormonal and neuromuscular responses to hypertrophy, strength and power type resistance exercise. *Eur. J. Appl. Physiol.* 105: 695-704, 2009.

175. McGee, SL, Mustard, KJ, Hardie, DG, and Baar, K. Normal hypertrophy accompanied by phosphoryation and activation of AMP-activated protein kinase alpha1 following overload in LKB1 knockout mice. *J. Physiol.* 586: 1731-1741, 2008.

176. McGinley, C, Shafat, A, and Donnelly, AE. Does antioxidant vitamin supplementation protect against muscle damage? *Sports Med.* 39: 1011-1032, 2009.

177. McHugh, MP. Recent advances in the understanding of the repeated bout effect: the protective effect against muscle damage from a single bout of eccentric exercise. *Scand. J. Med. Sci. Sports* 13: 88-97, 2003.

178. McKay, BR, O'Reilly, CE, Phillips, SM, Tarnopolsky, MA, and Parise, G. Co-expression of IGF-1 family members with myogenic regulatory factors following acute damaging muscle-lengthening contractions in humans. *J. Physiol.* 586: 5549-5560, 2008.

179. McKinsey, TA, Zhang, CL, and Olson, EN. Signaling chromatin to make muscle. *Curr. Opin. Cell Biol.* 14: 763-772, 2002.

180. Mendias, CL, Tatsumi, R, and Allen, RE. Role of cyclooxygenase-1 and -2 in satellite cell proliferation, differentiation, and fusion. *Muscle Nerve* 30: 497-500, 2004.

181. Merry, TL, and Ristow, M. Do antioxidant supplements interfere with skeletal muscle adaptation to exercise training? *J. Physiol.* 594: 5135-5147, 2016.

182. Meyer, RA. Does blood flow restriction enhance hypertrophic signaling in skeletal muscle? *J. Appl. Physiol.* 100: 1443-1444, 2006.

183. Michel, RN, Dunn, SE, and Chin, ER. Calcineurin and skeletal muscle growth. *Proc. Nutr. Soc.* 63: 341-349, 2004.

184. Mikkelsen, UR, Langberg, H, Helmark, IC, Skovgaard, D, Andersen, LL, Kjaer, M, and Mackey, AL. Local NSAID infusion inhibits satellite cell proliferation in human skeletal muscle after eccentric exercise. *J. Appl. Physiol.* 107: 1600-1611, 2009.

185. Mikkelsen, UR, Schjerling, P, Helmark, IC, Reitelseder, S, Holm, L, Skovgaard, D, Langberg, H, Kjaer, M, and Heinemeier, KM. Local NSAID infusion does not affect protein synthesis and gene expression in human muscle after eccentric exercise. *Scand. J. Med. Sci. Sports* 21: 630-644, 2011.

186. Miller, KJ, Garland, SJ, Ivanova, T, and Ohtsuki, T. Motor-unit behavior in humans during fatiguing arm movements. *J. Neurophysiol.* 75: 1629-1636, 1996.

187. Miyazaki, M, and Esser, KA. Cellular mechanisms regulating protein synthesis and skeletal muscle hypertrophy in animals. *J. Appl. Physiol.* 106: 1367-1373, 2009.

188. Miyazaki, M, McCarthy, JJ, Fedele, MJ, and Esser, KA. Early activation of mTORC1 signalling in response to mechanical overload is independent of phosphoinositide 3-kinase/Akt signalling. *J. Physiol.* 589: 1831-1846, 2011.

189. Moriya, N, and Miyazaki, M. Akt1 deficiency diminishes skeletal muscle hypertrophy by reducing satellite cell proliferation. *Am. J. Physiol. Regul. Integr. Comp. Physiol.* 314: R741-R751, 2018.

190. Morton, RW, Sonne, MW, Farias Zuniga, A, Mohammad, IYZ, Jones, A, McGlory, C, Keir, PJ, Potvin, JR, and Phillips, SM. Muscle fibre activation is unaffected by load and repetition duration when resistance exercise is performed to task failure. *J. Physiol.* 597: 4601-4613, 2019.

191. Muddle, TWD, Colquhoun, RJ, Magrini, MA, Luera, MJ, DeFreitas, JM, and Jenkins, NDM. Effects of fatiguing, submaximal high- versus low-torque isometric exercise on motor unit recruitment and firing behavior. *Physiol. Rep.* 6: e13675, 2018.

192. Murach, KA, Englund, DA, Dupont-Versteegden, EE, McCarthy, JJ, and Peterson, CA. Myonuclear Domain Flexibility Challenges Rigid Assumptions on Satellite Cell Contribution to Skeletal Muscle Fiber Hypertrophy. *Front. Physiol.* 9: 635, 2018.

193. Nader, GA, and Esser, KA. Intracellular signaling specificity in skeletal muscle in response to different modes of exercise. *J. Appl. Physiol. (1985)* 90: 1936-1942, 2001.

194. Nakashima, K, and Yakabe, Y. AMPK activation stimulates myofibrillar protein degradation and expression of atrophy-related ubiquitin ligases by increasing FOXO transcription factors in C2C12 myotubes. *Biosci. Biotechnol. Biochem.* 71: 1650-1656, 2007.

195. Naya, FJ, Mercer, B, Shelton, J, Richardson, JA, Williams, RS, and Olson, EN. Stimulation of slow skeletal muscle fiber gene expression by calcineurin in vivo. *J. Biol. Chem.* 275: 4545-4548, 2000.

196. Nguyen, HX, and Tidball, JG. Null mutation of gp91phox reduces muscle membrane lysis during muscle inflammation in mice. *J. Physiol. (Lond.)* 553: 833-841, 2003.

197. Nielsen, AR, and Pedersen, BK. The biological roles of exercise-induced cytokines: IL-6, IL-8, and IL-15. *Appl. Physiol. Nutr. Metab.* 32: 833-839, 2007.

198. Nishimura, A, Sugita, M, Kato, K, Fukuda, A, Sudo, A, and Uchida, A. Hypoxia increases muscle hypertrophy induced by resistance training. *Int. J. Sports Physiol. Perform.* 5: 497-508, 2010.

199. Nosaka, K, Lavender, A, Newton, M, and Sacco, P. Muscle damage in resistance training: Is muscle damage necessary for strength gain and muscle hypertrophy? *IJSHS* 1: 1-8, 2003.

200. Nosaka, K, and Clarkson, PM. Changes in indicators of inflammation after eccentric exercise of the elbow flexors. *Med. Sci. Sports Exerc.* 28: 953-961, 1996.

201. Novak, ML, Billich, W, Smith, SM, Sukhija, KB, McLoughlin, TJ, Hornberger, TA, and Koh, TJ. COX-2 inhibitor reduces skeletal muscle hypertrophy in mice. *Am. J. Physiol. Regul. Integr. Comp. Physiol.* 296: R1132-9, 2009.

202. Ogasawara, R, and Suginohara, T. Rapamycin-insensitive mechanistic target of rapamycin regulates basal and resistance exercise-induced muscle protein synthesis. *FASEB J.* : fj201701422R, 2018.

203. Ogasawara, R, Jensen, TE, Goodman, CA, and Hornberger, TA. Resistance Exercise-Induced Hypertrophy: A Potential Role for Rapamycin-Insensitive mTOR. *Exerc. Sport Sci. Rev.* 47: 188-194, 2019.

204. Ohno, Y, Ando, K, Ito, T, Suda, Y, Matsui, Y, Oyama, A, Kaneko, H, Yokoyama, S, Egawa, T, and Goto, K. Lactate Stimulates a Potential for Hypertrophy and Regeneration of Mouse Skeletal Muscle. *Nutrients* 11: 10.3390/nu11040869, 2019.

205. Oishi, Y, Tsukamoto, H, Yokokawa, T, Hirotsu, K, Shimazu, M, Uchida, K, Tomi, H, Higashida, K, Iwanaka, N, and Hashimoto, T. Mixed lactate and caffeine compound increases satellite cell activity and anabolic signals for muscle hypertrophy. *J. Appl. Physiol. (1985)* 118: 742-749, 2015.

206. O'Neil, TK, Duffy, LR, Frey, JW, and Hornberger, TA. The role of phosphoinositide 3-kinase and phosphatidic acid in the regulation of mammalian target of rapamycin following eccentric contractions. *J. Physiol.* 587: 3691-3701, 2009.

207. Otis, JS, Burkholder, TJ, and Pavlath, GK. Stretch-induced myoblast proliferation is dependent on the COX2 pathway. *Exp. Cell Res.* 310: 417-425, 2005.

208. Palmer, RM. Prostaglandins and the control of muscle protein synthesis and degradation. *Prostaglandins Leukot. Essent. Fatty Acids* 39: 95-104, 1990.

209. Parsons, SA, Millay, DP, Wilkins, BJ, Bueno, OF, Tsika, GL, Neilson, JR, Liberatore, CM, Yutzey, KE, Crabtree, GR, Tsika, RW, and Molkentin, JD. Genetic loss of calcineurin blocks mechanical overload-induced skeletal muscle fiber type switching but not hypertrophy. *J. Biol. Chem.* 279: 26192-26200, 2004.

210. Pasiakos, SM. Exercise and amino acid anabolic cell signaling and the regulation of skeletal muscle mass. *Nutrients* 4: 740-758, 2012.

211. Pasiakos, SM, and Carbone, JW. Assessment of skeletal muscle proteolysis and the regulatory response to nutrition and exercise. *IUBMB Life* 66: 478-484, 2014.

212. Paulsen, G, Egner, IM, Drange, M, Langberg, H, Benestad, HB, Fjeld, JG, Hallen, J, and Raastad, T. A COX-2 inhibitor reduces muscle soreness, but does not influence recovery and adaptation after eccentric exercise. *Scand. J. Med. Sci. Sports* 20: e195-207, 2010.

213. Pedersen, BK, Ostrowski, K, Rohde, T, and Bruunsgaard, H. The cytokine response to strenuous exercise. *Can. J. Physiol. Pharmacol.* 76: 505-511, 1998.

214. Petersen, SG, Beyer, N, Hansen, M, Holm, L, Aagaard, P, Mackey, AL, and Kjaer, M. Nonsteroidal anti-inflammatory drug or glucosamine reduced pain and improved muscle strength with resistance training in a randomized controlled trial of knee osteoarthritis patients. *Arch. Phys. Med. Rehabil.* 92: 1185-1193, 2011.

215. Petersen, SG, Miller, BF, Hansen, M, Kjaer, M, and Holm, L. Exercise and NSAIDs: effect on muscle protein synthesis in patients with knee osteoarthritis. *Med. Sci. Sports Exerc.* 43: 425-431, 2011.

216. Petrella, JK, Kim, JS, Cross, JM, Kosek, DJ, and Bamman, MM. Efficacy of myonuclear addition may explain differential myofiber growth among resistance-trained young and older men and women. *Am. J. Physiol. Endocrinol. Metab.* 291: E937-46, 2006.

217. Petrella, JK, Kim, J, Mayhew, DL, Cross, JM, and Bamman, MM. Potent myofiber hypertrophy during resistance training in humans is associated with satellite cell-mediated myonuclear addition: a cluster analysis. *J. Appl. Physiol.* 104: 1736-1742, 2008.

218. Pierce, JR, Clark, BC, Ploutz-Snyder, LL, and Kanaley, JA. Growth hormone and muscle function responses to skeletal muscle ischemia. *J. Appl. Physiol.* 101: 1588-1595, 2006.

219. Pistilli, EE, and Quinn, LS. From anabolic to oxidative: reconsidering the roles of IL-15 and IL-15Ralpha in skeletal muscle. *Exerc. Sport Sci. Rev.* 41: 100-106, 2013.

220. Proske, U, and Morgan, DL. Muscle damage from eccentric exercise: mechanism, mechanical signs, adaptation and clinical applications. *J. Physiol.* 537: 333-345, 2001.

221. Quinn, LS. Interleukin-15: a muscle-derived cytokine regulating fat-to-lean body composition. *J. Anim. Sci.* 86: E75-83, 2008.

222. Raue, U, Trappe, TA, Estrem, ST, Qian, HR, Helvering, LM, Smith, RC, and Trappe, S. Transcriptome signature of resistance exercise adaptations: mixed muscle and fiber type specific profiles in young and old adults. *J. Appl. Physiol. (1985)* 112: 1625-1636, 2012.

223. Reeves, GV, Kraemer, RR, Hollander, DB, Clavier, J, Thomas, C, Francois, M, and Castracane, VD. Comparison of hormone responses following light resistance exercise with partial vascular occlusion and moderately difficult resistance exercise without occlusion. *J. Appl. Physiol.* 101: 1616-1622, 2006.

224. Riechman, SE, Balasekaran, G, Roth, SM, and Ferrell, RE. Association of interleukin-15 protein and interleukin-15 receptor genetic variation with resistance exercise training responses. *J. Appl. Physiol.* 97: 2214-2219, 2004.

225. Rieu, I, Magne, H, Savary-Auzeloux, I, Averous, J, Bos, C, Peyron, MA, Combaret, L, and Dardevet, D. Reduction of low grade inflammation restores blunting of postprandial muscle anabolism and limits sarcopenia in old rats. *J. Physiol.* 587: 5483-5492, 2009.

226. Rindom, E, Kristensen, AM, Overgaard, K, Vissing, K, and de Paoli, FV. Activation of mTORC1 signalling in rat skeletal muscle is independent of the EC-coupling sequence but dependent on tension per se in a dose-response relationship. *Acta Physiol. (Oxf)* 227: e13336, 2019.

227. Robbins, DW, Goodale, TL, Docherty, D, Behm, DG, and Tran, QT. The effects of load and training pattern on acute neuromuscular responses in the upper body. *J. Strength Cond Res.* 24: 2996-3007, 2010.

228. Rodemann, HP, and Goldberg, AL. Arachidonic acid, prostaglandin E2 and F2 alpha influence rates of protein turnover in skeletal and cardiac muscle. *J. Biol. Chem.* 257: 1632-1638, 1982.

229. Rodriguez, J, Vernus, B, Chelh, I, Cassar-Malek, I, Gabillard, JC, Hadj Sassi, A, Seiliez, I, Picard, B, and Bonnieu, A. Myostatin and the skeletal muscle atrophy and hypertrophy signaling pathways. *Cell Mol. Life Sci.* 71: 4361-4371, 2014.

230. Rooney, KJ, Herbert, RD, and Balnave, RJ. Fatigue contributes to the strength training stimulus. *Med. Sci. Sports Exerc.* 26: 1160-1164, 1994.

231. Roux, PP, and Blenis, J. ERK and p38 MAPK-activated protein kinases: a family of protein kinases with diverse biological functions. *Microbiol. Mol. Biol. Rev.* 68: 320-344, 2004.

232. Rubin, MR, Kraemer, WJ, Maresh, CM, Volek, JS, Ratamess, NA, Vanheest, JL, Silvestre, R, French, DN, Sharman, MJ, Judelson, DA, Gomez, AL, Vescovi, JD, and Hymer, WC. High-affinity growth hormone binding protein and acute heavy resistance exercise. *Med. Sci. Sports Exerc.* 37: 395-403, 2005.

233. Russell, B, Dix, DJ, Haller, DL, and Jacobs-El, J. Repair of injured skeletal muscle: a molecular approach. *Med. Sci. Sports Exerc.* 24: 189-196, 1992.

234. Sahlin, K, Soderlund, K, Tonkonogi, M, and Hirakoba, K. Phosphocreatine content in single fibers of human muscle after sustained submaximal exercise. *Am. J. Physiol.* 273: C172-8, 1997.

235. Saxton, JM, Donnelly, AE, and Roper, HP. Indices of free-radical-mediated damage following maximum voluntary eccentric and concentric muscular work. *Eur. J. Appl. Physiol. Occup. Physiol.* 68: 189-193, 1994.

236. Schliess, F, Schreiber, R, and Haussinger, D. Activation of extracellular signal-regulated kinases Erk-1 and Erk-2 by cell swelling in H4IIE hepatoma cells. *Biochem. J.* 309 (Pt 1): 13-17, 1995.

237. Schliess, F, Richter, L, vom Dahl, S, and Haussinger, D. Cell hydration and mTOR-dependent signalling. *Acta Physiol. (Oxf)* 187: 223-229, 2006.

238. Schmidtbleicher, D, Buehrle, M. Neuronal adaptation and increase of cross-sectional area studying different strength

training methods. In: Biomechanics X-B volume 6-B. Champaign (IL): Human Kinetics, 1987: 615-20. Jonsson, GB, ed. Champaign, IL: Human Kinetics, 1987. pp. 615-620.

239. Schoenfeld, BJ. Potential mechanisms for a role of metabolic stress in hypertrophic adaptations to resistance training. *Sports Med.* , In Press.

240. Schoenfeld, BJ. The mechanisms of muscle hypertrophy and their application to resistance training. *J. Strength Cond Res.* 24: 2857-2872, 2010.

241. Schoenfeld, BJ. Does exercise-induced muscle damage play a role in skeletal muscle hypertrophy? *J. Strength Cond Res.* 26: 1441-1453, 2012.

242. Schoenfeld, BJ, Contreras, B, Willardson, JM, Fontana, F, and Tiryaki-Sonmez, G. Muscle activation during low- versus high-load resistance training in well-trained men. *Eur. J. Appl. Physiol.* 114: 2491-2497, 2014.

243. Schoenfeld, BJ, Ratamess, NA, Peterson, MD, Contreras, B, Tiryaki-Sonmez, G, and Alvar, BA. Effects of different volume-equated resistance training loading strategies on muscular adaptations in well-trained men. *J. Strength Cond Res.* 28: 2909-2918, 2014.

244. Schott, J, McCully, K, and Rutherford, OM. The role of metabolites in strength training. II. Short versus long isometric contractions. *Eur. J. Appl. Physiol. Occup. Physiol.* 71: 337-341, 1995.

245. Schultz, E, Jaryszak, DL, and Valliere, CR. Response of satellite cells to focal skeletal muscle injury. *Muscle Nerve* 8: 217-222, 1985.

246. Schwane, JA, Johnson, SR, Vandenakker, CB, and Armstrong, RB. Delayed-onset muscular soreness and plasma CPK and LDH activities after downhill running. *Med. Sci. Sports Exerc.* 15: 51-56, 1983.

247. Scott, BR, Slattery, KM, and Dascombe, BJ. Intermittent hypoxic resistance training: Is metabolic stress the key moderator? *Med. Hypotheses* 84: 145-149, 2015.

248. Sengupta, S, Peterson, TR, and Sabatini, DM. Regulation of the mTOR complex 1 pathway by nutrients, growth factors, and stress. *Mol. Cell* 40: 310-322, 2010.

249. Shill, DD, Polley, KR, Willingham, TB, Call, JA, Murrow, JR, McCully, KK, and Jenkins, NT. Experimental intermittent ischemia augments exercise-induced inflammatory cytokine production. *J. Appl. Physiol. (1985)* 123: 434-441, 2017.

250. Shinohara, M, Kouzaki, M, Yoshihisa, T, and Fukunaga, T. Efficacy of tourniquet ischemia for strength training with low resistance. *Eur. J. Appl. Physiol. Occup. Physiol.* 77: 189-191, 1998.

251. Sinha-Hikim, I, Cornford, M, Gaytan, H, Lee, ML, and Bhasin, S. Effects of testosterone supplementation on skeletal muscle fiber hypertrophy and satellite cells in community-dwelling older men. *J. Clin. Endocrinol. Metab.* 91: 3024-3033, 2006.

252. Sjogaard, G, Adams, RP, and Saltin, B. Water and ion shifts in skeletal muscle of humans with intense dynamic knee extension. *Am. J. Physiol.* 248: R190-6, 1985.

253. Sjogaard, G. Water and electrolyte fluxes during exercise and their relation to muscle fatigue. *Acta Physiol. Scand. Suppl.* 556: 129-136, 1986.

254. Smilios, I, Pilianidis, T, Karamouzis, M, and Tokmakidis, SP. Hormonal responses after various resistance exercise protocols. *Med. Sci. Sports Exerc.* 35: 644-654, 2003.

255. Smith, RC, and Rutherford, OM. The role of metabolites in strength training. I. A comparison of eccentric and concentric contractions. *Eur. J. Appl. Physiol. Occup. Physiol.* 71: 332-336, 1995.

256. Soltow, QA, Betters, JL, Sellman, JE, Lira, VA, Long, JH, and Criswell, DS. Ibuprofen inhibits skeletal muscle hypertrophy in rats. *Med. Sci. Sports Exerc.* 38: 840-846, 2006.

257. Soltow, QA, Betters, JL, Sellman, JE, Lira, VA, Long, JHD, and Criswell, DS. Ibuprofen inhibits skeletal muscle hypertrophy in rats. *Med. Sci. Sports Exerc.* 38: 840-846, 2006.

258. Spangenburg, EE. Changes in muscle mass with mechanical load: possible cellular mechanisms. *Appl. Physiol. Nutr. Metab.* 34: 328-335, 2009.

259. Street, SF. Lateral transmission of tension in frog myofibers: a myofibrillar network and transverse cytoskeletal connections are possible transmitters. *J. Cell. Physiol.* 114: 346-364, 1983.

260. Suga, T, Okita, K, Morita, N, Yokota, T, Hirabayashi, K, Horiuchi, M, Takada, S, Omokawa, M, Kinugawa, S, and Tsutsui, H. Dose effect on intramuscular metabolic stress during low-intensity resistance exercise with blood flow restriction. *J. Appl. Physiol.* 108: 1563-1567, 2010.

261. Suga, T, Okita, K, Morita, N, Yokota, T, Hirabayashi, K, Horiuchi, M, Takada, S, Takahashi, T, Omokawa, M, Kinugawa, S, and Tsutsui, H. Intramuscular metabolism during low-intensity resistance exercise with blood flow restriction. *J. Appl. Physiol.* 106: 1119-1124, 2009.

262. Suzuki, YJ, and Ford, GD. Redox regulation of signal transduction in cardiac and smooth muscle. *J. Mol. Cell. Cardiol.* 31: 345-353, 1999.

263. Takada, S, Okita, K, Suga, T, Omokawa, M, Kadoguchi, T, Sato, T, Takahashi, M, Yokota, T, Hirabayashi, K, Morita, N, Horiuchi, M, Kinugawa, S, and Tsutsui, H. Low-intensity exercise can increase muscle mass and strength proportionally to enhanced metabolic stress under ischemic conditions. *J. Appl. Physiol. (1985)* 113: 199-205, 2012.

264. Takano, H, Morita, T, Iida, H, Asada, K, Kato, M, Uno, K, Hirose, K, Matsumoto, A, Takenaka, K, Hirata, Y, Eto, F, Nagai, R, Sato, Y, and Nakajima, T. Hemodynamic and hormonal responses to a short-term low-intensity resistance exercise with the reduction of muscle blood flow. *Eur. J. Appl. Physiol.* 95: 65-73, 2005.

265. Takarada, Y, Nakamura, Y, Aruga, S, Onda, T, Miyazaki, S, and Ishii, N. Rapid increase in plasma growth hormone after low-intensity resistance exercise with vascular occlusion. *J. Appl. Physiol.* 88: 61-65, 2000.

266. Takarada, Y, Takazawa, H, Sato, Y, Takebayashi, S, Tanaka, Y, and Ishii, N. Effects of resistance exercise combined with moderate vascular occlusion on muscular function in humans. *J. Appl. Physiol.* 88: 2097-2106, 2000.

267. Talmadge, RJ, Otis, JS, Rittler, MR, Garcia, ND, Spencer, SR, Lees, SJ, and Naya, FJ. Calcineurin activation influences muscle phenotype in a muscle-specific fashion. *BMC Cell Biol.* 5: 28, 2004.

268. Tamaki, T, Uchiyama, S, Tamura, T, and Nakano, S. Changes in muscle oxygenation during weight-lifting exercise. *Eur. J. Appl. Physiol. Occup. Physiol.* 68: 465-469, 1994.

269. Tatsumi, R, Hattori, A, Ikeuchi, Y, Anderson, JE, and Allen, RE. Release of hepatocyte growth factor from mechanically stretched skeletal muscle satellite cells and role of pH and nitric oxide. *Mol. Biol. Cell* 13: 2909-2918, 2002.

270. Tee, JC, Bosch, AN, and Lambert, MI. Metabolic consequences of exercise-induced muscle damage. *Sports Med.* 37: 827-836, 2007.

271. Terzis, G, Georgiadis, G, Stratakos, G, Vogiatzis, I, Kavouras, S, Manta, P, Mascher, H, and Blomstrand, E. Resistance exercise-induced increase in muscle mass correlates with p70S6 kinase phosphorylation in human subjects. *Eur. J. Appl. Physiol.* 102: 145-152, 2008.

272. Tesch, PA, Colliander, EB, and Kaiser, P. Muscle metabolism during intense, heavy-resistance exercise. *Eur. J. Appl. Physiol. Occup. Physiol.* 55: 362-366, 1986.

273. Thannickal, VJ, and Fanburg, BL. Reactive oxygen species in cell signaling. *Am. J. Physiol. Lung Cell. Mol. Physiol.* 279: L1005-28, 2000.

274. Thomas, G, and Hall, MN. TOR signalling and control of cell growth. *Curr. Opin. Cell Biol.* 9: 782-787, 1997.

275. Thomson, DM, and Gordon, SE. Impaired overload-induced muscle growth is associated with diminished translational signalling in aged rat fast-twitch skeletal muscle. *J. Physiol.* 574: 291-305, 2006.

276. Tidball, JG. Mechanical signal transduction in skeletal muscle growth and adaptation. *J. Appl. Physiol.* 98: 1900-1908, 2005.

277. Tidball, JG. Inflammatory processes in muscle injury and repair. *Am. J. Physiol. Regul. Integr. Comp. Physiol.* 288: 345-353, 2005.

278. Toft, AD, Jensen, LB, Bruunsgaard, H, Ibfelt, T, Halkjaer-Kristensen, J, Febbraio, M, and Pedersen, BK. Cytokine response to eccentric exercise in young and elderly humans. *Am. J. Physiol. , Cell Physiol.* 283: 289-295, 2002.

279. Toigo, M, and Boutellier, U. New fundamental resistance exercise determinants of molecular and cellular muscle adaptations. *Eur. J. Appl. Physiol.* 97: 643-663, 2006.

280. Trappe, TA, White, F, Lambert, CP, Cesar, D, Hellerstein, M, and Evans, WJ. Effect of ibuprofen and acetaminophen on postexercise muscle protein synthesis. *Am. J. Physiol. Endocrinol. Metab.* 282: E551-6, 2002.

281. Trappe, TA, Carroll, CC, Dickinson, JM, LeMoine, JK, Haus, JM, Sullivan, BE, Lee, JD, Jemiolo, B, Weinheimer, EM, and Hollon, CJ. Influence of acetaminophen and ibuprofen on skeletal muscle adaptations to resistance exercise in older adults. *Am. J. Physiol. Regul. Integr. Comp. Physiol.* 300: R655-62, 2011.

282. Tsukamoto, S, Shibasaki, A, Naka, A, Saito, H, and Iida, K. Lactate Promotes Myoblast Differentiation and Myotube Hypertrophy via a Pathway Involving MyoD In Vitro and Enhances Muscle Regeneration In Vivo. *Int. J. Mol. Sci.* 19: 10.3390/ijms19113649, 2018.

283. Uchiyama, S, Tsukamoto, H, Yoshimura, S, and Tamaki, T. Relationship between oxidative stress in muscle tissue and weight-lifting-induced muscle damage. *Pflugers Arch.* 452: 109-116, 2006.

284. Usher-Smith, JA, Fraser, JA, Bailey, PS, Griffin, JL, and Huang, CL. The influence of intracellular lactate and H+ on cell volume in amphibian skeletal muscle. *J. Physiol.* 573: 799-818, 2006.

285. van der Pijl, R, Strom, J, Conijn, S, Lindqvist, J, Labeit, S, Granzier, H, and Ottenheijm, C. Titin-based mechanosensing modulates muscle hypertrophy. *J. Cachexia Sarcopenia Muscle* 9: 947-961, 2018.

286. van Wessel, T, de Haan, A, van der Laarse, WJ, and Jaspers, RT. The muscle fiber type-fiber size paradox: hypertrophy or oxidative metabolism? *Eur. J. Appl. Physiol.* 110: 665-694, 2010.

287. Vandenburgh, HH, Hatfaludy, S, Sohar, I, and Shansky, J. Stretch-induced prostaglandins and protein turnover in cultured skeletal muscle. *Am. J. Physiol.* 259: C232-40, 1990.

288. Vane, JR, and Botting, RM. Anti-inflammatory drugs and their mechanism of action. *Inflamm. Res.* 47 Suppl 2: S78-87, 1998.

289. Vierck, J, O'Reilly, B, Hossner, K, Antonio, J, Byrne, K, Bucci, L, and Dodson, M. Satellite cell regulation following myotrauma caused by resistance exercise. *Cell Biol. Int.* 24: 263-272, 2000.

290. Vijayan, K, Thompson, JL, Norenberg, KM, Fitts, RH, and Riley, DA. Fiber-type susceptibility to eccentric contraction-induced damage of hindlimb-unloaded rat AL muscles. *J. Appl. Physiol.* 90: 770-776, 2001.

291. Viru, M, Jansson, E, Viru, A, and Sundberg, CJ. Effect of restricted blood flow on exercise-induced hormone changes in healthy men. *Eur. J. Appl. Physiol. Occup. Physiol.* 77: 517-522, 1998.

292. Vissing, K, McGee, S, Farup, J, Kjolhede, T, Vendelbo, M, and Jessen, N. Differentiated mTOR but not AMPK signaling after strength vs endurance exercise in training-accustomed individuals. *Scand. J. Med. Sci. Sports* 23: 355-366, 2013.

293. Vollestad, NK, Vaage, O, and Hermansen, L. Muscle glycogen depletion patterns in type I and subgroups of type II fibres during prolonged severe exercise in man. *Acta Physiol. Scand.* 122: 433-441, 1984.

294. Wackerhage, H, Schoenfeld, BJ, Hamilton, DL, Lehti, M, and Hulmi, JJ. Stimuli and sensors that initiate skeletal muscle hypertrophy following resistance exercise. *J. Appl. Physiol. (1985)* 126: 30-43, 2019.

295. Walton, RG, Kosmac, K, Mula, J, Fry, CS, Peck, BD, Groshong, JS, Finlin, BS, Zhu, B, Kern, PA, and Peterson, CA. Human skeletal muscle macrophages increase following cycle training and are associated with adaptations that may facilitate growth. *Sci. Rep.* 9: 969-018-37187-1, 2019.

296. Wang, XD, Kawano, F, Matsuoka, Y, Fukunaga, K, Terada, M, Sudoh, M, Ishihara, A, and Ohira, Y. Mechanical load-dependent regulation of satellite cell and fiber size in rat soleus muscle. *Am. J. Physiol., Cell Physiol.* 290: 981-989, 2006.

297. Warner, DC, Schnepf, G, Barrett, MS, Dian, D, and Swigonski, NL. Prevalence, attitudes, and behaviors related to the use of nonsteroidal anti-inflammatory drugs (NSAIDs) in student athletes. *J. Adolesc. Health* 30: 150-153, 2002.

298. Wernbom, M, Jarrebring, R, Andreasson, MA, and Augustsson, J. Acute effects of blood flow restriction on muscle activity and endurance during fatiguing dynamic knee extensions at low load. *J. Strength Cond Res.* 23: 2389-2395, 2009.

299. Wernbom, M, Paulsen, G, Nilsen, TS, Hisdal, J, and Raastad, T. Contractile function and sarcolemmal permeability after acute low-load resistance exercise with blood flow restriction. *Eur. J. Appl. Physiol.* 112: 2051-2063, 2012.

300. Wernig, A, Irintchev, A, and Weisshaupt, P. Muscle injury, cross-sectional area and fibre type distribution in mouse soleus after intermittent wheel running. *J. Physiol.* 428: 639-652, 1990.

301. White, JP. Control of skeletal muscle cell growth and size through adhesion GPCRs. In: Adhesion G Protein-coupled Receptors. Anonymous New York, NY: Springer, 2016. pp. 299-308.

302. Widegren, U, Ryder, JW, and Zierath, JR. Mitogen-activated protein kinase signal transduction in skeletal muscle: effects of exercise and muscle contraction. *Acta Physiol. Scand.* 172: 227-238, 2001.

303. Willkomm, L, Schubert, S, Jung, R, Elsen, M, Borde, J, Gehlert, S, Suhr, F, and Bloch, W. Lactate regulates myogenesis in C2C12 myoblasts in vitro. *Stem Cell. Res.* 12: 742-753, 2014.

304. Wilson, JM, Lowery, RP, Joy, JM, Loenneke, JP, and Naimo, MA. Practical Blood Flow Restriction Training Increases Acute Determinants of Hypertrophy Without Increasing Indices of Muscle Damage. *J. Strength Cond Res.*, 2013.

305. Winter, JN, Jefferson, LS, and Kimball, SR. ERK and Akt signaling pathways function through parallel mechanisms to promote mTORC1 signaling. *Am. J. Physiol. Cell. Physiol.* 300: C1172-80, 2011.

306. Yasuda, T, Abe, T, Sato, Y, Midorikawa, T, Kearns, CF, Inoue, K, Ryushi, T, and Ishii, N. Muscle fiber cross-sectional area is increased after two weeks of twice daily KAATSU-resistance training. *Int J KAATSU Train Res* 1: 65-70, 2005.

307. Zanchi, NE, and Lancha, AH Jr. Mechanical stimuli of skeletal muscle: implications on mTOR/p70s6k and protein synthesis. *Eur. J. Appl. Physiol.* 102: 253-263, 2008.

308. Zou, K, Meador, BM, Johnson, B, Huntsman, HD, Mahmassani, Z, Valero, MC, Huey, KA, and Boppart, MD. The alpha(7) beta(1)-integrin increases muscle hypertrophy following multiple bouts of eccentric exercise. *J. Appl. Physiol.* 111: 1134-1141, 2011.

Chapter 3

1. Aagaard, P, Andersen, JL, Dyhre-Poulsen, P, Leffers, AM, Wagner, A, Magnusson, SP, Halkjaer-Kristensen, J, and Simonsen, EB. A mechanism for increased contractile strength of human pennate muscle in response to strength training: changes in muscle architecture. *J. Physiol.* 534: 613-623, 2001.

2. Abe, T, Loenneke, JP, and Thiebaud, RS. Morphological and functional relationships with ultrasound measured muscle thickness of the lower extremity: a brief review. *Ultrasound* 23: 166-173, 2015.

3. Abe, T, Dankel, SJ, and Loenneke, JP. Body Fat Loss Automatically Reduces Lean Mass by Changing the Fat-Free Component of Adipose Tissue. *Obesity (Silver Spring)* 27: 357-358, 2019.

4. Ahtiainen, JP, Hoffren, M, Hulmi, JJ, Pietikainen, M, Mero, AA, Avela, J, and Häkkinen, K. Panoramic ultrasonography is a valid method to measure changes in skeletal muscle cross-sectional area. *Eur. J. Appl. Physiol.* 108: 273-279, 2010.

5. Antonio, J, Kenyon, M, Ellerbroek, A, Carson, C, Burgess, V, Tyler-Palmer, D, Mike, J, Roberts, J, Angeli, G, and and Peacock, C. Comparison of Dual-Energy X-Ray Absorptiometry (DXA) versus a Multi-frequency Bioelectrical Impedance (InBody 770) Device for Body Composition Assessment after a 4-Week Hypoenergetic Diet. *Journal of Functional Morphology and Kinesiology* 4: 23, 2019.

6. Barber, L, Barrett, R, and Lichtwark, G. Validation of a freehand 3D ultrasound system for morphological measures of the medial gastrocnemius muscle. *J. Biomech.* 42: 1313-1319, 2009.

7. Beneke, R, Neuerburg, J, and Bohndorf, K. Muscle cross-section measurement by magnetic resonance imaging. *Eur. J. Appl. Physiol. Occup. Physiol.* 63: 424-429, 1991.

8. Blazevich, AJ, Gill, ND, and Zhou, S. Intra- and intermuscular variation in human quadriceps femoris architecture assessed in vivo. *J. Anat.* 209: 289-310, 2006.

9. Brodie, D, Moscrip, V, and Hutcheon, R. Body composition measurement: a review of hydrodensitometry, anthropometry, and impedance methods. *Nutrition* 14: 296-310, 1998.

10. Buchholz, AC, Bartok, C, and Schoeller, DA. The validity of bioelectrical impedance models in clinical populations. *Nutr. Clin. Pract.* 19: 433-446, 2004.

11. Buckinx, F, Landi, F, Cesari, M, Fielding, RA, Visser, M, Engelke, K, Maggi, S, Dennison, E, Al-Daghri, NM, Allepaerts, S, Bauer, J, Bautmans, I, Brandi, ML, Bruyere, O, Cederholm, T, Cerreta, F, Cherubini, A, Cooper, C, Cruz-Jentoft, A, McCloskey, E, Dawson-Hughes, B, Kaufman, JM, Laslop, A, Petermans, J, Reginster, JY, Rizzoli, R, Robinson, S, Rolland, Y, Rueda, R, Vellas, B, and Kanis, JA. Pitfalls in the measurement of muscle mass: a need for a reference standard. *J. Cachexia Sarcopenia Muscle* 9: 269-278, 2018.

12. Bunt, JC, Lohman, TG, and Boileau, RA. Impact of total body water fluctuations on estimation of body fat from body density. *Med. Sci. Sports Exerc.* 21: 96-100, 1989.

13. Clark, RV, Walker, AC, O'Connor-Semmes, RL, Leonard, MS, Miller, RR, Stimpson, SA, Turner, SM, Ravussin, E, Cefalu, WT, Hellerstein, MK, and Evans, WJ. Total body skeletal muscle mass: estimation by creatine (methyl-d3) dilution in humans. *J. Appl. Physiol. (1985)* 116: 1605-1613, 2014.

14. Clark, RV, Walker, AC, Miller, RR, O'Connor-Semmes, RL, Ravussin, E, and Cefalu, WT. Creatine (methyl-d3) dilution in urine for estimation of total body skeletal muscle mass: accuracy and variability vs. MRI and DXA. *J. Appl. Physiol. (1985)* 124: 1-9, 2018.

15. Cumberledge, EA, Myers, C, Venditti, JJ, Dixon, CB, and Andreacci, JL. The Effect of the Menstrual Cycle on Body Composition Determined by Contact-Electrode Bioelectrical Impedance Analyzers. *Int. J. Exerc. Sci.* 11: 625-632, 2018.

16. Cyrino, ES, Okano, AH, Glaner, MF, Romanzini, M, Gobbo, LA, Makoski, A, Bruna, N, Melo, JC, and Tassi, GN. Impact of the use of different skinfold calipers for the analysis of the body composition. *Revista Brasileira de Medicina do Esporte* 9: 150-153, 2003.

17. Dahmane, R, Djordjevic, S, Simunic, B, and Valencic, V. Spatial fiber type distribution in normal human muscle Histochemical and tensiomyographical evaluation. *J. Biomech.* 38: 2451-2459, 2005.

18. DeFreitas, JM, Beck, TW, Stock, MS, Dillon, MA, Sherk, VD, Stout, JR, and Cramer, JT. A comparison of techniques for estimating training-induced changes in muscle cross-sectional area. *J. Strength Cond Res.* 24: 2383-2389, 2010.

19. Delisle-Houde, P, Reid, RER, Insogna, JA, Prokop, NW, Buchan, TA, Fontaine, SL, and Andersen, RE. Comparing DXA and Air Displacement Plethysmography to Assess Body Composition of Male Collegiate Hockey Players. *J. Strength Cond Res.* 33: 474-478, 2019.

20. Delmonico, MJ, Kostek, MC, Johns, J, Hurley, BF, and Conway, JM. Can dual energy X-ray absorptiometry provide a valid assessment of changes in thigh muscle mass with strength training in older adults? *Eur. J. Clin. Nutr.* 62: 1372-1378, 2008.

21. Eng, CM, Abrams, GD, Smallwood, LR, Lieber, RL, and Ward, SR. Muscle geometry affects accuracy of forearm volume determination by magnetic resonance imaging (MRI). *J. Biomech.* 40: 3261-3266, 2007.

22. Engstrom, CM, Loeb, GE, Reid, JG, Forrest, WJ, and Avruch, L. Morphometry of the human thigh muscles. A comparison between anatomical sections and computer tomographic and magnetic resonance images. *J. Anat.* 176: 139-156, 1991.

23. Esco, MR, Snarr, RL, Leatherwood, MD, Chamberlain, NA, Redding, ML, Flatt, AA, Moon, JR, and Williford, HN. Comparison of total and segmental body composition using DXA and multifrequency bioimpedance in collegiate female athletes. *J. Strength Cond Res.* 29: 918-925, 2015.

24. Esmarck, B, Andersen, JL, Olsen, S, Richter, EA, Mizuno, M, and Kjaer, M. Timing of postexercise protein intake is important for muscle hypertrophy with resistance training in elderly humans. *J. Physiol.* 535: 301-311, 2001.

25. Evans, EM, Saunders, MJ, Spano, MA, Arngrimsson, SA, Lewis, RD, and Cureton, KJ. Body-composition changes with diet and exercise in obese women: a comparison of estimates

from clinical methods and a 4-component model. *Am. J. Clin. Nutr.* 70: 5-12, 1999.

26. Faria, SL, Faria, OP, Cardeal, MD, and Ito, MK. Validation study of multi-frequency bioelectrical impedance with dual-energy X-ray absorptiometry among obese patients. *Obes. Surg.* 24: 1476-1480, 2014.

27. Farup, J, Kjolhede, T, Sorensen, H, Dalgas, U, Moller, AB, Vestergaard, PF, Ringgaard, S, Bojsen-Moller, J, and Vissing, K. Muscle morphological and strength adaptations to endurance vs. resistance training. *J. Strength Cond Res.* 26: 398-407, 2012.

28. Fields, DA, Higgins, PB, and Hunter, GR. Assessment of body composition by air-displacement plethysmography: influence of body temperature and moisture. *Dyn. Med.* 3: 3-5918-3-3, 2004.

29. Fields, DA, Higgins, PB, and Radley, D. Air-displacement plethysmography: here to stay. *Curr. Opin. Clin. Nutr. Metab. Care* 8: 624-629, 2005.

30. Fosbol, MO, and Zerahn, B. Contemporary methods of body composition measurement. *Clin. Physiol. Funct. Imaging* 35: 81-97, 2015.

31. Franchi, MV, Atherton, PJ, Reeves, ND, Fluck, M, Williams, J, Mitchell, WK, Selby, A, Beltran Valls, RM, and Narici, MV. Architectural, functional and molecular responses to concentric and eccentric loading in human skeletal muscle. *Acta Physiol. (Oxf)* 210: 642-654, 2014.

32. Franchi, MV, Longo, S, Mallinson, J, Quinlan, JI, Taylor, T, Greenhaff, PL, and Narici, MV. Muscle thickness correlates to muscle cross-sectional area in the assessment of strength training-induced hypertrophy. *Scand. J. Med. Sci. Sports* 28: 846-853, 2018.

33. Franchi, MV, Raiteri, BJ, Longo, S, Sinha, S, Narici, MV, and Csapo, R. Muscle Architecture Assessment: Strengths, Shortcomings and New Frontiers of in Vivo Imaging Techniques. *Ultrasound Med. Biol.* 44: 2492-2504, 2018.

34. Frisard, MI, Greenway, FL, and Delany, JP. Comparison of methods to assess body composition changes during a period of weight loss. *Obes. Res.* 13: 845-854, 2005.

35. Frontera, WR, Meredith, CN, O'Reilly, KP, Knuttgen, HG, and Evans, WJ. Strength conditioning in older men: skeletal muscle hypertrophy and improved function. *J. Appl. Physiol. (1985)* 64: 1038-1044, 1988.

36. Frontera, WR, Meredith, CN, O'Reilly, KP, Knuttgen, HG, and Evans, WJ. Strength conditioning in older men: skeletal muscle hypertrophy and improved function. *J. Appl. Physiol. (1985)* 64: 1038-1044, 1988.

37. Gaba, A, Kapus, O, Cuberek, R, and Botek, M. Comparison of multi- and single-frequency bioelectrical impedance analysis with dual-energy X-ray absorptiometry for assessment of body composition in post-menopausal women: effects of body mass index and accelerometer-determined physical activity. *J. Hum. Nutr. Diet.* 28: 390-400, 2015.

38. Geisler, C, Pourhassan, M, Braun, W, Schweitzer, L, and Muller, MJ. The prediction of total skeletal muscle mass in a Caucasian population - comparison of Magnetic resonance imaging (MRI) and Dual-energy X-ray absorptiometry (DXA). *Clin. Physiol. Funct. Imaging* 37: 168-172, 2017.

39. Gleichauf, CN, and Roe, DA. The menstrual cycle's effect on the reliability of bioimpedance measurements for assessing body composition. *Am. J. Clin. Nutr.* 50: 903-907, 1989.

40. Grgic, J, and Schoenfeld, BJ. Are the Hypertrophic Adaptations to High and Low-Load Resistance Training Muscle Fiber Type Specific? *Front. Physiol.* 9: 402, 2018.

41. Haun, CT, Vann, CG, Osburn, SC, Mumford, PW, Roberson, PA, Romero, MA, Fox, CD, Johnson, CA, Parry, HA, Kavazis, AN, Moon, JR, Badisa, VLD, Mwashote, BM, Ibeanusi, V, Young, KC, and Roberts, MD. Muscle fiber hypertrophy in response to 6 weeks of high-volume resistance training in trained young men is largely attributed to sarcoplasmic hypertrophy. *PLoS One* 14: e0215267, 2019.

42. Haun, CT, Vann, CG, Roberts, BM, Vigotsky, AD, Schoenfeld, BJ, and Roberts, MD. A Critical Evaluation of the Biological Construct Skeletal Muscle Hypertrophy: Size Matters but So Does the Measurement. *Front. Physiol.* 10: 247, 2019.

43. Henriksson-Larsén, K. Distribution, total number and size of different types of fibres in male and female skeletal muscles: an enzyme histochemical study of whole muscle cross-sections. *Umeå universitet*, 1984.

44. Heymsfield, SB, Arteaga, C, McManus, C, Smith, J, and Moffitt, S. Measurement of muscle mass in humans: validity of the 24-hour urinary creatinine method. *Am. J. Clin. Nutr.* 37: 478-494, 1983.

45. Heyward, VH. Evaluation of body composition. Current issues. *Sports Med.* 22: 146-156, 1996.

46. Jensen, B, Moritoyo, T, Kaufer-Horwitz, M, Peine, S, Norman, K, Maisch, MJ, Matsumoto, A, Masui, Y, Velazquez-Gonzalez, A, Dominguez-Garcia, J, Fonz-Enriquez, E, Salgado-Moctezuma, SG, and Bosy-Westphal, A. Ethnic differences in fat and muscle mass and their implication for interpretation of bioelectrical impedance vector analysis. *Appl. Physiol. Nutr. Metab.* 44: 619-626, 2019.

47. Kendall, KL, Fukuda, DH, Hyde, PN, Smith-Ryan, AE, Moon, JR, and Stout, JR. Estimating fat-free mass in elite-level male rowers: a four-compartment model validation of laboratory and field methods. *J. Sports Sci.* 35: 624-633, 2017.

48. Kilduff, LP, Lewis, S, Kingsley, MI, Owen, NJ, and Dietzig, RE. Reliability and detecting change following short-term creatine supplementation: comparison of two-component body composition methods. *J. Strength Cond Res.* 21: 378-384, 2007.

49. Kim, J, Heshka, S, Gallagher, D, Kotler, DP, Mayer, L, Albu, J, Shen, W, Freda, PU, and Heymsfield, SB. Intermuscular adipose tissue-free skeletal muscle mass: estimation by dual-energy X-ray absorptiometry in adults. *J. Appl. Physiol. (1985)* 97: 655-660, 2004.

50. Kyle, UG, Bosaeus, I, De Lorenzo, AD, Deurenberg, P, Elia, M, Gomez, JM, Heitmann, BL, Kent-Smith, L, Melchior, JC, Pirlich, M, Scharfetter, H, Schols, AM, Pichard, C, and Composition of the ESPEN Working Group. Bioelectrical impedance analysis--part I: review of principles and methods. *Clin. Nutr.* 23: 1226-1243, 2004.

51. Levine, JA, Abboud, L, Barry, M, Reed, JE, Sheedy, PF, and Jensen, MD. Measuring leg muscle and fat mass in humans: comparison of CT and dual-energy X-ray absorptiometry. *J. Appl. Physiol.* 88: 452-456, 2000.

52. Loenneke, JP, Dankel, SJ, Bell, ZW, Spitz, RW, Abe, T, and Yasuda, T. Ultrasound and MRI measured changes in muscle mass gives different estimates but similar conclusions: a Bayesian approach. *Eur. J. Clin. Nutr.* 73: 1203-1205, 2019.

53. Lohman, T, Wang, Z, and Going, SB. Human Body Composition. Champaign, IL; Human Kinetics, 2005.

54. Lukaski, HC. Methods for the assessment of human body composition: traditional and new. *Am. J. Clin. Nutr.* 46: 537-556, 1987.

55. Mahon, AK, Flynn, MG, Iglay, HB, Stewart, LK, Johnson, CA, McFarlin, BK, and Campbell, WW. Measurement of body composition changes with weight loss in postmenopausal

women: comparison of methods. *J. Nutr. Health Aging* 11: 203-213, 2007.

56. Matta, T, Simao, R, de Salles, BF, Spineti, J, and Oliveira, LF. Strength training's chronic effects on muscle architecture parameters of different arm sites. *J. Strength Cond Res.* 25: 1711-1717, 2011.

57. Matthie, JR. Bioimpedance measurements of human body composition: critical analysis and outlook. *Expert Rev. Med. Devices* 5: 239-261, 2008.

58. Mazonakis, M, and Damilakis, J. Computed tomography: What and how does it measure? *Eur. J. Radiol.* 85: 1499-1504, 2016.

59. McCall, GE, Byrnes, WC, Dickinson, A, Pattany, PM, and Fleck, SJ. Muscle fiber hypertrophy, hyperplasia, and capillary density in college men after resistance training. *J. Appl. Physiol. (1985)* 81: 2004-2012, 1996.

60. McKee, JE, and Cameron, N. Bioelectrical impedance changes during the menstrual cycle. *Am. J. Hum. Biol.* 9: 155-161, 1997.

61. McLester, CN, Nickerson, BS, Kliszczewicz, BM, and McLester, JR. Reliability and Agreement of Various InBody Body Composition Analyzers as Compared to Dual-Energy X-Ray Absorptiometry in Healthy Men and Women. *J. Clin. Densitom.* , 2018.

62. Mitsiopoulos, N, Baumgartner, RN, Heymsfield, SB, Lyons, W, Gallagher, D, and Ross, R. Cadaver validation of skeletal muscle measurement by magnetic resonance imaging and computerized tomography. *J. Appl. Physiol. (1985)* 85: 115-122, 1998.

63. Miyatani, M, Kanehisa, H, Ito, M, Kawakami, Y, and Fukunaga, T. The accuracy of volume estimates using ultrasound muscle thickness measurements in different muscle groups. *Eur. J. Appl. Physiol.* 91: 264-272, 2004.

64. Moon, JR. Body composition in athletes and sports nutrition: an examination of the bioimpedance analysis technique. *Eur. J. Clin. Nutr.* 67 Suppl 1: S54-9, 2013.

65. Nakajima, T, Koide, S, Yasuda, T, Hasegawa, T, Yamasoba, T, Obi, S, Toyoda, S, Nakamura, F, Inoue, T, Poole, DC, and Kano, Y. Muscle hypertrophy following blood flow-restricted, low-force isometric electrical stimulation in rat tibialis anterior: role for muscle hypoxia. *J. Appl. Physiol. (1985)* 125: 134-145, 2018.

66. Narici, MV, Roi, GS, Landoni, L, Minetti, AE, and Cerretelli, P. Changes in force, cross-sectional area and neural activation during strength training and detraining of the human quadriceps. *Eur. J. Appl. Physiol. Occup. Physiol.* 59: 310-319, 1989.

67. Narici, MV, Hoppeler, H, Kayser, B, Landoni, L, Claassen, H, Gavardi, C, Conti, M, and Cerretelli, P. Human quadriceps cross-sectional area, torque and neural activation during 6 months strength training. *Acta Physiol. Scand.* 157: 175-186, 1996.

68. Nilwik, R, Snijders, T, Leenders, M, Groen, BB, van Kranenburg, J, Verdijk, LB, and van Loon, LJ. The decline in skeletal muscle mass with aging is mainly attributed to a reduction in type II muscle fiber size. *Exp. Gerontol.* 48: 492-498, 2013.

69. Noorkoiv, M, Nosaka, K, and Blazevich, AJ. Assessment of quadriceps muscle cross-sectional area by ultrasound extended-field-of-view imaging. *Eur. J. Appl. Physiol.* 109: 631-639, 2010.

70. Oppliger, RA, Nielsen, DH, Shetler, AC, Crowley, ET, and Albright, JP. Body composition of collegiate football players: bioelectrical impedance and skinfolds compared to hydrostatic weighing. *J. Orthop. Sports Phys. Ther.* 15: 187-192, 1992.

71. Peeters, MW, and Claessens, AL. Effect of deviating clothing schemes on the accuracy of body composition measurements by air-displacement plethysmography. *International Journal of Body Composition Research* 7, 2009.

72. Peeters, MW. Subject positioning in the BOD POD(R) only marginally affects measurement of body volume and estimation of percent body fat in young adult men. *PLoS One* 7: e32722, 2012.

73. Prado, CM, and Heymsfield, SB. Lean tissue imaging: a new era for nutritional assessment and intervention. *JPEN J. Parenter. Enteral Nutr.* 38: 940-953, 2014.

74. Ritz, P, Salle, A, Audran, M, and Rohmer, V. Comparison of different methods to assess body composition of weight loss in obese and diabetic patients. *Diabetes Res. Clin. Pract.* 77: 405-411, 2007.

75. Roman, WJ, Fleckenstein, J, Stray-Gundersen, J, Alway, SE, Peshock, R, and Gonyea, WJ. Adaptations in the elbow flexors of elderly males after heavy-resistance training. *J. Appl. Physiol. (1985)* 74: 750-754, 1993.

76. Schmidt, PK, and Carter, JE. Static and dynamic differences among five types of skinfold calipers. *Hum. Biol.* 62: 369-388, 1990.

77. Schoenfeld, BJ, Nickerson, BS, Wilborn, CD, Urbina, SL, Hayward, SB, Krieger, J, Aragon, AA, and Tinsley, GM. Comparison of Multifrequency Bioelectrical Impedance vs. Dual-Energy X-ray Absorptiometry for Assessing Body Composition Changes After Participation in a 10-Week Resistance Training Program. *J. Strength Cond Res.* , 2018.

78. Scott, JM, Martin, DS, Ploutz-Snyder, R, Matz, T, Caine, T, Downs, M, Hackney, K, Buxton, R, Ryder, JW, and Ploutz-Snyder, L. Panoramic ultrasound: a novel and valid tool for monitoring change in muscle mass. *J. Cachexia Sarcopenia Muscle* 8: 475-481, 2017.

79. Scott, SH, Engstrom, CM, and Loeb, GE. Morphometry of human thigh muscles. Determination of fascicle architecture by magnetic resonance imaging. *J. Anat.* 182 (Pt 2): 249-257, 1993.

80. Shaw, G, Kerr, A. Non-imaging method: Air displacement plethysmography (bod pod). (pp. 87-99). In: Best Practice Protocols for Physique Assessment in Sport. Anonymous Singapore: Springer, 2018. pp. 87-99.

81. Sillanpaa, E, Häkkinen, A, and Häkkinen, K. Body composition changes by DXA, BIA and skinfolds during exercise training in women. *Eur. J. Appl. Physiol.* 113: 2331-2341, 2013.

82. Silva, AM, Fields, DA, Quiterio, AL, and Sardinha, LB. Are skinfold-based models accurate and suitable for assessing changes in body composition in highly trained athletes? *J. Strength Cond Res.* 23: 1688-1696, 2009.

83. Stimpson, SA, Turner, SM, Clifton, LG, Poole, JC, Mohammed, HA, Shearer, TW, Waitt, GM, Hagerty, LL, Remlinger, KS, Hellerstein, MK, and Evans, WJ. Total-body creatine pool size and skeletal muscle mass determination by creatine-(methyl-D3) dilution in rats. *J. Appl. Physiol. (1985)* 112: 1940-1948, 2012.

84. Stimpson, SA, Leonard, MS, Clifton, LG, Poole, JC, Turner, SM, Shearer, TW, Remlinger, KS, Clark, RV, Hellerstein, MK, and Evans, WJ. Longitudinal changes in total body creatine pool size and skeletal muscle mass using the D3-creatine dilution method. *J. Cachexia Sarcopenia Muscle* , 2013.

85. Tavoian, D, Ampomah, K, Amano, S, Law, TD, and Clark, BC. Changes in DXA-derived lean mass and MRI-derived cross-sectional area of the thigh are modestly associated. *Sci. Rep.* 9: 10028-019-46428-w, 2019.

86. Thomson, R, Brinkworth, GD, Buckley, JD, Noakes, M, and Clifton, PM. Good agreement between bioelectrical impedance and dual-energy X-ray absorptiometry for estimating changes in body composition during weight loss in overweight young women. *Clin. Nutr.* 26: 771-777, 2007.
87. Tingart, MJ, Apreleva, M, Lehtinen, JT, Capell, B, Palmer, WE, and Warner, JJ. Magnetic resonance imaging in quantitative analysis of rotator cuff muscle volume. *Clin. Orthop. Relat. Res.* (415):104-10. doi: 104-110, 2003.
88. Tinsley, GM, Morales, E, Forsse, JS, and Grandjean, PW. Impact of Acute Dietary Manipulations on DXA and BIA Body Composition Estimates. *Med. Sci. Sports Exerc.* 49: 823-832, 2017.
89. van Marken Lichtenbelt, WD, Hartgens, F, Vollaard, NB, Ebbing, S, and Kuipers, H. Body composition changes in bodybuilders: a method comparison. *Med. Sci. Sports Exerc.* 36: 490-497, 2004.
90. Verdijk, LB, Gleeson, BG, Jonkers, RA, Meijer, K, Savelberg, HH, Dendale, P, and van Loon, LJ. Skeletal muscle hypertrophy following resistance training is accompanied by a fiber type-specific increase in satellite cell content in elderly men. *J. Gerontol. A Biol. Sci. Med. Sci.* 64: 332-339, 2009.
91. Vissing, K, Brink, M, Lonbro, S, Sorensen, H, Overgaard, K, Danborg, K, Mortensen, J, Elstrom, O, Rosenhoj, N, Ringgaard, S, Andersen, JL, and Aagaard, P. Muscle adaptations to plyometric vs. resistance training in untrained young men. *J Strength Cond Res* 22: 1799-1810, 2008.
92. Volgyi, E, Tylavsky, FA, Lyytikainen, A, Suominen, H, Alen, M, and Cheng, S. Assessing body composition with DXA and bioimpedance: effects of obesity, physical activity, and age. *Obesity (Silver Spring)* 16: 700-705, 2008.
93. Wang, Z, Pi-Sunyer, FX, Kotler, DP, Wielopolski, L, Withers, RT, Pierson, RNJr, and Heymsfield, SB. Multicomponent methods: evaluation of new and traditional soft tissue mineral models by in vivo neutron activation analysis. *Am. J. Clin. Nutr.* 76: 968-974, 2002.
94. Ward, LC. Segmental bioelectrical impedance analysis: an update. *Curr. Opin. Clin. Nutr. Metab. Care* 15: 424-429, 2012.
95. Wells, JC, and Fewtrell, MS. Measuring body composition. *Arch. Dis. Child.* 91: 612-617, 2006.
96. Weyers, AM, Mazzetti, SA, Love, DM, Gomez, AL, Kraemer, WJ, and Volek, JS. Comparison of methods for assessing body composition changes during weight loss. *Med. Sci. Sports Exerc.* 34: 497-502, 2002.
97. Williams, JE, Wells, JC, Wilson, CM, Haroun, D, Lucas, A, and Fewtrell, MS. Evaluation of Lunar Prodigy dual energy X-ray absorptiometry for assessing body composition in healthy persons and patients by comparison with the criterion 4-component model. *Am. J. Clin. Nutr.* 83: 1047-1054, 2006.
98. Yasuda, T, Abe, T, Sato, Y, Midorikawa, T, Kearns, CF, Inoue, K, Ryushi, T, and Ishii, N. Muscle fiber cross-sectional area is increased after two weeks of twice daily KAATSU-resistance training. *Int J KAATSU Train Res* 1: 65-70, 2005.

Chapter 4

1. Abdessemed, D, Duche, P, Hautier, C, Poumarat, G, and Bedu, M. Effect of recovery duration on muscular power and blood lactate during the bench press exercise. *Int. J. Sports Med.* 20: 368-373, 1999.
2. Ahtiainen, JP, Walker, S, Silvennoinen, M, Kyrolainen, H, Nindl, BC, Häkkinen, K, Nyman, K, Selanne, H, and Hulmi, JJ. Exercise type and volume alter signaling pathways regulating skeletal muscle glucose uptake and protein synthesis. *Eur. J. Appl. Physiol.* 115: 1835-1845, 2015.
3. Ahtiainen, JP, Pakarinen, A, Alen, M, Kraemer, WJ, and Häkkinen, K. Short vs. long rest period between the sets in hypertrophic resistance training: influence on muscle strength, size, and hormonal adaptations in trained men. *J Strength Cond Res* 19: 572-582, 2005.
4. Allen, DG, Whitehead, NP, and Yeung, EW. Mechanisms of stretch-induced muscle damage in normal and dystrophic muscle: role of ionic changes. *J. Physiol.* 567: 723-735, 2005.
5. American College of Sports Medicine. American College of Sports Medicine position stand. Progression models in resistance training for healthy adults. *Med. Sci. Sports Exerc.* 41: 687-708, 2009.
6. Amirthalingam, T, Mavros, Y, Wilson, GC, Clarke, JL, Mitchell, L, and Hackett, DA. Effects of a Modified German Volume Training Program on Muscular Hypertrophy and Strength. *J. Strength Cond Res.* , 2016.
7. Ampomah, K, Amano, S, Wages, NP, Volz, L, Clift, R, Ludin, AFM, Nakazawa, M, Law, TD, Manini, TM, Thomas, JS, Russ, DW, and Clark, BC. Blood Flow-restricted Exercise Does Not Induce a Cross-Transfer of Effect: A Randomized Controlled Trial. *Med. Sci. Sports Exerc.* 51: 1817-1827, 2019.
8. Arazi, H, and Asadi, A. Effects of 8 Weeks Equal-Volume Resistance Training with Different Workout Frequency on Maximal Strength, Endurance and Body Composition. *International Journal of Sports Science and Engineering* 5: 112-118, 2011.
9. Assis-Pereira, PE, Motoyama, YL, Esteves, GJ, Quinelato, WC, Botter, L, Tanaka, KH, and Azevedo, P. Resistance training with slow speed of movement is better for hypertrophy and muscle strength gains than fast speed of movement. *Int J Appl Exerc Physiol* 5: 37-43, 2016.
10. Avelar, A, Ribeiro, AS, Nunes, JP, Schoenfeld, BJ, Papst, RR, Trindade, MCC, Bottaro, M, and Cyrino, ES. Effects of order of resistance training exercises on muscle hypertrophy in young adult men. *Appl. Physiol. Nutr. Metab.* 44: 420-424, 2019.
11. Balsalobre, C, Santos-Concejero, J, Baz, E, and Schoenfeld, BJ. The effects of exercise variation in muscle thickness, maximal strength and motivation in resistance trained men. *Plos One* , 2019.
12. Bamman, MM, Shipp, JR, Jiang, J, Gower, BA, Hunter, GR, Goodman, A, McLafferty, CLJr, and Urban, RJ. Mechanical load increases muscle IGF-I and androgen receptor mRNA concentrations in humans. *Am. J. Physiol. Endocrinol. Metab.* 280: E383-90, 2001.
13. Barbalho, M, Coswig, VS, Steele, J, Fisher, JP, Giessing, J, and Gentil, P. Evidence of a Ceiling Effect for Training Volume in Muscle Hypertrophy and Strength in Trained Men - Less is More? *Int. J. Sports Physiol. Perform.* : 1-23, 2019.
14. Barbalho, M, Coswig, VS, Steele, J, Fisher, JP, Paoli, A, and Gentil, P. Evidence for an Upper Threshold for Resistance Training Volume in Trained Women. *Med. Sci. Sports Exerc.* 51: 515-522, 2019.
15. Barcelos, C, Damas, F, Nobrega, SR, Ugrinowitsch, C, Lixandrao, ME, Marcelino Eder Dos Santos, L, and Libardi, CA. High-frequency resistance training does not promote greater muscular adaptations compared to low frequencies in young untrained men. *Eur. J. Sport. Sci.* : 1-6, 2018.
16. Baz-Valle, E, Fontes-Villalba, M, and Santos-Concejero, J. Total Number of Sets as a Training Volume Quantification Method for Muscle Hypertrophy: A Systematic Review. *J. Strength Cond Res.* , 2018.

17. Behm, DG. Neuromuscular implications and applications of resistance training. *J Strength Cond Res* 9: 264-274, 1995.

18. Belcastro, AN, Shewchuk, LD, and Raj, DA. Exercise-induced muscle injury: a calpain hypothesis. *Mol. Cell. Biochem.* 179: 135-145, 1998.

19. Ben-Sira, D, Ayalon, A, and Tavi, M. The effect of different types of strength training on concentric strength in women. *J Strength Cond Res.* 9: 143-148, 1995.

20. Benton, MJ, Kasper, MJ, Raab, SA, Waggener, GT, and Swan, PD. Short-term effects of resistance training frequency on body composition and strength in middle-aged women. *J. Strength Cond Res.* 25: 3142-3149, 2011.

21. Bickel, CS, Slade, J, Mahoney, E, Haddad, F, Dudley, GA, and Adams, GR. Time course of molecular responses of human skeletal muscle to acute bouts of resistance exercise. *J. Appl. Physiol.* 98: 482-488, 2005.

22. Bjornsen, T, Wernbom, M, Kirketeig, A, Paulsen, G, Samnoy, L, Baekken, L, Cameron-Smith, D, Berntsen, S, and Raastad, T. Type 1 Muscle Fiber Hypertrophy after Blood Flow-restricted Training in Powerlifters. *Med. Sci. Sports Exerc.* 51: 288-298, 2019.

23. Bjornsen, T, Wernbom, M, Lovstad, A, Paulsen, G, D'Souza, RF, Cameron-Smith, D, Flesche, A, Hisdal, J, Berntsen, S, and Raastad, T. Delayed myonuclear addition, myofiber hypertrophy, and increases in strength with high-frequency low-load blood flow restricted training to volitional failure. *J. Appl. Physiol. (1985)* 126: 578-592, 2019.

24. Blazevich, AJ, Cannavan, D, Coleman, DR, and Horne, S. Influence of concentric and eccentric resistance training on architectural adaptation in human quadriceps muscles. *J. Appl. Physiol.* 103: 1565-1575, 2007.

25. Bloomquist, K, Langberg, H, Karlsen, S, Madsgaard, S, Boesen, M, and Raastad, T. Effect of range of motion in heavy load squatting on muscle and tendon adaptations. *Eur. J. Appl. Physiol.* 113: 2133-2142, 2013.

26. Bottaro, M, Veloso, J, Wagner, D, and Gentil, P. Resistance training for strength and muscle thickness: Effect of number of sets and muscle group trained. *Sci Sports* 26: 259-264, 2011.

27. Brigatto, FA, Braz, TV, Zanini, TCDC, Germano, MD, Aoki, MS, Schoenfeld, BJ, Marchetti, PH, and Lopes, CR. Effect of Resistance Training Frequency on Neuromuscular Performance and Muscle Morphology after Eight Weeks in Trained Men. *J. Strength Cond Res.*, 2018.

28. Brown, JM, Solomon, C, and Paton, M. Further evidence of functional differentiation within biceps brachii. *Electromyogr. Clin. Neurophysiol.* 33: 301-309, 1993.

29. Burd, NA, Holwerda, AM, Selby, KC, West, DW, Staples, AW, Cain, NE, Cashaback, JG, Potvin, JR, Baker, SK, and Phillips, SM. Resistance exercise volume affects myofibrillar protein synthesis and anabolic signalling molecule phosphorylation in young men. *J. Physiol.* 588: 3119-3130, 2010.

30. Burd, NA, West, DW, Staples, AW, Atherton, PJ, Baker, JM, Moore, DR, Holwerda, AM, Parise, G, Rennie, MJ, Baker, SK, and Phillips, SM. Low-load high volume resistance exercise stimulates muscle protein synthesis more than high-load low volume resistance exercise in young men. *PLoS One* 5: e12033, 2010.

31. Burd, NA, West, DW, Moore, DR, Atherton, PJ, Staples, AW, Prior, T, Tang, JE, Rennie, MJ, Baker, SK, and Phillips, SM. Enhanced amino acid sensitivity of myofibrillar protein synthesis persists for up to 24 h after resistance exercise in young men. *J. Nutr.* 141: 568-573, 2011.

32. Burd, NA, Andrews, RJ, West, DW, Little, JP, Cochran, AJ, Hector, AJ, Cashaback, JG, Gibala, MJ, Potvin, JR, Baker, SK, and Phillips, SM. Muscle time under tension during resistance exercise stimulates differential muscle protein sub-fractional synthetic responses in men. *J. Physiol.* 590: 351-362, 2012.

33. Burd, NA, Mitchell, CJ, Churchward-Venne, TA, and Phillips, SM. Bigger weights may not beget bigger muscles: evidence from acute muscle protein synthetic responses after resistance exercise. *Appl. Physiol. Nutr. Metab.* 37: 551-554, 2012.

34. Buresh, R, Berg, K, and French, J. The effect of resistive exercise rest interval on hormonal response, strength, and hypertrophy with training. *J Strength Cond Res* 23: 62-71, 2009.

35. Cadore, EL, Izquierdo, M, Pinto, SS, Alberton, CL, Pinto, RS, Baroni, BM, Vaz, MA, Lanferdini, FJ, Radaelli, R, Gonzalez-Izal, M, Bottaro, M, and Kruel, LF. Neuromuscular adaptations to concurrent training in the elderly: effects of intrasession exercise sequence. *Age (Dordr)* 35: 891-903, 2013.

36. Calatayud, J, Vinstrup, J, Jakobsen, MD, Sundstrup, E, Brandt, M, Jay, K, Colado, JC, and Andersen, LL. Importance of mind-muscle connection during progressive resistance training. *Eur. J. Appl. Physiol.* 116: 527-533, 2016.

37. Calatayud, J, Vinstrup, J, Jakobsen, MD, Sundstrup, E, Colado, JC, and Andersen, LL. Influence of different attentional focus on EMG amplitude and contraction duration during the bench press at different speeds. *J. Sports Sci.* 36: 1162-1166, 2018.

38. Calder, AW, Chilibeck, PD, Webber, CE, and Sale, DG. Comparison of whole and split weight training routines in young women. *Can. J. Appl. Physiol.* 19: 185-199, 1994.

39. Campos, GER, Luecke, TJ, Wendeln, HK, Toma, K, Hagerman, FC, Murray, TF, Ragg, KE, Ratamess, NA, Kraemer, WJ, and Staron, RS. Muscular adaptations in response to three different resistance-training regimens: specificity of repetition maximum training zones. *Eur. J. Appl. Physiol.* 88: 50-60, 2002.

40. Candow, DG, and Burke, DG. Effect of short-term equal-volume resistance training with different workout frequency on muscle mass and strength in untrained men and women. *J. Strength Cond Res.* 21: 204-207, 2007.

41. Cannon, J, and Marino, FE. Early-phase neuromuscular adaptations to high- and low-volume resistance training in untrained young and older women. *J. Sports Sci.* 28: 1505-1514, 2010.

42. Cardozo, DC, DE Salles, BF, Mannarino, P, Vasconcelos, APS, Miranda, H, Willardson, JM, and Simao, R. The Effect of Exercise Order in Circuit Training on Muscular Strength and Functional Fitness in Older Women. *Int. J. Exerc. Sci.* 12: 657-665, 2019.

43. Carlson, L, Jonker, B, Westcott, WL, Steele, J, and Fisher, JP. Neither repetition duration nor number of muscle actions affect strength increases, body composition, muscle size, or fasted blood glucose in trained males and females. *Appl. Physiol. Nutr. Metab.* 44: 200-207, 2019.

44. Carneiro, NH, Ribeiro, AS, Nascimento, MA, Gobbo, LA, Schoenfeld, BJ, Achour Junior, A, Gobbi, S, Oliveira, AR, and Cyrino, ES. Effects of different resistance training frequencies on flexibility in older women. *Clin. Interv. Aging* 10: 531-538, 2015.

45. Carpinelli, RN. The size principle and a critical analysis of the unsubstantiated heavier-is-better recommendation for resistance training. *J Exerc Sci Fit* 6: 67-86, 2008.

46. Carroll, KM, Bazyler, CD, Bernards, JR, Taber, CB, Stuart, CA, DeWeese, BH, Sato, K, and Stone, MH. Skeletal Muscle Fiber Adaptations Following Resistance Training Using Repetition

Maximums or Relative Intensity. *Sports (Basel)* 7: 10.3390/sports7070169, 2019.

47. Chestnut, J, and Docherty, D. The effects of 4 and 10 repetition maximum weight-training protocols on neuromuscular adaptations in untrained men. *J Strength Cond Res* 13: 353-359, 1999.

48. Choi, J, Takahashi, H, and Itai, Y. The difference between effects of 'power-up type' and 'bulk-up type' strength training exercises: with special reference to muscle cross-sectional area. *Jpn J Phys Fitness Sports Med* 47: 119-129, 1998.

49. Claflin, DR, Larkin, LM, Cederna, PS, Horowitz, JF, Alexander, NB, Cole, NM, Galecki, AT, Chen, S, Nyquist, LV, Carlson, BM, Faulkner, JA, and Ashton-Miller, JA. Effects of high- and low-velocity resistance training on the contractile properties of skeletal muscle fibers from young and older humans. *J. Appl. Physiol. (1985)* 111: 1021-1030, 2011.

50. Colquhoun, RJ, Gai, CM, Aguilar, D, Bove, D, Dolan, J, Vargas, A, Couvillion, K, Jenkins, NDM, and Campbell, BI. Training Volume, Not Frequency, Indicative of Maximal Strength Adaptations to Resistance Training. *J. Strength Cond Res.* 32: 1207-1213, 2018.

51. Correa, CS, Teixeira, BC, Bittencourt, A, Lemos, L, Marques, NR, Radaelli, R, Kruger, RL, Reischak-Oliveira, A, and Pinto, RS. Effects of high and low volume of strength training on muscle strength, muscle volume and lipid profile in postmenopausal women. *Journal of Exercise Science and Fitness* 12: 62-67, 2014.

52. Cuthbertson, DJ, Babraj, J, Smith, K, Wilkes, E, Fedele, MJ, Esser, K, and Rennie, M. Anabolic signaling and protein synthesis in human skeletal muscle after dynamic shortening or lengthening exercise. *Am. J. Physiol. Endocrinol. Metab.* 290: E731-8, 2006.

53. da Silva, LXN, Teodoro, JL, Menger, E, Lopez, P, Grazioli, R, Farinha, J, Moraes, K, Bottaro, M, Pinto, RS, Izquierdo, M, and Cadore, EL. Repetitions to failure versus not to failure during concurrent training in healthy elderly men: A randomized clinical trial. *Exp. Gerontol.* 108: 18-27, 2018.

54. Damas, F, Phillips, SM, Libardi, CA, Vechin, FC, Lixandrao, ME, Jannig, PR, Costa, LA, Bacurau, AV, Snijders, T, Parise, G, Tricoli, V, Roschel, H, and Ugrinowitsch, C. Resistance training-induced changes in integrated myofibrillar protein synthesis are related to hypertrophy only after attenuation of muscle damage. *J. Physiol.* 594: 5209-5222, 2016.

55. Dankel, SJ, Mattocks, KT, Jessee, MB, Buckner, SL, Mouser, JG, Counts, BR, Laurentino, GC, and Loenneke, JP. Frequency: The Overlooked Resistance Training Variable for Inducing Muscle Hypertrophy? *Sports Med.* 47: 799-805, 2017.

56. de Souza, TPJr, Fleck, SJ, Simao, R, Dubas, JP, Pereira, B, de Brito Pacheco, EM, da Silva, AC, and de Oliveira, PR. Comparison between constant and decreasing rest intervals: influence on maximal strength and hypertrophy. *J. Strength Cond Res.* 24: 1843-1850, 2010.

57. Dimitrova, NA, and Dimitrov, GV. Interpretation of EMG changes with fatigue: facts, pitfalls, and fallacies. *J. Electromyogr. Kinesiol.* 13: 13-36, 2003.

58. Durand, RJ, Castracane, VD, Hollander, DB, Tryniecki, JL, Bamman, MM, O'Neal, S, Hebert, EP, and Kraemer, RR. Hormonal responses from concentric and eccentric muscle contractions. *Med. Sci. Sports Exerc.* 35: 937-943, 2003.

59. Ebben, WP, Feldmann, CR, Dayne, A, Mitsche, D, Alexander, P, and Knetzger, KJ. Muscle activation during lower body resistance training. *Int. J. Sports Med.* 30: 1-8, 2009.

60. Eliasson, J, Elfegoun, T, Nilsson, J, Kohnke, R, Ekblom, B, and Blomstrand, E. Maximal lengthening contractions increase p70 S6 kinase phosphorylation in human skeletal muscle in the absence of nutritional supply. *Am. J. Physiol. Endocrinol. Metab.* 291: 1197-1205, 2006.

61. English, AW, Wolf, SL, and Segal, RL. Compartmentalization of muscles and their motor nuclei: the partitioning hypothesis. *Phys. Ther.* 73: 857-867, 1993.

62. Enoka, RM. Physiological validation of the decomposition of surface EMG signals. *J. Electromyogr. Kinesiol.* 46: 70-83, 2019.

63. Escamilla, RF, Fleisig, GS, Zheng, N, Barrentine, SW, Wilk, KE, and Andrews, JR. Biomechanics of the knee during closed kinetic chain and open kinetic chain exercises. *Med. Sci. Sports Exerc.* 30: 556-569, 1998.

64. Farthing, JP, and Chilibeck, PD. The effects of eccentric and concentric training at different velocities on muscle hypertrophy. *Eur. J. Appl. Physiol.* 89: 578-586, 2003.

65. Farup, J, Rahbek, SK, Riis, S, Vendelbo, MH, Paoli, F, and Vissing, K. Influence of exercise contraction mode and protein supplementation on human skeletal muscle satellite cell content and muscle fiber growth. *J. Appl. Physiol. (1985)* 117: 898-909, 2014.

66. Farup, J, Rahbek, SK, Vendelbo, MH, Matzon, A, Hindhede, J, Bejder, A, Ringgard, S, and Vissing, K. Whey protein hydrolysate augments tendon and muscle hypertrophy independent of resistance exercise contraction mode. *Scand. J. Med. Sci. Sports* 24: 788-798, 2014.

67. Farup, J, de Paoli, F, Bjerg, K, Riis, S, Ringgard, S, and Vissing, K. Blood flow restricted and traditional resistance training performed to fatigue produce equal muscle hypertrophy. *Scand. J. Med. Sci. Sports* 25: 754-763, 2015.

68. Fernandez-Lezaun, E, Schumann, M, Makinen, T, Kyrolainen, H, and Walker, S. Effects of resistance training frequency on cardiorespiratory fitness in older men and women during intervention and follow-up. *Exp. Gerontol.* 95: 44-53, 2017.

69. Fink, JE, Schoenfeld, BJ, Kikuchi, N, and Nakazato, K. Acute and Long-term Responses to Different Rest Intervals in Low-load Resistance Training. *Int. J. Sports Med.* 38: 118-124, 2017.

70. Fisher, JP, Carlson, L, Steele, J, and Smith, D. The effects of pre-exhaustion, exercise order, and rest intervals in a full-body resistance training intervention. *Appl. Physiol. Nutr. Metab.* 39: 1265-1270, 2014.

71. Fonseca, RM, Roschel, H, Tricoli, V, de Souza, EO, Wilson, JM, Laurentino, GC, Aihara, AY, de Souza Leao, AR, and Ugrinowitsch, C. Changes in exercises are more effective than in loading schemes to improve muscle strength. *J. Strength Cond Res.* , 2014.

72. Franchi, MV, Atherton, PJ, Reeves, ND, Fluck, M, Williams, J, Mitchell, WK, Selby, A, Beltran Valls, RM, and Narici, MV. Architectural, functional and molecular responses to concentric and eccentric loading in human skeletal muscle. *Acta Physiol. (Oxf)* 210: 642-654, 2014.

73. Franco, CMC, Carneiro, MADS, Alves, LTH, Junior, GNO, de Sousa, JFR, and Orsatti, FL. Lower-Load is More Effective Than Higher-Load Resistance Training in Increasing Muscle Mass in Young Women. *J. Strength Cond Res.* 33 Suppl 1: S152-S158, 2019.

74. Fry, AC, and Kraemer, WJ. Resistance exercise overtraining and overreaching. Neuroendocrine responses. *Sports Med.* 23: 106-129, 1997.

75. Galvao, DA, and Taaffe, DR. Resistance exercise dosage in older adults: single- versus multiset effects on physical performance and body composition. *J. Am. Geriatr. Soc.* 53: 2090-2097, 2005.

76. Gentil, P, Fischer, B, Martorelli, AS, Lima, RM, and Bottaro, M. Effects of equal-volume resistance training performed one or two times a week in upper body muscle size and strength of untrained young men. *J. Sports Med. Phys. Fitness* 55: 144-149, 2015.

77. Gentil, P, Fisher, J, Steele, J, Campos, MH, Silva, MH, Paoli, A, Giessing, J, and Bottaro, M. Effects of equal-volume resistance training with different training frequencies in muscle size and strength in trained men. *PeerJ* 6: e5020, 2018.

78. Gibala, MJ, Interisano, SA, Tarnopolsky, MA, Roy, BD, MacDonald, JR, Yarasheski, KE, and MacDougall, JD. Myofibrillar disruption following acute concentric and eccentric resistance exercise in strength-trained men. *Can. J. Physiol. Pharmacol.* 78: 656-661, 2000.

79. Giessing, J, Fisher, J, Steele, J, Rothe, F, Raubold, K, and Eichmann, B. The effects of low volume resistance training with and without advanced techniques in trained participants. *J. Sports Med. Phys. Fitness* , 2014.

80. Gollnick, PD, Karlsson, J, Piehl, K, and Saltin, B. Selective glycogen depletion in skeletal muscle fibres of man following sustained contractions. *J. Physiol.* 241: 59-67, 1974.

81. Gomes, GK, Franco, CM, Nunes, PRP, and Orsatti, FL. High-frequency resistance training is not more effective than low-frequency resistance training in increasing muscle mass and strength in well-trained men. *J. Strength Cond Res.* , 2018.

82. Gonzalez, AM, Ghigiarelli, JJ, Sell, KM, Shone, EW, Kelly, CF, and Mangine, GT. Muscle activation during resistance exercise at 70% and 90% 1-repetition maximum in resistance-trained men. *Muscle Nerve* , 2016.

83. Goto, K, Ishii, N, Kizuka, T, and Takamatsu, K. The impact of metabolic stress on hormonal responses and muscular adaptations. *Med. Sci. Sports Exerc.* 37: 955-963, 2005.

84. Goto, M, Maeda, C, Hirayama, T, Terada, S, Nirengi, S, Kurosawa, Y, Nagano, A, and Hamaoka, T. Partial Range of Motion Exercise Is Effective for Facilitating Muscle Hypertrophy and Function Through Sustained Intramuscular Hypoxia in Young Trained Men. *J. Strength Cond Res.* 33: 1286-1294, 2019.

85. Grgic, J, and Schoenfeld, BJ. Are the Hypertrophic Adaptations to High and Low-Load Resistance Training Muscle Fiber Type Specific? *Front. Physiol.* 9: 402, 2018.

86. Gundermann, D. Mechanisms of Blood Flow Restriction Exercise in Skeletal Muscle Adaptations. , 2016.

87. Hackett, DA, Johnson, NA, and Chow, CM. Training practices and ergogenic aids used by male bodybuilders. *J. Strength Cond Res.* 27: 1609-1617, 2013.

88. Hackett, DA, Amirthalingam, T, Mitchell, L, Mavros, Y, Wilson, GC, and Halaki, M. Effects of a 12-Week Modified German Volume Training Program on Muscle Strength and Hypertrophy-A Pilot Study. *Sports (Basel)* 6: 10.3390/sports6010007, 2018.

89. Haddad, F, and Adams, GR. Selected contribution: acute cellular and molecular responses to resistance exercise. *J. Appl. Physiol. (1985)* 93: 394-403, 2002.

90. Häkkinen, K, and Kallinen, M. Distribution of strength training volume into one or two daily sessions and neuromuscular adaptations in female athletes. *Electromyogr. Clin. Neurophysiol.* 34: 117-124, 1994.

91. Häkkinen, K, Pakarinen, A, Kraemer, WJ, Häkkinen, A, Valkeinen, H, and Alen, M. Selective muscle hypertrophy, changes in EMG and force, and serum hormones during strength training in older women. *J. Appl. Physiol.* 91: 569-580, 2001.

92. Hammarstrom, D, Ofsteng, S, Koll, L, Hanestadhaugen, M, Hollan, I, Apro, W, Whist, JE, Blomstrand, E, Ronnestad, BR, and Ellefsen, S. Benefits of higher resistance-training volume are related to ribosome biogenesis. *J. Physiol.*, 2019.

93. Hanssen, KE, Kvamme, NH, Nilsen, TS, Ronnestad, B, Ambjornsen, IK, Norheim, F, Kadi, F, Hallen, J, Drevon, CA, and Raastad, T. The effect of strength training volume on satellite cells, myogenic regulatory factors, and growth factors. *Scand. J. Med. Sci. Sports* 23: 728-739, 2013.

94. Hartman, MJ, Clark, B, Bembens, DA, Kilgore, JL, and Bemben, MG. Comparisons between twice-daily and once-daily training sessions in male weight lifters. *Int. J. Sports Physiol. Perform.* 2: 159-169, 2007.

95. Haun, CT, Vann, CG, Mobley, CB, Roberson, PA, Osburn, SC, Holmes, HM, Mumford, PM, Romero, MA, Young, KC, Moon, JR, Gladden, LB, Arnold, RD, Israetel, MA, Kirby, AN, and Roberts, MD. Effects of Graded Whey Supplementation During Extreme-Volume Resistance Training. *Front. Nutr.* 5: 84, 2018.

96. Hawkins, SA, Schroeder, ET, Wiswell, RA, Jaque, SV, Marcell, TJ, and Costa, K. Eccentric muscle action increases site-specific osteogenic response. *Med. Sci. Sports Exerc.* 31: 1287-1292, 1999.

97. Heaselgrave, SR, Blacker, J, Smeuninx, B, McKendry, J, and Breen, L. Dose-Response Relationship of Weekly Resistance-Training Volume and Frequency on Muscular Adaptations in Trained Men. *Int. J. Sports Physiol. Perform.* 14: 360-368, 2019.

98. Hedayatpour, N, and Falla, D. Non-uniform muscle adaptations to eccentric exercise and the implications for training and sport. *J. Electromyogr. Kinesiol.* 22: 329-333, 2012.

99. Helms, E, Fitschen, PJ, Aragon, A, Cronin, J, and Schoenfeld, BJ. Recommendations for natural bodybuilding contest preparation: resistance and cardiovascular training. *J. Sports Med. Phys. Fitness*, 2014.

100. Herman-Montemayor, JR, Hikida, RS, and Staron, RS. Early-phase satellite cell and myonuclear domain adaptations to slow-speed versus traditional resistance training programs. *J. Strength Cond Res.*, 2015.

101. Heron, MI, and Richmond, FJ. In-series fiber architecture in long human muscles. *J. Morphol.* 216: 35-45, 1993.

102. Higbie, EJ, Cureton, KJ, Warren, GL,3rd, and Prior, BM. Effects of concentric and eccentric training on muscle strength, cross-sectional area, and neural activation. *J. Appl. Physiol. (1985)* 81: 2173-2181, 1996.

103. Hill-Haas, S, Bishop, D, Dawson, B, Goodman, C, and Edge, J. Effects of rest interval during high-repetition resistance training on strength, aerobic fitness, and repeated-sprint ability. *J. Sports Sci.* 25: 619-628, 2007.

104. Hoeger, WW, Barette, SL, Hale, DF, and Hopkins, DR. Relationship between repetitions and selected percentages of one repetition maximum.. *J. Appl. Sport Sci. Res.* 1: 11-13, 1987.

105. Holm, L, Reitelseder, S, Pedersen, TG, Doessing, S, Petersen, SG, Flyvbjerg, A, Andersen, JL, Aagaard, P, and Kjaer, M. Changes in muscle size and MHC composition in response to resistance exercise with heavy and light loading intensity. *J. Appl. Physiol.* 105: 1454-1461, 2008.

106. Hortobagyi, T, Hill, JP, Houmard, JA, Fraser, DD, Lambert, NJ, and Israel, RG. Adaptive responses to muscle lengthening and shortening in humans. *J. Appl. Physiol. (1985)* 80: 765-772, 1996.

107. Hortobagyi, T, Dempsey, L, Fraser, D, Zheng, D, Hamilton, G, Lambert, J, and Dohm, L. Changes in muscle strength,

muscle fibre size and myofibrillar gene expression after immobilization and retraining in humans. *J. Physiol.* 524 Pt 1: 293-304, 2000.

108. Housh, DJ, Housh, TJ, Johnson, GO, and Chu, WK. Hypertrophic response to unilateral concentric isokinetic resistance training. *J. Appl. Physiol. (1985)* 73: 65-70, 1992.

109. Hulmi, JJ, Walker, S, Ahtiainen, JP, Nyman, K, Kraemer, WJ, and Häkkinen, K. Molecular signaling in muscle is affected by the specificity of resistance exercise protocol. *Scand. J. Med. Sci. Sports* 22: 240-248, 2012.

110. Izquierdo, M, Ibanez, J, Gonzalez-Badillo, JJ, Häkkinen, K, Ratamess, NA, Kraemer, WJ, French, DN, Eslava, J, Altadill, A, Asiain, X, and Gorostiaga, EM. Differential effects of strength training leading to failure versus not to failure on hormonal responses, strength, and muscle power gains. *J. Appl. Physiol.* 100: 1647-1656, 2006.

111. Jakobsgaard, JE, Christiansen, M, Sieljacks, P, Wang, J, Groennebaek, T, de Paoli, F, and Vissing, K. Impact of blood flow-restricted bodyweight exercise on skeletal muscle adaptations. *Clin. Physiol. Funct. Imaging*, 2018.

112. Jenkins, ND, Housh, TJ, Bergstrom, HC, Cochrane, KC, Hill, EC, Smith, CM, Johnson, GO, Schmidt, RJ, and Cramer, JT. Muscle activation during three sets to failure at 80 vs. 30% 1RM resistance exercise. *Eur. J. Appl. Physiol.* 115: 2335-2347, 2015.

113. Jessee, MB, Buckner, SL, Mouser, JG, Mattocks, KT, Dankel, SJ, Abe, T, Bell, ZW, Bentley, JP, and Loenneke, JP. Muscle Adaptations to High-Load Training and Very Low-Load Training With and Without Blood Flow Restriction. *Front. Physiol.* 9: 1448, 2018.

114. Johnston, BD. Moving Too Rapidly in Strength Training Will Unload Muscles and Limit Full Range Strength Development Adaptation. *Journal of Exercise Physiology Online* 8: 36-45, 2005.

115. Jones, DA, and Rutherford, OM. Human muscle strength training: the effects of three different regimens and the nature of the resultant changes. *J. Physiol. (Lond.)* 391: 1-11, 1987.

116. Karsten, B, Fu, YL, Larumbe-Zabala, E, Seijo, M, and Naclerio, F. Impact of Two High-Volume Set Configuration Workouts on Resistance Training Outcomes in Recreationally Trained Men. *J. Strength Cond Res.*, 2019.

117. Keeler, LK, Finkelstein, LH, Miller, W, and Fernhall, B. Early-phase adaptations of traditional-speed vs. superslow resistance training on strength and aerobic capacity in sedentary individuals. *J. Strength Cond Res.* 15: 309-314, 2001.

118. Keogh, JWL, Wilson, GJ, and Weatherby, RP. A Cross-Sectional Comparison of Different Resistance Training Techniques in the Bench Press. *Journal of Strength and Conditioning Research* 13: 247-258, 1999.

119. Kerksick, CM, Wilborn, CD, Campbell, BI, Roberts, MD, Rasmussen, CJ, Greenwood, M, and Kreider, RB. Early-phase adaptations to a split-body, linear periodization resistance training program in college-aged and middle-aged men. *J Strength Cond Res* 23: 962-971, 2009.

120. Kim, PL, Staron, RS, and Phillips, SM. Fasted-state skeletal muscle protein synthesis after resistance exercise is altered with training. *J. Physiol.* 568: 283-290, 2005.

121. Kim, SY, Ko, JB, Farthing, JP, and Butcher, SJ. Investigation of supraspinatus muscle architecture following concentric and eccentric training. *J. Sci. Med. Sport* , 2014.

122. Komi, PV, and Buskirk, ER. Effect of eccentric and concentric muscle conditioning on tension and electrical activity of human muscle. *Ergonomics* 15: 417-434, 1972.

123. Kraemer, WJ. A series of studies: the physiological basis for strength training in American football: fact over philosophy. *J Strength Cond Res* 11: 131-134, 1997.

124. Kraemer, WJ, Noble, BJ, Clark, MJ, and Culver, BW. Physiologic responses to heavy-resistance exercise with very short rest periods. *Int. J. Sports Med.* 8: 247-252, 1987.

125. Kraemer, WJ, and Ratamess, NA. Fundamentals of resistance training: progression and exercise prescription. *Med. Sci. Sports Exerc.* 36: 674-688, 2004.

126. Krentz, JR, and Farthing, JP. Neural and morphological changes in response to a 20-day intense eccentric training protocol. *Eur. J. Appl. Physiol.* 110: 333-340, 2010.

127. Kubo, K, Ikebukuro, T, and Yata, H. Effects of squat training with different depths on lower limb muscle volumes. *Eur. J. Appl. Physiol.*, 2019.

128. Kumar, V, Selby, A, Rankin, D, Patel, R, Atherton, P, Hildebrandt, W, Williams, J, Smith, K, Seynnes, O, Hiscock, N, and Rennie, MJ. Age-related differences in the dose-response relationship of muscle protein synthesis to resistance exercise in young and old men. *J. Physiol.* 587: 211-217, 2009.

129. Lasevicius, T, Ugrinowitsch, C, Schoenfeld, BJ, Roschel, H, Tavares, LD, De Souza, EO, Laurentino, G, and Tricoli, V. Effects of different intensities of resistance training with equated volume load on muscle strength and hypertrophy. *Eur. J. Sport. Sci.* 18: 772-780, 2018.

130. Lasevicius, T, Schoenfeld, BJ, Grgic, J, Laurentino, G, Tavares, LD, and Tricoli, V. Similar Muscular Adaptations in Resistance Training Performed Two Versus Three Days Per Week. *J. Hum. Kinet* 68: 135-143, 2019.

131. Leger, B, Cartoni, R, Praz, M, Lamon, S, Deriaz, O, Crettenand, A, Gobelet, C, Rohmer, P, Konzelmann, M, Luthi, F, and Russell, AP. Akt signalling through GSK-3beta, mTOR and Foxo1 is involved in human skeletal muscle hypertrophy and atrophy. *J. Physiol.* 576: 923-933, 2006.

132. Lim, C, Kim, HJ, Morton, RW, Harris, R, Phillips, SM, Jeong, TS, and Kim, CK. Resistance Exercise-induced Changes in Muscle Phenotype Are Load Dependent. *Med. Sci. Sports Exerc.* 51: 2578-2585, 2019.

133. Lindman, R, Eriksson, A, and Thornell, LE. Fiber type composition of the human female trapezius muscle: enzyme-histochemical characteristics. *Am. J. Anat.* 190: 385-392, 1991.

134. Lysenko, EA, Popov, DV, Vepkhvadze, TF, Sharova, AP, and Vinogradova, OL. Signaling responses to high and moderate load strength exercise in trained muscle. *Physiol. Rep.* 7: e14100, 2019.

135 MacDougall, JD, Gibala, MJ, Tarnopolsky, MA, MacDonald, JR, Interisano, SA, and Yarasheski, KE. The time course for elevated muscle protein synthesis following heavy resistance exercise. *Can. J. Appl. Physiol.* 20: 480-486, 1995.

136. Machado, M, Koch, AJ, Willardson, JM, Pereira, LS, Cardoso, MI, Motta, MK, Pereira, R, and Monteiro, AN. Effect of varying rest intervals between sets of assistance exercises on creatine kinase and lactate dehydrogenase responses. *J. Strength Cond Res.* 25: 1339-1345, 2011.

137. Maeo, S, Shan, X, Otsuka, S, Kanehisa, H, and Kawakami, Y. Neuromuscular Adaptations to Work-matched Maximal Eccentric versus Concentric Training. *Med. Sci. Sports Exerc.* 50: 1629-1640, 2018.

138. Martineau, LC, and Gardiner, PF. Insight into skeletal muscle mechanotransduction: MAPK activation is quantitatively related to tension. *J. Appl. Physiol.* 91: 693-702, 2001.

139. Martineau, LC, and Gardiner, PF. Skeletal muscle is sensitive to the tension-time integral but not to the rate of change of

tension, as assessed by mechanically induced signaling. *J. Biomech.* 35: 657-663, 2002.

140. Martorelli, S, Cadore, EL, Izquierdo, M, Celes, R, Martorelli, A, Cleto, VA, Alvarenga, JG, and Bottaro, M. Strength Training with Repetitions to Failure does not Provide Additional Strength and Muscle Hypertrophy Gains in Young Women. *Eur. J. Transl. Myol* 27: 6339, 2017.

141. Marzolini, S, Oh, PI, Thomas, SG, and Goodman, JM. Aerobic and resistance training in coronary disease: single versus multiple sets. *Med. Sci. Sports Exerc.* 40: 1557-1564, 2008.

142. Massey, CD, Vincent, J, Maneval, M, and Johnson, JT. Influence of range of motion in resistance training in women: early phase adaptations. *J. Strength Cond Res.* 19: 409-411, 2005.

143. Masuda, K, Choi, JY, Shimojo, H, and Katsuta, S. Maintenance of myoglobin concentration in human skeletal muscle after heavy resistance training. *Eur. J. Appl. Physiol. Occup. Physiol.* 79: 347-352, 1999.

144. Mayhew, TP, Rothstein, JM, Finucane, SD, and Lamb, RL. Muscular adaptation to concentric and eccentric exercise at equal power levels. *Med. Sci. Sports Exerc.* 27: 868-873, 1995.

145. Mazzetti, S, Douglass, M, Yocum, A, and Harber, M. Effect of explosive versus slow contractions and exercise intensity on energy expenditure. *Med. Sci. Sports Exerc.* 39: 1291-1301, 2007.

146. McBride, JM, Blaak, JB, and Triplett-McBride, T. Effect of resistance exercise volume and complexity on EMG, strength, and regional body composition. *Eur. J. Appl. Physiol.* 90: 626-632, 2003.

147. McHugh, MP, Connolly, DA, Eston, RG, and Gleim, GW. Electromyographic analysis of exercise resulting in symptoms of muscle damage. *J. Sports Sci.* 18: 163-172, 2000.

148. McHugh, MP. Recent advances in the understanding of the repeated bout effect: the protective effect against muscle damage from a single bout of eccentric exercise. *Scand. J. Med. Sci. Sports* 13: 88-97, 2003.

149. McLester, JR, Bishop, P, and Guilliams, ME. Comparison of 1 day and 3 days per week of equal-volume resistance training in experienced subjects. *J Strength Cond Res* 14: 273-281, 2000.

150. McMahon, G, Morse, CI, Burden, A, Winwood, K, and Onambele, GL. Muscular adaptations and insulin-like growth factor-I (IGF-I) responses to resistance training are stretch-mediated. *Muscle Nerve* , 2013.

151. McMahon, GE, Morse, CI, Burden, A, Winwood, K, and Onambele, GL. Impact of range of motion during ecologically valid resistance training protocols on muscle size, subcutaneous fat, and strength. *J. Strength Cond Res.* 28: 245-255, 2014.

152. Medeiros, HS Jr, Mello, RS, Amorim, MZ, Koch, AJ, and Machado, M. Planned intensity reduction to maintain repetitions within recommended hypertrophy range. *Int. J. Sports Physiol. Perform.* 8: 384-390, 2013.

153. Mitchell, CJ, Churchward-Venne, TA, West, DD, Burd, NA, Breen, L, Baker, SK, and Phillips, SM. Resistance exercise load does not determine training-mediated hypertrophic gains in young men. *J. Appl. Physiol.*, 2012.

154. Miyamoto, N, Wakahara, T, Ema, R, and Kawakami, Y. Non-uniform muscle oxygenation despite uniform neuromuscular activity within the vastus lateralis during fatiguing heavy resistance exercise. *Clin. Physiol. Funct. Imaging* , 2013.

155. Mookerjee, S, and Ratamess, N. Comparison of strength differences and joint action durations between full and partial range-of-motion bench press exercise. *J Strength Cond Res* 13: 76-81, 1999.

156. Moore, DR, Young, M, and Phillips, SM. Similar increases in muscle size and strength in young men after training with maximal shortening or lengthening contractions when matched for total work. *Eur. J. Appl. Physiol.* 112: 1587-1592, 2012.

157. Moore, DR, Phillips, SM, Babraj, JA, Smith, K, and Rennie, MJ. Myofibrillar and collagen protein synthesis in human skeletal muscle in young men after maximal shortening and lengthening contractions. *Am. J. Physiol. Endocrinol. Metab.* 288: 1153-1159, 2005.

158. Morton, RW, Sonne, MW, Farias Zuniga, A, Mohammad, IYZ, Jones, A, McGlory, C, Keir, PJ, Potvin, JR, and Phillips, SM. Muscle fibre activation is unaffected by load and repetition duration when resistance exercise is performed to task failure. *J. Physiol.* 597: 4601-4613, 2019.

159. Muddle, TWD, Colquhoun, RJ, Magrini, MA, Luera, MJ, DeFreitas, JM, and Jenkins, NDM. Effects of fatiguing, submaximal high- versus low-torque isometric exercise on motor unit recruitment and firing behavior. *Physiol. Rep.* 6: e13675, 2018.

160. Munn, J, Herbert, RD, Hancock, MJ, and Gandevia, SC. Resistance training for strength: effect of number of sets and contraction speed. *Med. Sci. Sports Exerc.* 37: 1622-1626, 2005.

161. Murlasits, Z, Reed, J, and Wells, K. Effect of resistance training frequency on physiological adaptations in older adults. *Journal of Exercise Science & Fitness* 10: 28-32, 2012.

162. Nardone, A, and Schieppati, M. Shift of activity from slow to fast muscle during voluntary lengthening contractions of the triceps surae muscles in humans. *J. Physiol. (Lond.)* 395: 363-381, 1988.

163. Narici, MV, Hoppeler, H, Kayser, B, Landoni, L, Claassen, H, Gavardi, C, Conti, M, and Cerretelli, P. Human quadriceps cross-sectional area, torque and neural activation during 6 months strength training. *Acta Physiol. Scand.* 157: 175-186, 1996.

164. Nascimento, MAD, Gerage, AM, Silva, DRPD, Ribeiro, AS, Machado, DGDS, Pina, FLC, Tomeleri, CM, Venturini, D, Barbosa, DS, Mayhew, JL, and Cyrino, ES. Effect of resistance training with different frequencies and subsequent detraining on muscle mass and appendicular lean soft tissue, IGF-1, and testosterone in older women. *Eur. J. Sport. Sci.* : 1-9, 2018.

165. Neils, CM, Udermann, BE, Brice, GA, Winchester, JB, and McGuigan, MR. Influence of contraction velocity in untrained individuals over the initial early phase of resistance training. *J. Strength Cond Res.* 19: 883-887, 2005.

166. Nicholson, G, Mcloughlin, G, Bissas, A, and Ispoglou, T. Do the acute biochemical and neuromuscular responses justify the classification of strength and hypertrophy-type resistance exercise? *J. Strength Cond Res.*, 2014.

167. Nickols-Richardson, SM, Miller, LE, Wootten, DF, Ramp, WK, and Herbert, WG. Concentric and eccentric isokinetic resistance training similarly increases muscular strength, fat-free soft tissue mass, and specific bone mineral measurements in young women. *Osteoporos. Int.* 18: 789-796, 2007.

168. Nobrega, SR, Ugrinowitsch, C, Pintanel, L, Barcelos, C, and Libardi, CA. Effect of Resistance Training to Muscle Failure vs. Volitional Interruption at High- and Low-Intensities on Muscle Mass and Strength. *J. Strength Cond Res.* 32: 162-169, 2018.

169. Nogueira, W, Gentil, P, Mello, SN, Oliveira, RJ, Bezerra, AJ, and Bottaro, M. Effects of power training on muscle thickness of older men. *Int. J. Sports Med.* 30: 200-204, 2009.

170. Noorkoiv, M, Nosaka, K, and Blazevich, AJ. Neuromuscular adaptations associated with knee joint angle-specific force change. *Med. Sci. Sports Exerc.* 46: 1525-1537, 2014.

171. Ochi, E, Maruo, M, Tsuchiya, Y, Ishii, N, Miura, K, and Sasaki, K. Higher Training Frequency Is Important for Gaining Muscular Strength Under Volume-Matched Training. *Front. Physiol.* 9: 744, 2018.

172. Ogasawara, R, Loenneke, JP, Thiebaud, RS, and Abe, T. Low-Load Bench Press Training to Fatigue Results in Muscle Hypertrophy Similar to High-Load Bench Press Training. *Int J Clin Med.* 4: 114-121, 2013.

173. Ogborn, D, and Schoenfeld, BJ. The role of fber types in muscle hypertrophy: Implications for loading strategies. *Strength Cond J* 36: 20-25, 2014.

174. Ostrowski, K, Wilson, GJ, Weatherby, R, Murphy, PW, and Little, AD. The effect of weight training volume on hormonal output and muscular size and function. *J Strength Cond Res* 11: 149-154, 1997.

175. Pareja-Blanco, F, Rodriguez-Rosell, D, Sanchez-Medina, L, Sanchis-Moysi, J, Dorado, C, Mora-Custodio, R, Yanez-Garcia, JM, Morales-Alamo, D, Perez-Suarez, I, Calbet, JAL, and Gonzalez-Badillo, JJ. Effects of velocity loss during resistance training on athletic performance, strength gains and muscle adaptations. *Scand. J. Med. Sci. Sports* 27: 724-735, 2017.

176. Peterson, MD, Rhea, MR, and Alvar, BA. Applications of the dose-response for muscular strength development: a review of meta-analytic efficacy and reliability for designing training prescription. *J. Strength Cond Res.* 19: 950-958, 2005.

177. Phillips, SM, Tipton, KD, Aarsland, A, Wolf, SE, and Wolfe, RR. Mixed muscle protein synthesis and breakdown after resistance exercise in humans. *Am. J. Physiol.* 273: E99-107, 1997.

178. Piirainen, JM, Tanskanen, M, Nissila, J, Kaarela, J, Vaarala, A, Sippola, N, and Linnamo, V. Effects of a heart rate-based recovery period on hormonal, neuromuscular, and aerobic performance responses during 7 weeks of strength training in men. *J. Strength Cond Res.* 25: 2265-2273, 2011.

179. Pina, FLC, Nunes, JP, Nascimento, MA, Ribeiro, AS, Mayhew, JL, and Cyrino, ES. Similar Effects of 24 Weeks of Resistance Training Performed with Different Frequencies on Muscle Strength, Muscle Mass, and Muscle Quality in Older Women. *Int. J. Exerc. Sci.* 12: 623-635, 2019.

180. Pinto, RS, Gomes, N, Radaelli, R, Botton, CE, Brown, LE, and Bottaro, M. Effect of range of motion on muscle strength and thickness. *J. Strength Cond Res.* 26: 2140-2145, 2012.

181. Popov, DV, Tsvirkun, DV, Netreba, AI, Tarasova, OS, Prostova, AB, Larina, IM, Borovik, AS, and Vinogradova, OL. Hormonal adaptation determines the increase in muscle mass and strength during low-intensity strength training without relaxation. *Fiziol. Cheloveka* 32: 121-127, 2006.

182. Popov, DV, Lysenko, EA, Bachinin, AV, Miller, TF, Kurochkina, NS, Kravchenko, IV, Furalyov, VA, and Vinogradova, OL. Influence of resistance exercise intensity and metabolic stress on anabolic signaling and expression of myogenic genes in skeletal muscle. *Muscle Nerve* 51: 434-442, 2015.

183. Raastad, T, Kirketeig, A, Wolf, D, and Paulsen, G. Powerlifters improved strength and muscular adaptations to a greater extent when equal total training volume was divided into 6 compared to 3 training sessions per week. *17th annual conference of the ECSS* , 2012.

184. Radaelli, R, Botton, CE, Wilhelm, EN, Bottaro, M, Lacerda, F, Gaya, A, Moraes, K, Peruzzolo, A, Brown, LE, and Pinto, RS. Low- and high-volume strength training induces similar neuromuscular improvements in muscle quality in elderly women. *Exp. Gerontol.* 48: 710-716, 2013.

185. Radaelli, R, Botton, CE, Wilhelm, EN, Bottaro, M, Brown, LE, Lacerda, F, Gaya, A, Moraes, K, Peruzzolo, A, and Pinto, RS. Time course of low- and high-volume strength training on neuromuscular adaptations and muscle quality in older women. *Age (Dordr)* 36: 881-892, 2014.

186. Radaelli, R, Fleck, SJ, Leite, T, Leite, RD, Pinto, RS, Fernandes, L, and Simao, R. Dose Response of 1, 3 and 5 Sets of Resistance Exercise on Strength, Local Muscular Endurance and Hypertrophy. *J. Strength Cond Res.* 29: 1349-1358, 2014.

187. Radaelli, R, Wilhelm, EN, Botton, CE, Rech, A, Bottaro, M, Brown, LE, and Pinto, RS. Effects of single vs. multiple-set short-term strength training in elderly women. *Age (Dordr)* 36: 9720-014-9720-6. Epub 2014 Oct 31, 2014.

188. Rana, SR, Chleboun, GS, Gilders, RM, Hagerman, FC, Herman, JR, Hikida, RS, Kushnick, MR, Staron, RS, and Toma, K. Comparison of early phase adaptations for traditional strength and endurance, and low velocity resistance training programs in college-aged women. *J. Strength Cond Res.* 22: 119-127, 2008.

189. Ratamess, NA, Falvo, MJ, Mangine, GT, Hoffman, JR, Faigenbaum, AD, and Kang, J. The effect of rest interval length on metabolic responses to the bench press exercise. *Eur. J. Appl. Physiol.* 100: 1-17, 2007.

190. Reeves, ND, Maganaris, CN, Longo, S, and Narici, MV. Differential adaptations to eccentric versus conventional resistance training in older humans. *Exp. Physiol.* 94: 825-833, 2009.

191. Rhea, MR, Alvar, BA, Ball, SD, and Burkett, LN. Three sets of weight training superior to 1 set with equal intensity for eliciting strength. *J. Strength Cond Res.* 16: 525-529, 2002.

192. Ribeiro, AS, Souza, MF, Pina, FLC, Nascimento, MA, dos Santos, L, Antunes, M, Schoenfeld, BJ, and Cyrino, ES. Resistance training in older women: comparison of single vs. multiple sets on muscle strength and body composition. *Isokinetics and Exercise Science* 23: 53-60, 2015.

193. Ribeiro, AS, Schoenfeld, BJ, Silva, DR, Pina, FL, Guariglia, DA, Porto, M, Maesta, N, Burini, RC, and Cyrino, ES. Effect of Two- Versus Three-Way Split Resistance Training Routines on Body Composition and Muscular Strength in Bodybuilders: A Pilot Study. *Int. J. Sport Nutr. Exerc. Metab.*, 2015.

194. Richardson, DL, Duncan, MJ, Jimenez, A, Juris, PM, and Clarke, ND. Effects of movement velocity and training frequency of resistance exercise on functional performance in older adults: a randomised controlled trial. *Eur. J. Sport. Sci.* : 1-13, 2018.

195. Robbins, DW, Goodale, TL, Docherty, D, Behm, DG, and Tran, QT. The effects of load and training pattern on acute neuromuscular responses in the upper body. *J. Strength Cond Res.* 24: 2996-3007, 2010.

196. Ronnestad, BR, Egeland, W, Kvamme, NH, Refsnes, PE, Kadi, F, and Raastad, T. Dissimilar effects of one- and three-set strength training on strength and muscle mass gains in upper and lower body in untrained subjects. *J. Strength Cond Res.* 21: 157-163, 2007.

197. Ronnestad, BR, Nygaard, H, and Raastad, T. Physiological elevation of endogenous hormones results in superior strength training adaptation. *Eur. J. Appl. Physiol.* 111: 2249-2259, 2011.

198. Roschel, H, Ugrinowistch, C, Barroso, R, Batista, MA, Souza, EO, Aoki, MS, Siqueira-Filho, MA, Zanuto, R, Carvalho, CR, Neves, M, Mello, MT, and Tricoli, V. Effect of eccentric exercise velocity on akt/mtor/p70(s6k) signaling in human skeletal muscle. *Appl. Physiol. Nutr. Metab.* 36: 283-290, 2011.

199. Ruas, CV, Brown, LE, Lima, CD, Gregory Haff, G, and Pinto, RS. Different Muscle Action Training Protocols on Quadri-

ceps-Hamstrings Neuromuscular Adaptations. *Int. J. Sports Med.* 39: 355-365, 2018.

200. Sampson, JA, and Groeller, H. Is repetition failure critical for the development of muscle hypertrophy and strength? *Scand. J. Med. Sci. Sports*, 2015.

201. Saric, J, Lisica, D, Orlic, I, Grgic, J, Krieger, JW, Vuk, S, and Schoenfeld, BJ. Resistance training frequencies of 3 and 6 times per week produce similar muscular adaptations in resistance-trained men. *Journal of Strength and Conditioning Research* doi: 10.1519/JSC.0000000000002909. [Epub ahead of print], 2018.

202. Schoenfeld, B. The use of specialized training techniques to maximize muscle hypertrophy. *Strength Cond J* 33: 60-65, 2011.

203. Schoenfeld, BJ, Contreras, B, Vigotsky, A, Sonmez, GT, and Fontana, F. Upper body muscle activation during low- versus high-load resistance exercise in the bench press. *Isokinetics and Exercise Science* 24: 217-224, 2016.

204. Schoenfeld, BJ, Pope, ZK, Benik, FM, Hester, GM, Sellers, J, Nooner, JL, Schnaiter, JA, Bond-Williams, KE, Carter, AS, Ross, CL, Just, BL, Henselmanns, M, and Krieger, JW. Longer inter-set rest periods enhance muscle strength and hypertrophy in resistance-trained men. *Journal of Strength and Conditioning Research* 30: 1805-1812, 2016.

205. Schoenfeld, BJ. The mechanisms of muscle hypertrophy and their application to resistance training. *J. Strength Cond Res.* 24: 2857-2872, 2010.

206. Schoenfeld, BJ. Does exercise-induced muscle damage play a role in skeletal muscle hypertrophy? *J. Strength Cond Res.* 26: 1441-1453, 2012.

207. Schoenfeld, BJ, Contreras, B, Willardson, JM, Fontana, F, and Tiryaki-Sonmez, G. Muscle activation during low- versus high-load resistance training in well-trained men. *Eur. J. Appl. Physiol.* 114: 2491-2497, 2014.

208. Schoenfeld, BJ, Ratamess, NA, Peterson, MD, Contreras, B, Tiryaki-Sonmez, G, and Alvar, BA. Effects of different volume-equated resistance training loading strategies on muscular adaptations in well-trained men. *J. Strength Cond Res.* 28: 2909-2918, 2014.

209. Schoenfeld, BJ, Ogborn, DI, and Krieger, JW. Effect of Repetition Duration During Resistance Training on Muscle Hypertrophy: A Systematic Review and Meta-Analysis. *Sports Med.*, 2015.

210. Schoenfeld, BJ, Peterson, MD, Ogborn, D, Contreras, B, and Sonmez, GT. Effects of Low- Versus High-Load Resistance Training on Muscle Strength and Hypertrophy in Well-Trained Men. *J. Strength Cond Res.* 29: 2954-2963, 2015.

211. Schoenfeld, BJ, Pope, ZK, Benik, FM, Hester, GM, Sellers, J, Nooner, JL, Schnaiter, JA, Bond-Williams, KE, Carter, AS, Ross, CL, Just, BL, Henselmans, M, and Krieger, JW. Longer inter-set rest periods enhance muscle strength and hypertrophy in resistance-trained men. *J. Strength Cond Res.*, 2015.

212. Schoenfeld, BJ, Ratamess, NA, Peterson, MD, Contreras, B, and Tiryaki-Sonmez, G. Influence of Resistance Training Frequency on Muscular Adaptations in Well-Trained Men. *J. Strength Cond Res.* 29: 1821-1829, 2015.

213. Schoenfeld, BJ, Contreras, B, Vigotsky, AD, and Peterson, M. Differential Effects of Heavy Versus Moderate Loads on Measures of Strength and Hypertrophy in Resistance-Trained Men. *J. Sports Sci. Med.* 15: 715-722, 2016.

214. Schoenfeld, BJ, Grgic, J, Ogborn, D, and Krieger, JW. Strength and Hypertrophy Adaptations Between Low- vs. High-Load Resistance Training: A Systematic Review and Meta-analysis. *J. Strength Cond Res.* 31: 3508-3523, 2017.

215. Schoenfeld, BJ, Ogborn, D, and Krieger, JW. Dose-response relationship between weekly resistance training volume and increases in muscle mass: A systematic review and meta-analysis. *J. Sports Sci.* 35: 1073-1082, 2017.

216. Schoenfeld, BJ, Ogborn, DI, Vigotsky, AD, Franchi, MV, and Krieger, JW. Hypertrophic Effects of Concentric vs. Eccentric Muscle Actions: A Systematic Review and Meta-analysis. *J. Strength Cond Res.* 31: 2599-2608, 2017.

217. Schoenfeld, BJ, Vigotsky, A, Contreras, B, Golden, S, Alto, A, Larson, R, Winkelman, N, and Paoli, A. Differential effects of attentional focus strategies during long-term resistance training. *Eur. J. Sport. Sci.* 18: 705-712, 2018.

218. Schoenfeld, BJ, Contreras, B, Krieger, J, Grgic, J, Delcastillo, K, Belliard, R, and Alto, A. Resistance Training Volume Enhances Muscle Hypertrophy but Not Strength in Trained Men. *Med. Sci. Sports Exerc.* 51: 94-103, 2019.

219. Schoenfeld, BJ, Grgic, J, and Krieger, J. How many times per week should a muscle be trained to maximize muscle hypertrophy? A systematic review and meta-analysis of studies examining the effects of resistance training frequency. *J. Sports Sci.* 37: 1286-1295, 2019.

220. Schott, J, McCully, K, and Rutherford, OM. The role of metabolites in strength training. II. Short versus long isometric contractions. *Eur. J. Appl. Physiol. Occup. Physiol.* 71: 337-341, 1995.

221. Schuenke, MD, Herman, JR, Gliders, RM, Hagerman, FC, Hikida, RS, Rana, SR, Ragg, KE, and Staron, RS. Early-phase muscular adaptations in response to slow-speed versus traditional resistance-training regimens. *Eur. J. Appl. Physiol.* 112: 3585-3595, 2012.

222. Scott, BR, Slattery, KM, and Dascombe, BJ. Intermittent hypoxic resistance training: Is metabolic stress the key moderator? *Med. Hypotheses* 84: 145-149, 2015.

223. Segal, RL. Neuromuscular compartments in the human biceps brachii muscle. *Neurosci. Lett.* 140: 98-102, 1992.

224. Seger, JY, Arvidsson, B, and Thorstensson, A. Specific effects of eccentric and concentric training on muscle strength and morphology in humans. *Eur. J. Appl. Physiol. Occup. Physiol.* 79: 49-57, 1998.

225. Senna, GW, Figueiredo, T, Scudese, E, Baffi, M, Carneiro, F, Moraes, E, Miranda, H, and Simão, R. Influence of different rest interval lengths in multi-joint and single-joint exercises on repetition performance, perceived exertion, and blood lactate. *Journal of Exercise Physiology* 15: 96-106, 2012.

226. Serra, R, Saavedra, F, Jotta, B, Novaes, J, Cardozo, D, Alves, H, Dias, M, and Simao, R. The Influence Weekly Resistance Training Frequency on Strength and Body Composition. *International Journal of Sports Science* 8: 19-24, 2018.

227. Seynnes, OR, de Boer, M, and Narici, MV. Early skeletal muscle hypertrophy and architectural changes in response to high-intensity resistance training. *J. Appl. Physiol.* 102: 368-373, 2007.

228. Shepstone, TN, Tang, JE, Dallaire, S, Schuenke, MD, Staron, RS, and Phillips, SM. Short-term high- vs. low-velocity isokinetic lengthening training results in greater hypertrophy of the elbow flexors in young men. *J. Appl. Physiol. (1985)* 98: 1768-1776, 2005.

229. Shibata, K, Takizawa, K, Nosaka, K, and Mizuno, M. Effects of Prolonging Eccentric Phase Duration in Parallel Back-Squat Training to Momentary Failure on Muscle Cross-Sectional Area, Squat One Repetition Maximum, and Performance Tests in University Soccer Players. *J. Strength Cond Res.* , 2018.

230. Signorile, JF, Lew, KM, Stoutenberg, M, Pluchino, A, Lewis, JE, and Gao, J. Range of motion and leg rotation affect elec-

tromyography activation levels of the superficial quadriceps muscles during leg extension. *J. Strength Cond Res.* 28: 2536-2545, 2014.

231. Simao, R, Spineti, J, de Salles, BF, Oliveira, LF, Matta, T, Miranda, F, Miranda, H, and Costa, PB. Influence of exercise order on maximum strength and muscle thickness in untrained men. *J. Sports Sci. Med.* 9: 1-7, 2010.

232. Simao, R, de Salles, BF, Figueiredo, T, Dias, I, and Willardson, JM. Exercise order in resistance training. *Sports Med.* 42: 251-265, 2012.

233. Smith, RC, and Rutherford, OM. The role of metabolites in strength training. I. A comparison of eccentric and concentric contractions. *Eur. J. Appl. Physiol. Occup. Physiol.* 71: 332-336, 1995.

234. Snyder, BJ, and Fry, WR. Effect of verbal instruction on muscle activity during the bench press exercise. *J. Strength Cond Res.* 26: 2394-2400, 2012.

235. Sooneste, H, Tanimoto, M, Kakigi, R, Saga, N, and Katamoto, S. Effects of training volume on strength and hypertrophy in young men. *J. Strength Cond Res.* 27: 8-13, 2013.

236. Souza-Junior, TP, Willardson, JM, Bloomer, R, Leite, RD, Fleck, SJ, Oliveira, PR, and Simao, R. Strength and hypertrophy responses to constant and decreasing rest intervals in trained men using creatine supplementation. *J. Int. Soc. Sports Nutr.* 8: 17-2783-8-17, 2011.

237. Spiering, BA, Kraemer, WJ, Anderson, JM, Armstrong, LE, Nindl, BC, Volek, JS, and Maresh, CM. Resistance exercise biology: manipulation of resistance exercise programme variables determines the responses of cellular and molecular signalling pathways. *Sports Med.* 38: 527-540, 2008.

238. Spineti, J, de Salles, BF, Rhea, MR, Lavigne, D, Matta, T, Miranda, F, Fernandes, L, and Simao, R. Influence of exercise order on maximum strength and muscle volume in nonlinear periodized resistance training. *J. Strength Cond Res.* 24: 2962-2969, 2010.

239. Starkey, DB, Pollock, ML, Ishida, Y, Welsch, MA, Brechue, WF, Graves, JE, and Feigenbaum, MS. Effect of resistance training volume on strength and muscle thickness. *Med. Sci. Sports Exerc.* 28: 1311-1320, 1996.

240. Stefanaki, DGA, Dzulkarnain, A, and Gray, SR. Comparing the effects of low and high load resistance exercise to failure on adaptive responses to resistance exercise in young women. *J. Sports Sci.* 37: 1375-1380, 2019.

241. Taaffe, DR, Duret, C, Wheeler, S, and Marcus, R. Once-weekly resistance exercise improves muscle strength and neuromuscular performance in older adults. *J. Am. Geriatr. Soc.* 47: 1208-1214, 1999.

242. Takarada, Y, Takazawa, H, Sato, Y, Takebayashi, S, Tanaka, Y, and Ishii, N. Effects of resistance exercise combined with moderate vascular occlusion on muscular function in humans. *J. Appl. Physiol.* 88: 2097-2106, 2000.

243. Tang, JE, Perco, JG, Moore, DR, Wilkinson, SB, and Phillips, SM. Resistance training alters the response of fed state mixed muscle protein synthesis in young men. *Am. J. Physiol. Regul. Integr. Comp. Physiol.* 294: R172-8, 2008.

244. Tanimoto, M, and Ishii, N. Effects of low-intensity resistance exercise with slow movement and tonic force generation on muscular function in young men. *J. Appl. Physiol.* 100: 1150-1157, 2006.

245. Tanimoto, M, Sanada, K, Yamamoto, K, Kawano, H, Gando, Y, Tabata, I, Ishii, N, and Miyachi, M. Effects of whole-body low-intensity resistance training with slow movement and tonic force generation on muscular size and strength in young men. *J. Strength Cond Res.* 22: 1926-1938, 2008.

246. Tavares, LD, de Souza, EO, Ugrinowitsch, C, Laurentino, GC, Roschel, H, Aihara, AY, Cardoso, FN, and Tricoli, V. Effects of different strength training frequencies during reduced training period on strength and muscle cross-sectional area. *Eur. J. Sport. Sci.* 17: 665-672, 2017.

247. Taylor, LW, Wilborn, CD, Kreider, RB, and Willoughby, DS. Effects of resistance exercise intensity on extracellular signal-regulated kinase 1/2 mitogen-activated protein kinase activation in men. *J. Strength Cond Res.* 26: 599-607, 2012.

248. Tee, JC, Bosch, AN, and Lambert, MI. Metabolic consequences of exercise-induced muscle damage. *Sports Med.* 37: 827-836, 2007.

249. Teodoro, JL, da Silva, LXN, Fritsch, CG, Baroni, BM, Grazioli, R, Boeno, FP, Lopez, P, Gentil, P, Bottaro, M, Pinto, RS, Izquierdo, M, and Cadore, EL. Concurrent training performed with and without repetitions to failure in older men: A randomized clinical trial. *Scand. J. Med. Sci. Sports* 29: 1141-1152, 2019.

250. ter Haar Romeny, BM, Denier van der Gon, JJ, and Gielen, CC. Changes in recruitment order of motor units in the human biceps muscle. *Exp. Neurol.* 78: 360-368, 1982.

251. ter Haar Romeny, BM, van der Gon, JJ, and Gielen, CC. Relation between location of a motor unit in the human biceps brachii and its critical firing levels for different tasks. *Exp. Neurol.* 85: 631-650, 1984.

252. Terzis, G, Spengos, K, Mascher, H, Georgiadis, G, Manta, P, and Blomstrand, E. The degree of p70 S6k and S6 phosphorylation in human skeletal muscle in response to resistance exercise depends on the training volume. *Eur. J. Appl. Physiol.* 110: 835-843, 2010.

253. Tesch, PA, Ploutz-Snyder, LL, Ystrom, L, Castro, MJ, and Dudley, GA. Skeletal muscle glycogen loss evoked by resistance exercise. *Journal of Strength and Conditioning Research* : 67-73, 1998.

254. Thomas, MH, and Burns, SP. Increasing Lean Mass and Strength: A Comparison of High Frequency Strength Training to Lower Frequency Strength Training. *Int. J. Exerc. Sci.* 9: 159-167, 2016.

255. Tomeleri, CM, Ribeiro, AS, Nunes, JP, Schoenfeld, BJ, Souza, MF, Schiavoni, D, Junior, PS, Cavaglieri, CR, Cunha, PM, Venturini, D, and Barbosa, DS. Influence of Resistance Training Exercise Order on Muscle Strength, Hypertrophy, and Anabolic Hormones in Older Women: A Randomized Controlled Trial. *Journal of Strength and Conditioning Research* doi: 10.1519/JSC.0000000000003147, 2019.

256. Turpela, M, Häkkinen, K, Haff, GG, and Walker, S. Effects of different strength training frequencies on maximum strength, body composition and functional capacity in healthy older individuals. *Exp. Gerontol.* 98: 13-21, 2017.

257. Valamatos, MJ, Tavares, F, Santos, RM, Veloso, AP, and Mil-Homens, P. Influence of full range of motion vs. equalized partial range of motion training on muscle architecture and mechanical properties. *Eur. J. Appl. Physiol.* 118: 1969-1983, 2018.

258. Van Roie, E, Delecluse, C, Coudyzer, W, Boonen, S, and Bautmans, I. Strength training at high versus low external resistance in older adults: effects on muscle volume, muscle strength, and force-velocity characteristics. *Exp. Gerontol.* 48: 1351-1361, 2013.

259. Vikne, H, Refsnes, PE, Ekmark, M, Medbo, JI, Gundersen, V, and Gundersen, K. Muscular performance after concentric and eccentric exercise in trained men. *Med. Sci. Sports Exerc.* 38: 1770-1781, 2006.

260. Villanueva, MG, Lane, CJ, and Schroeder, ET. Short rest interval lengths between sets optimally enhance body

composition and performance with 8 weeks of strength resistance training in older men. *Eur. J. Appl. Physiol.* 115: 295-308, 2015.

261. Vissing, K, Rahbek, SK, Lamon, S, Farup, J, Stefanetti, RJ, Wallace, MA, Vendelbo, MH, and Russell, A. Effect of resistance exercise contraction mode and protein supplementation on members of the STARS signalling pathway. *J. Physiol.* 591: 3749-3763, 2013.
262. Wakahara, T, Miyamoto, N, Sugisaki, N, Murata, K, Kanehisa, H, Kawakami, Y, Fukunaga, T, and Yanai, T. Association between regional differences in muscle activation in one session of resistance exercise and in muscle hypertrophy after resistance training. *Eur. J. Appl. Physiol.* 112: 1569-1576, 2012.
263. Wakahara, T, Fukutani, A, Kawakami, Y, and Yanai, T. Nonuniform muscle hypertrophy: its relation to muscle activation in training session. *Med. Sci. Sports Exerc.* 45: 2158-2165, 2013.
264. Watanabe, Y, Tanimoto, M, Ohgane, A, Sanada, K, Miyachi, M, and Ishii, N. Increased muscle size and strength from slow-movement, low-intensity resistance exercise and tonic force generation. *J. Aging Phys. Act.* 21: 71-84, 2013.
265. Watanabe, Y, Madarame, H, Ogasawara, R, Nakazato, K, and Ishii, N. Effect of very low-intensity resistance training with slow movement on muscle size and strength in healthy older adults. *Clin. Physiol. Funct. Imaging* 34: 463-470, 2014.
266. Weiss, LW, Coney, HD, and Clark, FC. Gross measures of exercise-induced muscular hypertrophy. *J. Orthop. Sports Phys. Ther.* 30: 143-148, 2000.
267. Wernbom, M, Augustsson, J, and Thomee, R. The influence of frequency, intensity, volume and mode of strength training on whole muscle cross-sectional area in humans. *Sports Med.* 37: 225-264, 2007.
268. West, DW, Burd, NA, Tang, JE, Moore, DR, Staples, AW, Holwerda, AM, Baker, SK, and Phillips, SM. Elevations in ostensibly anabolic hormones with resistance exercise enhance neither training-induced muscle hypertrophy nor strength of the elbow flexors. *J. Appl. Physiol.* 108: 60-67, 2010.
269. West, DW, Cotie, LM, Mitchell, CJ, Churchward-Venne, TA, MacDonald, MJ, and Phillips, SM. Resistance exercise order does not determine postexercise delivery of testosterone, growth hormone, and IGF-1 to skeletal muscle. *Appl. Physiol. Nutr. Metab.* 38: 220-226, 2013.
270. Westcott, WL, Winett, RA, Anderson, ES, Wojcik, JR, Loud, RL, Cleggett, E, and Glover, S. Effects of regular and slow speed resistance training on muscle strength. *J. Sports Med. Phys. Fitness* 41: 154-158, 2001.
271. Wickiewicz, TL, Roy, RR, Powell, PL, and Edgerton, VR. Muscle architecture of the human lower limb. *Clin. Orthop. Relat. Res.* (179): 275-283, 1983.
272. Willardson, JM, Norton, L, and Wilson, G. Training to failure and beyond in mainstream resistance exercise programs. *Strength Cond J* 32: 21-29, 2010.
273. Woodley, SJ, and Mercer, SR. Hamstring muscles: architecture and innervation. *Cells Tissues Organs* 179: 125-141, 2005.
274. Young, WB, and Bilby, GE. The effect of voluntary effort to influence speed of contraction on strength, muscular power, and hypertrophy development. *Journal of Strength and Conditioning Research* 7: 172-178, 1993.
275. Yue, FL, Karsten, B, Larumbe-Zabala, E, Seijo, M, and Naclerio, F. Comparison of 2 weekly-equalized volume resistance-training routines using different frequencies on body composition and performance in trained males. *Appl. Physiol. Nutr. Metab.* 43: 475-481, 2018.
276. Zaroni, RS, Brigatto, FA, Schoenfeld, BJ, Braz, TV, Benvenutti, JC, Germano, MD, Marchetti, PH, Aoki, MS, and Lopes, CR. High Resistance-Training Frequency Enhances Muscle Thickness in Resistance-Trained Men. *Journal of Strength and Conditioning Research* Published Ahead-of-Print, 2018.
277. Zourdos, MC, Klemp, A, Dolan, C, Quiles, JM, Schau, KA, Jo, E, Helms, E, Esgro, B, Duncan, S, Garcia Merino, S, and Blanco, R. Novel Resistance Training-Specific Rating of Perceived Exertion Scale Measuring Repetitions in Reserve. *J. Strength Cond Res.* 30: 267-275, 2016.

Chapter 5

1. Akagi, R, and Takahashi, H. Effect of a 5-week static stretching program on hardness of the gastrocnemius muscle. *Scand. J. Med. Sci. Sports* 24: 950-957, 2014.
2. Alway, SE, Winchester, PK, Davis, ME, and Gonyea, WJ. Regionalized adaptations and muscle fiber proliferation in stretch-induced enlargement. *J. Appl. Physiol. (1985)* 66: 771-781, 1989.
3. Andersen, LL, Magnusson, SP, Nielsen, M, Haleem, J, Poulsen, K, and Aagaard, P. Neuromuscular activation in conventional therapeutic exercises and heavy resistance exercises: implications for rehabilitation. *Phys. Ther.* 86: 683-697, 2006.
4. Angleri, V, Ugrinowitsch, C, and Libardi, CA. Crescent pyramid and drop-set systems do not promote greater strength gains, muscle hypertrophy, and changes on muscle architecture compared with traditional resistance training in well-trained men. *Eur. J. Appl. Physiol.* 117: 359-369, 2017.
5. Antonio, J, and Gonyea, WJ. Progressive stretch overload of skeletal muscle results in hypertrophy before hyperplasia. *J. Appl. Physiol. (1985)* 75: 1263-1271, 1993.
6. Assis-Pereira, PE, Motoyama, YL, Esteves, GJ, Quinelato, WC, Botter, L, Tanaka, KH, and Azevedo, P. Resistance training with slow speed of movement is better for hypertrophy and muscle strength gains than fast speed of movement. *Int J Appl Exerc Physiol* 5: 37-43, 2016.
7. Augustsson, J, Thomee, R, Hornstedt, P, Lindblom, J, Karlsson, J, and Grimby, G. Effect of pre-exhaustion exercise on lower-extremity muscle activation during a leg press exercise. *J. Strength Cond Res.* 17: 411-416, 2003.
8. Bleakley, C, McDonough, S, Gardner, E, Baxter, GD, Hopkins, JT, and Davison, GW. Cold-water immersion (cryotherapy) for preventing and treating muscle soreness after exercise. *Cochrane Database Syst. Rev.* (2):CD008262. doi: CD008262, 2012.
9. Bleakley, CM, and Davison, GW. What is the biochemical and physiological rationale for using cold-water immersion in sports recovery? A systematic review. *Br. J. Sports Med.* 44: 179-187, 2010.
10. Brennecke, A, Guimaraes, TM, Leone, R, Cadarci, M, Mochizuki, L, Simao, R, Amadio, AC, and Serrao, JC. Neuromuscular activity during bench press exercise performed with and without the preexhaustion method. *J. Strength Cond Res.* 23: 1933-1940, 2009.
11. Brentano, MA, Umpierre, D, Santos, LP, Lopes, AL, Radaelli, R, Pinto, RS, and Kruel, LFM. Muscle Damage and Muscle Activity Induced by Strength Training Super-Sets in Physically Active Men. *J. Strength Cond Res.* 31: 1847-1858, 2017.
12. Broatch, JR, Petersen, A, and Bishop, DJ. The Influence of Post-Exercise Cold-Water Immersion on Adaptive Responses to Exercise: A Review of the Literature. *Sports Med.* 48: 1369-1387, 2018.
13. Cheng, AJ. Cooling down the use of cryotherapy for post-exercise skeletal muscle recovery. *Temperature (Austin)* 5: 103-105, 2018.

14. Drinkwater, EJ, Latella, C, Wilsmore, C, Bird, SP, and Skein, M. Foam Rolling as a Recovery Tool Following Eccentric Exercise: Potential Mechanisms Underpinning Changes in Jump Performance. *Front. Physiol.* 10: 768, 2019.

15. Dupuy, O, Douzi, W, Theurot, D, Bosquet, L, and Dugue, B. An Evidence-Based Approach for Choosing Post-exercise Recovery Techniques to Reduce Markers of Muscle Damage, Soreness, Fatigue, and Inflammation: A Systematic Review With Meta-Analysis. *Front. Physiol.* 9: 403, 2018.

16. Lima, KM, Carneiro, SP, de Souza Alves, D, Peixinho, CC, and de Oliveira, LF. Assessment of muscle architecture of the biceps femoris and vastus lateralis by ultrasound after a chronic stretching program. *Clin. J. Sport Med.* 25: 55-60, 2015.

17. Eliasson, J, Elfegoun, T, Nilsson, J, Kohnke, R, Ekblom, B, and Blomstrand, E. Maximal lengthening contractions increase p70 S6 kinase phosphorylation in human skeletal muscle in the absence of nutritional supply. *Am. J. Physiol. Endocrinol. Metab.* 291: 1197-1205, 2006.

18. Ema, R, Wakahara, T, Miyamoto, N, Kanehisa, H, and Kawakami, Y. Inhomogeneous architectural changes of the quadriceps femoris induced by resistance training. *Eur. J. Appl. Physiol.* 113: 2691-2703, 2013.

19. Ema, R, Sakaguchi, M, Akagi, R, and Kawakami, Y. Unique activation of the quadriceps femoris during single- and multi-joint exercises. *Eur. J. Appl. Physiol.* 116: 1031-1041, 2016.

20. Evangelista, AL, De Souza, EO, Moreira, DCB, Alonso, AC, Teixeira, CVS, Wadhi, T, Rauch, J, Bocalini, DS, Pereira, PEA, and Greve, JMD. Interset Stretching vs. Traditional Strength Training: Effects on Muscle Strength and Size in Untrained Individuals. *J. Strength Cond Res.*, 2019.

21. Figueiredo, VC, Roberts, LA, Markworth, JF, Barnett, MP, Coombes, JS, Raastad, T, Peake, JM, and Cameron-Smith, D. Impact of resistance exercise on ribosome biogenesis is acutely regulated by post-exercise recovery strategies. *Physiol. Rep.* 4: 10.14814/phy2.12670, 2016.

22. Figueiredo, VC, and McCarthy, JJ. Regulation of Ribosome Biogenesis in Skeletal Muscle Hypertrophy. *Physiology (Bethesda)* 34: 30-42, 2019.

23. Fink, J, Schoenfeld, BJ, Kikuchi, N, and Nakazato, K. Effects of drop set resistance training on acute stress indicators and long-term muscle hypertrophy and strength. *J. Sports Med. Phys. Fitness*, 2017.

24. Fisher, JP, Carlson, L, Steele, J, and Smith, D. The effects of pre-exhaustion, exercise order, and rest intervals in a full-body resistance training intervention. *Appl. Physiol. Nutr. Metab.* 39: 1265-1270, 2014.

25. Fisher, JP, Carlson, L, and Steele, J. The Effects of Breakdown Set Resistance Training on Muscular Performance and Body Composition in Young Men and Women. *J. Strength Cond Res.* 30: 1425-1432, 2016.

26. Freitas, SR, and Mil-Homens, P. Effect of 8-week high-intensity stretching training on biceps femoris architecture. *J. Strength Cond Res.* 29: 1737-1740, 2015.

27. Friedmann, B, Kinscherf, R, Vorwald, S, Muller, H, Kucera, K, Borisch, S, Richter, G, Bartsch, P, and Billeter, R. Muscular adaptations to computer-guided strength training with eccentric overload. *Acta Physiol. Scand.* 182: 77-88, 2004.

28. Friedmann-Bette, B, Bauer, T, Kinscherf, R, Vorwald, S, Klute, K, Bischoff, D, Muller, H, Weber, MA, Metz, J, Kauczor, HU, Bartsch, P, and Billeter, R. Effects of strength training with eccentric overload on muscle adaptation in male athletes. *Eur. J. Appl. Physiol.* 108: 821-836, 2010.

29. Fujita, S, Rasmussen, BB, Cadenas, JG, Grady, JJ, and Volpi, E. Effect of insulin on human skeletal muscle protein synthesis is modulated by insulin-induced changes in muscle blood flow and amino acid availability. *Am. J. Physiol. Endocrinol. Metab.* 291: E745-54, 2006.

30. Gentil, P, Oliveira, E, de Araujo Rocha Junior, V, do Carmo, J, and Bottaro, M. Effects of exercise order on upper-body muscle activation and exercise performance. *J. Strength Cond Res.* 21: 1082-1086, 2007.

31. Golas, A, Maszczyk, A, Pietraszewski, P, Stastny, P, Tufano, JJ, and Zajac, A. Effects of Pre-exhaustion on the Patterns of Muscular Activity in the Flat Bench Press. *J. Strength Cond Res.* 31: 1919-1924, 2017.

32. Goto, K, Sato, K, and Takamatsu, K. A single set of low intensity resistance exercise immediately following high intensity resistance exercise stimulates growth hormone secretion in men. *J. Sports Med. Phys. Fitness* 43: 243-249, 2003.

33. Goto, K, Nagasawa, M, Yanagisawa, O, Kizuka, T, Ishii, N, and Takamatsu, K. Muscular adaptations to combinations of high- and low-intensity resistance exercises. *J. Strength Cond Res.* 18: 730-737, 2004.

34. Goto, K, Oda, H, Kondo, H, Igaki, M, Suzuki, A, Tsuchiya, S, Murase, T, Hase, T, Fujiya, H, Matsumoto, I, Naito, H, Sugiura, T, Ohira, Y, and Yoshioka, T. Responses of muscle mass, strength and gene transcripts to long-term heat stress in healthy human subjects. *Eur. J. Appl. Physiol.* 111: 17-27, 2011.

35. Goto, M, Nirengi, S, Kurosawa, Y, Nagano, A, and Hamaoka, T. Effects of the Drop-set and Reverse Drop-set Methods on the Muscle Activity and Intramuscular Oxygenation of the Triceps Brachii among Trained and Untrained Individuals. *J. Sports Sci. Med.* 15: 562-568, 2016.

36. Goto, M, Maeda, C, Hirayama, T, Terada, S, Nirengi, S, Kurosawa, Y, Nagano, A, and Hamaoka, T. Partial Range of Motion Exercise Is Effective for Facilitating Muscle Hypertrophy and Function Through Sustained Intramuscular Hypoxia in Young Trained Men. *J. Strength Cond Res.* 33: 1286-1294, 2019.

37. Guarascio, M, Penn, C, and Sparks, C. The Effects of Pre-exhaustion of a Secondary Synergist On a Primary Mover pf a Compound Exercise. *Journal of Orthopaedic & Sports Physical* 46: A178, 2016.

38. Hafen, PS, Abbott, K, Bowden, J, Lopiano, R, Hancock, CR, and Hyldahl, RD. Daily heat treatment maintains mitochondrial function and attenuates atrophy in human skeletal muscle subjected to immobilization. *J. Appl. Physiol. (1985)* 127: 47-57, 2019.

39. Haff, GG, Hobbs, RT, Haff, EE, Sands, WA, Pierce, KC, and Stone, MH. Cluster training: A novel method for introducing training program variation. *Strength Cond J* 1: 67-76, 2008.

40. Horwath, O, Paulsen, G, Esping, T, Seynnes, O, and Olsson, MC. Isokinetic resistance training combined with eccentric overload improves athletic performance and induces muscle hypertrophy in young ice hockey players. *J. Sci. Med. Sport*, 2019.

41. Iglesias-Soler, E, Carballeira, E, Sanchez-Otero, T, Mayo, X, and Fernandez-del-Olmo, M. Performance of maximum number of repetitions with cluster-set configuration. *Int. J. Sports Physiol. Perform.* 9: 637-642, 2014.

42. Jakobi, JM, Simpson, CL, Smart, RR, and O'Connor, B. Response to Nunes and colleagues letter: The data do not seem to support the effect of stretch training in increasing MT. *Scand. J. Med. Sci. Sports* 28: 2769-2771, 2018.

43. Junior, VA, Bottaro, M, Pereira, MC, Andrade, MM, P Junior, PR, and Carmo, JC. Electromyographic analyses of muscle

pre-activation induced by single joint exercise. *Rev. Bras. Fisioter* 14: 158-165, 2010.

44. Korak, JA, Paquette, MR, Fuller, DK, Caputo, JL, and Coons, JM. Effect of a rest-pause vs. traditional squat on electromyography and lifting volume in trained women. *Eur. J. Appl. Physiol.* 118: 1309-1314, 2018.

45. Kubo, K, Ikebukuro, T, and Yata, H. Effects of squat training with different depths on lower limb muscle volumes. *Eur. J. Appl. Physiol.*, 2019.

46. Leeder, J, Gissane, C, van Someren, K, Gregson, W, and Howatson, G. Cold water immersion and recovery from strenuous exercise: a meta-analysis. *Br. J. Sports Med.* 46: 233-240, 2012.

47. Lundberg, TR, Garcia-Gutierrez, MT, Mandic, M, Lilja, M, and Fernandez-Gonzalo, R. Regional and muscle-specific adaptations in knee extensor hypertrophy using flywheel versus conventional weight-stack resistance exercise. *Appl. Physiol. Nutr. Metab.* 44: 827-833, 2019.

48. Maia, MF, Willardson, JM, Paz, GA, and Miranda, H. Effects of different rest intervals between antagonist paired sets on repetition performance and muscle activation. *J. Strength Cond Res.* 28: 2529-2535, 2014.

49. Maroto-Izquierdo, S, Garcia-Lopez, D, and de Paz, JA. Functional and Muscle-Size Effects of Flywheel Resistance Training with Eccentric-Overload in Professional Handball Players. *J. Hum. Kinet* 60: 133-143, 2017.

50. Mawhinney, C, Jones, H, Low, DA, Green, DJ, Howatson, G, and Gregson, W. Influence of cold-water immersion on limb blood flow after resistance exercise. *Eur. J. Sport. Sci.* 17: 519-529, 2017.

51. McHugh, MP. Recent advances in the understanding of the repeated bout effect: the protective effect against muscle damage from a single bout of eccentric exercise. *Scand. J. Med. Sci. Sports* 13: 88-97, 2003.

52. McMahon, G, Morse, CI, Burden, A, Winwood, K, and Onambele, GL. Muscular adaptations and insulin-like growth factor-I (IGF-I) responses to resistance training are stretch-mediated. *Muscle Nerve*, 2013.

53. McMahon, GE, Morse, CI, Burden, A, Winwood, K, and Onambele, GL. Impact of range of motion during ecologically valid resistance training protocols on muscle size, subcutaneous fat, and strength. *J. Strength Cond Res.* 28: 245-255, 2014.

54. Menetrier, A, Beliard, S, Ravier, G, Mourot, L, Bouhaddi, M, Regnard, J, and Tordi, N. Changes in femoral artery blood flow during thermoneutral, cold, and contrast-water therapy. *J. Sports Med. Phys. Fitness* 55: 768-775, 2015.

55. Merrigan, JJ, Jones, MT, and White, JB. A Comparison of Compound Set and Traditional Set Resistance Training in Women: Changes in Muscle Strength, Endurance, Quantity, and Architecture. *Journal of Science in Sport and Exercise* : 1-9, 2019.

56. Miyazaki, M, and Esser, KA. Cellular mechanisms regulating protein synthesis and skeletal muscle hypertrophy in animals. *J. Appl. Physiol.* 106: 1367-1373, 2009.

57. Moore, DR, Phillips, SM, Babraj, JA, Smith, K, and Rennie, MJ. Myofibrillar and collagen protein synthesis in human skeletal muscle in young men after maximal shortening and lengthening contractions. *Am. J. Physiol. Endocrinol. Metab.* 288: 1153-1159, 2005.

58. Nardone, A, Romano, C, and Schieppati, M. Selective recruitment of high-threshold human motor units during voluntary isotonic lengthening of active muscles. *J. Physiol. (Lond.)* 409: 451-471, 1989.

59. Nielsen, AR, and Pedersen, BK. The biological roles of exercise-induced cytokines: IL-6, IL-8, and IL-15. *Appl. Physiol. Nutr. Metab.* 32: 833-839, 2007.

60. Norrbrand, L, Fluckey, JD, Pozzo, M, and Tesch, PA. Resistance training using eccentric overload induces early adaptations in skeletal muscle size. *Eur. J. Appl. Physiol.* 102: 271-281, 2008.

61. Oliver, JM, Jagim, AR, Sanchez, AC, Mardock, MA, Kelly, KA, Meredith, HJ, Smith, GL, Greenwood, M, Parker, JL, Riechman, SE, Fluckey, JD, Crouse, SF, and Kreider, RB. Greater gains in strength and power with intraset rest intervals in hypertrophic training. *J. Strength Cond Res.* 27: 3116-3131, 2013.

62. Oliver, JM, Kreutzer, A, Jenke, S, Phillips, MD, Mitchell, JB, and Jones, MT. Acute response to cluster sets in trained and untrained men. *Eur. J. Appl. Physiol.* 115: 2383-2393, 2015.

63. Oliver, JM, Jenke, SC, Mata, JD, Kreutzer, A, and Jones, MT. Acute Effect of Cluster and Traditional Set Configurations on Myokines Associated with Hypertrophy. *Int. J. Sports Med.* 37: 1019-1024, 2016.

64. Ozaki, H, Kubota, A, Natsume, T, Loenneke, JP, Abe, T, Machida, S, and Naito, H. Effects of drop sets with resistance training on increases in muscle CSA, strength, and endurance: a pilot study. *J. Sports Sci.* : 1-6, 2017.

65. Paz, GA, Robbins, DW, de Oliveira, CG, Bottaro, M, and Miranda, H. Volume Load and Neuromuscular Fatigue During an Acute Bout of Agonist-Antagonist Paired-Set vs. Traditional-Set Training. *J. Strength Cond Res.* 31: 2777-2784, 2017.

66. Paz, GA, Maia, MF, Salerno, VP, Coburn, J, Willardson, JM, and Miranda, H. Neuromuscular responses for resistance training sessions adopting traditional, superset, paired set and circuit methods. *J. Sports Med. Phys. Fitness* , 2019.

67. Peake, JM, Roberts, LA, Figueiredo, VC, Egner, I, Krog, S, Aas, SN, Suzuki, K, Markworth, JF, Coombes, JS, Cameron-Smith, D, and Raastad, T. The effects of cold water immersion and active recovery on inflammation and cell stress responses in human skeletal muscle after resistance exercise. *J. Physiol.* 595: 695-711, 2017.

68. Pournot, H, Bieuzen, F, Louis, J, Mounier, R, Fillard, JR, Barbiche, E, and Hausswirth, C. Time-course of changes in inflammatory response after whole-body cryotherapy multi exposures following severe exercise. *PLoS One* 6: e22748, 2011.

69. Prestes, J, Tibana, RA, de Araujo Sousa, E, da Cunha Nascimento, D, de Oliveira Rocha, P, Camarco, NF, Frade de Sousa, NM, and Willardson, JM. Strength And Muscular Adaptations Following 6 Weeks Of Rest-Pause Versus Traditional Multiple-Sets Resistance Training In Trained Subjects. *J. Strength Cond Res.* , 2017.

70. Robbins, DW, Young, WB, and Behm, DG. The effect of an upper-body agonist-antagonist resistance training protocol on volume load and efficiency. *J. Strength Cond Res.* 24: 2632-2640, 2010.

71. Robbins, DW, Young, WB, Behm, DG, Payne, WR, and Klimstra, MD. Physical performance and electromyographic responses to an acute bout of paired set strength training versus traditional strength training. *J. Strength Cond Res.* 24: 1237-1245, 2010.

72. Roberts, LA, Raastad, T, Markworth, JF, Figueiredo, VC, Egner, IM, Shield, A, Cameron-Smith, D, Coombes, JS, and Peake, JM. Post-exercise cold water immersion attenuates acute anabolic signalling and long-term adaptations in muscle to strength training. *J. Physiol.* 593: 4285-4301, 2015.

73. Schoenfeld, B. The use of specialized training techniques to maximize muscle hypertrophy. *Strength Cond J* 33: 60-65, 2011.

74. Schoenfeld, BJ, Grgic, J, Contreras, B, Delcastillo, K, Alto, A, Haun, CT, De Souza, EO, and Vigotsky, AD. To flex or rest: Does adding no-load isometric actions to the inter-set rest period in resistance training enhance muscular adaptations? *Frontiers in Physiology* doi: 10.3389/fphys.2019.01571, 2019.

75. Schoenfeld, BJ. Does exercise-induced muscle damage play a role in skeletal muscle hypertrophy? *J. Strength Cond Res.* 26: 1441-1453, 2012.

76. Schoenfeld, BJ, Ogborn, D, and Krieger, JW. Dose-response relationship between weekly resistance training volume and increases in muscle mass: A systematic review and meta-analysis. *J. Sports Sci.* : 1-10, 2016.

77. Schoenfeld, BJ, Ogborn, DI, Vigotsky, AD, Franchi, MV, and Krieger, JW. Hypertrophic Effects of Concentric vs. Eccentric Muscle Actions: A Systematic Review and Meta-analysis. *J. Strength Cond Res.* 31: 2599-2608, 2017.

78. Shepstone, TN, Tang, JE, Dallaire, S, Schuenke, MD, Staron, RS, and Phillips, SM. Short-term high- vs. low-velocity isokinetic lengthening training results in greater hypertrophy of the elbow flexors in young men. *J. Appl. Physiol. (1985)* 98: 1768-1776, 2005.

79. Shibata, K, Takizawa, K, Nosaka, K, and Mizuno, M. Effects of Prolonging Eccentric Phase Duration in Parallel Back-Squat Training to Momentary Failure on Muscle Cross-Sectional Area, Squat One Repetition Maximum, and Performance Tests in University Soccer Players. *J. Strength Cond Res.* , 2018.

80. Silva, JE, Lowery, RP, Antonio, J, McClearly, S, Rauch, J, Ormes, J, Shields, K, Sharp, M, Georges, J, Weiner, S, Joy, J, and Wilson, JM. Weighted post-set stretching increases skeletal muscle hypertrophy (NSCA 2014 annual meeting. *J Strength Cond Res* 28: 65, 2014.

81. Simpson, CL, Kim, BDH, Bourcet, MR, Jones, GR, and Jakobi, JM. Stretch training induces unequal adaptation in muscle fascicles and thickness in medial and lateral gastrocnemii. *Scand. J. Med. Sci. Sports* 27: 1597-1604, 2017.

82. Soares, EG, Brown, LE, Gomes, WA, Correa, DA, Serpa, EP, da Silva, JJ, Junior Gde, B, Fioravanti, GZ, Aoki, MS, Lopes, CR, and Marchetti, PH. Comparison Between Pre-Exhaustion and Traditional Exercise Order on Muscle Activation and Performance in Trained Men. *J. Sports Sci. Med.* 15: 111-117, 2016.

83. Torres Pirauá, AL, Barros Beltrão, N, Ximenes Santos, C, Pitangui, R, Carolina, A, and Cappato de Araújo, R. Analysis of muscle activity during the bench press exercise performed with the pre-activation method on stable and unstable surfaces. Kinesiology: International journal of fundamental and applied kinesiology. *Kinesiology* 49: 161-168, 2017.

84. Tufano, JJ, Brown, LE, and Haff, GG. Theoretical and Practical Aspects of Different Cluster Set Structures: A Systematic Review. *J. Strength Cond Res.* 31: 848-867, 2017.

85. Vicens-Bordas, J, Esteve, E, Fort-Vanmeerhaeghe, A, Bandholm, T, and Thorborg, K. Is inertial flywheel resistance training superior to gravity-dependent resistance training in improving muscle strength? A systematic review with meta-analyses. *J. Sci. Med. Sport* 21: 75-83, 2018.

86. Wackerhage, H, Schoenfeld, BJ, Hamilton, DL, Lehti, M, and Hulmi, JJ. Stimuli and sensors that initiate skeletal muscle hypertrophy following resistance exercise. *J. Appl. Physiol. (1985)* 126: 30-43, 2019.

87. Walker, S, Blazevich, AJ, Haff, GG, Tufano, JJ, Newton, RU, and Häkkinen, K. Greater Strength Gains after Training with Accentuated Eccentric than Traditional Isoinertial Loads in Already Strength-Trained Men. *Front. Physiol.* 7: 149, 2016.

88. Wallace, W, Ugrinowitsch, C, Stefan, M, Rauch, J, Barakat, C, Shields, K, Barninger, A, Barroso, R, and De Souza, EO. Repeated Bouts of Advanced Strength Training Techniques: Effects on Volume Load, Metabolic Responses, and Muscle Activation in Trained Individuals. *Sports (Basel)* 7: 10.3390/sports7010014, 2019.

89. Weakley, JJS, Till, K, Read, DB, Roe, GAB, Darrall-Jones, J, Phibbs, PJ, and Jones, B. The effects of traditional, superset, and tri-set resistance training structures on perceived intensity and physiological responses. *Eur. J. Appl. Physiol.* 117: 1877-1889, 2017.

90. Yamane, M, Ohnishi, N, and Matsumoto, T. Does Regular Post-exercise Cold Application Attenuate Trained Muscle Adaptation? *Int. J. Sports Med.* 36: 647-653, 2015.

Chapter 6

1. Ackel-D'Elia, C, Carnier, J, Bueno, CR,Jr, Campos, RM, Sanches, PL, Clemente, AP, Tufik, S, de Mello, MT, and Damaso, AR. Effects of different physical exercises on leptin concentration in obese adolescents. *Int. J. Sports Med.* 35: 164-171, 2014.

2. Adams, G, and Bamman, MM. Characterization and regulation of mechanical loading-induced compensatory muscle hypertrophy. *Comprehensive Physiology* 2829, 2012.

3. Ahtiainen, JP, Hulmi, JJ, Kraemer, WJ, Lehti, M, Pakarinen, A, Mero, AA, Karavirta, L, Sillanpaa, E, Selanne, H, Alen, M, Komulainen, J, Kovanen, V, Nyman, K, and Häkkinen, K. Strength, [corrected] endurance or combined training elicit diverse skeletal muscle myosin heavy chain isoform proportion but unaltered androgen receptor concentration in older men. *Int. J. Sports Med.* 30: 879-887, 2009.

4. Andersen, P, and Henriksson, J. Capillary supply of the quadriceps femoris muscle of man: adaptive response to exercise. *J. Physiol.* 270: 677-690, 1977.

5. Apro, W, Wang, L, Ponten, M, Blomstrand, E, and Sahlin, K. Resistance exercise induced mTORC1 signaling is not impaired by subsequent endurance exercise in human skeletal muscle. *Am. J. Physiol. Endocrinol. Metab.* 305: E22-32, 2013.

6. Atherton, PJ, Babraj, J, Smith, K, Singh, J, Rennie, MJ, and Wackerhage, H. Selective activation of AMPK-PGC-1alpha or PKB-TSC2-mTOR signaling can explain specific adaptive responses to endurance or resistance training-like electrical muscle stimulation. *FASEB J.* 19: 786-788, 2005.

7. Babcock, L, Escano, M, D'Lugos, A, Todd, K, Murach, K, and Luden, N. Concurrent aerobic exercise interferes with the satellite cell response to acute resistance exercise. *Am. J. Physiol. Regul. Integr. Comp. Physiol.* 302: R1458-65, 2012.

8. Bell, GJ, Syrotuik, D, Martin, TP, Burnham, R, and Quinney, HA. Effect of concurrent strength and endurance training on skeletal muscle properties and hormone concentrations in humans. *Eur. J. Appl. Physiol.* 81: 418-427, 2000.

9. Benziane, B, Burton, TJ, Scanlan, B, Galuska, D, Canny, BJ, Chibalin, AV, Zierath, JR, and Stepto, NK. Divergent cell signaling after short-term intensified endurance training in human skeletal muscle. *Am. J. Physiol. Endocrinol. Metab.* 295: E1427-38, 2008.

10. Bloor, CM. Angiogenesis during exercise and training. *Angiogenesis* 8: 263-271, 2005.

11. Cadore, EL, Izquierdo, M, Pinto, SS, Alberton, CL, Pinto, RS, Baroni, BM, Vaz, MA, Lanferdini, FJ, Radaelli, R, Gonzalez-Izal, M, Bottaro, M, and Kruel, LF. Neuromuscular adap-

tations to concurrent training in the elderly: effects of intrasession exercise sequence. *Age (Dordr)* 35: 891-903, 2013.

12. Carrithers, JA, Carroll, CC, Coker, RH, Sullivan, DH, and Trappe, TA. Concurrent exercise and muscle protein synthesis: implications for exercise countermeasures in space. *Aviat. Space Environ. Med.* 78: 457-462, 2007.
13. Charifi, N, Kadi, F, Feasson, L, and Denis, C. Effects of endurance training on satellite cell frequency in skeletal muscle of old men. *Muscle Nerve* 28: 87-92, 2003.
14. Chtara, M, Chaouachi, A, Levin, GT, Chaouachi, M, Chamari, K, Amri, M, and Laursen, PB. Effect of concurrent endurance and circuit resistance training sequence on muscular strength and power development. *J. Strength Cond Res.* 22: 1037-1045, 2008.
15. Cobley, JN, Bartlett, JD, Kayani, A, Murray, SW, Louhelainen, J, Donovan, T, Waldron, S, Gregson, W, Burniston, JG, Morton, JP, and Close, GL. PGC-1alpha transcriptional response and mitochondrial adaptation to acute exercise is maintained in skeletal muscle of sedentary elderly males. *Biogerontology* 13: 621-631, 2012.
16. Coffey, VG, Zhong, Z, Shield, A, Canny, BJ, Chibalin, AV, Zierath, JR, and Hawley, JA. Early signaling responses to divergent exercise stimuli in skeletal muscle from well-trained humans. *FASEB J.* 20: 190-192, 2006.
17. Coffey, VG, Jemiolo, B, Edge, J, Garnham, AP, Trappe, SW, and Hawley, JA. Effect of consecutive repeated sprint and resistance exercise bouts on acute adaptive responses in human skeletal muscle. *Am. J. Physiol. Regul. Integr. Comp. Physiol.* 297: R1441-51, 2009.
18. Coffey, VG, Pilegaard, H, Garnham, AP, O'Brien, BJ, and Hawley, JA. Consecutive bouts of diverse contractile activity alter acute responses in human skeletal muscle. *J. Appl. Physiol. (1985)* 106: 1187-1197, 2009.
19. Coggan, AR, Spina, RJ, King, DS, Rogers, MA, Brown, M, Nemeth, PM, and Holloszy, JO. Skeletal muscle adaptations to endurance training in 60- to 70-yr-old men and women. *J. Appl. Physiol. (1985)* 72: 1780-1786, 1992.
20. Collins, MA, and Snow, TK. Are adaptations to combined endurance and strength training affected by the sequence of training? *J. Sports Sci.* 11: 485-491, 1993.
21. Creer, A, Gallagher, P, Slivka, D, Jemiolo, B, Fink, W, and Trappe, S. Influence of muscle glycogen availability on ERK1/2 and Akt signaling after resistance exercise in human skeletal muscle. *J. Appl. Physiol.* 99: 950-956, 2005.
22. Davitt, PM, Pellegrino, JK, Schanzer, JR, Tjionas, H, and Arent, SM. The effects of a combined resistance training and endurance exercise program in inactive college female subjects: does order matter? *J. Strength Cond Res.* 28: 1937-1945, 2014.
23. de Souza, EO, Tricoli, V, Roschel, H, Brum, PC, Bacurau, AV, Ferreira, JC, Aoki, MS, Neves, M Jr, Aihara, AY, da Rocha Correa Fernandes, A, and Ugrinowitsch, C. Molecular adaptations to concurrent training. *Int. J. Sports Med.* 34: 207-213, 2013.
24. de Souza, EO, Tricoli, V, Aoki, MS, Roschel, H, Brum, PC, Bacurau, AV, Silva-Batista, C, Wilson, JM, Neves, M Jr, Soares, AG, and Ugrinowitsch, C. Effects of concurrent strength and endurance training on genes related to myostatin signaling pathway and muscle fiber responses. *J. Strength Cond Res.* 28: 3215-3223, 2014.
25. Di Donato, DM, West, DW, Churchward-Venne, TA, Breen, L, Baker, SK, and Phillips, SM. Influence of aerobic exercise intensity on myofibrillar and mitochondrial protein synthesis in young men during early and late postexercise recovery. *Am. J. Physiol. Endocrinol. Metab.* 306: E1025-32, 2014.
26. Donges, CE, Burd, NA, Duffield, R, Smith, GC, West, DW, Short, MJ, Mackenzie, R, Plank, LD, Shepherd, PR, Phillips, SM, and Edge, JA. Concurrent resistance and aerobic exercise stimulates both myofibrillar and mitochondrial protein synthesis in sedentary middle-aged men. *J. Appl. Physiol. (1985)* 112: 1992-2001, 2012.
27. Dreyer, HC, Fujita, S, Cadenas, JG, Chinkes, DL, Volpi, E, and Rasmussen, BB. Resistance exercise increases AMPK activity and reduces 4E-BP1 phosphorylation and protein synthesis in human skeletal muscle. *J. Physiol.* 576: 613-624, 2006.
28. Edstrom, L, and Ekblom, B. Differences in sizes of red and white muscle fibres in vastus lateralis of musculus quadriceps femoris of normal individuals and athletes. Relation to physical performance. *Scand. J. Clin. Lab. Invest.* 30: 175-181, 1972.
29. Farup, J, Kjolhede, T, Sorensen, H, Dalgas, U, Moller, AB, Vestergaard, PF, Ringgaard, S, Bojsen-Moller, J, and Vissing, K. Muscle morphological and strength adaptations to endurance vs. resistance training. *J. Strength Cond Res.* 26: 398-407, 2012.
30. Ferrara, CM, Goldberg, AP, Ortmeyer, HK, and Ryan, AS. Effects of aerobic and resistive exercise training on glucose disposal and skeletal muscle metabolism in older men. *J. Gerontol. A Biol. Sci. Med. Sci.* 61: 480-487, 2006.
31. Fyfe, JJ, Bishop, DJ, and Stepto, NK. Interference between concurrent resistance and endurance exercise: molecular bases and the role of individual training variables. *Sports Med.* 44: 743-762, 2014.
32. Fyfe, JJ, Bishop, DJ, Bartlett, JD, Hanson, ED, Anderson, MJ, Garnham, AP, and Stepto, NK. Enhanced skeletal muscle ribosome biogenesis, yet attenuated mTORC1 and ribosome biogenesis-related signalling, following short-term concurrent versus single-mode resistance training. *Sci. Rep.* 8: 560-017-18887-6, 2018.
33. Gollnick, PD, and Saltin, B. Significance of skeletal muscle oxidative enzyme enhancement with endurance training. *Clin. Physiol.* 2: 1-12, 1982.
34. Goodman, CA, Mayhew, DL, and Hornberger, TA. Recent progress toward understanding the molecular mechanisms that regulate skeletal muscle mass. *Cell. Signal.* 23: 1896-1906, 2011.
35. Gravelle, BL, and Blessing, DL. Physiological adaptation in women concurrently training for strength and endurance. *J Strength Cond Res* 14: 5-13, 2000.
36. Grgic, J, Mcllvenna, LC, Fyfe, JJ, Sabol, F, Bishop, DJ, Schoenfeld, BJ, and Pedisic, Z. Does Aerobic Training Promote the Same Skeletal Muscle Hypertrophy as Resistance Training? A Systematic Review and Meta-Analysis. *Sports Med.* 49: 233-254, 2019.
37. Harber, MP, Konopka, AR, Douglass, MD, Minchev, K, Kaminsky, LA, Trappe, TA, and Trappe, S. Aerobic exercise training improves whole muscle and single myofiber size and function in older women. *Am. J. Physiol. Regul. Integr. Comp. Physiol.* 297: R1452-9, 2009.
38. Harber, MP, Konopka, AR, Undem, MK, Hinkley, JM, Minchev, K, Kaminsky, LA, Trappe, TA, and Trappe, S. Aerobic exercise training induces skeletal muscle hypertrophy and age-dependent adaptations in myofiber function in young and older men. *J. Appl. Physiol. (1985)* 113: 1495-1504, 2012.
39. Hepple, RT, Mackinnon, SL, Goodman, JM, Thomas, SG, and Plyley, MJ. Resistance and aerobic training in older men: effects on VO2peak and the capillary supply to skeletal muscle. *J. Appl. Physiol. (1985)* 82: 1305-1310, 1997.

40. Hickson, RC. Interference of strength development by simultaneously training for strength and endurance. *Eur. J. Appl. Physiol. Occup. Physiol.* 45: 255-263, 1980.

41. Hoppeler, H. Exercise-induced ultrastructural changes in skeletal muscle. *Int. J. Sports Med.* 7: 187-204, 1986.

42. Hudelmaier, M, Wirth, W, Himmer, M, Ring-Dimitriou, S, Sanger, A, and Eckstein, F. Effect of exercise intervention on thigh muscle volume and anatomical cross-sectional areas--quantitative assessment using MRI. *Magn. Reson. Med.* 64: 1713-1720, 2010.

43. Izquierdo, M, Ibanez, J, Häkkinen, K, Kraemer, WJ, Larrion, JL, and Gorostiaga, EM. Once weekly combined resistance and cardiovascular training in healthy older men. *Med. Sci. Sports Exerc.* 36: 435-443, 2004.

44. Izquierdo, M, Häkkinen, K, Ibanez, J, Kraemer, WJ, and Gorostiaga, EM. Effects of combined resistance and cardiovascular training on strength, power, muscle cross-sectional area, and endurance markers in middle-aged men. *Eur. J. Appl. Physiol.* 94: 70-75, 2005.

45. Jagatheesan, A. Acute Effect of Continuous and Intermittent Cycling on Maximum Strength in Non-Athlete Females. *JPBMS* 8: 1-5, 2011.

46. Jones, TW, Howatson, G, Russell, M, and French, DN. Performance and neuromuscular adaptations following differing ratios of concurrent strength and endurance training. *J. Strength Cond Res.* 27: 3342-3351, 2013.

47. Jubrias, SA, Esselman, PC, Price, LB, Cress, ME, and Conley, KE. Large energetic adaptations of elderly muscle to resistance and endurance training. *J. Appl. Physiol. (1985)* 90: 1663-1670, 2001.

48. Karavirta, L, Häkkinen, A, Sillanpaa, E, Garcia-Lopez, D, Kauhanen, A, Haapasaari, A, Alen, M, Pakarinen, A, Kraemer, WJ, Izquierdo, M, Gorostiaga, E, and Häkkinen, K. Effects of combined endurance and strength training on muscle strength, power and hypertrophy in 40-67-year-old men. *Scand. J. Med. Sci. Sports* 21: 402-411, 2011.

49. Kohn, TA, Essen-Gustavsson, B, and Myburgh, KH. Specific muscle adaptations in type II fibers after high-intensity interval training of well-trained runners. *Scand. J. Med. Sci. Sports* 21: 765-772, 2011.

50. Konopka, AR, and Harber, MP. Skeletal Muscle Hypertrophy after Aerobic Exercise Training. *Exerc. Sport Sci. Rev.*, 2014.

51. Koopman, R, Zorenc, AH, Gransier, RJ, Cameron-Smith, D, and van Loon, LJ. Increase in S6K1 phosphorylation in human skeletal muscle following resistance exercise occurs mainly in type II muscle fibers. *Am. J. Physiol. Endocrinol. Metab.* 290: E1245-52, 2006.

52. Kraemer, WJ, Patton, JF, Gordon, SE, Harman, EA, Deschenes, MR, Reynolds, K, Newton, RU, Triplett, NT, and Dziados, JE. Compatibility of high-intensity strength and endurance training on hormonal and skeletal muscle adaptations. *J. Appl. Physiol. (1985)* 78: 976-989, 1995.

53. Lundberg, TR, Fernandez-Gonzalo, R, Gustafsson, T, and Tesch, PA. Aerobic exercise alters skeletal muscle molecular responses to resistance exercise. *Med. Sci. Sports Exerc.* 44: 1680-1688, 2012.

54. Lundberg, TR, Fernandez-Gonzalo, R, and Tesch, PA. Exercise-induced AMPK activation does not interfere with muscle hypertrophy in response to resistance training in men. *J. Appl. Physiol. (1985)* 116: 611-620, 2014.

55. Mascher, H, Andersson, H, Nilsson, PA, Ekblom, B, and Blomstrand, E. Changes in signalling pathways regulating protein synthesis in human muscle in the recovery period after endurance exercise. *Acta Physiol. (Oxf)* 191: 67-75, 2007.

56. Mascher, H, Ekblom, B, Rooyackers, O, and Blomstrand, E. Enhanced rates of muscle protein synthesis and elevated mTOR signalling following endurance exercise in human subjects. *Acta Physiol. (Oxf)* 202: 175-184, 2011.

57. McCarthy, JP, Pozniak, MA, and Agre, JC. Neuromuscular adaptations to concurrent strength and endurance training. *Med. Sci. Sports Exerc.* 34: 511-519, 2002.

58. Mikkola, J, Rusko, H, Izquierdo, M, Gorostiaga, EM, and Häkkinen, K. Neuromuscular and cardiovascular adaptations during concurrent strength and endurance training in untrained men. *Int. J. Sports Med.* 33: 702-710, 2012.

59. Mora-Rodriguez, R, Sanchez-Roncero, A, Fernandez-Elias, VE, Guadalupe-Grau, A, Ortega, JF, Dela, F, and Helge, JW. Aerobic Exercise Training Increases Muscle Water Content in Obese Middle-Age Men. *Med. Sci. Sports Exerc.* 48: 822-828, 2016.

60. Nelson, AG, Arnall, DA, Loy, SF, Silvester, LJ, and Conlee, RK. Consequences of combining strength and endurance training regimens. *Phys. Ther.* 70: 287-294, 1990.

61. Panissa, VL, Tricoli, VA, Julio, UF, Da Silva, NR, Neto, RM, Carmo, EC, and Franchini, E. Acute effect of high-intensity aerobic exercise performed on treadmill and cycle ergometer on strength performance. *J. Strength Cond Res.*, 2014.

62. Poehlman, ET, Dvorak, RV, DeNino, WF, Brochu, M, and Ades, PA. Effects of resistance training and endurance training on insulin sensitivity in nonobese, young women: a controlled randomized trial. *J. Clin. Endocrinol. Metab.* 85: 2463-2468, 2000.

63. Schwartz, RS, Shuman, WP, Larson, V, Cain, KC, Fellingham, GW, Beard, JC, Kahn, SE, Stratton, JR, Cerqueira, MD, and Abrass, IB. The effect of intensive endurance exercise training on body fat distribution in young and older men. *Metabolism* 40: 545-551, 1991.

64. Sillanpaa, E, Häkkinen, A, Nyman, K, Mattila, M, Cheng, S, Karavirta, L, Laaksonen, DE, Huuhka, N, Kraemer, WJ, and Häkkinen, K. Body composition and fitness during strength and/or endurance training in older men. *Med. Sci. Sports Exerc.* 40: 950-958, 2008.

65. Silva, RF, Cadore, EL, Kothe, G, Guedes, M, Alberton, CL, Pinto, SS, Pinto, RS, Trindade, G, and Kruel, LF. Concurrent training with different aerobic exercises. *Int. J. Sports Med.* 33: 627-634, 2012.

66. Sipila, S, and Suominen, H. Effects of strength and endurance training on thigh and leg muscle mass and composition in elderly women. *J. Appl. Physiol. (1985)* 78: 334-340, 1995.

67. Sipila, S, and Suominen, H. Effects of strength and endurance training on thigh and leg muscle mass and composition in elderly women. *J. Appl. Physiol. (1985)* 78: 334-340, 1995.

68. Sipila, S, Elorinne, M, Alen, M, Suominen, H, and Kovanen, V. Effects of strength and endurance training on muscle fibre characteristics in elderly women. *Clin. Physiol.* 17: 459-474, 1997.

69. Stepto, NK, Coffey, VG, Carey, AL, Ponnampalam, AP, Canny, BJ, Powell, D, and Hawley, JA. Global gene expression in skeletal muscle from well-trained strength and endurance athletes. *Med. Sci. Sports Exerc.* 41: 546-565, 2009.

70. Timmons, JA. Variability in training-induced skeletal muscle adaptation. *J. Appl. Physiol.* 110: 846-853, 2011.

71. Tomiya, S, Kikuchi, N, and Nakazato, K. Moderate Intensity Cycling Exercise after Upper Extremity Resistance Training Interferes Response to Muscle Hypertrophy but Not Strength Gains. *J. Sports Sci. Med.* 16: 391-395, 2017.

72. Trappe, S, Harber, M, Creer, A, Gallagher, P, Slivka, D, Minchev, K, and Whitsett, D. Single muscle fiber adapta-

tions with marathon training. *J. Appl. Physiol. (1985)* 101: 721-727, 2006.

73. Tsitkanou, S, Spengos, K, Stasinaki, AN, Zaras, N, Bogdanis, G, Papadimas, G, and Terzis, G. Effects of high-intensity interval cycling performed after resistance training on muscle strength and hypertrophy. *Scand. J. Med. Sci. Sports* 27: 1317-1327, 2017.
74. Turner, DL, Hoppeler, H, Claassen, H, Vock, P, Kayser, B, Schena, F, and Ferretti, G. Effects of endurance training on oxidative capacity and structural composition of human arm and leg muscles. *Acta Physiol. Scand.* 161: 459-464, 1997.
75. van Wessel, T, de Haan, A, van der Laarse, WJ, and Jaspers, RT. The muscle fiber type-fiber size paradox: hypertrophy or oxidative metabolism? *Eur. J. Appl. Physiol.* 110: 665-694, 2010.
76. Vissing, K, McGee, S, Farup, J, Kjolhede, T, Vendelbo, M, and Jessen, N. Differentiated mTOR but not AMPK signaling after strength vs endurance exercise in training-accustomed individuals. *Scand. J. Med. Sci. Sports* 23: 355-366, 2013.
77. Wilkinson, SB, Phillips, SM, Atherton, PJ, Patel, R, Yarasheski, KE, Tarnopolsky, MA, and Rennie, MJ. Differential effects of resistance and endurance exercise in the fed state on signalling molecule phosphorylation and protein synthesis in human muscle. *J. Physiol.* 586: 3701-3717, 2008.
78. Willis, LH, Slentz, CA, Bateman, LA, Shields, AT, Piner, LW, Bales, CW, Houmard, JA, and Kraus, WE. Effects of aerobic and/or resistance training on body mass and fat mass in overweight or obese adults. *J. Appl. Physiol. (1985)* 113: 1831-1837, 2012.
79. Wilson, JM, Marin, PJ, Rhea, MR, Wilson, SM, Loenneke, JP, and Anderson, JC. Concurrent training: a meta-analysis examining interference of aerobic and resistance exercises. *J. Strength Cond Res.* 26: 2293-2307, 2012.

Chapter 7

1. Abe, T, DeHoyos, DV, Pollock, ML, and Garzarella, L. Time course for strength and muscle thickness changes following upper and lower body resistance training in men and women. *Eur. J. Appl. Physiol.* 81: 174-180, 2000.
2. Abernethy, PJ, Jurimae, J, Logan, PA, Taylor, AW, and Thayer, RE. Acute and chronic response of skeletal muscle to resistance exercise. *Sports Med.* 17: 22-38, 1994.
3. Ahtiainen, JP, Pakarinen, A, Alen, M, Kraemer, WJ, and Häkkinen, K. Short vs. long rest period between the sets in hypertrophic resistance training: influence on muscle strength, size, and hormonal adaptations in trained men. *J Strength Cond Res* 19: 572-582, 2005.
4. Alway, SE, Grumbt, WH, Gonyea, WJ, and Stray-Gundersen, J. Contrasts in muscle and myofibers of elite male and female bodybuilders. *J. Appl. Physiol. (1985)* 67: 24-31, 1989.
5. Alway, SE, Grumbt, WH, Stray-Gundersen, J, and Gonyea, WJ. Effects of resistance training on elbow flexors of highly competitive bodybuilders. *J. Appl. Physiol. (1985)* 72: 1512-1521, 1992.
6. Bamman, MM, Hill, VJ, Adams, GR, Haddad, F, Wetzstein, CJ, Gower, BA, Ahmed, A, and Hunter, GR. Gender differences in resistance-training-induced myofiber hypertrophy among older adults. *J. Gerontol. A Biol. Sci. Med. Sci.* 58: 108-116, 2003.
7. Bamman, MM, Petrella, JK, Kim, JS, Mayhew, DL, and Cross, JM. Cluster analysis tests the importance of myogenic gene expression during myofiber hypertrophy in humans. *J. Appl. Physiol.* 102: 2232-2239, 2007.
8. Bellamy, LM, Joanisse, S, Grubb, A, Mitchell, CJ, McKay, BR, Phillips, SM, Baker, S, and Parise, G. The Acute Satellite Cell Response and Skeletal Muscle Hypertrophy following Resistance Training. *PLoS One* 9: e109739, 2014.
9. Bentwich, I, Avniel, A, Karov, Y, Aharonov, R, Gilad, S, Barad, O, Barzilai, A, Einat, P, Einav, U, Meiri, E, Sharon, E, Spector, Y, and Bentwich, Z. Identification of hundreds of conserved and nonconserved human microRNAs. *Nat. Genet.* 37: 766-770, 2005.
10. Bickel, CS, Cross, JM, and Bamman, MM. Exercise dosing to retain resistance training adaptations in young and older adults. *Med. Sci. Sports Exerc.* 43: 1177-1187, 2011.
11. Breen, L, and Phillips, SM. Skeletal muscle protein metabolism in the elderly: Interventions to counteract the 'anabolic resistance' of ageing. *Nutr. Metab. (Lond)* 8: 68-7075-8-68, 2011.
12. Buford, TW, Anton, SD, Judge, AR, Marzetti, E, Wohlgemuth, SE, Carter, CS, Leeuwenburgh, C, Pahor, M, and Manini, TM. Models of accelerated sarcopenia: critical pieces for solving the puzzle of age-related muscle atrophy. *Ageing Res. Rev.* 9: 369-383, 2010.
13. Burton, LA, and Sumukadas, D. Optimal management of sarcopenia. *Clin. Interv. Aging* 5: 217-228, 2010.
14. Burton, LC, Shapiro, S, and German, PS. Determinants of physical activity initiation and maintenance among community-dwelling older persons. *Prev. Med.* 29: 422-430, 1999.
15. Charette, SL, McEvoy, L, Pyka, G, Snow-Harter, C, Guido, D, Wiswell, RA, and Marcus, R. Muscle hypertrophy response to resistance training in older women. *J. Appl. Physiol. (1985)* 70: 1912-1916, 1991.
16. Churchward-Venne, TA, Tieland, M, Verdijk, LB, Leenders, M, Dirks, ML, de Groot, LC, and van Loon, LJ. There Are No Nonresponders to Resistance-Type Exercise Training in Older Men and Women. *J. Am. Med. Dir. Assoc.* 16: 400-411, 2015.
17. Coffey, VG, Zhong, Z, Shield, A, Canny, BJ, Chibalin, AV, Zierath, JR, and Hawley, JA. Early signaling responses to divergent exercise stimuli in skeletal muscle from well-trained humans. *FASEB J.* 20: 190-192, 2006.
18. Damas, F, Phillips, SM, Libardi, CA, Vechin, FC, Lixandrao, ME, Jannig, PR, Costa, LA, Bacurau, AV, Snijders, T, Parise, G, Tricoli, V, Roschel, H, and Ugrinowitsch, C. Resistance training-induced changes in integrated myofibrillar protein synthesis are related to hypertrophy only after attenuation of muscle damage. *J. Physiol.* 594: 5209-5222, 2016.
19. Davidsen, PK, Gallagher, IJ, Hartman, JW, Tarnopolsky, MA, Dela, F, Helge, JW, Timmons, JA, and Phillips, SM. High responders to resistance exercise training demonstrate differential regulation of skeletal muscle microRNA expression. *J. Appl. Physiol.* 110: 309-317, 2011.
20. Devaney, JM, Tosi, LL, Fritz, DT, Gordish-Dressman, HA, Jiang, S, Orkunoglu-Suer, FE, Gordon, AH, Harmon, BT, Thompson, PD, Clarkson, PM, Angelopoulos, TJ, Gordon, PM, Moyna, NM, Pescatello, LS, Visich, PS, Zoeller, RF, Brandoli, C, Hoffman, EP, and Rogers, MB. Differences in fat and muscle mass associated with a functional human polymorphism in a post-transcriptional BMP2 gene regulatory element. *J. Cell. Biochem.* 107: 1073-1082, 2009.
21. Dieli-Conwright, CM, Spektor, TM, Rice, JC, Sattler, FR, and Schroeder, ET. Influence of hormone replacement therapy on eccentric exercise induced myogenic gene expression in postmenopausal women. *J. Appl. Physiol. (1985)* 107: 1381-1388, 2009.
22. Dumont, NA, Wang, YX, and Rudnicki, MA. Intrinsic and extrinsic mechanisms regulating satellite cell function. *Development* 142: 1572-1581, 2015.

23. Erskine, RM, Williams, AG, Jones, DA, Stewart, CE, and Degens, H. The individual and combined influence of ACE and ACTN3 genotypes on muscle phenotypes before and after strength training. *Scand. J. Med. Sci. Sports* 24: 642-648, 2014.

24. Evans, W. Functional and metabolic consequences of sarcopenia. *J. Nutr.* 127: 998S-1003S, 1997.

25. Fell, J, and Williams, D. The effect of aging on skeletal-muscle recovery from exercise: possible implications for aging athletes. *J. Aging Phys. Act.* 16: 97-115, 2008.

26. Fisher, J, Steele, J, Bruce-Low, S, and Smith, D. Evidence-based resistance training recommendations. *Med Sportiva* 15: 147-162, 2011.

27. Fry, CS, Drummond, MJ, Glynn, EL, Dickinson, JM, Gundermann, DM, Timmerman, KL, Walker, DK, Dhanani, S, Volpi, E, and Rasmussen, BB. Aging impairs contraction-induced human skeletal muscle mTORC1 signaling and protein synthesis. *Skelet Muscle* 1: 11-5040-1-11, 2011.

28. Galpin, AJ, Fry, AC, Nicoll, JX, Moore, CA, Schilling, BK, and Thomason, DB. Resting extracellular signal-regulated protein kinase 1/2 expression following a continuum of chronic resistance exercise training paradigms. *Res. Sports Med.* 24: 298-303, 2016.

29. Garg, K, and Boppart, MD. Influence of exercise and aging on extracellular matrix composition in the skeletal muscle stem cell niche. *J. Appl. Physiol. (1985)* 121: 1053-1058, 2016.

30. Gordon, EH, Peel, NM, Samanta, M, Theou, O, Howlett, SE, and Hubbard, RE. Sex differences in frailty: A systematic review and meta-analysis. *Exp. Gerontol.* 89: 30-40, 2017.

31. Grgić, J, and Schoenfeld, BJ. A case for considering age and sex when prescribing rest intervals in resistance training. *Kinesiology* 51: 78-82, 2019.

32. Häkkinen, K, Newton, RU, Gordon, SE, McCormick, M, Volek, JS, Nindl, BC, Gotshalk, LA, Campbell, WW, Evans, WJ, Häkkinen, A, Humphries, BJ, and Kraemer, WJ. Changes in muscle morphology, electromyographic activity, and force production characteristics during progressive strength training in young and older men. *J. Gerontol. A Biol. Sci. Med. Sci.* 53: B415-23, 1998.

33. Hand, BD, Kostek, MC, Ferrell, RE, Delmonico, MJ, Douglass, LW, Roth, SM, Hagberg, JM, and Hurley, BF. Influence of promoter region variants of insulin-like growth factor pathway genes on the strength-training response of muscle phenotypes in older adults. *J. Appl. Physiol.* 103: 1678-1687, 2007.

34. Hansen, M, and Kjaer, M. Influence of sex and estrogen on musculotendinous protein turnover at rest and after exercise. *Exerc. Sport Sci. Rev.* 42: 183-192, 2014.

35. Haun, CT, Vann, CG, Mobley, CB, Osburn, SC, Mumford, PW, Roberson, PA, Romero, MA, Fox, CD, Parry, HA, Kavazis, AN, Moon, JR, Young, KC, and Roberts, MD. Pre-training Skeletal Muscle Fiber Size and Predominant Fiber Type Best Predict Hypertrophic Responses to 6 Weeks of Resistance Training in Previously Trained Young Men. *Front. Physiol.* 10: 297, 2019.

36. Hubal, MJ, Gordish-Dressman, H, Thompson, PD, Price, TB, Hoffman, EP, Angelopoulos, TJ, Gordon, PM, Moyna, NM, Pescatello, LS, Visich, PS, Zoeller, RF, Seip, RL, and Clarkson, PM. Variability in muscle size and strength gain after unilateral resistance training. *Med. Sci. Sports Exerc.* 37: 964-972, 2005.

37. Ivey, FM, Roth, SM, Ferrell, RE, Tracy, BL, Lemmer, JT, Hurlbut, DE, Martel, GF, Siegel, EL, Fozard, JL, Jeffrey Metter, E, Fleg, JL, and Hurley, BF. Effects of age, gender, and myostatin genotype on the hypertrophic response to heavy resistance strength training. *J. Gerontol. A Biol. Sci. Med. Sci.* 55: M641-8, 2000.

38. Kadi, F, Charifi, N, Denis, C, and Lexell, J. Satellite cells and myonuclei in young and elderly women and men. *Muscle Nerve* 29: 120-127, 2004.

39. Karlsen, A, Bechshoft, RL, Malmgaard-Clausen, NM, Andersen, JL, Schjerling, P, Kjaer, M, and Mackey, AL. Lack of muscle fibre hypertrophy, myonuclear addition, and satellite cell pool expansion with resistance training in 83-94-year-old men and women. *Acta Physiol. (Oxf)* 227: e13271, 2019.

40. Kilikevicius, A, Bunger, L, and Lionikas, A. Baseline Muscle Mass Is a Poor Predictor of Functional Overload-Induced Gain in the Mouse Model. *Front. Physiol.* 7: 534, 2016.

41. Konopka, AR, and Harber, MP. Skeletal Muscle Hypertrophy after Aerobic Exercise Training. *Exerc. Sport Sci. Rev.* , 2014.

42. Kosek, DJ, Kim, JS, Petrella, JK, Cross, JM, and Bamman, MM. Efficacy of 3 days/wk resistance training on myofiber hypertrophy and myogenic mechanisms in young vs. older adults. *J. Appl. Physiol.* 101: 531-544, 2006.

43. Kumar, V, Selby, A, Rankin, D, Patel, R, Atherton, P, Hildebrandt, W, Williams, J, Smith, K, Seynnes, O, Hiscock, N, and Rennie, MJ. Age-related differences in the dose-response relationship of muscle protein synthesis to resistance exercise in young and old men. *J. Physiol.* 587: 211-217, 2009.

44. Lexell, J, Henriksson-Larsen, K, Winblad, B, and Sjostrom, M. Distribution of different fiber types in human skeletal muscles: effects of aging studied in whole muscle cross sections. *Muscle Nerve* 6: 588-595, 1983.

45. Lexell, J, Downham, D, and Sjostrom, M. Distribution of different fibre types in human skeletal muscles. Fibre type arrangement in m. vastus lateralis from three groups of healthy men between 15 and 83 years. *J. Neurol. Sci.* 72: 211-222, 1986.

46. Lixandrao, ME, Damas, F, Chacon-Mikahil, MP, Cavaglieri, CR, Ugrinowitsch, C, Bottaro, M, Vechin, FC, Conceicao, MS, Berton, R, and Libardi, CA. Time Course of Resistance Training-Induced Muscle Hypertrophy in the Elderly. *J. Strength Cond Res.* 30: 159-163, 2016.

47. Lysenko, EA, Popov, DV, Vepkhvadze, TF, Sharova, AP, and Vinogradova, OL. Moderate-Intensity Strength Exercise to Exhaustion Results in More Pronounced Signaling Changes in Skeletal Muscles of Strength-Trained Compared With Untrained Individuals. *J. Strength Cond Res.* , 2018.

48. MacDougall, JD, Sale, DG, Alway, SE, and Sutton, JR. Muscle fiber number in biceps brachii in bodybuilders and control subjects. *J. Appl. Physiol.* 57: 1399-1403, 1984.

49. MacDougall, JD, Gibala, MJ, Tarnopolsky, MA, MacDonald, JR, Interisano, SA, and Yarasheski, KE. The time course for elevated muscle protein synthesis following heavy resistance exercise. *Can. J. Appl. Physiol.* 20: 480-486, 1995.

50. Mero, AA, Hulmi, JJ, Salmijarvi, H, Katajavuori, M, Haverinen, M, Holviala, J, Ridanpaa, T, Häkkinen, K, Kovanen, V, Ahtiainen, JP, and Selanne, H. Resistance training induced increase in muscle fiber size in young and older men. *Eur. J. Appl. Physiol.* 113: 641-650, 2013.

51. Miller, BF, Olesen, JL, Hansen, M, Dossing, S, Crameri, RM, Welling, RJ, Langberg, H, Flyvbjerg, A, Kjaer, M, Babraj, JA, Smith, K, and Rennie, MJ. Coordinated collagen and muscle protein synthesis in human patella tendon and quadriceps muscle after exercise. *J. Physiol.* 567: 1021-1033, 2005.

52. Moritani, T, and deVries, HA. Potential for gross muscle hypertrophy in older men. *J. Gerontol.* 35: 672-682, 1980.

53. Nader, GA, von Walden, F, Liu, C, Lindvall, J, Gutmann, L, Pistilli, EE, and Gordon, PM. Resistance exercise training modulates acute gene expression during human skeletal muscle hypertrophy. *J. Appl. Physiol. (1985)* 116: 693-702, 2014.
54. Negaresh, R, Ranjbar, R, Baker, JS, Habibi, A, Mokhtarzade, M, Gharibvand, MM, and Fokin, A. Skeletal Muscle Hypertrophy, Insulin-like Growth Factor 1, Myostatin and Follistatin in Healthy and Sarcopenic Elderly Men: The Effect of Whole-body Resistance Training. *Int. J. Prev. Med.* 10: 29, 2019.
55. Ntanasis-Stathopoulos, J, Tzanninis, JG, Philippou, A, and Koutsilieris, M. Epigenetic regulation on gene expression induced by physical exercise. *J Musculoskelet Neuronal Interact.* 1: 133-146, 2013.
56. Ogasawara, R, Kobayashi, K, Tsutaki, A, Lee, K, Abe, T, Fujita, S, Nakazato, K, and Ishii, N. mTOR signaling response to resistance exercise is altered by chronic resistance training and detraining in skeletal muscle. *J. Appl. Physiol.* , 2013.
57. Ogawa, K, Sanada, K, Machida, S, Okutsu, M, and Suzuki, K. Resistance exercise training-induced muscle hypertrophy was associated with reduction of inflammatory markers in elderly women. *Mediators Inflamm.* 2010: 171023, 2010.
58. Perez-Lopez, A, McKendry, J, Martin-Rincon, M, Morales-Alamo, D, Perez-Kohler, B, Valades, D, Bujan, J, Calbet, JAL, and Breen, L. Skeletal muscle IL-15/IL-15Ralpha and myofibrillar protein synthesis after resistance exercise. *Scand. J. Med. Sci. Sports* 28: 116-125, 2018.
59. Pescatello, LS, Devaney, JM, Hubal, MJ, Thompson, PD, and Hoffman, EP. Highlights from the functional single nucleotide polymorphisms associated with human muscle size and strength or FAMuSS study. *Biomed. Res. Int.* 2013: 643575, 2013.
60. Peterson, MD, Rhea, MR, and Alvar, BA. Applications of the dose-response for muscular strength development: a review of meta-analytic efficacy and reliability for designing training prescription. *J. Strength Cond Res.* 19: 950-958, 2005.
61. Peterson, MD, Sen, A, and Gordon, PM. Influence of resistance exercise on lean body mass in aging adults: a meta-analysis. *Med. Sci. Sports Exerc.* 43: 249-258, 2011.
62. Petrella, JK, Kim, J, Mayhew, DL, Cross, JM, and Bamman, MM. Potent myofiber hypertrophy during resistance training in humans is associated with satellite cell-mediated myonuclear addition: a cluster analysis. *J. Appl. Physiol.* 104: 1736-1742, 2008.
63. Phillips, SM, Tipton, KD, Aarsland, A, Wolf, SE, and Wolfe, RR. Mixed muscle protein synthesis and breakdown after resistance exercise in humans. *Am. J. Physiol.* 273: E99-107, 1997.
64. Pistilli, EE, Devaney, JM, Gordish-Dressman, H, Bradbury, MK, Seip, RL, Thompson, PD, Angelopoulos, TJ, Clarkson, PM, Moyna, NM, Pescatello, LS, Visich, PS, Zoeller, RF, Gordon, PM, and Hoffman, EP. Interleukin-15 and interleukin-15R alpha SNPs and associations with muscle, bone, and predictors of the metabolic syndrome. *Cytokine* 43: 45-53, 2008.
65. Pistilli, EE, and Quinn, LS. From anabolic to oxidative: reconsidering the roles of IL-15 and IL-15Ralpha in skeletal muscle. *Exerc. Sport Sci. Rev.* 41: 100-106, 2013.
66. Pollanen, E, Ronkainen, PH, Suominen, H, Takala, T, Koskinen, S, Puolakka, J, Sipila, S, and Kovanen, V. Muscular transcriptome in postmenopausal women with or without hormone replacement. *Rejuvenation Res.* 10: 485-500, 2007.
67. Renault, V, Thornell, LE, Eriksson, PO, Butler-Browne, G, and Mouly, V. Regenerative potential of human skeletal muscle during aging. *Aging Cell.* 1: 132-139, 2002.
68. Riechman, SE, Balasekaran, G, Roth, SM, and Ferrell, RE. Association of interleukin-15 protein and interleukin-15 receptor genetic variation with resistance exercise training responses. *J. Appl. Physiol.* 97: 2214-2219, 2004.
69. Rossetti, ML, Steiner, JL, and Gordon, BS. Androgen-mediated regulation of skeletal muscle protein balance. *Mol. Cell. Endocrinol.* 447: 35-44, 2017.
70. Roth, SM, Martel, GF, Ivey, FM, Lemmer, JT, Metter, EJ, Hurley, BF, and Rogers, MA. Skeletal muscle satellite cell populations in healthy young and older men and women. *Anat. Rec.* 260: 351-358, 2000.
71. Roth, SM, Ivey, FM, Martel, GF, Lemmer, JT, Hurlbut, DE, Siegel, EL, Metter, EJ, Fleg, JL, Fozard, JL, Kostek, MC, Wernick, DM, and Hurley, BF. Muscle size responses to strength training in young and older men and women. *J. Am. Geriatr. Soc.* 49: 1428-1433, 2001.
72. Sale, DG, MacDougall, JD, Alway, SE, and Sutton, JR. Voluntary strength and muscle characteristics in untrained men and women and male bodybuilders. *J. Appl. Physiol. (1985)* 62: 1786-1793, 1987.
73. Schoenfeld, BJ, Ratamess, NA, Peterson, MD, Contreras, B, Tiryaki-Sonmez, G, and Alvar, BA. Effects of different volume-equated resistance training loading strategies on muscular adaptations in well-trained men. *J. Strength Cond Res.* 28: 2909-2918, 2014.
74. Schoenfeld, BJ, Peterson, MD, Ogborn, D, Contreras, B, and Sonmez, GT. Effects of Low- Versus High-Load Resistance Training on Muscle Strength and Hypertrophy in Well-Trained Men. *J. Strength Cond Res.* 29: 2954-2963, 2015.
75. Seaborne, RA, Strauss, J, Cocks, M, Shepherd, S, O'Brien, TD, van Someren, KA, Bell, PG, Murgatroyd, C, Morton, JP, Stewart, CE, and Sharples, AP. Human skeletal muscle possesses an epigenetic memory of hypertrophy. *Scientific Reports* 8: 1898, 2018.
76. Seaborne, RA, Hughes, DC, Turner, DC, Owens, DJ, Baehr, LM, Gorski, P, Semenova, EA, Borisov, OV, Larin, AK, Popov, DV, Generozov, EV, Sutherland, H, Ahmetov, II, Jarvis, JC, Bodine, SC, and Sharples, AP. UBR5 is a novel E3 ubiquitin ligase involved in skeletal muscle hypertrophy and recovery from atrophy. *J. Physiol.* 597: 3727-3749, 2019.
77. Sharples, AP, Stewart, CE, and Seaborne, RA. Does skeletal muscle have an 'epi'-memory? The role of epigenetics in nutritional programming, metabolic disease, aging and exercise. *Aging Cell.* 15: 603-616, 2016.
78. Simoneau, JA, and Bouchard, C. Genetic determinism of fiber type proportion in human skeletal muscle. *FASEB J.* 9: 1091-1095, 1995.
79. Singh, MA, Ding, W, Manfredi, TJ, Solares, GS, O'Neill, EF, Clements, KM, Ryan, ND, Kehayias, JJ, Fielding, RA, and Evans, WJ. Insulin-like growth factor I in skeletal muscle after weight-lifting exercise in frail elders. *Am. J. Physiol.* 277: E135-43, 1999.
80. Smith, GI, Atherton, P, Villareal, DT, Frimel, TN, Rankin, D, Rennie, MJ, and Mittendorfer, B. Differences in muscle protein synthesis and anabolic signaling in the postabsorptive state and in response to food in 65-80 year old men and women. *PLoS One* 3: e1875, 2008.
81. Smith, GI, Villareal, DT, Sinacore, DR, Shah, K, and Mittendorfer, B. Muscle protein synthesis response to exercise training in obese, older men and women. *Med. Sci. Sports Exerc.* 44: 1259-1266, 2012.
82. Smith, GI, and Mittendorfer, B. Sexual dimorphism in skeletal muscle protein turnover. *J. Appl. Physiol. (1985)* 120: 674-682, 2016.

83. Stewart, CE, and Rittweger, J. Adaptive processes in skeletal muscle: molecular regulators and genetic influences. *J. Musculoskelet. Neuronal Interact.* 6: 73-86, 2006.

84. Stewart, VH, Saunders, DH, and Greig, CA. Responsiveness of muscle size and strength to physical training in very elderly people: a systematic review. *Scand. J. Med. Sci. Sports* 24: e1-10, 2014.

85. Stragier, S, Baudry, S, Poortmans, J, Duchateau, J, and Carpentier, A. Leucine-enriched protein supplementation does not influence neuromuscular adaptations in response to a 6-month strength training programme in older adults. *Exp. Gerontol.* 82: 58-66, 2016.

86. Tang, JE, Perco, JG, Moore, DR, Wilkinson, SB, and Phillips, SM. Resistance training alters the response of fed state mixed muscle protein synthesis in young men. *Am. J. Physiol. Regul. Integr. Comp. Physiol.* 294: R172-8, 2008.

87. Urban, RJ, Bodenburg, YH, Gilkison, C, Foxworth, J, Coggan, AR, Wolfe, RR, and Ferrando, A. Testosterone administration to elderly men increases skeletal muscle strength and protein synthesis. *Am. J. Physiol.* 269: E820-6, 1995.

88. Van Etten, LM, Verstappen, FT, and Westerterp, KR. Effect of body build on weight-training-induced adaptations in body composition and muscular strength. *Med. Sci. Sports Exerc.* 26: 515-521, 1994.

89. Verdijk, LB, Koopman, R, Schaart, G, Meijer, K, Savelberg, HH, and van Loon, LJ. Satellite cell content is specifically reduced in type II skeletal muscle fibers in the elderly. *Am. J. Physiol. Endocrinol. Metab.* 292: E151-7, 2007.

90. Watanabe, Y, Tanimoto, M, Ohgane, A, Sanada, K, Miyachi, M, and Ishii, N. Increased muscle size and strength from slow-movement, low-intensity resistance exercise and tonic force generation. *J. Aging Phys. Act.* 21: 71-84, 2013.

91. Waters, DL, Baumgartner, RN, Garry, PJ, and Vellas, B. Advantages of dietary, exercise-related, and therapeutic interventions to prevent and treat sarcopenia in adult patients: an update. *Clin. Interv. Aging* 5: 259-270, 2010.

92. Welle, S, Thornton, C, and Statt, M. Myofibrillar protein synthesis in young and old human subjects after three months of resistance training. *Am. J. Physiol.* 268: E422-7, 1995.

93. Welle, S, Totterman, S, and Thornton, C. Effect of age on muscle hypertrophy induced by resistance training. *J. Gerontol. A Biol. Sci. Med. Sci.* 51: M270-5, 1996.

94. Wilkinson, SB, Phillips, SM, Atherton, PJ, Patel, R, Yarasheski, KE, Tarnopolsky, MA, and Rennie, MJ. Differential effects of resistance and endurance exercise in the fed state on signalling molecule phosphorylation and protein synthesis in human muscle. *J. Physiol.* 586: 3701-3717, 2008.

95. Xu, M, Chen, X, Chen, D, Yu, B, Li, M, He, J, and Huang, Z. Regulation of skeletal myogenesis by microRNAs. *J. Cell. Physiol.* , 2019.

96. Yarasheski, KE. Managing sarcopenia with progressive resistance exercise training. *J. Nutr. Health Aging* 6: 349-356, 2002.

97. Zacker, RJ. Health-related implications and management of sarcopenia. *JAAPA* 19: 24-29, 2006.

98. Zhao, W, Pan, J, Zhao, Z, Wu, Y, Bauman, WA, and Cardozo, CP. Testosterone protects against dexamethasone-induced muscle atrophy, protein degradation and MAFbx upregulation. *J. Steroid Biochem. Mol. Biol.* 110: 125-129, 2008.

Chapter 8

1. Ahmadizad, S, Ghorbani, S, Ghasemikaram, M, and Bahmanzadeh, M. Effects of short-term nonperiodized, linear periodized and daily undulating periodized resistance training on plasma adiponectin, leptin and insulin resistance. *Clin. Biochem.* 47: 417-422, 2014.

2. Aisbett, B, Condo, D, Zacharewicz, E, and Lamon, S. The Impact of Shiftwork on Skeletal Muscle Health. *Nutrients* 9: 10.3390/nu9030248, 2017.

3. Alves Souza, RW, Aguiar, AF, Vechetti-Junior, IJ, Piedade, WP, Rocha Campos, GE, and Dal-Pai-Silva, M. Resistance training with excessive training load and insufficient recovery alters skeletal muscle mass-related protein expression. *J. Strength Cond Res.* 28: 2338-2345, 2014.

4. Amstrup, AK, Sikjaer, T, Pedersen, SB, Heickendorff, L, Mosekilde, L, and Rejnmark, L. Reduced fat mass and increased lean mass in response to 1 year of melatonin treatment in postmenopausal women: A randomized placebo-controlled trial. *Clin. Endocrinol. (Oxf)* 84: 342-347, 2016.

5. Andersen, LL, Magnusson, SP, Nielsen, M, Haleem, J, Poulsen, K, and Aagaard, P. Neuromuscular activation in conventional therapeutic exercises and heavy resistance exercises: implications for rehabilitation. *Phys. Ther.* 86: 683-697, 2006.

6. Andersen, V, Fimland, MS, Wiik, E, Skoglund, A, and Saeterbakken, AH. Effects of grip width on muscle strength and activation in the lat pull-down. *J. Strength Cond Res.* 28: 1135-1142, 2014.

7. Antonio, J. Nonuniform response of skeletal muscle to heavy resistance training: can bodybuilders induce regional muscle hypertrophy. *Journal of Strength and Conditioning Research* 14: 102-113, 2000.

8. Baechle, TR, Earle, RW. Essentials of strength training and conditioning. In: Anonymous Champaign, IL: Human Kinetics, 2008.

9. Baker, D, Wilson, G, and Carolyn, R. Periodization: the effect on strength of manipulating volume and intensity. *J Strength Cond Res* 8: 235-242, 1994.

10. Balsalobre, C, Santos-Concejero, J, Baz, E, and Schoenfeld, BJ. The effects of exercise variation in muscle thickness, maximal strength and motivation in resistance trained men. *Plos One*, 2019.

11. Barbalho, M, Coswig, VS, Raiol, R, Steele, J, Fisher, J, Paoli, A, and Gentil, P. Effects of Adding Single Joint Exercises to a Resistance Training Programme in Trained Women. *Sports (Basel)* 6: 10.3390/sports6040160, 2018.

12. Barbalho, M, Coswig, VS, Raiol, R, Steele, J, Fisher, JP, Paoli, A, Bianco, A, and Gentil, P. Does the addition of single joint exercises to a resistance training program improve changes in performance and anthropometric measures in untrained men? *Eur. J. Transl. Myol* 28: 7827, 2018.

13. Barbalho, M, Gentil, P, Raiol, R, Fisher, J, Steele, J, and Coswig, V. Influence of Adding Single-Joint Exercise to a Multijoint Resistance Training Program in Untrained Young Women. *J. Strength Cond Res.*, 2018.

14. Barbalho, M, Coswig, V, Raiol, R, Fisher, J, Steele, J, Bianco, A, and Gentil, P. Single joint exercises do not provide benefits in performance and anthropometric changes in recreational bodybuilders. *Eur. J. Sport. Sci.* : 1-8, 2019.

15. Barnett, C, Kippers, V, and Turner, P. Effects of variations of the bench press exercise on the EMG activity of five shoulder muscles. *J Strength Cond Res* 9: 222-227, 1995.

16. Bjornsen, T, Wernbom, M, Lovstad, A, Paulsen, G, D'Souza, RF, Cameron-Smith, D, Flesche, A, Hisdal, J, Berntsen, S, and Raastad, T. Delayed myonuclear addition, myofiber hypertrophy, and increases in strength with high-frequency low-load blood flow restricted training to volitional failure. *J. Appl. Physiol. (1985)* 126: 578-592, 2019.

17. Bloomquist, K, Langberg, H, Karlsen, S, Madsgaard, S, Boesen, M, and Raastad, T. Effect of range of motion in heavy load squatting on muscle and tendon adaptations. *Eur. J. Appl. Physiol.* 113: 2133-2142, 2013.

18. Bompa, T, and Haff, GG. Theoryand Methodology of Training. Champaign, IL; Human Kinetics, 2009.

19. Botton, CE, Wilhelm, EN, Ughini, CC, Pinto, RS, and Lima, CS. Electromyographical analysis of the deltoid between different strength training exercises. *Medicina Sportiva* 17: 67-71, 2013.

20. Bressel, E, Willardson, JM, Thompson, B, and Fontana, FE. Effect of instruction, surface stability, and load intensity on trunk muscle activity. *J. Electromyogr. Kinesiol.* 19: e500-4, 2009.

21. Buchmann, N, Spira, D, Norman, K, Demuth, I, Eckardt, R, and Steinhagen-Thiessen, E. Sleep, Muscle Mass and Muscle Function in Older People. *Dtsch. Arztebl Int.* 113: 253-260, 2016.

22. Buford, TW, Rossi, SJ, Smith, DB, and Warren, AJ. A comparison of periodization models during nine weeks with equated volume and intensity for strength. *J. Strength Cond Res.* 21: 1245-1250, 2007.

23. Burley, SD, Whittingham-Dowd, J, Allen, J, Grosset, JF, and Onambele-Pearson, GL. The Differential Hormonal Milieu of Morning versus Evening May Have an Impact on Muscle Hypertrophic Potential. *PLoS One* 11: e0161500, 2016.

24. Burnham, TR, Ruud, JD, and McGowan, R. Bench press training program with attached chains for female volleyball and basketball athletes. *Percept. Mot. Skills* 110: 61-68, 2010.

25. Cadegiani, FA, and Kater, CE. Body composition, metabolism, sleep, psychological and eating patterns of overtraining syndrome: Results of the EROS study (EROS-PROFILE). *J. Sports Sci.* 36: 1902-1910, 2018.

26. Cambridge, ED, Sidorkewicz, N, Ikeda, DM, and McGill, SM. Progressive hip rehabilitation: the effects of resistance band placement on gluteal activation during two common exercises. *Clin. Biomech. (Bristol, Avon)* 27: 719-724, 2012.

27. Campos, YD, and Silva, SF. Comparison of electromyographic activity during the bench press and barbell pullover exercises. *Motriz: Revista de Educação Física* 20: 200-205, 2014.

28. Cibulka, M, Wenthe, A, Boyle, Z, Callier, D, Schwerdt, A, Jarman, D, and Strube, MJ. Variation in Medial and Lateral Gastrocnemius Muscle Activity with Foot Position. *Int. J. Sports Phys. Ther.* 12: 233-241, 2017.

29. Clark, C. Assessment of 4 weeks of P90x (r) training on muscular strength and endurance, anaerobic power, and body composition. Middle Tennessee State University, JEWL Scholar@MTSU Repository, 2014.

30. Clark, KM, Holt, LE, and Sinyard, J. Electromyographic comparison of the upper and lower rectus abdominis during abdominal exercises. *J. Strength Cond Res.* 17: 475-483, 2003.

31. Conlon, JA, Newton, RU, Tufano, JJ, Banyard, HG, Hopper, AJ, Ridge, AJ, and Haff, GG. Periodization Strategies in Older Adults: Impact on Physical Function and Health. *Med. Sci. Sports Exerc.* 48: 2426-2436, 2016.

32. Contreras, B, and Schoenfeld, B. To crunch or not to crunch: An evidence-based examination of spinal flexion exercises, their potential risks, and their applicability to program design. *Strength & Conditioning Journal* 33: 8-18, 2011.

33. Contreras, B, Cronin, J, Schoenfeld, BJ, Nates, R, and Sonmez, GT. Are all hip extension exercises created equal? *Strength Cond J* 35: 17-22, 2013.

34. Contreras, B, Vigotsky, AD, Schoenfeld, BJ, Beardsley, C, and Cronin, J. A Comparison of Gluteus Maximus, Biceps Femoris, and Vastus Lateralis EMG Activity in the Back Squat and Barbell Hip Thrust Exercises. *J. Appl. Biomech.*, 2015.

35. Critchley, D. Instructing pelvic floor contraction facilitates transversus abdominis thickness increase during low-abdominal hollowing. *Physiother. Res. Int.* 7: 65-75, 2002.

36. Cunanan, AJ, DeWeese, BH, Wagle, JP, Carroll, KM, Sausaman, R, Hornsby, WG,3rd, Haff, GG, Triplett, NT, Pierce, KC, and Stone, MH. The General Adaptation Syndrome: A Foundation for the Concept of Periodization. *Sports Med.* 48: 787-797, 2018.

37. de Franca, HS, Branco, PA, Guedes Junior, DP, Gentil, P, Steele, J, and Teixeira, CV. The effects of adding single-joint exercises to a multi-joint exercise resistance training program on upper body muscle strength and size in trained men. *Appl. Physiol. Nutr. Metab.* 40: 822-826, 2015.

38. de Lima, C, Boullosa, DA, Frollini, AB, Donatto, FF, Leite, RD, Gonelli, PR, Montebello, MI, Prestes, J, and Cesar, MC. Linear and daily undulating resistance training periodizations have differential beneficial effects in young sedentary women. *Int. J. Sports Med.* 33: 723-727, 2012.

39. De Souza, EO, Tricoli, V, Rauch, J, Alvarez, MR, Laurentino, G, Aihara, AY, Cardoso, FN, Roschel, H, and Ugrinowitsch, C. Different Patterns in Muscular Strength and Hypertrophy Adaptations in Untrained Individuals Undergoing Nonperiodized and Periodized Strength Regimens. *J. Strength Cond Res.* 32: 1238-1244, 2018.

40. Dos Santos, L, Ribeiro, AS, Cavalcante, EF, Nabuco, HC, Antunes, M, Schoenfeld, BJ, and Cyrino, ES. Effects of Modified Pyramid System on Muscular Strength and Hypertrophy in Older Women. *Int. J. Sports Med.* 39: 613-618, 2018.

41. Duncan, M. Muscle activity of the upper and lower rectus abdominis during exercises performed on and off a Swiss ball. *J. Bodyw Mov. Ther.* 13: 364-367, 2009.

42. Ebben, WP, Feldmann, CR, Dayne, A, Mitsche, D, Alexander, P, and Knetzger, KJ. Muscle activation during lower body resistance training. *Int. J. Sports Med.* 30: 1-8, 2009.

43. Ema, R, Wakahara, T, Miyamoto, N, Kanehisa, H, and Kawakami, Y. Inhomogeneous architectural changes of the quadriceps femoris induced by resistance training. *Eur. J. Appl. Physiol.* 113: 2691-2703, 2013.

44. Ema, R, Sakaguchi, M, Akagi, R, and Kawakami, Y. Unique activation of the quadriceps femoris during single- and multi-joint exercises. *Eur. J. Appl. Physiol.* 116: 1031-1041, 2016.

45. Escamilla, RF, Fleisig, GS, Zheng, N, Barrentine, SW, Wilk, KE, and Andrews, JR. Biomechanics of the knee during closed kinetic chain and open kinetic chain exercises. *Med. Sci. Sports Exerc.* 30: 556-569, 1998.

46. Escamilla, RF, Babb, E, DeWitt, R, Jew, P, Kelleher, P, Burnham, T, Busch, J, D'Anna, K, Mowbray, R, and Imamura, RT. Electromyographic analysis of traditional and nontraditional abdominal exercises: implications for rehabilitation and training. *Phys. Ther.* 86: 656-671, 2006.

47. Fink, J, Kikuchi, N, Yoshida, S, Terada, K, and Nakazato, K. Impact of high versus low fixed loads and non-linear training loads on muscle hypertrophy, strength and force development. *Springerplus* 5: 698-016-2333-z. eCollection 2016, 2016.

48. Fonseca, RM, Roschel, H, Tricoli, V, de Souza, EO, Wilson, JM, Laurentino, GC, Aihara, AY, de Souza Leao, AR, and Ugrinowitsch, C. Changes in exercises are more effective than in loading schemes to improve muscle strength. *J. Strength Cond Res.*, 2014.

49. Fry, AC, and Kraemer, WJ. Resistance exercise overtraining and overreaching. Neuroendocrine responses. *Sports Med.* 23: 106-129, 1997.
50. Fullagar, HH, Skorski, S, Duffield, R, Hammes, D, Coutts, AJ, and Meyer, T. Sleep and athletic performance: the effects of sleep loss on exercise performance, and physiological and cognitive responses to exercise. *Sports Med.* 45: 161-186, 2015.
51. Garcia-Lopez, D, Hernandez-Sanchez, S, Martin, E, Marin, PJ, Zarzosa, F, and Herrero, AJ. Free-weight augmentation with elastic bands improves bench-press kinematics in professional rugby players. *J. Strength Cond Res.*, 2014.
52. Gentil, P, Soares, SR, Pereira, MC, Cunha, RR, Martorelli, SS, Martorelli, AS, and Bottaro, M. Effect of adding single-joint exercises to a multi-joint exercise resistance-training program on strength and hypertrophy in untrained subjects. *Appl. Physiol. Nutr. Metab.* 38: 341-344, 2013.
53. Gentil, P, Soares, S, and Bottaro, M. Single vs. Multi-Joint Resistance Exercises: Effects on Muscle Strength and Hypertrophy. *Asian J. Sports Med.* 6: e24057, 2015.
54. Gentil, P, Fisher, J, and Steele, J. A Review of the Acute Effects and Long-Term Adaptations of Single- and Multi-Joint Exercises during Resistance Training. *Sports Med.* 47: 843-855, 2017.
55. Glass, SC, and Armstrong, T. Electromyographical activity of the pectoralis muscle during incline and decline bench presses. *J Strength Cond Res* 11: 163-167, 1997.
56. Gray, H. Gray's Anatomy: The Anatomical Basis of Medicine and Surgery. London; Pearson Professional Ltd, 1995.
57. Grgic, J, Mikulic, P, Podnar, H, and Pedisic, Z. Effects of linear and daily undulating periodized resistance training programs on measures of muscle hypertrophy: a systematic review and meta-analysis. *PeerJ* 5: e3695, 2017.
58. Grgic, J, Lazinica, B, Garofolini, A, Schoenfeld, BJ, Saner, NJ, and Mikulic, P. The effects of time of day-specific resistance training on adaptations in skeletal muscle hypertrophy and muscle strength: A systematic review and meta-analysis. *Chronobiol. Int.* 36: 449-460, 2019.
59. Habermeyer, P, Kaiser, E, Knappe, M, Kreusser, T, and Wiedemann, E. Functional anatomy and biomechanics of the long biceps tendon. *Unfallchirurg* 90: 319-329, 1987.
60. Hackett, DA, Amirthalingam, T, Mitchell, L, Mavros, Y, Wilson, GC, and Halaki, M. Effects of a 12-Week Modified German Volume Training Program on Muscle Strength and Hypertrophy A Pilot Study. *Sports (Basel)* 6: 10.3390/sports6010007, 2018.
61. Harries, SK, Lubans, DR, and Callister, R. Comparison of resistance training progression models on maximal strength in sub-elite adolescent rugby union players. *J. Sci. Med. Sport*, 2015.
62. Hebert-Losier, K, Schneiders, AG, Garcia, JA, Sullivan, SJ, and Simoneau, GG. Influence of knee flexion angle and age on triceps surae muscle activity during heel raises. *J. Strength Cond Res.* 26: 3124-3133, 2012.
63. Helms, E, Fitschen, PJ, Aragon, A, Cronin, J, and Schoenfeld, BJ. Recommendations for natural bodybuilding contest preparation: resistance and cardiovascular training. *J. Sports Med. Phys. Fitness*, 2014.
64. Hung, YJ, and Gross, MT. Effect of foot position on electromyographic activity of the vastus medialis oblique and vastus lateralis during lower-extremity weight-bearing activities. *J. Orthop. Sports Phys. Ther.* 29: 93-102; discussion 103-5, 1999.
65. Hunter, GR, Wetzstein, CJ, McLafferty, CLJr, Zuckerman, PA, Landers, KA, and Bamman, MM. High-resistance versus variable-resistance training in older adults. *Med. Sci. Sports Exerc.* 33: 1759-1764, 2001.
66. Israetel, M, and Hoffmann, J. How Much should I Train? an Introduction to Training Volume Landmarks. Philadelphia, PA; Renaissance Periodization., 2017.
67. Junior, V, Gentil, P, Oliveira, E, and Carmo, J. Comparison among the EMG activity of the pectoralis major, anterior deltoidis and triceps brachii during the bench press and peck deck exercises. *Rev Bras Med Esporte* 13: 43-46, 2007.
68. Karst, GM, and Willett, GM. Effects of specific exercise instructions on abdominal muscle activity during trunk curl exercises. *J. Orthop. Sports Phys. Ther.* 34: 4-12, 2004.
69. Kiely, J. Periodization Theory: Confronting an Inconvenient Truth. *Sports Med.* 48: 753-764, 2018.
70. Kim, K, Shin, D, Jung, GU, Lee, D, and Park, SM. Association between sleep duration, fat mass, lean mass and obesity in Korean adults: the fourth and fifth Korea National Health and Nutrition Examination Surveys. *J. Sleep Res.* 26: 453-460, 2017.
71. Kim, M, Sasai, H, Kojima, N, and Kim, H. Objectively measured night-to-night sleep variations are associated with body composition in very elderly women. *J. Sleep Res.* 24: 639-647, 2015.
72. Kok, LY, Hamer, PW, and Bishop, DJ. Enhancing muscular qualities in untrained women: linear versus undulating periodization. *Med. Sci. Sports Exerc.* 41: 1797-1807, 2009.
73. Kraemer, WJ, Häkkinen, K, Triplett-Mcbride, NT, Fry, AC, Koziris, LP, Ratamess, NA, Bauer, JE, Volek, JS, McConnell, T, Newton, RU, Gordon, SE, Cummings, D, Hauth, J, Pullo, F, Lynch, JM, Fleck, SJ, Mazzetti, SA, and Knuttgen, HG. Physiological changes with periodized resistance training in women tennis players. *Med. Sci. Sports Exerc.* 35: 157-168, 2003.
74. Kramer, JB, Stone, MH, O'Bryant, HS, Conley, MS, Johnson, RL, Nieman, DC, Honeycutt, DR, and Hoke, TP. Effects of single vs. multiple sets of weight training: impact of volume, intensity, and variation. *Journal of strength and Conditioning Research* 11: 143-147, 1997.
75. Kubo, K, Ikebukuro, T, and Yata, H. Effects of squat training with different depths on lower limb muscle volumes. *Eur. J. Appl. Physiol.*, 2019.
76. Lauver, JD, Cayot, TE, and Scheuermann, BW. Influence of bench angle on upper extremity muscular activation during bench press exercise. *Eur. J. Sport. Sci.* 16: 309-316, 2016.
77. Le Bozec, S, Maton, B, and Cnockaert, JC. The synergy of elbow extensor muscles during dynamic work in man. I. Elbow extension. *Eur. J. Appl. Physiol. Occup. Physiol.* 44: 255-269, 1980.
78. Lehman, GJ, and McGill, SM. Quantification of the differences in electromyographic activity magnitude between the upper and lower portions of the rectus abdominis muscle during selected trunk exercises. *Phys. Ther.* 81: 1096-1101, 2001.
79. Lehman, GJ, Buchan, DD, Lundy, A, Myers, N, and Nalborczyk, A. Variations in muscle activation levels during traditional latissimus dorsi weight training exercises: An experimental study. *Dyn. Med.* 3: 4, 2004.
80. Levy, AS, Kelly, BT, Lintner, SA, Osbahr, DC, and Speer, KP. Function of the long head of the biceps at the shoulder: electromyographic analysis. *J. Shoulder Elbow Surg.* 10: 250-255, 2001.
81. Lewis, CL, and Sahrmann, SA. Muscle activation and movement patterns during prone hip extension exercise in women. *J. Athl Train.* 44: 238-248, 2009.

82. Lusk, SJ, Hale, BD, and Russell, DM. Grip width and forearm orientation effects on muscle activity during the lat pull-down. *J. Strength Cond Res.* 24: 1895-1900, 2010.

83. Lynn, SK, and Costigan, PA. Changes in the medial-lateral hamstring activation ratio with foot rotation during lower limb exercise. *J. Electromyogr. Kinesiol.* 19: e197-205, 2009.

84. MacIntosh, BR. Recent developments in understanding the length dependence of contractile response of skeletal muscle. *Eur. J. Appl. Physiol.* 117: 1059-1071, 2017.

85. Mannarino, P, Matta, T, Lima, J, Simao, R, and Freitas de Salles, B. Single-Joint Exercise Results in Higher Hypertrophy of Elbow Flexors Than Multijoint Exercise. *J. Strength Cond Res.*, 2019.

86. Marchant, DC, Greig, M, and Scott, C. Attentional focusing instructions influence force production and muscular activity during isokinetic elbow flexions. *J. Strength Cond Res.* 23: 2358-2366, 2009.

87. Marchetti, PH, and Uchida, MC. Effects of the pullover exercise on the pectoralis major and latissimus dorsi muscles as evaluated by EMG. *J. Appl. Biomech.* 27: 380-384, 2011.

88. Marcori, AJ, Moura, TBMA, and Okazaki, VHA. Gastrocnemius muscle activation during plantar flexion with different feet positioning in physically active young men. *Isokinetics and Exercise Science* 25: 121-125, 2017.

89. Marx, JO, Ratamess, NA, Nindl, BC, Gotshalk, LA, Volek, JS, Dohi, K, Bush, JA, Gomez, AL, Mazzetti, SA, Fleck, SJ, Häkkinen, K, Newton, RU, and Kraemer, WJ. Low-volume circuit versus high-volume periodized resistance training in women. *Med. Sci. Sports Exerc.* 33: 635-643, 2001.

90. McAllister, MJ, Schilling, BK, Hammond, KG, Weiss, LW, and Farney, TM. Effect of grip width on electromyographic activity during the upright row. *J. Strength Cond Res.* 27: 181-187, 2013.

91. McCaw, ST, and Melrose, DR. Stance width and bar load effects on leg muscle activity during the parallel squat. *Med. Sci. Sports Exerc.* 31: 428-436, 1999.

92. McGill, S. Core training: Evidence translating to better performance and injury prevention. *Strength Cond J* 32: 33-46, 2010.

93. Monico-Neto, M, Antunes, HK, Lee, KS, Phillips, SM, Giampa, SQ, de Sá Souza, H, Dattilo, M, Medeiros, A, de Moraes, WM, Tufik, S, and de Mello, MT. Resistance training minimizes catabolic effects induced by sleep deprivation in rats. *Appl. Physiol. Nutr. Metab.* 40: 1143-1150, 2015.

94. Monteiro, AG, Aoki, MS, Evangelista, AL, Alveno, DA, Monteiro, GA, Picarro Ida, C, and Ugrinowitsch, C. Nonlinear periodization maximizes strength gains in split resistance training routines. *J. Strength Cond Res.* 23: 1321-1326, 2009.

95. Ninos, JC, Irrgang, JJ, Burdett, R, and Weiss, JR. Electromyographic analysis of the squat performed in self-selected lower extremity neutral rotation and 30 degrees of lower extremity turn-out from the self-selected neutral position. *J. Orthop. Sports Phys. Ther.* 25: 307-315, 1997.

96. O'Bryant, HS, Byrd, R, and Stone, MH. Cycle ergometer performance and maximum leg and hip strength adaptations to two different methods of weight training. *J Appl Sport Sci Res* 2: 27-30, 1988.

97. Ogasawara, R, Yasuda, T, Sakamaki, M, Ozaki, H, and Abe, T. Effects of periodic and continued resistance training on muscle CSA and strength in previously untrained men. *Clin. Physiol. Funct. Imaging* 31: 399-404, 2011.

98. Ogasawara, R, Kobayashi, K, Tsutaki, A, Lee, K, Abe, T, Fujita, S, Nakazato, K, and Ishii, N. mTOR signaling response to resistance exercise is altered by chronic resistance training and detraining in skeletal muscle. *J. Appl. Physiol.* , 2013.

99. Ogasawara, R, Yasuda, T, Ishii, N, and Abe, T. Comparison of muscle hypertrophy following 6-month of continuous and periodic strength training. *Eur. J. Appl. Physiol.* 113: 975-985, 2013.

100. Paoli, A, Marcolin, G, and Petrone, N. The effect of stance width on the electromyographical activity of eight superficial thigh muscles during back squat with different bar loads. *J. Strength Cond Res.* 23: 246-250, 2009.

101. Patel, SR. Reduced sleep as an obesity risk factor. *Obes. Rev.* 10 Suppl 2: 61-68, 2009.

102. Pelzer, T, Ullrich, B, and Pfeiffer, M. Periodization effects during short-term resistance training with equated exercise variables in females. *Eur. J. Appl. Physiol.* 117: 441-454, 2017.

103. Poliquin, C. Five Steps to Increasing the Effectiveness of Your Strength Training Program. . *Natl Strength Cond Assoc. J.* 10: 34-39, 1988.

104. Prestes, J, De Lima, C, Frollini, AB, Donatto, FF, and Conte, M. Comparison of linear and reverse linear periodization effects on maximal strength and body composition. *J. Strength Cond Res.* 23: 266-274, 2009.

105. Prestes, J, Frollini, AB, de Lima, C, Donatto, FF, Foschini, D, de Cassia Marqueti, R, Figueira, A Jr, and Fleck, SJ. Comparison between linear and daily undulating periodized resistance training to increase strength. *J. Strength Cond Res.* 23: 2437-2442, 2009.

106. Rauch, JT, Ugrinowitsch, C, Barakat, CI, Alvarez, MR, Brummert, DL, Aube, DW, Barsuhn, AS, Hayes, D, Tricoli, V, and De Souza, EO. Auto-regulated exercise selection training regimen produces small increases in lean body mass and maximal strength adaptations in strength-trained individuals. *J. Strength Cond Res.* , 2017.

107. Riemann, BL, Limbaugh, GK, Eitner, JD, and LeFavi, RG. Medial and lateral gastrocnemius activation differences during heel-raise exercise with three different foot positions. *J. Strength Cond Res.* 25: 634-639, 2011.

108. Rocha Júnior, VA, Gentil, P, Oliveira, E, and do Carmo, J. Comparison among the EMG activity of the pectoralis major, anterior deltoidis and triceps brachii during the bench press and peck deck exercises. *Rev Bras Med Esporte* 13: 43e-46e, 2007.

109. Samuels, C. Sleep, recovery, and performance: the new frontier in high-performance athletics. *Neurol. Clin.* 26: 169-80; ix-x, 2008.

110. Sanchis-Moysi, J, Idoate, F, Dorado, C, Alayon, S, and Calbet, JA. Large asymmetric hypertrophy of rectus abdominis muscle in professional tennis players. *PLoS One* 5: e15858, 2010.

111. Sarti, MA, Monfort, M, Fuster, MA, and Villaplana, LA. Muscle activity in upper and lower rectus abdominus during abdominal exercises. *Arch. Phys. Med. Rehabil.* 77: 1293-1297, 1996.

112. Schiotz, MK, Potteiger, JA, Huntsinger, PG, and Denmark, LCDC. The short-term effects of periodized and constant-intensity training on body composition, strength, and performance. *Journal of Strength & Conditioning Research* 12: 173-178, 1998.

113. Schoenfeld, B, Kolber, MJ, and Haimes, JE. The Upright Row: Implications for Preventing Subacromial Impingement. . *Strength and Conditioning Journal* 33: 25-28, 2011.

114. Schoenfeld, BJ, Contreras, B, Ogborn, D, Galpin, A, Krieger, J, and Sonmez, GT. Effects of varied versus constant loading zones on muscular adaptations in well-trained men. *Int J Sports Med.* DOI: 10.1055/s-0035-1569369, 2016.

115. Schoenfeld, B, Sonmez, RG, Kolber, MJ, Contreras, B, Harris, R, and Ozen, S. Effect of hand position on EMG activity of the posterior shoulder musculature during a horizontal abduction exercise. *J. Strength Cond Res.* 27: 2644-2649, 2013.

116. Schoenfeld, BJ. The mechanisms of muscle hypertrophy and their application to resistance training. *J. Strength Cond Res.* 24: 2857-2872, 2010.

117. Schoenfeld, BJ, Contreras, B, Tiryaki-Sonmez, G, Willardson, JM, and Fontana, F. An electromyographic comparison of a modified version of the plank with a long lever and posterior tilt versus the traditional plank exercise. *Sports Biomech.* 13: 296-306, 2014.

118. Schoenfeld, BJ, Contreras, B, Tiryaki-Sonmez, G, Wilson, JM, Kolber, MJ, and Peterson, MD. Regional differences in muscle activation during hamstrings exercise. *J. Strength Cond Res.* 29: 159-164, 2015.

119. Schoenfeld, BJ, Ogborn, D, and Krieger, JW. Dose-response relationship between weekly resistance training volume and increases in muscle mass: A systematic review and meta-analysis. *J. Sports Sci.* 35: 1073-1082, 2017.

120. Schoenfeld, BJ, Vigotsky, A, Contreras, B, Golden, S, Alto, A, Larson, R, Winkelman, N, and Paoli, A. Differential effects of attentional focus strategies during long-term resistance training. *Eur. J. Sport. Sci.* 18: 705-712, 2018.

121. Schoenfeld, BJ, Grgic, J, Haun, C, Itagaki, T, and Helms, ER. Calculating Set-Volume for the Limb Muscles with the Performance of Multi-Joint Exercises: Implications for Resistance Training Prescription. *Sports (Basel)* 7: 10.3390/sports7070177, 2019.

122. Sedliak, M, Finni, T, Cheng, S, Kraemer, WJ, and Häkkinen, K. Effect of time-of-day-specific strength training on serum hormone concentrations and isometric strength in men. *Chronobiol. Int.* 24: 1159-1177, 2007.

123. Selkowitz, DM, Beneck, GJ, and Powers, CM. Comparison of Electromyographic Activity of the Superior and Inferior Portions of the Gluteus Maximus Muscle During Common Therapeutic Exercises. *J. Orthop. Sports Phys. Ther.* 46: 794-799, 2016.

124. SELYE, H. Stress and the general adaptation syndrome. *Br. Med. J.* 1: 1383-1392, 1950.

125. Signorile, JF, Lew, KM, Stoutenberg, M, Pluchino, A, Lewis, JE, and Gao, J. Range of motion and leg rotation affect electromyography activation levels of the superficial quadriceps muscles during leg extension. *J. Strength Cond Res.* 28: 2536-2545, 2014.

126. Simao, R, Spineti, J, de Salles, BF, Matta, T, Fernandes, L, Fleck, SJ, Rhea, MR, and Strom-Olsen, HE. Comparison between nonlinear and linear periodized resistance training: hypertrophic and strength effects. *J. Strength Cond Res.* 26: 1389-1395, 2012.

127. Snyder, BJ, and Leech, JR. Voluntary increase in latissimus dorsi muscle activity during the lat pull-down following expert instruction. *J. Strength Cond Res.* 23: 2204-2209, 2009.

128. Snyder, BJ, and Fry, WR. Effect of verbal instruction on muscle activity during the bench press exercise. *J. Strength Cond Res.* 26: 2394-2400, 2012.

129. Souza, EO, Ugrinowitsch, C, Tricoli, V, Roschel, H, Lowery, RP, Aihara, AY, Leao, ARS, and Wilson, JM. Early Adaptations to Six Weeks of Non-Periodized and Periodized Strength Training Regimens in Recreational Males. *J Sports Sci Med.* 13: 604-609, 2014.

130. Stasinaki, AN, Zaras, N, Methenitis, S, Tsitkanou, S, Krase, A, Kavvoura, A, and Terzis, G. Triceps brachii muscle strength and architectural adaptations with resistance training exercises at short or long fascicle length. *Journal of Functional Morphology and Kinesiology.* 3: 28, 2018.

131. Stone, MH, O'Bryant, HS, Schilling, BK, and R.L. Johnson, RL. Periodization: Effects Of Manipulating Volume And Intensity. Part 1. *Strength Cond J* 21: 56-62, 1999.

132. Stone, MH, Potteiger, JA, Pierce, KC, Proulx, CM, O´Bryant, HS, Johnson, RL, and Stone, ME. Comparison of the effects of three different weight-training programs ont he one repetition maximum squat. *J Strength Cond Res* 14: 332-337, 2000.

133. Stone, MH, O'Bryant, H, and Garhammer, J. A hypothetical model for strength training. *J. Sports Med. Phys. Fitness* 21: 342-351, 1981.

134. Suhara, H, Ae, K, Nariai, M, Shiraki, H, and Miyakawa, S. A Three-Dimensional Biomechanical Analysis of KOSHIWARI Exercise. *Journal of Sports Science* 6: 149-158, 2018.

135. Tan, X, Titova, OE, Lindberg, E, Elmstahl, S, Lind, L, Schioth, HB, and Benedict, C. Association Between Self-Reported Sleep Duration and Body Composition in Middle-Aged and Older Adults. *J. Clin. Sleep Med.* 15: 431-435, 2019.

136. Trebs, AA, Brandenburg, JP, and Pitney, WA. An electromyography analysis of 3 muscles surrounding the shoulder joint during the performance of a chest press exercise at several angles. *J. Strength Cond Res.* 24: 1925-1930, 2010.

137. Vance, J, Wulf, G, Tollner, T, McNevin, N, and Mercer, J. EMG activity as a function of the performer's focus of attention. *J. Mot. Behav.* 36: 450-459, 2004.

138. Wakahara, T, Miyamoto, N, Sugisaki, N, Murata, K, Kanehisa, H, Kawakami, Y, Fukunaga, T, and Yanai, T. Association between regional differences in muscle activation in one session of resistance exercise and in muscle hypertrophy after resistance training. *Eur. J. Appl. Physiol.* 112: 1569-1576, 2012.

139. Wakahara, T, Fukutani, A, Kawakami, Y, and Yanai, T. Nonuniform muscle hypertrophy: its relation to muscle activation in training session. *Med. Sci. Sports Exerc.* 45: 2158-2165, 2013.

140. Wakahara, T, Ema, R, Miyamoto, N, and Kawakami, Y. Inter- and intramuscular differences in training-induced hypertrophy of the quadriceps femoris: association with muscle activation during the first training session. *Clin. Physiol. Funct. Imaging* 37: 405-412, 2017.

141. Watanabe, K, Otsuki, S, Hisa, T, and Nagaoka, M. Functional difference between the proximal and distal compartments of the semitendinosus muscle. *J. Phys. Ther. Sci.* 28: 1511-1517, 2016.

142. Weiss, LW, Coney, HD, and Clark, FC. Gross measures of exercise-induced muscular hypertrophy. *J. Orthop. Sports Phys. Ther.* 30: 143-148, 2000.

143. Wickham, JB, and Brown, JM. Muscles within muscles: the neuromotor control of intra-muscular segments. *Eur. J. Appl. Physiol. Occup. Physiol.* 78: 219-225, 1998.

144. Wickiewicz, TL, Roy, RR, Powell, PL, and Edgerton, VR. Muscle architecture of the human lower limb. *Clin. Orthop. Relat. Res.* (179): 275-283, 1983.

145. Wilk, KE, Escamilla, RF, Fleisig, GS, Barrentine, SW, Andrews, JR, and Boyd, ML. A comparison of tibiofemoral joint forces and electromyographic activity during open and closed kinetic chain exercises. *Am. J. Sports Med.* 24: 518-527, 1996.

146. Willett, GM, Hyde, JE, Uhrlaub, MB, Wendel, CL, and Karst, GM. Relative activity of abdominal muscles during commonly prescribed strengthening exercises. *J. Strength Cond Res.* 15: 480-485, 2001.

147. Willoughby, DS. The effects of mesocycle-length weight training programs involving periodization and partially equated volumes on upper and lower body strength. *J Strength Cond Res* 7: 2-8, 1993.

148. Woodley, SJ, and Mercer, SR. Hamstring muscles: architecture and innervation. *Cells Tissues Organs* 179: 125-141, 2005.

149. Worrell, TW, Karst, G, Adamczyk, D, Moore, R, Stanley, C, Steimel, B, and Steimel, S. Influence of joint position on electromyographic and torque generation during maximal voluntary isometric contractions of the hamstrings and gluteus maximus muscles. *J. Orthop. Sports Phys. Ther.* 31: 730-740, 2001.

150. Wright, GA, Delong, T, and Gehlsen, G. Electromyographic activity of the hamstrings during performance of the leg curl, stiff-leg deadlift and back squat movements. Journal of Strength and Conditioning Research. *J Strength Cond Res* 13: 168-174, 1999.

151. Wulf, G. Attentional focus and motor learning: a review of 15 years. *International Review of Sport and Exercise Psychology* 6: 77-104, 2013.

152. Yamashita, N. EMG activities in mono- and bi-articular thigh muscles in combined hip and knee extension. *Eur. J. Appl. Physiol. Occup. Physiol.* 58: 274-277, 1988.

153. Yavuz, HU, Erdag, D, Amca, AM, and Aritan, S. Kinematic and EMG activities during front and back squat variations in maximum loads. *J. Sports Sci.* 33: 1058-1066, 2015.

154. Youdas, JW, Amundson, CL, Cicero, KS, Hahn, JJ, Harezlak, DT, and Hollman, JH. Surface electromyographic activation patterns and elbow joint motion during a pull-up, chin-up, or perfect-pullup rotational exercise. *J. Strength Cond Res.* 24: 3404-3414, 2010.

155. Zatsiorsky, VM, and Kraemer, WJ. Science and Practice of Strength Training. Champaign, IL; Human Kinetics, 2006.

156. Zebis, MK, Skotte, J, Andersen, CH, Mortensen, P, Petersen, HH, Viskaer, TC, Jensen, TL, Bencke, J, and Andersen, LL. Kettlebell swing targets semitendinosus and supine leg curl targets biceps femoris: an EMG study with rehabilitation implications. *Br. J. Sports Med.* 47: 1192-1198, 2013.

Chapter 9

1. Adams, G, and Bamman, MM. Characterization and regulation of mechanical loading-induced compensatory muscle hypertrophy. *Comprehensive Physiology* 2829, 2012.

2. Adechian, S, Balage, M, Remond, D, Migne, C, Quignard-Boulange, A, Marset-Baglieri, A, Rousset, S, Boirie, Y, Gaudichon, C, Dardevet, D, and Mosoni, L. Protein feeding pattern, casein feeding, or milk-soluble protein feeding did not change the evolution of body composition during a short-term weight loss program. *Am. J. Physiol. Endocrinol. Metab.* 303: E973-82, 2012.

3. Alexander, JW. Immunonutrition: the role of omega-3 fatty acids. *Nutrition* 14: 627-633, 1998.

4. Anderson, KE, Rosner, W, Khan, MS, New, MI, Pang, SY, Wissel, PS, and Kappas, A. Diet-hormone interactions: protein/carbohydrate ratio alters reciprocally the plasma levels of testosterone and cortisol and their respective binding globulins in man. *Life Sci.* 40: 1761-1768, 1987.

5. Antonio, J, Ellerbroek, A, Silver, T, Orris, S, Scheiner, M, Gonzalez, A, and Peacock, CA. A high protein diet (3.4 g/kg/d) combined with a heavy resistance training program improves body composition in healthy trained men and women--a follow-up investigation. *J. Int. Soc. Sports Nutr.* 12: 39-015-0100-0. eCollection 2015, 2015.

6. Aragon, AA, and Schoenfeld, BJ. Nutrient timing revisited: is there a post-exercise anabolic window? *J. Int. Soc. Sports Nutr.* 10: 5-2783-10-5, 2013.

7. Areta, JL, Burke, LM, Ross, ML, Camera, DM, West, DW, Broad, EM, Jeacocke, NA, Moore, DR, Stellingwerff, T, Phillips, SM, Hawley, JA, and Coffey, VG. Timing and distribution of protein ingestion during prolonged recovery from resistance exercise alters myofibrillar protein synthesis. *J. Physiol.* 591: 2319-2331, 2013.

8. Areta, JL, Burke, LM, Camera, DM, West, DW, Crawshay, S, Moore, DR, Stellingwerff, T, Phillips, SM, Hawley, JA, and Coffey, VG. Reduced resting skeletal muscle protein synthesis is rescued by resistance exercise and protein ingestion following short-term energy deficit. *Am. J. Physiol. Endocrinol. Metab.* 306: E989-97, 2014.

9. Arnal, MA, Mosoni, L, Boirie, Y, Houlier, ML, Morin, L, Verdier, E, Ritz, P, Antoine, JM, Prugnaud, J, Beaufrere, B, and Mirand, PP. Protein pulse feeding improves protein retention in elderly women. *Am. J. Clin. Nutr.* 69: 1202-1208, 1999.

10. Arnal, MA, Mosoni, L, Boirie, Y, Houlier, ML, Morin, L, Verdier, E, Ritz, P, Antoine, JM, Prugnaud, J, Beaufrere, B, and Mirand, PP. Protein feeding pattern does not affect protein retention in young women. *J. Nutr.* 130: 1700-1704, 2000.

11. Atherton, PJ, Etheridge, T, Watt, PW, Wilkinson, D, Selby, A, Rankin, D, Smith, K, and Rennie, MJ. Muscle full effect after oral protein: time-dependent concordance and discordance between human muscle protein synthesis and mTORC1 signaling. *Am. J. Clin. Nutr.* 92: 1080-1088, 2010.

12. Atherton, PJ, and Smith, K. Muscle protein synthesis in response to nutrition and exercise. *J. Physiol.* 590: 1049-1057, 2012.

13. Atherton, PJ. Is there an optimal time for warfighters to supplement with protein? *J. Nutr.* 143: 1848S-1851S, 2013.

14. Bandegan, A, Courtney-Martin, G, Rafii, M, Pencharz, PB, and Lemon, PW. Indicator Amino Acid-Derived Estimate of Dietary Protein Requirement for Male Bodybuilders on a Nontraining Day Is Several-Fold Greater than the Current Recommended Dietary Allowance. *J. Nutr.* 147: 850-857, 2017.

15. Bergeron, K, Julien, P, Davis, TA, Myre, A, and Thivierge, MC. Long-chain n-3 fatty acids enhance neonatal insulin-regulated protein metabolism in piglets by differentially altering muscle lipid composition. *J. Lipid Res.* 48: 2396-2410, 2007.

16. Bilsborough, S, and Mann, N. A review of issues of dietary protein intake in humans. *Int. J. Sport Nutr. Exerc. Metab.* 16: 129-152, 2006.

17. Biolo, G, Williams, BD, Fleming, RY, and Wolfe, RR. Insulin action on muscle protein kinetics and amino acid transport during recovery after resistance exercise. *Diabetes* 48: 949-957, 1999.

18. Borkman, M, Storlien, LH, Pan, DA, Jenkins, AB, Chisholm, DJ, and Campbell, LV. The relation between insulin sensitivity and the fatty-acid composition of skeletal-muscle phospholipids. *N. Engl. J. Med.* 328: 238-244, 1993.

19. Borsheim, E, Tipton, KD, Wolf, SE, and Wolfe, RR. Essential amino acids and muscle protein recovery from resistance exercise. *Am. J. Physiol. Endocrinol. Metab.* 283: E648-57, 2002.

20. Breen, L, and Churchward-Venne, TA. Leucine: a nutrient 'trigger' for muscle anabolism, but what more? *J. Physiol.* 590: 2065-2066, 2012.

21. Camera, DM, West, DW, Burd, NA, Phillips, SM, Garnham, AP, Hawley, JA, and Coffey, VG. Low muscle glycogen concentra-

tion does not suppress the anabolic response to resistance exercise. *J. Appl. Physiol.* 113: 206-214, 2012.

22. Campbell, B, Kreider, RB, Ziegenfuss, T, La Bounty, P, Roberts, M, Burke, D, Landis, J, Lopez, H, and Antonio, J. International Society of Sports Nutrition position stand: protein and exercise. *J. Int. Soc. Sports Nutr.* 4: 8, 2007.
23. Campbell, BI, Aguilar, D, Conlin, L, Vargas, A, Schoenfeld, BJ, Corson, A, Gai, C, Best, S, Galvan, E, and Couvillion, K. Effects of High Versus Low Protein Intake on Body Composition and Maximal Strength in Aspiring Female Physique Athletes Engaging in an 8-Week Resistance Training Program. *Int. J. Sport Nutr. Exerc. Metab.* 28: 580-585, 2018.
24. Candow, DG, and Chilibeck, PD. Timing of creatine or protein supplementation and resistance training in the elderly. *Appl. Physiol. Nutr. Metab.* 33: 184-190, 2008.
25. Capaldo, B, Gastaldelli, A, Antoniello, S, Auletta, M, Pardo, F, Ciociaro, D, Guida, R, Ferrannini, E, and Sacca, L. Splanchnic and leg substrate exchange after ingestion of a natural mixed meal in humans. *Diabetes* 48: 958-966, 1999.
26. Churchley, EG, Coffey, VG, Pedersen, DJ, Shield, A, Carey, KA, Cameron-Smith, D, and Hawley, JA. Influence of preexercise muscle glycogen content on transcriptional activity of metabolic and myogenic genes in well-trained humans. *J. Appl. Physiol.* 102: 1604-1611, 2007.
27. Churchward-Venne, TA, Murphy, CH, Longland, TM, and Phillips, SM. Role of protein and amino acids in promoting lean mass accretion with resistance exercise and attenuating lean mass loss during energy deficit in humans. *Amino Acids* 45: 231-240, 2013.
28. Coffey, VG, Shield, A, Canny, BJ, Carey, KA, Cameron-Smith, D, and Hawley, JA. Interaction of contractile activity and training history on mRNA abundance in skeletal muscle from trained athletes. *Am. J. Physiol. Endocrinol. Metab.* 290: E849-55, 2006.
29. Creer, A, Gallagher, P, Slivka, D, Jemiolo, B, Fink, W, and Trappe, S. Influence of muscle glycogen availability on ERK1/2 and Akt signaling after resistance exercise in human skeletal muscle. *J. Appl. Physiol.* 99: 950-956, 2005.
30. Denne, SC, Liechty, EA, Liu, YM, Brechtel, G, and Baron, AD. Proteolysis in skeletal muscle and whole body in response to euglycemic hyperinsulinemia in normal adults. *Am. J. Physiol.* 261: E809-14, 1991.
31. Dennis, PB, Jaeschke, A, Saitoh, M, Fowler, B, Kozma, SC, and Thomas, G. Mammalian TOR: a homeostatic ATP sensor. *Science* 294: 1102-1105, 2001.
32. Derave, W, Lund, S, Holman, GD, Wojtaszewski, J, Pedersen, O, and Richter, EA. Contraction-stimulated muscle glucose transport and GLUT-4 surface content are dependent on glycogen content. *Am. J. Physiol.* 277: E1103-10, 1999.
33. Deutz, NE, and Wolfe, RR. Is there a maximal anabolic response to protein intake with a meal? *Clin. Nutr.* 32: 309-313, 2013.
34. Dideriksen, K, Reitelseder, S, and Holm, L. Influence of amino acids, dietary protein, and physical activity on muscle mass development in humans. *Nutrients* 5: 852-876, 2013.
35. Dorgan, JF, Judd, JT, Longcope, C, Brown, C, Schatzkin, A, Clevidence, BA, Campbell, WS, Nair, PP, Franz, C, Kahle, L, and Taylor, PR. Effects of dietary fat and fiber on plasma and urine androgens and estrogens in men: a controlled feeding study. *Am. J. Clin. Nutr.* 64: 850-855, 1996.
36. Drummond, MJ, Dreyer, HC, Fry, CS, Glynn, EL, and Rasmussen, BB. Nutritional and contractile regulation of human skeletal muscle protein synthesis and mTORC1 signaling. *J. Appl. Physiol. (1985)* 106: 1374-1384, 2009.
37. Edmonds, MS, and Baker, DH. Amino acid excesses for young pigs: effects of excess methionine, tryptophan, threonine or leucine. *J. Anim. Sci.* 64: 1664-1671, 1987.
38. Essen-Gustavsson, B, and Tesch, PA. Glycogen and triglyceride utilization in relation to muscle metabolic characteristics in men performing heavy-resistance exercise. *Eur. J. Appl. Physiol. Occup. Physiol.* 61: 5-10, 1990.
39. Fluck, M. Regulation of protein synthesis in skeletal muscle. *Dtsch Z Sportmed* 63: 75-80, 2012.
40. Fluckey, JD, Vary, TC, Jefferson, LS, and Farrell, PA. Augmented insulin action on rates of protein synthesis after resistance exercise in rats. *Am. J. Physiol.* 270: E313-9, 1996.
41. Fox, AK, Kaufman, AE, and Horowitz, JF. Adding fat calories to meals after exercise does not alter glucose tolerance. *J. Appl. Physiol.* 97: 11-16, 2004.
42. Garthe, I, Raastad, T, Refsnes, PE, and Sundgot-Borgen, J. Effect of nutritional intervention on body composition and performance in elite athletes. *Eur. J. Sport. Sci.* 13: 295-303, 2013.
43. Gelfand, RA, and Barrett, EJ. Effect of physiologic hyperinsulinemia on skeletal muscle protein synthesis and breakdown in man. *J. Clin. Invest.* 80: 1-6, 1987.
44. Gingras, AA, White, PJ, Chouinard, PY, Julien, P, Davis, TA, Dombrowski, L, Couture, Y, Dubreuil, P, Myre, A, Bergeron, K, Marette, A, and Thivierge, MC. Long-chain omega-3 fatty acids regulate bovine whole-body protein metabolism by promoting muscle insulin signalling to the Akt-mTOR-S6K1 pathway and insulin sensitivity. *J. Physiol.* 579: 269-284, 2007.
45. Glynn, EL, Fry, CS, Timmerman, KL, Drummond, MJ, Volpi, E, and Rasmussen, BB. Addition of carbohydrate or alanine to an essential amino Acid mixture does not enhance human skeletal muscle protein anabolism. *J. Nutr.* 143: 307-314, 2013.
46. Goodman, CA, Mayhew, DL, and Hornberger, TA. Recent progress toward understanding the molecular mechanisms that regulate skeletal muscle mass. *Cell. Signal.* 23: 1896-1906, 2011.
47. Greene, DA, Varley, BJ, Hartwig, TB, Chapman, P, and Rigney, M. A Low-Carbohydrate Ketogenic Diet Reduces Body Mass Without Compromising Performance in Powerlifting and Olympic Weightlifting Athletes. *J. Strength Cond Res.* 32: 3373-3382, 2018.
48. Greenhaff, PL, Karagounis, LG, Peirce, N, Simpson, EJ, Hazell, M, Layfield, R, Wackerhage, H, Smith, K, Atherton, P, Selby, A, and Rennie, MJ. Disassociation between the effects of amino acids and insulin on signaling, ubiquitin ligases, and protein turnover in human muscle. *Am. J. Physiol. Endocrinol. Metab.* 295: E595-604, 2008.
49. Gropper, SS, Smith, JL, and Groff, JL. Advanced Nutrition and Human Metabolism. Belmont, CA; Wadsworth Cengage Learning, 2009.
50. Hamalainen, EK, Adlercreutz, H, Puska, P, and Pietinen, P. Decrease of serum total and free testosterone during a low-fat high-fibre diet. *J. Steroid Biochem.* 18: 369-370, 1983.
51. Hamer, HM, Wall, BT, Kiskini, A, de Lange, A, Groen, BB, Bakker, JA, Gijsen, AP, Verdijk, LB, and van Loon, LJ. Carbohydrate co-ingestion with protein does not further augment post-prandial muscle protein accretion in older men. *Nutr. Metab. (Lond)* 10: 15-7075-10-15, 2013.
52. Hawley, JA, Burke, LM, Phillips, SM, and Spriet, LL. Nutritional modulation of training-induced skeletal muscle adaptations. *J. Appl. Physiol. (1985)* 110: 834-845, 2011.

53. Helms, ER, Aragon, AA, and Fitschen, PJ. Evidence-based recommendations for natural bodybuilding contest preparation: nutrition and supplementation. *J. Int. Soc. Sports Nutr.* 11: 20-2783-11-20. eCollection 2014, 2014.

54. Helms, ER, Zinn, C, Rowlands, DS, and Brown, SR. A systematic review of dietary protein during caloric restriction in resistance trained lean athletes: a case for higher intakes. *Int. J. Sport Nutr. Exerc. Metab.* 24: 127-138, 2014.

55. Hepburn, D, and Maughan, RJ. Glycogen availability as a limiting factor in the performance of isometric exercise. *J. Physiol.* 342: 52P-53P, 1982.

56. Heslin, MJ, Newman, E, Wolf, RF, Pisters, PW, and Brennan, MF. Effect of hyperinsulinemia on whole body and skeletal muscle leucine carbon kinetics in humans. *Am. J. Physiol.* 262: E911-8, 1992.

57. Holwerda, AM, Paulussen, KJM, Overkamp, M, Goessens, JPB, Kramer, IF, Wodzig, WKWH, Verdijk, LB, and van Loon, LJC. Dose-Dependent Increases in Whole-Body Net Protein Balance and Dietary Protein-Derived Amino Acid Incorporation into Myofibrillar Protein During Recovery from Resistance Exercise in Older Men. *J. Nutr.* 149: 221-230, 2019.

58. Ivy, J, and Ferguson-Stegall, L. Nutrient Timing: The Means to Improved Exercise Performance, Recovery, and Training. *American Journal of Lifestyle Medicine* : 1-14, 2013.

59. Ivy, JL. Glycogen resynthesis after exercise: effect of carbohydrate intake. *Int. J. Sports Med.* 19 Suppl 2: S142-5, 1998.

60. Jabekk, PT, Moe, IA, Meen, HD, Tomten, SE, and Hostmark, AT. Resistance training in overweight women on a ketogenic diet conserved lean body mass while reducing body fat. *Nutr. Metab. (Lond)* 7: 17-7075-7-17, 2010.

61. Joy, JM, Vogel, RM, Shane Broughton, K, Kudla, U, Kerr, NY, Davison, JM, Wildman, REC, and DiMarco, NM. Daytime and nighttime casein supplements similarly increase muscle size and strength in response to resistance training earlier in the day: a preliminary investigation. *J. Int. Soc. Sports Nutr.* 15: 24-018-0228-9, 2018.

62. Katsanos, CS, Kobayashi, H, Sheffield-Moore, M, Aarsland, A, and Wolfe, RR. A high proportion of leucine is required for optimal stimulation of the rate of muscle protein synthesis by essential amino acids in the elderly. *Am. J. Physiol. Endocrinol. Metab.* 291: E381-7, 2006.

63. Kawanaka, K, Nolte, LA, Han, DH, Hansen, PA, and Holloszy, JO. Mechanisms underlying impaired GLUT-4 translocation in glycogen-supercompensated muscles of exercised rats. *Am. J. Physiol. Endocrinol. Metab.* 279: E1311-8, 2000.

64. Kephart, WC, Pledge, CD, Roberson, PA, Mumford, PW, Romero, MA, Mobley, CB, Martin, JS, Young, KC, Lowery, RP, Wilson, JM, Huggins, KW, and Roberts, MD. The Three-Month Effects of a Ketogenic Diet on Body Composition, Blood Parameters, and Performance Metrics in CrossFit Trainees: A Pilot Study. *Sports (Basel)* 6: 10.3390/sports6010001, 2018.

65. Kerksick, C, Harvey, T, Stout, J, Campbell, B, Wilborn, C, Kreider, R, Kalman, D, Ziegenfuss, T, Lopez, H, Landis, J, Ivy, JL, and Antonio, J. International Society of Sports Nutrition position stand: nutrient timing. *J. Int. Soc. Sports Nutr.* 5: 17, 2008.

66. Kettelhut, IC, Wing, SS, and Goldberg, AL. Endocrine regulation of protein breakdown in skeletal muscle. *Diabetes Metab. Rev.* 4: 751-772, 1988.

67. Kim, DH, Kim, JY, Yu, BP, and Chung, HY. The activation of NF-kappaB through Akt-induced FOXO1 phosphorylation during aging and its modulation by calorie restriction. *Biogerontology* 9: 33-47, 2008.

68. Kimball, SR. Integration of signals generated by nutrients, hormones, and exercise in skeletal muscle. *Am. J. Clin. Nutr.* 99: 237S-242S, 2014.

69. Koopman, R, Manders, RJ, Jonkers, RA, Hul, GB, Kuipers, H, and van Loon, LJ. Intramyocellular lipid and glycogen content are reduced following resistance exercise in untrained healthy males. *Eur. J. Appl. Physiol.* 96: 525-534, 2006.

70. Koopman, R, Beelen, M, Stellingwerff, T, Pennings, B, Saris, WH, Kies, AK, Kuipers, H, and van Loon, LJ. Coingestion of carbohydrate with protein does not further augment postexercise muscle protein synthesis. *Am. J. Physiol. Endocrinol. Metab.* 293: E833-42, 2007.

71. Kumar, V, Atherton, P, Smith, K, and Rennie, MJ. Human muscle protein synthesis and breakdown during and after exercise. *J. Appl. Physiol.* 106: 2026-2039, 2009.

72. Lambert, CP, and Flynn, MG. Fatigue during high-intensity intermittent exercise: application to bodybuilding. *Sports Med.* 32: 511-522, 2002.

73. Lane, AR, Duke, JW, and Hackney, AC. Influence of dietary carbohydrate intake on the free testosterone: cortisol ratio responses to short-term intensive exercise training. *Eur. J. Appl. Physiol.* 108: 1125-1131, 2010.

74. Langfort, J, Zarzeczny, R, Pilis, W, Nazar, K, and Kaciuba-Uscitko, H. The effect of a low-carbohydrate diet on performance, hormonal and metabolic responses to a 30-s bout of supramaximal exercise. *Eur. J. Appl. Physiol. Occup. Physiol.* 76: 128-133, 1997.

75. Layman, DK. Protein quantity and quality at levels above the RDA improves adult weight loss. *J. Am. Coll. Nutr.* 23: 631S-636S, 2004.

76. Lemon, PW, Tarnopolsky, MA, MacDougall, JD, and Atkinson, SA. Protein requirements and muscle mass/strength changes during intensive training in novice bodybuilders. *J. Appl. Physiol.* 73: 767-775, 1992.

77. Levenhagen, DK, Gresham, JD, Carlson, MG, Maron, DJ, Borel, MJ, and Flakoll, PJ. Postexercise nutrient intake timing in humans is critical to recovery of leg glucose and protein homeostasis. *Am. J. Physiol. Endocrinol. Metab.* 280: E982-93, 2001.

78. Leveritt, M, and Abernethy, PJ. Effects of carbohdrate restriction on strength performance. 13: 52-57, 1999.

79. Lima-Silva, AE, Pires, FO, Bertuzzi, R, Silva-Cavalcante, MD, Oliveira, RS, Kiss, MA, and Bishop, D. Effects of a low- or a high-carbohydrate diet on performance, energy system contribution, and metabolic responses during supramaximal exercise. *Appl. Physiol. Nutr. Metab.* 38: 928-934, 2013.

80. Longland, TM, Oikawa, SY, Mitchell, CJ, Devries, MC, and Phillips, SM. Higher compared with lower dietary protein during an energy deficit combined with intense exercise promotes greater lean mass gain and fat mass loss: a randomized trial. *Am. J. Clin. Nutr.* 103: 738-746, 2016.

81. Lynch, CJ, Hutson, SM, Patson, BJ, Vaval, A, and Vary, TC. Tissue-specific effects of chronic dietary leucine and norleucine supplementation on protein synthesis in rats. *Am. J. Physiol. Endocrinol. Metab.* 283: E824-35, 2002.

82. MacDougall, JD, Ray, S, Sale, DG, McCartney, N, Lee, P, and Garner, S. Muscle substrate utilization and lactate production. *Can. J. Appl. Physiol.* 24: 209-215, 1999.

83. MacKenzie-Shalders, KL, King, NA, Byrne, NM, and Slater, GJ. Increasing Protein Distribution Has No Effect on Changes in Lean Mass During a Rugby Preseason. *Int. J. Sport Nutr. Exerc. Metab.* 26: 1-7, 2016.

84. Macnaughton, LS, Wardle, SL, Witard, OC, McGlory, C, Hamilton, DL, Jeromson, S, Lawrence, CE, Wallis, GA, and Tipton, KD. The response of muscle protein synthesis following whole-body resistance exercise is greater following 40 g than 20 g of ingested whey protein. *Physiol. Rep.* 4: 10.14814/phy2.12893, 2016.

85. Mamerow, MM, Mettler, JA, English, KL, Casperson, SL, Arentson-Lantz, E, Sheffield-Moore, M, Layman, DK, and Paddon-Jones, D. Dietary Protein Distribution Positively Influences 24-h Muscle Protein Synthesis in Healthy Adults. *J. Nutr.*, 2014.

86. Margolis, LM, Rivas, DA, Berrone, M, Ezzyat, Y, Young, AJ, McClung, JP, Fielding, RA, and Pasiakos, SM. Prolonged Calorie Restriction Downregulates Skeletal Muscle mTORC1 Signaling Independent of Dietary Protein Intake and Associated microRNA Expression. *Front. Physiol.* 7: 445, 2016.

87. McBride, A, Ghilagaber, S, Nikolaev, A, and Hardie, DG. The glycogen-binding domain on the AMPK beta subunit allows the kinase to act as a glycogen sensor. *Cell. Metab.* 9: 23-34, 2009.

88. McIver, CM, Wycherley, TP, and Clifton, PM. MTOR signaling and ubiquitin-proteosome gene expression in the preservation of fat free mass following high protein, calorie restricted weight loss. *Nutr. Metab. (Lond)* 9: 83-7075-9-83, 2012.

89. Meirelles, CM, and Gomes, PS. Effects of Short-Term Carbohydrate Restrictive and Conventional Hypoenergetic Diets and Resistance Training on Strength Gains and Muscle Thickness. *J. Sports Sci. Med.* 15: 578-584, 2016.

90. Mitchell, JB, DiLauro, PC, Pizza, FX, and Cavender, DL. The effect of preexercise carbohydrate status on resistance exercise performance. *Int. J. Sport Nutr.* 7: 185-196, 1997.

91. Moore, DR, Del Bel, NC, Nizi, KI, Hartman, JW, Tang, JE, Armstrong, D, and Phillips, SM. Resistance training reduces fasted- and fed-state leucine turnover and increases dietary nitrogen retention in previously untrained young men. *J. Nutr.* 137: 985-991, 2007.

92. Moore, DR, Robinson, MJ, Fry, JL, Tang, JE, Glover, EI, Wilkinson, SB, Prior, T, Tarnopolsky, MA, and Phillips, SM. Ingested protein dose response of muscle and albumin protein synthesis after resistance exercise in young men. *Am. J. Clin. Nutr.* 89: 161-168, 2009.

93. Moro, T, Tinsley, G, Bianco, A, Marcolin, G, Pacelli, QF, Battaglia, G, Palma, A, Gentil, P, Neri, M, and Paoli, A. Effects of eight weeks of time-restricted feeding (16/8) on basal metabolism, maximal strength, body composition, inflammation, and cardiovascular risk factors in resistance-trained males. *J. Transl. Med.* 14: 290, 2016.

94. Morton, RW, McGlory, C, and Phillips, SM. Nutritional interventions to augment resistance training-induced skeletal muscle hypertrophy. *Front. Physiol.* 6: 245, 2015.

95. Morton, RW, Murphy, KT, McKellar, SR, Schoenfeld, BJ, Henselmans, M, Helms, E, Aragon, AA, Devries, MC, Banfield, L, Krieger, JW, and Phillips, SM. A systematic review, meta-analysis and meta-regression of the effect of protein supplementation on resistance training-induced gains in muscle mass and strength in healthy adults. *Br. J. Sports Med.*, 2017.

96. Murphy, MG. Dietary fatty acids and membrane protein function. *J. Nutr. Biochem.* 1: 68-79, 1990.

97. Noreen, EE, Sass, MJ, Crowe, ML, Pabon, VA, Brandauer, J, and Averill, LK. Effects of supplemental fish oil on resting metabolic rate, body composition, and salivary cortisol in healthy adults. *J. Int. Soc. Sports Nutr.* 7: 31-2783-7-31, 2010.

98. O'Gorman, DJ, Del Aguila, LF, Williamson, DL, Krishnan, RK, and Kirwan, JP. Insulin and exercise differentially regulate PI3-kinase and glycogen synthase in human skeletal muscle. *J. Appl. Physiol.* 89: 1412-1419, 2000.

99. Okamura, K, Doi, T, Hamada, K, Sakurai, M, Matsumoto, K, Imaizumi, K, Yoshioka, Y, Shimizu, S, and Suzuki, M. Effect of amino acid and glucose administration during postexercise recovery on protein kinetics in dogs. *Am. J. Physiol.* 272: E1023-30, 1997.

100. Ortenblad, N, Westerblad, H, and Nielsen, J. Muscle glycogen stores and fatigue. *J. Physiol.* 591: 4405-4413, 2013.

101. Paoli, A, Grimaldi, K, D'Agostino, D, Cenci, L, Moro, T, Bianco, A, and Palma, A. Ketogenic diet does not affect strength performance in elite artistic gymnasts. *J. Int. Soc. Sports Nutr.* 9: 34-2783-9-34, 2012.

102. Parkin, JA, Carey, MF, Martin, IK, Stojanovska, L, and Febbraio, MA. Muscle glycogen storage following prolonged exercise: effect of timing of ingestion of high glycemic index food. *Med. Sci. Sports Exerc.* 29: 220-224, 1997.

103. Pasiakos, SM, Vislocky, LM, Carbone, JW, Altieri, N, Konopelski, K, Freake, HC, Anderson, JM, Ferrando, AA, Wolfe, RR, and Rodriguez, NR. Acute energy deprivation affects skeletal muscle protein synthesis and associated intracellular signaling proteins in physically active adults. *J. Nutr.* 140: 745-751, 2010.

104. Pasiakos, SM. Exercise and amino acid anabolic cell signaling and the regulation of skeletal muscle mass. *Nutrients* 4: 740-758, 2012.

105. Pasiakos, SM, and Carbone, JW. Assessment of skeletal muscle proteolysis and the regulatory response to nutrition and exercise. *IUBMB Life* 66: 478-484, 2014.

106. Phillips, SM. The science of muscle hypertrophy: making dietary protein count. *Proc. Nutr. Soc.* 70: 100-103, 2011.

107. Phillips, SM, and Van Loon, LJ. Dietary protein for athletes: from requirements to optimum adaptation. *J. Sports Sci.* 29 Suppl 1: S29-38, 2011.

108. Phillips, SM. Current Concepts and Unresolved Questions in Dietary Protein Requirements and Supplements in Adults. *Front. Nutr.* 4: 13, 2017.

109. Pitkanen, HT, Nykanen, T, Knuutinen, J, Lahti, K, Keinanen, O, Alen, M, Komi, PV, and Mero, AA. Free amino acid pool and muscle protein balance after resistance exercise. *Med. Sci. Sports Exerc.* 35: 784-792, 2003.

110. Power, O, Hallihan, A, and Jakeman, P. Human insulinotropic response to oral ingestion of native and hydrolysed whey protein. *Amino Acids* 37: 333-339, 2009.

111. Rasmussen, BB, Tipton, KD, Miller, SL, Wolf, SE, and Wolfe, RR. An oral essential amino acid-carbohydrate supplement enhances muscle protein anabolism after resistance exercise. *J. Appl. Physiol.* 88: 386-392, 2000.

112. Reidy, PT, Walker, DK, Dickinson, JM, Gundermann, DM, Drummond, MJ, Timmerman, KL, Fry, CS, Borack, MS, Cope, MB, Mukherjea, R, Jennings, K, Volpi, E, and Rasmussen, BB. Protein blend ingestion following resistance exercise promotes human muscle protein synthesis. *J. Nutr.* 143: 410-416, 2013.

113. Rennie, MJ, Bohe, J, Smith, K, Wackerhage, H, and Greenhaff, P. Branched-chain amino acids as fuels and anabolic signals in human muscle. *J. Nutr.* 136: 264S-8S, 2006.

114. Ribeiro, AS, Nunes, JP, Schoenfeld, BJ, Aguiar, AF, and Cyrino, ES. Effects of different dietary energy intake following resistance training on muscle mass and body fat in bodybuilders: a pilot study. *J Hum Kinet.* DOI: 10.2478/hukin-2019-0038, 2019.

115. Ribeiro, AS, Nunes, JP, and Schoenfeld, BJ. Should Competitive Bodybuilders Ingest More Protein than Current Evidence-Based Recommendations? *Sports Med.* 49: 1481-1485, 2019.

116. Richter, EA, Derave, W, and Wojtaszewski, JF. Glucose, exercise and insulin: emerging concepts. *J. Physiol.* 535: 313-322, 2001.

117. Rosqvist, F, Iggman, D, Kullberg, J, Cedernaes, J, Johansson, HE, Larsson, A, Johansson, L, Ahlstrom, H, Arner, P, Dahlman, I, and Riserus, U. Overfeeding polyunsaturated and saturated fat causes distinct effects on liver and visceral fat accumulation in humans. *Diabetes* 63: 2356-2368, 2014.

118. Rossato, LT, Schoenfeld, BJ, and de Oliveira, EP. Is there sufficient evidence to supplement omega-3 fatty acids to increase muscle mass and strength in young and older adults? *Clin. Nutr.*, 2019.

119. Rozenek, R, Ward, P, Long, S, and Garhammer, J. Effects of high-calorie supplements on body composition and muscular strength following resistance training. *J. Sports Med. Phys. Fitness* 42: 340-347, 2002.

120. Ryan, AM, Reynolds, JV, Healy, L, Byrne, M, Moore, J, Brannelly, N, McHugh, A, McCormack, D, and Flood, P. Enteral nutrition enriched with eicosapentaenoic acid (EPA) preserves lean body mass following esophageal cancer surgery: results of a double-blinded randomized controlled trial. *Ann. Surg.* 249: 355-363, 2009.

121. Sallinen, J, Pakarinen, A, Ahtiainen, J, Kraemer, WJ, Volek, JS, and Häkkinen, K. Relationship between diet and serum anabolic hormone responses to heavy-resistance exercise in men. *Int. J. Sports Med.* 25: 627-633, 2004.

122. Schaafsma, G. The protein digestibility-corrected amino acid score. *J. Nutr.* 130: 1865S-7S, 2000.

123. Schoeller, DA. How accurate is self-reported dietary energy intake? *Nutr. Rev.* 48: 373-379, 1990.

124. Schoenfeld, BJ, Aragon, AA, and Krieger, JW. The effect of protein timing on muscle strength and hypertrophy: a meta-analysis. *J. Int. Soc. Sports Nutr.* 10: 53-2783-10-53, 2013.

125. Schoenfeld, BJ, Aragon, A, Wilborn, C, Urbina, SL, Hayward, SE, and Krieger, J. Pre- versus post-exercise protein intake has similar effects on muscular adaptations. *PeerJ* 5: e2825, 2017.

126. Schoenfeld, BJ, and Aragon, AA. How much protein can the body use in a single meal for muscle-building? Implications for daily protein distribution. *J. Int. Soc. Sports Nutr.* 15: 10-018-0215-1. eCollection 2018, 2018.

127. Simmons, E, Fluckey, JD, and Riechman, SE. Cumulative Muscle Protein Synthesis and Protein Intake Requirements. *Annu. Rev. Nutr.* 36: 17-43, 2016.

128. Slater, G, and Phillips, SM. Nutrition guidelines for strength sports: sprinting, weightlifting, throwing events, and bodybuilding. *J. Sports Sci.* 29 Suppl 1: S67-77, 2011.

129. Smith, GI, Atherton, P, Reeds, DN, Mohammed, BS, Rankin, D, Rennie, MJ, and Mittendorfer, B. Dietary omega-3 fatty acid supplementation increases the rate of muscle protein synthesis in older adults: a randomized controlled trial. *Am. J. Clin. Nutr.* 93: 402-412, 2011.

130. Snijders, T, Trommelen, J, Kouw, IWK, Holwerda, AM, Verdijk, LB, and van Loon, LJC. The Impact of Pre-sleep Protein Ingestion on the Skeletal Muscle Adaptive Response to Exercise in Humans: An Update. *Front. Nutr.* 6: 17, 2019.

131. Sonmez, GT, Schoenfeld, BJ, and Vatansever-Ozen, S. Omega-3 fatty acids and exercise: areview of their combined effectson body composition and physical performance. *Biomedical Human Kinetics* 3: 23-29, 2011.

132. Staples, AW, Burd, NA, West, DW, Currie, KD, Atherton, PJ, Moore, DR, Rennie, MJ, Macdonald, MJ, Baker, SK, and Phillips, SM. Carbohydrate does not augment exercise-induced protein accretion versus protein alone. *Med. Sci. Sports Exerc.* 43: 1154-1161, 2011.

133. Stokes, T, Hector, AJ, Morton, RW, McGlory, C, and Phillips, SM. Recent Perspectives Regarding the Role of Dietary Protein for the Promotion of Muscle Hypertrophy with Resistance Exercise Training. *Nutrients* 10: 10.3390/nu10020180, 2018.

134. Tang, JE, Moore, DR, Kujbida, GW, Tarnopolsky, MA, and Phillips, SM. Ingestion of whey hydrolysate, casein, or soy protein isolate: effects on mixed muscle protein synthesis at rest and following resistance exercise in young men. *J. Appl. Physiol. (1985)* 107: 987-992, 2009.

135. Tarnopolsky, MA, Atkinson, SA, MacDougall, JD, Chesley, A, Phillips, S, and Schwarcz, HP. Evaluation of protein requirements for trained strength athletes. *J. Appl. Physiol. (1985)* 73: 1986-1995, 1992.

136. Timmons, JA. Variability in training-induced skeletal muscle adaptation. *J. Appl. Physiol.* 110: 846-853, 2011.

137. Tinsley, GM, Forsse, JS, Butler, NK, Paoli, A, Bane, AA, La Bounty, PM, Morgan, GB, and Grandjean, PW. Time-restricted feeding in young men performing resistance training: A randomized controlled trial. *Eur. J. Sport. Sci.* 17: 200-207, 2017.

138. Tinsley, GM, Moore, ML, Graybeal, AJ, Paoli, A, Kim, Y, Gonzales, JU, Harry, JR, VanDusseldorp, TA, Kennedy, DN, and Cruz, MR. Time-restricted feeding plus resistance training in active females: a randomized trial. *Am. J. Clin. Nutr.* , 2019.

139. Tipton, KD, Ferrando, AA, Phillips, SM, Doyle, DJr, and Wolfe, RR. Postexercise net protein synthesis in human muscle from orally administered amino acids. *Am. J. Physiol.* 276: E628-34, 1999.

140. Tipton, KD, Gurkin, BE, Matin, S, and Wolfe, RR. Nonessential amino acids are not necessary to stimulate net muscle protein synthesis in healthy volunteers. *J. Nutr. Biochem.* 10: 89-95, 1999.

141. Tipton, KD, Elliott, TA, Cree, MG, Wolf, SE, Sanford, AP, and Wolfe, RR. Ingestion of casein and whey proteins result in muscle anabolism after resistance exercise. *Med. Sci. Sports Exerc.* 36: 2073-2081, 2004.

142. Tipton, KD, Elliott, TA, Ferrando, AA, Aarsland, AA, and Wolfe, RR. Stimulation of muscle anabolism by resistance exercise and ingestion of leucine plus protein. *Appl. Physiol. Nutr. Metab.* 34: 151-161, 2009.

143. van Wessel, T, de Haan, A, van der Laarse, WJ, and Jaspers, RT. The muscle fiber type-fiber size paradox: hypertrophy or oxidative metabolism? *Eur. J. Appl. Physiol.* 110: 665-694, 2010.

144. Vargas, S, Romance, R, Petro, JL, Bonilla, DA, Galancho, I, Espinar, S, Kreider, RB, and Benitez-Porres, J. Efficacy of ketogenic diet on body composition during resistance training in trained men: a randomized controlled trial. *J. Int. Soc. Sports Nutr.* 15: 31-018-0236-9, 2018.

145. Volek, JS, Kraemer, WJ, Bush, JA, Incledon, T, and Boetes, M. Testosterone and cortisol in relationship to dietary nutrients and resistance exercise. *J. Appl. Physiol. (1985)* 82: 49-54, 1997.

146. Volek, JS, Gomez, AL, Love, DM, Avery, NG, Sharman, MJ, and Kraemer, WJ. Effects of a high-fat diet on postabsorptive and postprandial testosterone responses to a fat-rich meal. *Metabolism* 50: 1351-1355, 2001.

147. Wax, B, Kavazis, AN, and Brown, SP. Effects of supplemental carbohydrate ingestion during superimposed electro-

myostimulation exercise in elite weightlifters. *J. Strength Cond Res.* 27: 3084-3090, 2013.

148. Whitehouse, AS, and Tisdale, MJ. Downregulation of ubiquitin-dependent proteolysis by eicosapentaenoic acid in acute starvation. *Biochem. Biophys. Res. Commun.* 285: 598-602, 2001.

149. Wilkinson, SB, Tarnopolsky, MA, Macdonald, MJ, Macdonald, JR, Armstrong, D, and Phillips, SM. Consumption of fluid skim milk promotes greater muscle protein accretion after resistance exercise than does consumption of an isonitrogenous and isoenergetic soy-protein beverage. *Am. J. Clin. Nutr.* 85: 1031-1040, 2007.

150. Witard, OC, Jackman, SR, Breen, L, Smith, K, Selby, A, and Tipton, KD. Myofibrillar muscle protein synthesis rates subsequent to a meal in response to increasing doses of whey protein at rest and after resistance exercise. *Am. J. Clin. Nutr.* 99: 86-95, 2014.

151. Wojtaszewski, JF, MacDonald, C, Nielsen, JN, Hellsten, Y, Hardie, DG, Kemp, BE, Kiens, B, and Richter, EA. Regulation of 5'AMP-activated protein kinase activity and substrate utilization in exercising human skeletal muscle. *Am. J. Physiol. Endocrinol. Metab.* 284: E813-22, 2003.

152. Wooding, DJ, Packer, JE, Kato, H, West, DWD, Courtney-Martin, G, Pencharz, PB, and Moore, DR. Increased Protein Requirements in Female Athletes after Variable-Intensity Exercise. *Med. Sci. Sports Exerc.* 49: 2297-2304, 2017.

153. Wu, G. Amino acids: metabolism, functions, and nutrition. *Amino Acids* 37: 1-17, 2009.

154. Yamada, S, Buffinger, N, DiMario, J, and Strohman, RC. Fibroblast growth factor is stored in fiber extracellular matrix and plays a role in regulating muscle hypertrophy. *Med. Sci. Sports Exerc.* 21: 173-180, 1989.

155. Yang, Y, Breen, L, Burd, NA, Hector, AJ, Churchward-Venne, TA, Josse, AR, Tarnopolsky, MA, and Phillips, SM. Resistance exercise enhances myofibrillar protein synthesis with graded intakes of whey protein in older men. *Br. J. Nutr.* : 1-9, 2012.

156. Young, K, and Davies, CT. Effect of diet on human muscle weakness following prolonged exercise. *Eur. J. Appl. Physiol. Occup. Physiol.* 53: 81-85, 1984.

저자에 관하여

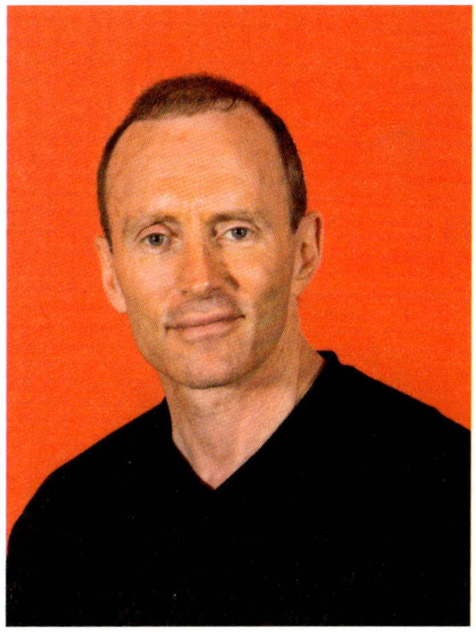

브래드 쇤펠드 박사(CSCS,*D, CSPS,*D, NSCA-CPT,*D, FNSCA)는 근비대 분야의 최고 권위자 중 한 명이다. 2011년 미국 NSCA 올해의 트레이너로 선정되었으며, 여러 차례 내추럴 보디빌딩 타이틀을 획득한 보디빌더이기도 하다. 그는 평생 약물을 사용하지 않았다. 또한 그는 트레이너로서 많은 최고의 프로선수들을 포함해서 수많은 엘리트 운동선수들과 함께 일한 경험을 갖고 있다.

쇤펠드는 2016년에 Dwight D. Eisenhower Fitness Award를 수상했다. 이 상은 뛰어난 리더십 활동을 통해 피트니스 분야에서 우수한 성과를 거두고 스포츠 피트니스의 성장과 발전에 기여한 공로를 인정하여 미국 스포츠 아카데미가 수여하는 것이다. 또한 그는 2018년에 NSCA Outstanding Young Investigator 상을 받기도 하였다. 그는『The M.A.X Muscla Plan』과『Strong & Sculpted』를 포함한 여러 피트니스 책을 저술하기도 했다. 그의 글은 거의 모든 주요 피트니스 잡지에서 출판되거나 특집으로 실렸으며, 미국 전역에 방송되는 수백 개의 TV 쇼와 라디오 프로그램에 출연했다. 현재 그는 Bodybuilding.com의 ≪Ask Muscle Doc≫ 칼럼을 작성하고 있다.

Schoenfeld는 Rocky Mountain University에서 건강증진 및 웰니스 박사 학위를 취득하였으며, 이곳에서 그의 연구는 근비대의 기전과 그것을 저항성 훈련에 적용하는 데 초점이 맞춰졌었다. 그는 200편 이상의 과학 논문을 발표했으며, ≪NSCA의 근력 및 컨디셔닝 연구 저널≫ 및 ≪ISSN의 국제 스포츠영양 학회지≫를 포함한 몇 개의 저널에서 편집자문위원으로 봉사하고 있다.

Schoenfeld는 뉴욕 브롱크스에 위치한 Lehman College의 운동과학 부교수이며 인간수행 및 피트니스 대학원 프로그램의 책임자이다. 그는 또한 New Jersey Devils 하키 구단의 스포츠영양 컨설턴트로 활동하고 있다.

역자에 관하여

대표 역자

이호성

- 단국대학교 운동의과학과 주임교수
- 일본 University of Tsukuba 스포츠의학 박사
- 호주 Edith Cowan Univ. Visiting Research Fellow

공동 역자

김성언

- 주식회사 펄스 대표이사
- 프리미엄 피트니스 펄스짐
- 세종대학교 체육학과 Ph.D

김성진

- 프리미엄 피트니스 펄스짐
- 건강운동 연구소 펄스랩 연구원
- 경희대학교 스포츠의학과 석사

김주영

- 건국대학교 글로컬캠퍼스 자연과학계열 조교수
- 카이스트 인문사회과학부 겸직교수
- 국민대학교 운동생화학 및 영양학 박사

박호연

- 피트니스 한의원 대표원장
- 경희대학교 한방재활의학 박사 수료
- 스페인 NUMSS 오스테오파 박사

백형진

- 대한예방운동협회 협회장
- 차의과학대학교 의학(통합의학) 박사
- 동국대, 한양대, 경희대, 국민대 겸임교수

신영륜

- 엘리트스포츠(청주 ESA, 대전ESL) 대표원장
- 충남대학교 스포츠과학과 외래교수
- 한남대학교 스포츠과학과 겸임교수

양지혜

- 국민대 평생교육원 외래교수
- KBS스포츠예술과학원 외래교수
- 질환별 힐링 마사지 대표 역자 외 다수 공역

윤완영

- 서원대학교 헬스케어운동학과 학과장
- 한국사회체육학회 평생회원
- 한국운동역학회 회원

조홍래

- (주)닥터케어컴퍼니 대표이사
- 경희대학교 운동생리학 박사
- 가천대학교 특수치료대학원 겸임교수

최근훈

- 경희대학교 운동생리학 박사
- 한국도핑방지위원회 도핑검사관
- 레인보우테니스 아카데미 원장

황봉남

- 더원운동과학센터 대표
- 더원헬스케어 대표이사
- 대한피트니스전문가 협회 이사

SCIENCE AND DEVELOPMENT OF MUSCLE HYPERTROPHY, 2nd Edition

제2판
근육 성장의 과학 및 실용적 접근
Science and Development of Muscle Hypertrophy

1판 1쇄 펴냄: 2021년 11월 9일

지은이: 브래드 쇤펠드
옮긴이: 김성언, 김성진, 김주영, 박호연, 백형진, 신영륜,
양지혜, 윤완영, 이호성, 조홍래, 최근훈, 황봉남
펴낸이: 권오현
펴낸곳: 대성의학사

출판등록 2009년 6월 22일(제301-2013-095호)
서울특별시 중구 을지로 126-1 (을지로3가, 3층)
전화 02)2279-3444 / 팩스 02)2285-0108
Homepage www.medibook.co.kr

값 40,000원

ISBN 979-11-90868-17-4(13690)